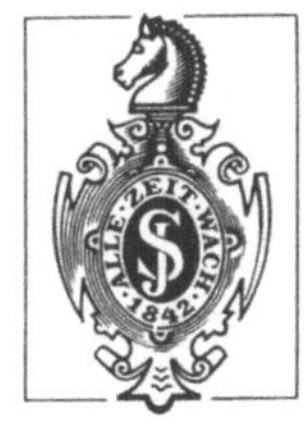

D. Oyen · E. A. Chantelau · M. Berger

Zur Geschichte der Diabetesdiät

Mit 67 Tabellen und 33 Abbildungen

Springer-Verlag

Berlin · Heidelberg · New York · Tokyo

Dr. Detlef Oyen
Dr. Ernst Adolf Chantelau
Prof. Dr. Michael Berger

Medizinische Klinik der
Universität Düsseldorf
Abt. Stoffwechsel und Ernährung
Moorenstraße 5
4000 Düsseldorf 1

ISBN-13: 978-3-540-15450-1   e-ISBN-13: 978-3-642-70498-7
DOI: 10.1007/978-3-642-70498-7

CIP-Kurztitelaufnahme der Deutschen Bibliothek
Oyen, Detlef:
Zur Geschichte der Diabetesdiät / Detlef Oyen; Ernst Adolf Chantelau; Michael Berger. –
Berlin; Heidelberg; New York; Tokyo; Springer, 1985.

NE: Chantelau, Ernst Adolf:; Berger, Michael:

Satz, Druck und Bindearbeiten: Petersche Druckerei GmbH & Co. Offset KG, Rothenburg ob der Tauber
2127/3130-543210

Inhaltsverzeichnis

Vorwort

Die Medizingeschichte dürfte wohl wenige Beispiele für eine derart wechselvolle
und kontroverse Einschätzung einer grundlegenden therapeutischen Maßnahme bieten, wie dasjenige der Diätbehandlung des Diabetes Mellitus. In den letzten zweihundert Jahren sind auf diesem Bereich wohl alle theoretisch überhaupt nur denk-
baren Empfehlungen und Therapiekonzepte entwickelt und jeweils mit Nachdruck
und Verve vertreten worden. In der Zeit vor dem Ersten Weltkrieg wurden diese
Auseinandersetzungen zwischen einzelnen Arbeitsgruppen und Wissenschaftlern
sehr häufig außerordentlich persönlich und verletzend ausgetragen und man kann
über die Jahrzehnte mit Genugtuung verfolgen, wie viel zivilisierter die Diskussionen um den Stellenwert und die Zusammensetzung der geeigneten Diätformen für
den Diabetes Mellitus doch geworden sind. Möglicherweise sind die Diskussionen
um die Diabetes Diät auch deswegen über lange Zeit so kontrovers geführt worden,
weil insbesondere vor der Einführung der Insulintherapie kaum eine Möglichkeit
bestand, die Effektivität der unterschiedlichen Diäten miteinander zu vergleichen.
In späteren Jahren sind derartige Möglichkeiten zur naturwissenschaftlichen Nach-
prüfung der Wirkung von diätetischen Behandlungskonzepten nur recht selten gesucht und genutzt worden. Die Gründe dafür dürften vielfältig sein. Sicher ist, daß
die Durchführung von aussagekräftigen, kontrollierten Studien zum Nachweis des
Langzeiteffektes einer definierten Diät außerordentlich aufwendig und schwierig ist.
Vielleicht liegt es insbesondere an diesem Umstand, daß es in dem gesamten Bereich
der Ernährungswissenschaften so viele Thesen mit so wenig gesicherten Fakten gibt.

Wir haben mit dieser kleinen medizinhistorischen Übersicht die Irrungen und
Wirrungen in der Geschichte der Diabetes Diät im Laufe der letzten zweihundert
Jahre festhalten wollen. Vielleicht kann es der Besinnlichkeit dienen, wenn man
sieht, wie über die Jahrzehnte häufig immer wieder dieselben Vorschläge gemacht
und die gleichen Kontroversen ausgetragen wurden, ohne daß man von den vorherigen viel Notiz genommen hätte. Vielleicht kann es auch hilfreich sein, zu erkennen,
daß die gegensätzlichen Meinungen und Hypothesen um so unversöhnlicher aufein-
ander prallten, je weniger sie durch Fakten und nachprüfbare Daten abgesichert
werden konnten.

Auch in der Geschichte der Diabetes Diät hat es Mißverständnisse und Fehldeu-
tungen gegeben, die zu ungerechtfertigten Urteilen über frühere Arbeitsrichtungen
und Wissenschaftler geführt haben. So ist in die sicherlich begründete Ablehnung
des von Tolstoi in den USA propagierten therapeutischen Nihilismus in der diätetischen Behandlung des Diabetes immer wieder auch der deutsche Pädiater Karl
Stolte (1881–1951) einbezogen worden. In mangelnder Kenntnis der Arbeiten von

Stolte und seinen Mitarbeitern zur sogenannten freien Diät wurde ihm weithin vorgehalten, diabetischen Kindern ohne Rücksicht auf die Stoffwechseleinstellung eine geregelte Diättherapie vorzuenthalten und auf diese Weise einer dauernden Hyperglykämie und damit den Spätschäden des Diabetes Mellitus Vorschub zu leisten. Liest man jedoch seine Schriften im Originaltext, stellen sich Stolte's Thesen zur sogenannten freigewählten Kost für diabetische Kinder als eine außerordentlich zukunftweisende, ja moderne Denkrichtung dar. Stolte versuchte, die Ernährung diabetischer Kinder möglichst wenig einzuschränken — strebte aber trotzdem eine Stoffwechselregulierung über systematische, präprandiale Urinzuckerkontrollen und die mehrfach tägliche Injektion von Normalinsulin vor den Mahlzeiten in wechselnden Dosierungen an.

Stolte paßte die Insulintherapie an die Ernährung (und die Stoffwechsellage) und nicht die Lebensweise und Ernährung an eine starre Insulintherapie an! Dieses Konzept entspricht im wesentlichen der modernen „intensivierten Insulintherapie", die in verschiedenen Modifikationen (kontinuierliche subkutane Insulininfusionstherapie, intensivierte konventionelle Insulininjektionstherapie; Basis-Bolus-Konzept der subkutanen Insulintherapie) in den letzten 10 Jahren weite Verbreitung gefunden hat. Stolte mußte allerdings in den 30er Jahren mit seinen Vorstellungen scheitern: Seinerzeit waren nur mangelhafte Methoden zur Stoffwechselselbstkontrolle verfügbar, ein Programm für die systematische Patienten- (und Eltern-) Schulung nicht vorhanden und die für dieses Therapiekonzept erforderliche rasche Wirkung des Normalinsulins war zudem durch Insulin-Antikörper häufig verzögert. Später wurde das Stoltesche Therapie-Konzept pervertiert, als man versuchte, seine „freie Kost" und eine Therapie mit langwirkenden Insulinpräparaten zu kombinieren.

Obwohl sich Stolte mit seinen Vorstellungen seinerzeit nicht durchsetzen konnte, waren seine Ideen im Ansatz richtig und richtungsweisend. Mit seinem Konzept von der Anpassung der (Normal-) Insulin-Therapie an die (Ernährungs-) Bedürfnisse des Patienten (bei systematischer Stoffwechselselbstkontrolle) kann er zurecht als ein Pionier der modernen Diabetologie anerkannt werden. Wir möchten dieses kleine Buch seinem Andenken widmen.

Düsseldorf 1985   MICHAEL BERGER

Großer Dank gebührt der Firma Bayer AG, Leverkusen, ohne deren Hilfe und finanzielle Unterstützung die Drucklegung dieses Buches nicht möglich gewesen wäre.

X

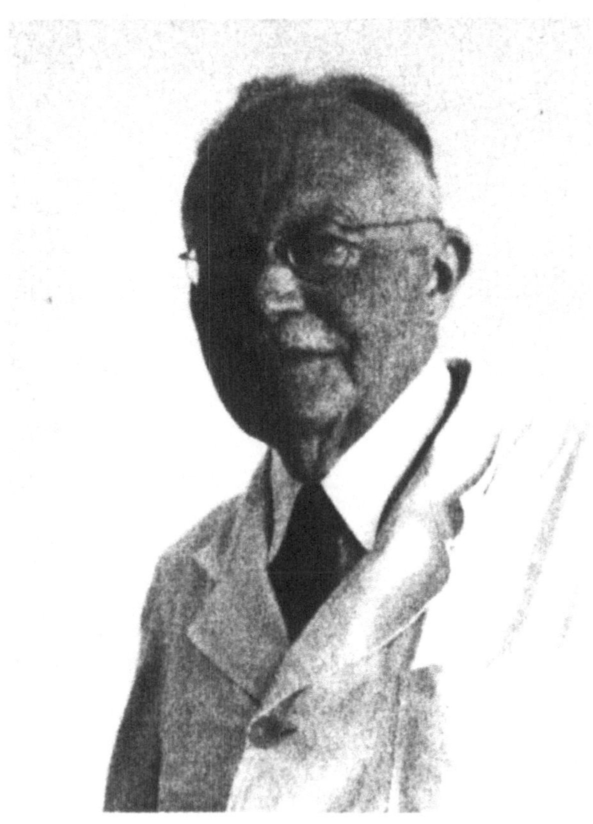

KARL STOLTE
(15. April 1881–5. September 1951)

Stolte wurde in Straßburg geboren und studierte dort auch Medizin. Seine Ausbildung erhielt er in Straßburg bei Naunyn (Medizinische Klinik) und bei Hofmeister (Physiologische Chemie) und später in der Pädiatrie bei Czerny in Breslau, Straßburg und Berlin, wo sich Stolte im Jahre 1913 mit einer Arbeit über die diätetische Therapie bei akuten Ernährungsstörungen der Säuglinge habilitierte. Von 1916 bis 1945 war Stolte Direktor der Universitätskinderklinik in Breslau, von 1946 bis 1948 leitete er die Universitätskinderklinik in Greifswald und ab 1948 war er Ordinarius für Kinderheilkunde in Rostock. Während einer Tagung in Heidelberg 1951, bei der er zum Ehrenmitglied der Deutschen Gesellschaft für Kinderheilkunde ernannt wurde, erlitt Stolte einen Schlaganfall, dem er wenige Tage später erlag (n. J. Wolff, Klin. Pädiat. 193:411; 1981).

1 Einleitung

Der Diabetes mellitus wird als chronische Stoffwechselstörung definiert, die durch abnorm erhöhte Glukosespiegel im Blut (Hyperglykämie) aufgrund eines absoluten oder relativen Insulinmangels charakterisiert ist und darüber hinaus mit Störungen des Fett- und Proteinstoffwechsels einhergeht.

Die Zuckerkrankheit ist wahrscheinlich schon um 1550 v. Chr. bei ägyptischen „Ärzten" bekannt gewesen (Holscher u. Kende 1971; Knick 1973a). Der Begriff „Diabetes" findet sich erstmals im dritten vorchristlichen Jahrhundert bei Demetrios von Apameia in der medizinischen Literatur. Die erste ausführliche klinische Beschreibung stammt von Aretaios von Kappadozien (1.–2. Jahrhundert n. Chr.). Im Altertum war der Diabetes mellitus eine seltene Erkrankung. Bis in das 16. Jahrhundert hinein sind Beschreibungen des Diabetes in der medizinischen Literatur kaum zu finden. Willis (1621–1675) entdeckte den süßen Geschmack des Urins und ermöglichte damit die Unterscheidung des Diabetes mellitus vom Diabetes insipidus. Dobson (1745–1784) gelang einhundert Jahre später die Darstellung des Zuckers im Urin. Weitere einhundert Jahre später beschrieben Magendie und Bernard das Phänomen des Blutzuckers.

Die schon von Bouchardat und Lanceraux postulierte Beziehung zwischen Pankreasaffektionen und Diabetes mellitus konnten von Mehring und Minkowski erst 1889 nachweisen. Bis zum entscheidenden Schritt in der Erforschung des Diabetes, der Entdeckung des Insulins durch Banting, Best und Collip (1921), vergingen noch einmal mehr als 30 Jahre.

Die Behandlung von Erkrankungen mit Hilfe diätetischer Maßnahmen ist möglicherweise der älteste Zweig der Medizin. Allein die Beobachtungen, daß bei irgendeiner Form des Unwohlseins Veränderungen des Appetits und damit der Nahrungsaufnahme auftraten, sollen nach Papaspyros (1964) zur Diät als Therapie geführt haben. Dieser zaghafte Beginn einer oralen Therapie führte dann zu der Vorstellung, daß bestimmten Nahrungsmitteln Wirkungen zugeordnet werden können, die anderen Nahrungsmitteln fehlen.

Jede Form der medizinischen Behandlung mußte sich bis weit in das 19. Jahrhundert hinein an symptomatischen Veränderungen der Erkrankung orientieren. Eine systematische Behandlung, geschweige denn eine Kausaltherapie, gab es nicht. Man probierte mit „allerlei alchimistischen Verfahren" herum (Holscher u. Kende 1971).

Erste Behandlungsversuche des Diabetes mellitus sind schon um 1550 v. Chr. im Papyrus Ebers und etwa 200 Jahre später im Papyrus Hearst beschrieben (Holscher u. Kende 1971; Otten 1966; Knick 1973a). Eindeutig diätetische Behandlungsmaßnahmen wurden von Aretaios angegeben. Neben der Reinigung des Körpers mit sog. Hiera oder Purgantien (Otten 1966; Schadewaldt 1975) wurden Milch, Mehlspeisen, Suppen und Fruchtsäfte für die Mahlzeiten empfohlen.

Paracelsus (1493–1541) therapierte den Diabetes mit Hungerkuren; „mit diesen Hungerkuren schuf Paracelsus die damals beste und erfolgreichste Behandlungsweise" (Otten). Willis soll nach Salomon (1871) und Schadewaldt Reis, Milch und alkalische Kalkwässer benutzt haben, um Diabetiker zu kurieren. Nach Knick (1973a), Allen et al. (1919) und Papaspyros soll Willis jedoch als erster Unterernährungskuren eingeführt haben.

Von nun an tauchte die gezielte Unterernährung des Diabetikers bei verschiedenen Autoren immer wieder als Bestandteil der Therapie auf, ohne sich endgültig durchzusetzen. Im 17. und 18. Jahrhundert wurden mitunter die merkwürdigsten Diätvorschriften gegeben, wie z.B. eine Rhabarber-Diät nach Harris, die von verschiedenen Zeitgenossen übernommen wurde (Otten).

Dagegen schlug Sydenham (1624–1689), den Papaspyros als „den englischen Hippokrates" würdigt, eine „meat diet", also eine Fleischdiät vor, wie sie eineinhalb Jahrhunderte später von Rollo mit Erfolg verwendet wurde.

Zusätzlich zu den diätetischen Bemühungen der verschiedensten Richtungen gab es unzählige Versuche, den Diabetes mellitus durch eine medikamentöse Therapie zu heilen. Die Rolle der Diät war bis etwa 1800 jedoch nicht allgemein anerkannt; eher lag das Schwergewicht der Bemühungen auf der Suche nach geeigneten antidiabetischen Medikamenten, die sich bis in die Gegenwart fortgesetzt hat. Eine Übersicht geben H. u. J. Schumacher (1956).

So nimmt es nicht wunder, wenn Papaspyros (1964) urteilt: „Die Medizin der Antike und des Mittelalters hat in der Behandlung des Diabetes in bedauernswerter Weise versagt, obwohl sie uns wundervolle Beschreibungen der Krankheit überliefert. Jene merkwürdigen diätetischen Verordnungen, die mit wenigen Ausnahmen den armen Diabetikern gerade die für sie schlechtesten Speisen empfahlen, sind nicht einmal der Betrachtung wert."

2 Die diätetische Therapie
auf dem Weg zur systematischen Behandlung

Da es bis zu den entscheidenden Entdeckungen dieses Jahrhunderts keine einheitliche Auffassung über das Wesen des Diabetes mellitus gab, stützten sich die Ansichten zahlreicher Ärzte auf die Behauptungen und die meist anekdotischen Erfahrungen einzelner.

Obwohl es in den vergangenen Jahrhunderten Beschreibungen des Diabetes gegeben hatte, fehlte bis in die zweite Hälfte des 19. Jahrhunderts jede Einteilung der Krankheit. Somit wurden zunächst alle Diabetiker in der gleichen Weise behandelt. Erst der Erfolg bzw. der Mißerfolg von Behandlungsmaßnahmen führte zu einer Einteilung entsprechend dem Schweregrad des Diabetes. Die Beobachtung, daß die schweren Diabetesfälle i. a. bei jüngeren Patienten vorkamen, während die älteren Kranken meist nur einen leichten Diabetes zeigten, führte zu einer weiteren Einteilung nach dem Manifestationsalter. Lanceraux zog als Kriterium für seine Klassifikation das äußere Erscheinungsbild der Kranken heran. Er unterschied den „diabète gras" (Diabetes bei übergewichtigen Patienten) vom „diabète maigre" (Diabetes bei schlanken oder sogar untergewichtigen Patienten) und erfaßte damit hinsichtlich der Ätiologie das wesentliche Unterscheidungsmerkmal. Seine Einteilung, die im Vergleich zur heute üblichen Einteilung in Typ I- und Typ II-Diabetiker durchaus modern erscheint, hätte wegweisend für die Therapie sein können, wurde jedoch von anderen Diabetologen nicht übernommen.

Dennoch wurden auch unter diesen Vorzeichen Therapieformen entwickelt, die zumindest teilweise, d. h. in geeigneten Fällen, erfolgversprechend waren.

2.1 Die Fleisch-Fett-Diät nach Rollo

Der englische Militärarzt John Rollo ist in der Geschichte des Diabetes und insbesondere in der Geschichte der diätetischen Therapie eine herausragende Figur. Nahezu sämtliche Autoren seit Mitte des letzten Jahrhunderts, die sich mit diesem Thema befassen, räumen Rollo eine überragende Stellung in der Reihe derjenigen Ärzte ein, die sich um die Diabetes-Therapie verdient gemacht haben.

Rollo (gest. 1809) war gebürtiger Schotte. Seine medizinische Ausbildung erhielt er in Edinburgh. Im Jahre 1776 wurde er Chirurg in der englischen Armee und diente zunächst in Westindien, wo er auf der Insel St. Lucia und auf Barbados stationiert war. Er scheint ein Mann gewesen zu sein, dessen Interesse an der Erforschung bislang ungeklärter Fragen mit hoher Energie und Talent verbunden war. Als Militärarzt hatte er kein besonderes Fachgebiet. Im Jahre 1781 erschien seine Arbeit

CASES

OF THE

DIABETES MELLITUS;

WITH

THE RESULTS

OF THE

TRIALS OF CERTAIN ACIDS.

AND OTHER SUBSTANCES,

IN THE

CURE OF THE LUES VENEREA.

BY

JOHN ROLLO, M. D.

SURGEON-GENERAL, ROYAL ARTILLERY.

SECOND EDITION,

WITH LARGE ADDITIONS

LONDON :

PRINTED BY T. GILLET,

FOR C. DILLY, IN THE POULTRY.

MDCCXCVIII

Abb.1

„Beobachtungen über die Krankheiten in der Armee auf St. Lucia". Dieser folgte 1785 sein Aufsatz „Bemerkungen zu der kürzlich von Dr. Hendy beschriebenen Krankheit" (jener Form der Elephantiasis, die allgemein als „Barbados-Bein" bekannt ist) und 1786 die Arbeit „Beobachtungen zur akuten Dysenterie". 1794 wurde Rollo zum „Surgeon General" der Royal Artillery von England befördert.

Im Jahre 1797 wurde in England ein Buch von Rollo veröffentlicht, dessen erster Teil des Titels „An account of two cases of the diabetes mellitus" lautete und das sich weiterhin mit der Therapie der Lues venerea befaßte. Rollo verfaßte noch zwei weitere Beiträge zu allgemeinmedizinischen Themen, ehe er im Jahre 1809 in Woolwich, dem Sitz der Royal Artillery Academy, starb (Marble 1956).

Umstritten ist die Originalität der Diät von Rollo. Es sei daran erinnert, daß Paracelsus im 16. Jahrhundert und Th. Willis im 17. Jahrhundert Unterernährungskuren in der Behandlung des Diabetes einsetzten (Otten 1966; F. M. Allen, zit. nach Papaspyros 1964). Eine reine Fleisch-Diät soll von Sydenham inauguriert worden sein (Knick 1973a; Papaspyros 1964). Falta (1920) betont, daß schon vor Rollo F. Home eine Kostform eingeführt habe, die überwiegend aus Fleisch bestanden habe. Diese Angabe wird von Papaspyros (1964) bestätigt. Trotzdem wird Rollo vielfach als Erstbeschreiber einer animalischen Diät bezeichnet (Cantani 1880; Naunyn 1898; Magnus-Levy 1944). Für Cantani ist Rollo der erste, der die Notwendigkeit diätetischer Maßnahmen erkennt. Rosenfeld (1916) und Strauss (1912a) treffen Rollos Verdienste sicher besser, wenn sie ihn als „Wegweiser" bzw. „grundlegenden Autoren" der Diabetestherapie würdigen.

„Rollo darf zwei Dinge für sich im Zusammenhang mit dem Diabetes beanspruchen. Erstens, daß er nach Jahrhunderten des Vergessens das Epitheton ornans ‚mellitus' wieder zur Geltung brachte... Zweitens, daß er an dem klassischen Beispiel des Artilleriehauptmanns Meredith eine erfolgreiche ‚animalische' Diät vorexerziert hat" (Holscher u. Kende 1971). Diese kasuistische Mitteilung erschien zusammen mit einer weiteren in dem oben erwähnten Buch im Jahre 1797. Beeindruckend ist vor allem die exzellente Beobachtungsgabe von Rollo, dem nur eine geringe Anzahl klinischer und chemischer Parameter zur Beurteilung des Verlaufs der Krankheit zur Verfügung standen. Manches Mal entsteht allerdings der Eindruck, daß Rollo das ein oder andere Faktum bewußt dahingehend interpretierte, daß es mit seiner Theorie zur Pathogenese des Diabetes mellitus in Übereinstimmung gebracht werden konnte, obwohl ein solcher Zusammenhang nicht unbedingt zwingend erschien.

Rollos Interesse am Diabetes mellitus wurde offensichtlich bereits 1777 geweckt, als er in Edingburgh einen Weber kennenlernte, der an Diabetes litt. Der Mann hatte mindestens vier Monate in der Royal Infirmary (dem „Königlichen Krankenhaus") zugebracht, ohne daß sich auch nur die geringste Besserung eingestellt hatte. Nach seiner Entlassung wurde er von Rollo und einem Studenten namens Johnstone weiter beobachtet. Die beiden bezahlten die Rechnungen des Mannes, um von ihm Blut und Urin untersuchen zu dürfen. Rollos Aufzeichnungen über diesen Fall gingen bei einem Hurrikan auf Barbados verloren (Rollo 1798, zit. nach Marble 1956).

Bis zu seiner Begegnung mit dem Artilleriehauptmann Meredith im Jahre 1796 hatte Rollo keinen Diabetiker mehr gesehen. Über das Zusammentreffen mit Meredith schreibt er: „Ich kannte ihn schon seit einigen Jahren. Er war stets gesund gewesen, obwohl ich immer den Eindruck hatte, daß das Befallenwerden von einer

Krankheit für ihn nicht unwahrscheinlich sei, da er ein großer und korpulenter Mann war" (zit. nach Reckendorf 1961).

Am 12. Juni 1796 besuchte er mich, und obwohl mir sofort die Verringerung seines Gewichtes auffiel, während aber seine Gesichtsfarbe gesund und rosig erschien, machte er mir nicht den Eindruck, ein kranker Mann zu sein; das Gespräch mit ihm überzeugte mich allerdings vom Gegenteil: Er beklagte großen Durst und starke Eßlust; seine Haut war heiß und trocken und sein Puls klein und schnell. Er erzählte, seine Beschwerden seien einer alten Erkrankung, nämlich einem Leberschaden, zugeschrieben worden. Der Durst, die trockene Haut und der schnelle Puls, die einen fiebrigen Zustand anzeigten, in Verbindung mit der großen Eßlust, ließen mich sofort an Diabetes denken. Ich untersuchte seinen Urin, der sich in Menge und Farbe als charakteristisch für die Erkrankung erwies, und war sehr überrascht, daß im Laufe der letzten zwei bis drei Monate während der Behandlung bei zwei Ärzten nie der Urin untersucht worden war. Der Patient erzählte mir, die Menge des Urins habe er für die notwendige Konsequenz der großen Menge, die er trank, gehalten; und da er niemals danach gefragt worden sei, habe er davon auch nicht berichtet. Ich wies ihn an, den nächsten Urin aufzubewahren und fand heraus, daß der Urin süß schmeckte, wodurch die Diagnose ausreichend erhärtet wurde" (zit. nach Marble 1956).

Von Juni 1796 bis Oktober 1796 wurde Captain Meredith von anderen Militärärzten behandelt, die laut Rollo die Diagnose noch nicht korrekt gestellt hatten. Zu diesem Zeitpunkt war Meredith 34 Jahre alt. Seine Größe betrug 1,79 m. Zu Beginn der Behandlung durch Rollo im Oktober 1796 dauerte die Krankheit schon mindestens sieben Monate. In dieser Zeit war sein Gewicht von 116 kg auf 81 kg gefallen. Meredith war mit Salpeter, Chinarinde und Alaun behandelt worden. Rollo betont, die anderen Ärzte hätten dem Hauptmann während dieser Behandlung auch den Genuß von Zucker gestattet, den er in Form von Sirup und süßem Bier zu sich nahm; dabei sei die Krankheit anscheinend fortgeschritten.

Am 16. Oktober 1796 beginnt Rollo mit der Behandlung. Der gegenwärtige Zustand des Kranken ist schlecht:

„In vierundzwanzig Stunden scheidet er ungefähr 12 Quart (ca. 14 Liter) Urin aus

... Dieser ist strohfarben und schmeckt süß

... Sein Durst ist heftig, denn er trinkt an einem Tag sieben bis acht Quart (ca. 8–9 Liter)

... Seine Eßlust ist veränderlich, bisweilen ungemein gierig

... Ihm ist öfters übel, und er erbricht eine zähe Materie von bitter-süßem Geschmack. Nach dem Essen fühlt er einen Schmerz im Magen, der oft eine halbe Stunde anhält

... Es ist ein andauernder Schmerz in der Gegend der Nieren vorhanden

... Das Zahnfleisch ist rot, die Zähne sind locker und stumpf

... Seine Nahrung besteht aus tierischen und pflanzlichen Substanzen; denn er ist noch zu keiner besonderen Diät angehalten worden; er trinkt täglich eine Pint (0,57 l), mitunter auch eine Flasche Portwein, ansonsten Wasser mit geröstetem Brot

... Er bewegt sich zu Fuß und zu Pferde, obgleich er nicht zwei Meilen ohne große Ermüdung gehen kann" (Rollo 1798).

6

Der Behandlungsplan Rollos basierte auf der Vorstellung, daß der Diabetes in erster Linie eine Magenerkrankung sei.

Rollo hielt neben einer Störung der Assimilation von Kohlenhydraten eine „übermäßige Funktion" des Magens mit vermehrter Aufnahme bzw. Bildung von Zucker für das Wesen des Diabetes mellitus. Die Konsequenz mußte demnach die „Reduktion der Magentätigkeit" und die Entziehung kohlenhydrathaltiger Nahrungsmittel sein.

„Die Nahrungsart soll hauptsächlich aus Fleischspeisen bestehen, und auf folgende Art eingerichtet werden:

Frühstück: Eineinhalb Pints Milch (ca. 0,75 l) mit einer halben Pint Kalkwasser (0,28 l) vermischt; ferner Brot und Butter

Mittagessen: Gewöhnliche Blutwurst, nur aus Fett und Blut zubereitet; Wildbret oder fette, lange gelagerte Fleischspeisen, wie sie gerade noch vertragen werden, z. B. Schweinefleisch
Alles in Maßen zu genießen!

Abendessen: Das gleiche wie zum Frühstück

Als Getränk wurden 4,5 g Schwefel-Pottasche in vier Quart (ca. 4,5 l) siedendem Wasser aufgelöst.

Es wurde ihm verboten, irgendetwas außer den verordneten Speisen und Getränken zu sich zu nehmen."

Einige weitere Maßnahmen sollten den Erfolg der Therapie gewährleisten. Die Haut des Patienten sollte morgens mit Schweinefett eingerieben werden. Bewegung sollte möglichst vermieden werden. Eine medikamentöse Therapie ergänzte die Diät. Der Patient sollte vor der Nachtruhe zwanzig Tropfen Spiesglanzwein und fünfundzwanzig Tropfen Opiumtinktur einnehmen. Gegen Obstipation wurde eine Pille verabreicht, die zu gleichen Teilen aus Aloe und Seife bestand.

Schon nach fünf Tagen zeigten sich erste, deutliche Behandlungserfolge. Die Menge des ausgeschiedenen Urins verringerte sich auf sieben Liter. Die Behandlung wurde in gleicher Weise fortgesetzt. Lediglich die Menge der Schwefel-Pottasche wurde verdoppelt, später dann durch Schwefelammonium ersetzt. Rollo hielt die Einhaltung von Ruhezeiten, die Beschränkung auf Fleischnahrung und die Gabe von Schwefelammonium für die wesentlichen Punkte des Behandlungsmodus. Im Laufe der nächsten Wochen wurde die Behandlung auf diese Maßnahmen reduziert.

Einen ersten Rückschlag gab es, nachdem Meredith einen Diätfehler (er trank Bier) begangen hatte. Nach einer eher zufälligen Steigerung der Dosis Schwefelammoniums und der Verordnung von Brechmitteln trat eine deutliche Besserung ein. Rollo sah seine Hypothese über die Entstehung des Diabetes durch die „übermäßige Funktion" des Magens bestätigt, da der Patient nur wenig zu sich nahm und dieses offensichtlich zu einer deutlichen Besserung führte. Rollo hielt den Hunger für das Leitsymptom des Diabetes. Er verglich dieses Phänomen mit einer zu seiner Zeit als Bulimia canina bezeichneten Krankheit, die sich nach seiner Beschreibung wohl am besten als „Gefräßigkeit" interpretieren läßt. Hiergegen wurden seiner Zeit „absorbierende oder alkalische Mittel, fette Fleischspeisen, Öle, beruhigende oder betäubende Arzneyen" angewendet. In Anlehnung an diese Diät konzipierte er seine Fleisch-Fett-Diät. Die erwähnte „gemeine Blutwurst" wurde von anderen Autoren als „Blutpudding" bezeichnet; das Fleisch sollte fett sein und lang gelagert;

die Fette sollten sogar ranzig sein, wenn es der Magen nur eben tolerierte – sicherlich eine Diät, die jedem Patienten den Appetit verleidet. Sollte der Patient trotzdem noch etwas essen wollen, so wurden die Hungergefühle mit Opium gedämpft, oder das bereits verspeiste Mahl wurde mit Hilfe von Brechmitteln wieder entzogen. So kommt dann auch Farmer (1952) zu dem Schluß, daß Captain Meredith völlig zu Recht einen Teil des Ruhmes von Rollo für sich beanspruchen kann nach allem, was er durchgemacht hat (zit. nach F. J. Anderson 1965).

Diese Einschätzung wird belegt durch Auszüge aus Meredith's Tagebuch, die Rollo neben seinen eigenen Mitteilungen veröffentlichte. Hierin klagte Meredith, er sei nach dem Essen nie gesättigt, obwohl er fast nur Fleisch zu sich nehme.

Nach mehreren Rückschlägen beobachtet Rollo schließlich das Verschwinden einiger typischer Symptome des Diabetes sowie eine Verbesserung der Kohlenhydrattoleranz, da nun nach Genuß von Brot keine Glukosurie mehr auftritt. Die strengen Diätvorschriften werden allmählich gelockert. Der Allgemeinzustand des Patienten bessert sich zusehends; das Körpergewicht steigt auf knapp 100 kg an. Der Captain ist damit also schon wieder übergewichtig. Nach etwa sechsmonatiger Behandlung wird Meredith aus der täglichen ärztlichen Obhut entlassen. Rollo schließt aus dem Erreichten, „daß nicht allein die Krankheit, sondern selbst ihre Anlage behoben sey." Für weitere Diabetesfälle hält er insbesondere Ruhe, Fleischdiät, Brechmittel und Narkotika für ausreichend.

Bis ins Jahr 1798 verfolgt Rollo noch das Schicksal seines Patienten, der bei guter Gesundheit bleibt. Über die folgenden Jahre schreibt Mrs. Meredith an ihre Familie, ihr Mann sei „bei erträglicher Gesundheit, aber recht dünn", fühle sich dabei aber wohl. Im Jahre 1809 berichtet sie vom Tod des Captain Meredith; ihrem Brief ist aber nicht zu entnehmen, ob er an den Folgen einer Stoffwechselentgleisung verstarb (F. J. Anderson 1965).

Rollos zweiter Fall war ein 57jähriger Offizier, dessen Name unbekannt geblieben ist. Er litt seit drei Jahren an Diabetes. Aufgrund des sehr schlechten Allgemeinzustandes vermutet Rollo sogar eine längere Dauer. Er glaubt, hier einen chronischen Fall des Diabetes vor sich zu haben, während bei Meredith ein akutes Stadium vorgelegen habe. Zunächst zeigen sich auch in diesem Falle verblüffend schnell erste Erfolge, obwohl der Patient bei weitem nicht so kooperativ ist wie Meredith. Nach einigen Rückschlägen gelingt Rollo die Einstellung mehr schlecht als recht, während der Patient immer wieder die Behandlung abbrechen möchte. Resignierend schreibt Rollo: „Unser Kranker ist beinahe unvermögend, sich in einer vernünftigen Einschränkung zu erhalten... Überhaupt müssen wir die Lüsternheit unseres Kranken zur Abwechslung, und seine äußerste Ungeduld bei einer Einschränkung bedauern, da er sonst ohne Zweifel in einem besseren Zustand zu seiner Familie zurück gekehrt wäre. Nichtsdestoweniger dient dieser Fall uns zur Rechtfertigung, wenn er auch von keiner vollkommenen Befriedigung begleitet ist."

Der Patient starb schließlich neun Monate, nachdem er sich bei Rollo vorgestellt hatte, vermutlich im Koma (Marble 1956).

Rollos Behandlungsplan enthält, wiewohl rein empirisch begründet, neben einigen merkwürdigen Anweisungen durchaus Elemente, die sich in späteren Diabetesdiäten wiederfinden. Rollo wird gemeinhin als erster konsequenter Verfechter einer qualitativen Nahrungsbeschränkung angesehen (Cantani 1880; Naunyn 1898; Strauss

8

1912a; Rosenfeld 1916; Falta 1920; Magnus-Levy 1944; Papaspyros 1964; F.J. Anderson 1965; Knick 1973a; Jahnke 1977).

Cantani (1880), selbst ein Vertreter einer wesentlich strengeren Diät, die auch quantitative Beschränkungen des Proteinanteils der Nahrung beinhaltet, billigt dem Rolloschen Diätregime nur temporäre Erfolge zu; und auch diese sind seines Erachtens nur bei einem „sehr leichten und frisch entstandenen Diabetes" möglich. Cantani kritisiert in erster Linie, daß die Diät nicht völlig kohlenhydratfrei, sondern wegen ihres Gehaltes an Brot und Milch allenfalls kohlenhydratarm zu nennen ist. Der Kohlenhydratgehalt in Rollos Diät scheint anderen Autoren jedoch durchaus vertretbar und keineswegs zu hoch zu sein (Falta 1920; Porges u. Adlersberg 1929). In neuerer Zeit sehen jedoch Knick (1973a) und Jahnke (1977) Rollos Verdienst in erster Linie darin, die Restriktion der Energiezufuhr als therapeutisches Konzept in die Diabetesbehandlung eingeführt zu haben.

Die Erkenntnisse von J. Rollo gingen trotz der nachweislich erzielten Erfolge zunächst für etwa 70 Jahre verloren bzw. gerieten in Vergessenheit. Nach Falta (1920) beginnt die sog. moderne Diabetesbehandlung erst um 1880 mit den Arbeiten von Naunyn. Zu dieser Zeit hatten sich fast alle Diabeteskenner wie Prout, Bouchardat, Cantani, Pavy, Seegen, Külz und Frerichs der animalischen Diät Rollos angeschlossen.

Aber es gab auch Kritik an der Fleisch-Diät: H. Marsh wandte sich gegen die animalische Diabetesdiät und gab Opium, Ipecacuanha, Fleischbrühe und kohlensaures Kalkwasser. Seine Erfahrung lautet: „Es ist kaum glaublich, wie sehr die ausschließlich thierische Diät dem Diabetiker zum Ekel wird! Solche Kranken sind so geneigt, den Arzt in diesem Punkte zu hintergehen, daß selbst eine angeblich 14 Tage dauernde Befolgung derselben als verdächtig angesehen werden muß. Mein Kranker hinterging selbst seine Stubengenossen und verzehrte im Geheimen Kartoffelschalen sowie alle Pflanzenstoffe, deren er habhaft werden konnte. Der Ekel vor Fleisch ist ein so beständiges Symptom, daß schon aus diesem Umstande allein ein unübersteigliches Hindernis für die Heilung der Krankheit durch thierische Kost entspringt" (zit. nach Knick 1973a).

2.2 Die modifizierte animalische Diät nach Prout

William Prout veröffentlichte im Jahre 1820 ein Buch über Erkrankungen des Magens und der Harnorgane, in dem er Stellung nimmt zu ätiologischen, pathogenetischen und therapeutischen Problemen des Diabetes mellitus. Nach John Rollo ist Prout der erste, der nach dem damaligen Wissen fundierte und nachahmenswerte Vorschläge zur Therapie des Diabetes machte. Im Gegensatz zu Rollo schildert er nicht nur Fallberichte, sondern versucht ein theoretisches Konzept zu entwickeln.

Prout hebt die anfängliche Beleibtheit der meisten diabetischen Patienten hervor und schildert als Leitsymptom die übermäßige Sekretion zuckerhaltigen Urins. Er unterscheidet zwei Stadien des Diabetes mellitus. Das Anfangsstadium, das aber schon im wesentlichen die klassische Symptomatik der diabetischen Stoffwechsellage zeigt, hält er noch für heilbar. Das zweite Stadium („Diabetes confirmatus") ist unscharf gegen das erste durch Verschlimmerung der Symptome, insbesondere die

Ueber das

Wesen und die Behandlung

der

KRANKHEITEN DES MAGENS

und der

HARNORGANE.

Von

William Prout, Med. Dr.

Mitglied des Royal College of Physicians.

Nach der dritten, sehr vermehrten Auflage

aus dem Englischen

von

Dr. Gustav Krupp.

Leipzig, 1843.

Verlag von Ch. E. Kollmann.

Abmagerung des Patienten, abgegrenzt. Für eine hervorragende Beobachtung spricht die Beschreibung der Dispositionen für die Erkrankung. Die erbliche Disposition wird ebenso geschildert wie die „große Prädisposition durch unbedeutende Umstände" wie „Erkältung, Rheumatismus und Gicht, kaltes Trinken bei erhitztem Körper, traurige Gemüthsbewegung oder Kummer aus verschiedenen Ursachen"; unzureichende und unzulängliche Nahrung und insbesondere der zu häufige Genuß von Zucker werden erwähnt.

Die Ursache des Diabetes glaubt Prout in den „Assimilationsorganen" des Körpers gefunden zu haben, zu einem Teil aber auch in den Nieren. Die Assimilation des Zuckers im Körper ist für ihn eine besondere Körperfunktion; der Zucker tauche in den Zellen wieder auf, wo „ein secundärer Assimilationsprozeß" stattfinde. Die Nieren zersetzten schließlich organische Verbindungen. „Kristallisierter Zucker" passiere den Magen unverändert und würde ohne Assimilation ausgeschieden. „Organische zuckerhaltige Stoffe" würden im Magen zunächst zu „lockeren Zuckern" reduziert, von denen ein Teil assimiliert würde. Der nicht assimilierte Anteil verlasse den Körper wiederum durch die Nieren. Dasselbe gelte in seltenen Fällen auch für eiweißhaltige Nahrungsmittel. Der Diabetes sei im Grunde eine Form der Dyspepsie, bei der eine erschwerte Assimilation für zuckerhaltige Nahrungsmittel bestehe. In dieser Auffassung befindet sich Prout in den wesentlichen Punkten in Übereinstimmung mit Rollo, was auch für die Grundzüge der diätetischen Therapie gilt.

„In praktischer Hinsicht kann man den Diabetes immer aus einem zweifachen Gesichtspunkt betrachten: als eine einfache zuckrige Beschaffenheit des Urins ohne vermehrte Sekretion desselben und als solche mit verstärkter Urinabsonderung complicirte. Die fehlende Beachtung dieser Unterscheidung hat die Geschichte dieser Krankheit sehr verwirrt" (Prout 1843). Man habe vielfach Heilmittel propagiert, die zwar die Diurese gehemmt hätten, die Glucosurie aber keinesfalls beseitigt hätten. „Der erste und hauptsächlichste Punkt beim Diabetes ist die Diät, sowohl hinsichtlich der festen Speisen, als der Getränke."

Die animalische Diät sei ein wesentlicher Teil der diätetischen Behandlung, was sich letztlich schon aus den pathogenetischen Grundlagen des Diabetes ergebe. Prout empfiehlt jedoch keine rein animalische Diät, sondern fordert die Einführung einer „gewissen Quantität mehliger Substanzen". Der vollständige Verlust der Fähigkeit zur Assimilation von Kohlenhydraten sei selten. Das Verhältnis kohlenhydrathaltiger Speisen und animalischer Kost „muß nach den Umständen des Patienten verschieden sein und sich besonders auch nach dem Grade richten, in welchem er eiweißstoffige Substanzen leichter als mehlige assimilieren kann". Prout fordert eine Kohlenhydratzulage gemäß der individuellen Kohlenhydrattoleranz des Diabetikers – ein Gedanke, der erst Jahrzehnte später durch Külz und von Noorden neu formuliert und in die Diabetesdiät eingeführt wurde. Aus Weizenmehl gebackenes Brot wird für besonders nützlich gehalten; Kohlenhydrate aus Reis, Kartoffeln, Schwarzwurzel hält Prout für „unvollkommen" und empfiehlt daher deren Ausschluß. Zucker in seiner „kristallisierbaren Form" (also v. a. Rohrzucker) ist verboten. Früchte und zuckerhaltige Speisen seien vom Diätplan zu streichen.

Wichtiger als die Qualität der Nahrung ist für Prout noch deren Quantität. Der Diabetiker dürfe nicht seinem beständigem Hungergefühl nachgeben, da Vielesserei die Genesung verzögere. „Eine allgemeine Regel hinsichtlich der Diät ist, daß eine je nach den Umständen größere oder geringere, aber immer genau bestimmte

Menge von Speisen in Zwischenräumen von vier, fünf bis sechs Stunden genossen werden und daß der Kranke während des Genusses fester Speisen um eine oder zwei Stunden später sich aller Flüssigkeit so viel als möglich enthalten soll." Zweimal am Tag soll der Diabetiker Fleisch erhalten (Rindfleisch, Beefsteak, Hammelkotlett), die anderen Speisen sollten aus einer „einfachen Substanz" („mehlige Stoffe", Eier) zubereitet sein.

Ähnliche Grundsätze gelten für Getränke. Der Diabetiker müsse seinen Durst beherrschen. Wasser, insbesondere solches, das kohlensauren Kalk enthalte wie das Quellwasser aus Bristol, lösche den Durst gut, sei aber durch Milch gut zu ersetzen. Prout verabreicht seinen Patienten vielfach auch Porterbier.

Bemerkenswert an Prouts diätetischen Vorschriften sind in erster Linie die vorsichtige Zulage von Kohlenhydraten und die Reduktion der Gesamtkalorienzahl, was ja bei einer überwiegend animalischen Diät eine Reduktion der Eiweiß- und Fettzufuhr bedeutet. In seinen Erklärungen der Pathogenese des Diabetes weist Prout ausdrücklich darauf hin, daß eiweißhaltige Nahrung unter Umständen ebenso wie zuckerhaltige Nahrung schlecht assimiliert werden könne und damit zu einer Verstärkung der Glucosurie führen könne. Diesem Sachverhalt wird durch Reduktion der Gesamtnahrungsmenge Rechnung getragen. Von einer „protein- und kohlenhydratreduzierten Kost", bei der der Kalorienbedarf durch Fett gedeckt wird, wie die Proutsche Diät von Porges und Adlersberg (1929) dargestellt wird, kann keine Rede sein.

Trotz aller Bemühungen um die Gesundung seiner Patienten ist sich Prout offensichtlich darüber im klaren, daß er den Diabetes nicht heilen kann, sobald das Anfangsstadium vorüber ist: „Einen Diabetischen kann man immer als einen Solchen betrachten, der am Rande eines Abgrundes steht. Die allgemeine Prognose ist fast immer ungünstig."

2.3 Die sog. Kohlenhydratkuren zur Behandlung des Diabetes

Nachdem durch Rollo erstmals in der Geschichte des Diabetes eine erfolgreiche, systematische Therapie mittels einer quantitativ und qualitativ ausgewählten Ernährung publiziert worden war, stagnierte die Entwicklung weiterer Therapieformen auf Jahre hinaus.

In erster Linie kapitulierten die Ärzte des frühen 19. Jahrhunderts wahrscheinlich vor der mangelnden Bereitschaft ihrer Patienten, sich diese Einschränkungen aufzuerlegen. Offensichtlich glaubten aber auch die Ärzte jener Zeit nicht unbedingt an die Notwendigkeit einer strengen diätetischen Therapie im Sinne Rollos. Cantani (1880) und Naunyn (1889) beklagten schon früh die inkonsequente Haltung ihrer Kollegen. Geringschätzung der vorgeschlagenen Therapie durch den Behandler ist zweifellos auch nicht der richtige Boden für eine hinreichende Motivation des Patienten zur Einschränkung seiner Ernährung.

"We have to lament that our mode of the cure is so contrary to the inclinations of the sick. Though perfectly aware of the efficacy of the regime, and the impropriety of deviations, yet they commonly trespass, concealing what they feel as a transgression of themselves. They express a regret that a medicine could not be discovered, however nauseous, or distasteful, which would supersede the necessity of any restriction in diet" (Rollo 1797).

Infolgedessen kam es zunächst zu einer Abkehr von der Fleisch-Fett-Diät. Die Tendenz ging zu einer Diät hin, die später aufgrund ihrer Beschränkung auf meist nur ein bestimmtes Kohlenhydrat als Kohlenhydratkur bezeichnet wurde.

Prominente Vertreter jener Kuren sind

die Reiskur nach von Dühring

die Milchkur nach Donkin

die zuckerreiche Kost nach Piorry und Schiff

die Kartoffelkur nach Mosse

die Inulinkur nach Strauss

die vegetabilische Kost nach Albu und Kolisch

Kohlenhydratkuren sind zwar schon früh empfohlen worden, aber eine Bedeutung in der Therapie des Diabetes erlangten sie erst seit von Noordens Mitteilungen über die Haferkur (s. Kapitel 3.1). Von Noorden selbst bezeichnete die angeführten Diäten als „gewisse gleichgerichtete Vorläufer, die keine nennenswerte Beachtung fanden" (1917).

Zum besseren Verständnis ist es daher zweckmäßig, jene Vorläufer der Haferkur als Kohlenhydratkuren im weiteren Sinne zu bezeichnen und sie damit den klassischen Kohlenhydratkuren, nämlich der Haferkur und der gemischten Amylazeenkost (s. Kapitel 3.3) gegenüberzustellen. Die Kohlenhydratkuren (im weiteren Sinne) galten zu ihrer Zeit als Bestrebungen nicht anerkannter Außenseiter und konnten sich daher kaum durchsetzen.

Falta erklärte ihre Bedeutungslosigkeit mit der damals beginnenden Rückbesinnung auf die sog. Reduktionsdiäten, bei denen in Anlehnung an Rollo die Entziehung der Kohlenhydrate und teilweise auch eine kalorische Restriktion im Vordergrund standen (s. Kapitel 2.4).

So bezeichnete Adlersberg (1947) die Reduktions- und Hungerkuren des 19. und des frühen zwanzigsten Jahrhunderts als „Hauptstraße der diätetischen Therapie", während die Kohlenhydratkuren nach von Dühring, Donkin, Mosse und selbst von Noordens Haferkur, die allgemein anerkannt wurde, als „weniger frequentierte Nebenstraße" angesehen wurden.

2.3.1 Die Reiskur nach A. von Dühring

Die Anfänge der Kohlenhydrat-Kuren gehen auf von Dühring zurück. Seine „Reiskur" wird von Grafe (1955) und Schumacher (1956) als Beginn der Verordnung einseitiger Kohlenhydrat-Kuren, die ein bestimmtes Kohlenhydrat bevorzugten, gewertet. In dieser Bewertung liegt ein Fehler, den verschiedene andere Autoren seit Jahrzehnten weitertragen. Die von Dühringsche Kostform wird immer wieder als Reiskur bezeichnet (Strauss 1912a; Magnus-Levy 1944; Grafe 1955; Papaspyros 1964; Knick 1973a), obwohl von Dühring die mit dieser Bezeichnung verbundene Fixierung auf ein bestimmtes kohlenhydrathaltiges Nahrungsmittel nie gefordert hatte.

Von Dühring hat nach eigenen Angaben seit 1852 mit der von ihm vorgeschlagenen Kost Diabetiker behandelt. Im Jahre 1868 erschien sein Buch, in dem er die guten Erfolge seiner Methode veröffentlicht, allerdings nicht ohne zu beklagen, daß

URSACHE UND HEILUNG

DES

DIABETES MELLITUS,

VON

DR. A. VON DÜRING,

PRAKT. ARZT IN HAMBURG.

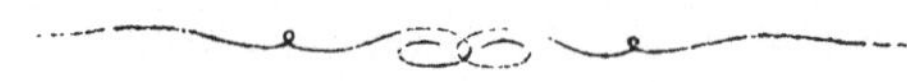

HANNOVER.

SCHMORL & VON SEEFELD.

1868.

Abb. 3

14

es bislang trotz intensiver Beschäftigung mit dem Diabetes mellitus nicht gelungen ist, allgemeingültige Behandlungsrichtlinien zu erstellen.

Von Dührings Kostform wurde empirisch gefunden; eventuellen Einwänden dagegen begegnet von Dühring mit der Bemerkung, daß bei einer Vielzahl von Krankheiten eine empirische Behandlung zu verblüffenden Erfolgen geführt hat. Diese Erfolge seien im allgemeinen nicht auf die Wirkung einzelner Mittel zurückzuführen, sondern beruhten stets auf einer Veränderung der gesamten Lebensweise. Diese Beobachtung erhebt von Dühring zum Prinzip: „Suchen wir also die Krankheitsursache, die in den meisten Fällen in der bisherigen Lebensweise liegt, auch durch eine entsprechende Veränderung dieser zu entfernen, dann wird man nicht mehr durch Receptschreiberei die Krankheit zu verscheuchen suchen, sondern den ganzen Organismus in Angriff nehmen, und durch Hebung der Ursache die Symptome schwinden machen, deren Complex wir Krankheit nennen" (von Dühring 1875).

In von Dührings Theorie zur Pathogenese des Diabetes zeigen sich gewisse Parallelen zu Rollo. So soll jeder Diabetiker einen „Magen-Katarrh" zeigen; der starke Appetit beruhe auf einem „Reiz des Magens". Ähnlich wie Rollo beobachtete von Dühring bei seinen Kranken häufiges Husten. Die Reizung der Bronchialschleimhäute sei „eine secundäre Folge der Überreizung der Magenschleimhäute". Eine Begründung zu dieser Hypothese gibt es nicht. Die körperliche Schwäche des Diabetikers liege daher auch „in der Unfähigkeit, gehörig Luft zu schöpfen, und in der allgemeinen Schwäche durch mangelhafte Verdauung".

Von Dühring gibt seiner Überzeugung Ausdruck, daß dem Diabetes stets „Störungen der Digestions-, Respirations- und Circulations-Organe vorhergehen". „Ich habe die Überzeugung, dass die Verdauungsorgane der Grundsitz der Krankheit sind, und bin der Ansicht, dass alle Ursachen, welche eine Magen-Darm-Catarrh (Dyspepsie) hervorrufen, durch welchen perverse Thätigkeit des Sonnengeflechtes bedingt wird, die Veranlassung zur Zuckerbildung (Meliturie) im menschlichen Organismus sein und Diabetes (Polyurie) mit den Erscheinungen der allgemeinen Ernährungsstörung (gestörten Stoffwechsel) zur Folge haben können."

Nach von Dühring existiert im Verdauungstrakt irgendein Hindernis, das der „unvollständigen Zersetzung (Umbildung)" des Zuckers entgegensteht. In einem geringen Teil der Fälle soll jenes Hindernis auch im Bereich der Respirationsorgane gelegen sein.

Von Dühring beruft sich auf klinische Erfahrung und auf Erkenntnisse der Physiologie, daß „qualitativ und quantitativ unpassende Ernährung" ein hinreichender Grund für die von ihm beschriebenen Veränderungen des Magen-Darm-Traktes einschließlich seiner nervalen Steuerung sei. Daher sterbe der Diabetiker letzten Endes des Hungertodes, weil er trotz großer Mengen an Nahrung nicht in der Lage sei, die erforderlichen Nährstoffe zu verdauen.

Als begünstigender Faktor für das Entstehen eines Diabetes geselle sich zu der falschen Ernährung eine Funktionsstörung des respiratorischen Systemes. Jeder Einfluß auf den menschlichen Organismus, der zu einer Steigerung des CO_2-Gehaltes im Blut führe, könne gegebenenfalls die Produktion von Zucker im Körper anregen. Von Dühring prangert vor allem den Aufenthalt in geschlossenen Räumen bei schlechter Luft an; er spricht von der „Luftscheu" der Menschen und deren ungünstigen Einfluß auf die Widerstandskraft des Organismus. Er sieht sich bestätigt gerade in der Beobachtung alter Leute, die bei übermäßiger Ernährung und mangelnder Bewegung – und damit „mangelhafter Respiration" – für das Erkranken an Diabetes prädestiniert seien.

Eine Heilung des Diabetes mellitus sei durchaus möglich, aber „nur von Zurückführung der täglich wirkenden Einflüsse (Nahrung, Luft, Licht, Wärme, Gemüthsstimmung) auf das richtige Maass und die richtige Weise (Diätetik) zu erwarten". Aus diesem Grunde lehnt von Dühring alle sogenannten spezifischen Heilmittel wie Chinin, Morphium, Arsenik, Opium u.v.a. ab. Ebensowenig erhofft er sich von einer qualitativen Selektion der Nahrung allein eine Besserung. Eine Fleischdiät, eventuell modifiziert durch die Gabe von Speck, Eiern oder Brotsurrogaten, wie sie um 1870 „en vogue" ist, hält er für falsch, da der diabetische Organismus „aus Allem, was er nicht verdaut, Zucker bereiten wird... Man halte das Eine fest, die Krankheitsursache des Diabetes liegt, wie bei allen chronischen Uebeln, in einer Ernährungsstörung, die ihren Grund in der bisherigen Lebensweise hat... Soll daher das vorhandene Uebel beseitigt werden, so ist erste Bedingung, dass eine vollständige Aenderung der bisherigen Lebensweise eintrete".

Von Dühring befürwortet als erster eine konsequente Behandlung des Diabetikers in einer Klinik, da er die notwendige Umstellung der Lebensgewohnheiten seiner Patienten im Rahmen einer ambulanten Behandlung nicht für möglich hält. Der Tagesplan in seiner Klinik sieht folgendermaßen aus:

„Morgens früh, 6 Uhr
Einpackung (bei geöffneten Fenstern), nach derselben kalte Abreibung bis zur Erwärmung des Körpers; es ist dann beiläufig 7½ Uhr geworden.

Morgens 7½ Uhr
Milch mit Kalkwasser und Brod. Wird kein Brod vertragen, was im Anfang der Kur sehr häufig ist, oder auch sonst zur Abwechslung, nehme man eine Suppe von Reis, Grütze (Buchweizen) oder Graupen, in Wasser ohne Butter gekocht, nur mit etwas Salz... Spaziergang ein bis zwei Stunden resp. Bewegung in frischer Luft.

Morgens 10½ bis 11 Uhr
Ein Butterbrod (von altbackenem Weizenbrod) mit etwas Fleisch oder einem weichgekochtem Ei und als Getränk ein halbes Glas guten Rotwein mit Wasser verdünnt. Wird dies nicht vertragen, einen Teller oder eine große Tasse dünner Reis- oder Griessuppe, nach dem Falle mit oder ohne Milch... Spaziergang eine halbe bis eine Stunde.
Vor Tisch eine Stunde Ruhe oder Schlaf.

Mittags 2 Uhr
Reis, wie oben bereitet, ohne Butter, bis 250 Gramm Fleisch gebraten, nie gekocht, Schinken oder Rauchfleisch, Wildbraten ist erlaubt, doch ohne Essig und Gewürz und die kleinen Speckstreifen sorgfältig daraus entfernt. Die Kraftbrühe aus dem Braten ist erlaubt und sogar gut, man hüte sich vor dem Fett und den zubereiteten Saucen. In einigen Fällen gestatte ich trockene Erbsen und weisse Bohnen... Ferner getrocknete Aepfel, Pflaumen und Kirschen... Grüne Gemüse, wie Spargel, Schnittbohnen, Carotten, Blumenkohl und Mohrrüben sind erlaubt, doch dürfen diese Gemüse nur in Wasser und Salz gekocht und nie mit Fleischbrühe, Butter oder Fett bereitet werden... Als rohes Obst in einigen Fällen mässig Aepfel und Kirschen; –

ein kleines Glas Rothwein, mit Wasser verdünnt. Spaziergang eine bis drei Stunden; resp. Bewegung in frischer Luft.

Abends 7 Uhr
Reis-, Grütze- oder Graupen-Wassersuppe mit etwas Salz ohne Butter und durchgetrieben; für Einige mit Milch oder Kalkwasser. Spaziergang eine halbe Stunde mindestens.

Abends 9 Uhr, spätestens 10 Uhr
zu Bett bei geöffneten Fenstern."

Zwischenmahlzeiten zusätzlich zu den vier genannten Mahlzeiten sind verboten. Die Gesamtmenge der Nahrung wird nicht exakt bestimmt, da quantitative Beschränkungen nur für Cerealien und Fleisch angegeben werden. Von Dühring erlaubt bis zu 250 Gramm Fleisch und 80 bis 120 Gramm Cerealien. Diese Menge soll durch verschiedene Kohlenhydratträger erbracht werden, nämlich Reis, Gries, Graupen oder Buchweizengrütze. Hafergrütze wird selten verwendet, weil sie leichter sauer wird. Kompott aus getrockneten Äpfeln, Pflaumen oder Kirschen soll „in mässiger Quantität" verabreicht werden. Eier sollen gereicht werden, wenn der Patient sie verträgt. Ihre Bedeutung als Lieferant von Proteinen analog zum Fleisch hat von Dühring offensichtlich nicht erkannt.

Für die Zubereitung der Cerealien und der getrockneten Früchte gibt es besondere Vorschriften, die ihre Verträglichkeit erhöhen und ihren Kohlenhydratgehalt vermindern sollen. Die „Extraktion des Zuckers" geht auf folgende Weise vor sich: Am Tag vor dem Genuß sollen die Früchte in Wasser eingelegt werden und über Nacht darin liegen bleiben. In demselben Wasser werden sie dann bei geringer Hitze langsam gar gekocht. Cerealien sollen drei bis vier Stunden gekocht werden, Graupen sogar fünf Stunden, Backobst eineinhalb Stunden. Es darf auf keinen Fall Zucker zugesetzt werden.

Zwischen den Mahlzeiten werden aufkommende Hungergefühle und Durst mit Eis oder eiskaltem Wasser bekämpft. Ob diese Maßnahmen geeignet sind, Magenverstimmungen vorzubeugen oder die Verträglichkeit der Speisen zu steigern, darf getrost bezweifelt werden.

Dieses vom Leitgedanken der „Mässigkeit" geprägte Diätregime verteidigt von Dühring gegen eventuelle Kritik: „Nur Gedankenlosigkeit oder böswillige Absicht können Laien oder Aerzte veranlassen, von ‚Hungerkur' zu sprechen, wenn Menschen, und speciell Kranken, Nahrung in der genannten Menge und Verschiedenheit verabreicht wird."

Nur kurz geht von Dühring auf die seiner Zeit so beliebten Trinkkuren in Karlsbad oder Vichy ein. Seines Erachtens zeitigt die Gabe von doppelt kohlensaurem Natron nach jeder Mahlzeit bessere Erfolge und „erspart so dem Magen die Ueberfüllung durch das Brunnenwasser".

Wesentlich für die Gesundung seiner Patienten hält von Dühring die von ihm verordnete Bewegung, eine Ansicht, die schließlich von Joslin (1928) zum obligaten Bestandteil einer jeden Diabetesbehandlung erklärt wurde. Von Dühring läßt seine Patienten nach jeder Mahlzeit Spaziergänge von ein bis zwei Stunden Dauer machen. Insgesamt ergeben diese Zeitvorgaben mindestens drei, höchstens sieben Stunden, „je nach dem Mass der vorhandenen Kraft". Von Dührings Diabetiker dürften nach längerem Klinikaufenthalt sicher zu den besttrainierten Kranken der damaligen Zeit gehört haben. Der Sinn dieser Vorschriften liegt in der Steigerung der für unzureichend gehaltenen Funktion des Respirationstraktes. Schließlich soll die Lungentätigkeit noch durch eine gesteigerte Hauttätigkeit unterstützt werden. Aus diesem Grund erfolgt die im Behandlungsplan angegebene „Einpackung". Die Kranken werden in nasse Laken gewickelt und ein bis zwei Stunden bei geöffnetem Fenster liegengelassen. Gegen Unterkühlung sollen Wolldecken helfen. Nach der Befreiung von diesen nassen Laken soll ein kaltes Bad folgen, wonach sich angeblich die meisten Kranken sogar sehnen sollen. Schließlich werden die Patienten mit Tüchern getrocknet.

Hinsichtlich der Prognose des Diabetes mellitus geht von Dühring davon aus, daß es sich um eine heilbare Krankheit handele: Er gibt an, in einem Zeitraum von sieben Jahren vor Veröffentlichung seines Buches etwa 100 Diabetiker behandelt zu haben. Davon seien 18 als unheilbar krank entlassen worden, 14 wurden nach Besserung, aber nicht „geheilt" entlassen, weil sie sich nicht den vorgeschriebenen Einschränkungen unterwarfen. 47 Diabetiker aber seien „geheilt" worden. Mit der Definition der Heilung geht von Dühring recht großzügig um. Rezidive schreibt er der Rückkehr zu unrichtiger Lebensweise zu, betont aber: „Unrichtig würde es aber sein, zu behaupten, der Kranke sei vorher nicht vollständig geheilt gewesen, weil das alte Uebel wiederkehrte."

Cantani (1880) zweifelt die Erfolge von Dührings an: „Wir hegten aber für den wirklich stabilirten Diabetes mellitus bei diesem Regime die begründetesten Zweifel, wäre die Unterdrückung der Meliturie nicht von einem so respectablen Forscher wie von Dühring versichert worden."

Wissenschaftliches Interesse fand diese Diät erst nach Bekanntwerden der von Noordenschen Haferkur. Von Noorden (1917), Falta (1920) und Lichtwitz (1926) erkannten bei ihren Arbeiten über kohlenhydrathaltige Diäten, daß von Dühring eine gemischte Kost vorgeschlagen und die Diabetiker zu einer angemessenen und mäßigen Ernährung angehalten hatte. Der Kur wurden durchaus Erfolge zugebilligt.

Tabellen 1–4. Dokumentation der in den Jahren 1868–1874 behandelten Fälle (von A. v. Dühring 1875)

Zu den nachfolgenden

Tabellen

gelten die hierunter stehenden „Bemerkungen" als Schlüssel der letzten Rubrik.

    A.: Geheilte, bei denen bis jetzt keine Recidiven eingetreten sind.

    B.: Als „geheilt" Entlassene, über die ich bis jetzt keine Nachricht wieder erhalten habe.

    C.: Als „geheilt" Entlassene, die später ihre alte Lebensweise fortsetzten und nach längerer oder kürzerer Zeit starben:

    D.: Gebesserte, aber wegen Familienberufs und anderer Verhältnisse aus der Cur getreten.

    E.: Wegen Ungehorsam, oder bei „Diagnosis letalis", aus der Cur entlassen.

In der vorletzten Rubrik ist das Datum hinter „frei" der Tag, an welchem der Zucker zuerst verschwunden war.

18

Tabelle der bislang behandelten Fälle.

Name.	Wohn-ort.	In Behandlung gekommen.	Spec. Gewicht.	Zucker.	Entlassen.	Spec. Gewicht.	Zucker.	Bemerkungen.
1) H. B. 42 Jahr	S.	Nov. 17. (1867)	1,042	5,12 %	Dec. 31. (1867)	1,013	frei, 9./12.	A.
		1868.			**1868.**			
2) Frau A. 54 J.	H.	Jan. 14.	1,0375	7,14 %	Febr. 2.	1,011	frei, 25./2.	C.
3) Frau G. 36 J.	P.	Jan. 19.	1,034	5 5 %	Juni 2.	1,043	7,14 %	E.
4) H. L. 34 Jahr	W.	Jan. 21.	1,045	7,6 %	April 5.	1,039	7,18 %	E. Potator.
5) M. A. 15 Jahr	A.	Jan. 26.	1,041	7,5 %	Febr. 15.	1,013	0,41 %	D. starb am Tage nach der Ankunft.
6) Frl. D. 20 Jahr	K.	Jan. 29.	1,026	0,7 %	Jan. 30.			
7) H. H. 46 Jahr	H.	Febr. 10.	1.039	8,2 %	Febr. 25.	1,020	2,40 %	E.
8) H. F. 44 Jahr	B.	Febr. 13.	1,043	6,45 %	März 21.	1,026	frei, 6./3.	A.
9) Frau N. 48 J.	D.	Febr. 26.	1,036	7,55 %	Mai 3.	(März 2.) 1,0125	frei, 2./5.	C.
10) H. T. 36 Jahr	M.	März 2.	1,047	7,4 %	April 6.	1,006	frei, 21./3	B.
11) Frl. M. 21 J.	B.	März 5.	1,035	5,5 %	April 14.	1,020	frei, 4./4.	B.
12) H. L. 43 Jahr	N.	März 23.	1,033	3,48 %	April 9.	1,010	frei, 1./4.	A.
13) H. F. 69 Jahr	M.	April 26.	1,036	7,7 %	Juni 2.	1,018	0,96 %	D.
14) H. R. 41 Jahr	G.	Mai 22.	1,032	4,76 %	Juni 13.	1,009	frei, 4./6.	C.
15) H. H. 36 Jahr	H.	Mai 29.	1,041	7,69 %	Juni 13.	1,012	frei, 7./6.	A.
16) A. W. 7 Jahr	B.	Juni 5.	1,038	7,14 %	Juli 27.	1,014	frei, 30./6.	B.
17) H. L. 69 Jahr	P.	Juli 6.	1,031	3,03 %	Aug. 8.	1,0235	frei, 22./7.	A.
18) H. R. 41 Jahr	G.	Aug. 4.	1,020	3,19 %	Aug. 12.	1,011	0,32 %	E.
19) H. P. 36 Jahr	L.	Aug. 20.	1,036	6,6 %	Sept. 2.	1,016	0,87 %	E.
20) Frl. S. 22 Jahr	B.	Aug. 31.	1,041	8,9 %	Dec. 7.	1,014	0,37 %	E.
21) H. S. 36 Jahr	G.	Sept. 17.	1,038	8,72 %	Oct. 15.	1,015	frei, 4./10.	A.
22) H. H. 32 Jahr	H.	Sept. 22.	1,042	7,24 %	Sept. 27.			E.
23) Frau A. 38 J.	A.	Sept. 28.	1,028	4,12 %	Sept. 29.	1,012	0,36 %	E.
24) Frau N. 42 J.	P.	Oct. 12.	1,045	6,6 %	Nov. 6.	1,021	frei, 23./10.	A.
25) H. L. 51 Jahr	H.	Oct. 13.	1,042	7,9 %	Nov. 28.	1,013	frei, 23./10.	C.
26) H. S. 18 Jahr	L.	Oct. 14.	1,018	1,15 %	Nov. 25.	1,0175	1,5 %	E.
27) H. P. J. J. 28 J.	O.	Oct. 26.	1,040	7,6 %	Nov. 27.	(Nov. 24.) 1,014	0,44 %	C.
28) H. K. 23 Jahr	M.	Oct. 29.	1,026	2,11 %	Nov. 23.	1,017	frei, 11./2.	A.
29) H. S. 20 Jahr	L.	Oct. 30.	1,048	8,6 %	Nov. 25.	1,019	1,4 %	E.
30) H. H. 31 Jahr	H.	Nov. 4.	1,045	7,7 %	Dec. 8.	(Dec. 7.) 1,010	frei, 4./12.	B.
31) H. M. 29 Jahr	K.	Nov. 10.	1,048	7,7 %	Jan. 19.	(seit Dec. 12.) 1,012	frei, 9./1.	B.
32) H. Z. 24 Jahr	H.	Nov. 13.	1,048	8,33 %	Nov. 27.	1,032	7,14 %	E.
33) H. R. 34 Jahr	H.	Nov. 16.	1,028	5,21 %	Nov. 19.	1,020	2,16 %	E.
34) H. W. 48 Jahr	F.	Nov. 23.	1,033	5,32 %	Jan. 31.	1,08	frei, 5./12.	B.
		1869.			**1869.**			
35) H. A. Y. 36 J.	H.	Febr. 18.	1,034	6,6 %	März 4.	1,031	5,5 %	E.
36) H. L. 40 Jahr	F.	März 31.	1,031	7,14 %	April 28.	1,0295	3,7 %	D.
37) H. N. 23 Jahr	M.	April 1.	1,025	3,9 %	Mai 13.	1,0095	frei, 12./5.	A.
38) H. R. 26 Jahr	R.	Mai 22.	1,039	6,89 %	April (1870)	1,008	frei, 15./12.	C.
39) H. M. 29 Jahr	K.	Mai 30.	1,029	5,21 %	Juni 25.	1,014	frei, 10./6.	B.
40) H. C. 38 Jahr	H.	Juni 3.	1,034	6,6 %	Juni 30.	1,020	frei, 26./6.	B.
41) H. F. 26 Jahr	H.	Juni 4.	1,038	6,14 %	März (1870)	1,012	frei, 10./1.	A. verheirathet sich in dieser Zeit.
42) H. H. 43 Jahr	E.	Juni 7.	1,036	0,5 %	Juni 26.	1,0095	frei, 12./6.	A.
43) Md. S. 26 Jahr	A.	Juni 21.	1,031	7,57 %	Juli 9.	1,26	4,76 %	D.
44) H. S. 14 Jahr	L.	Juli 12.	1,030	6,4 %	Aug. 11.	1,008	frei, 21./7.	C.
45) H. R. 56 Jahr	M.	Juli 12.	1,024	5,5 %	Juli 29.	1,09	frei, 24./7.	B.
46) Frau S. 43 J.	N.	Nov. 16.	1,031	5,2 %	Jan. 19. (1870)	1,030	2,5 %	D.
47) H. S. 26 Jahr	C.	Nov. 25.	1,029	5,1 %	Febr. 10. (1870)	1,010	frei, 27./12.	C.
48) H. K. 46 Jahr	S.	Nov. 29.	1,033	5,32 %	Dec. 20. (1869)		frei, 15./12.	A.
49) W. N. 14 Jahr	H.	Dec. 4.	1,034	7,14 %	Jan. 7. (1870)	1,037	6,25 %	C.
50) H. H. 46 Jahr	H.	Dec. 10.	1,028	3,03 %	Jan. 3. (1870)	1,010	frei, 22./12.	A.
51) H. G. 56 Jahr	L.	Dec. 30.	1,034	6,25 %	Jan. 19. (1870)	1,018	1,4 %	D.
		1870.			**1870.**			
52) H. W. 53 Jahr	G.	Jan. 5.	1,030	5,7 %	Jan. 10.	1,014	frei, 10./1.	A.
53) H. G. 46 Jahr	S.	Jan. 21.	1,026	0,7 %	Febr. 2.	1,013	frei, 27./1.	B.
54) H. M. 25 Jahr	W.	Febr. 23.	1,041	6,09 %	März 15.	1,010	frei, 9./3.	B.
55) H. H. 21 Jahr	C.	März 18.	1,042	7,4 %	April 25.	1,037	3,5 %	E.
56) H. W. 53 Jahr	G.	März 20.	1,020	2,33 %	April 10.	1,016	frei, 28./3.	A.
57) M. S. 32 Jahr	N.	Mai 4.	1,039	3,75 %	Juni 16.	1,020	frei, 20./5.	A.
58) Md. L. 36 Jahr	A.	Mai 10.	1,040	9,2 %	Mai 18.	1,032	6,20 %	E.
59) H. B. 32 Jahr	N.	Mai 24.	1,040	4,17 %	Juli 16.	1,017	1,28 %	D.
60) H. K. 26 Jahr	H.	Juli 14.	1,033	7,24 %	Aug. 13.	1,016	frei, 29./7.	B.
61) H. G. 21 Jahr	B.	Juli 18.	1,031	3,7 %	Nov. 13.	1,010	frei, 29./10.	C.
62) H. D. 24 Jahr	C.	Aug. 17.	1,018	1,11 %	Sept. 7.	1,0135	0,28 %	D.
63) H. B. 60 Jahr	P.	Aug. 17.	1,032	6,12 %	Aug. 30.	1,016	frei, 23./8.	A.
64) H. H. 45 Jahr	E.	Dec. 2.	1,026	4,37 %	Dec. 16.	1,007	frei, 7./12.	B.
		1871.			**1871.**			
65) Frau S. 43 J.	M.	März 16.	1,010	4,03 %	April 20.	1,024	frei, 15./3.	B.
66) H. L. 40 Jahr	F.	April 4.	1,035	3,5 %	Mai 6.	1,022	frei, 22./4.	C.
67) H. S. 43 Jahr	S.	April 14.	1,036	7,4 %	April 27.	1,013	0,67 %	D.
68) H. H. 59 Jahr	S.	April 17.	1,035	2,9 %	Mai 4.	1,028	1,8 %	D.
69) Md. T. 36 Jahr	N.	Juni 14.	1,048	9,8 %	Juli 18.	1,041	5,5 %	E.

Name.	Wohn-ort.	In Behandlung gekommen.	Spec. Gewicht.	Zucker.	Entlassen.	Spec. Gewicht.	Zucker.	Bemerkungen.
70) H. B. 43 Jahr	N.	Juni 5.	1,029	4,22 %	Juli 14.	1,013	frei, 23./6.	A.
71) H. L. 14 Jahr	S.	Juli 7.	1,034	6,25 %	Juli 27.	1,023	4,17 %	D.
72) Frau N. 43 J.	W.	Aug. 22.	1,038	3,22 %	Oct. 25.	1,016	frei, 13./9.	A.
73) H. C. 53 Jahr	H.	Sept. 26.	1,046	9,71 %		1,023	2,4 %, 5./10. seitdem nicht wieder geschen.	In seinem Hause consultirt.
74) H. M.	A.	Nov. 6.	1,032	5,24 %	Jan. 14. (1872)	1,017	frei, 21./12.	A.
75) H. T. 26 Jahr	R.	Nov. 16.	1,0355	3,12 %	Dec. 13. (1871)	1,015	frei, 23./11.	B.
		1872.			**1872.**			
76) H. P. 43 Jahr	K.	Jan. 20.	1,044	6,75 %	März 6.	1,016	1,05 %	D.
77) H. F. 41 Jahr	A.	Febr. 20.	1,035	6,3 %	März 5.	1,012	frei, 25./2.	A.
		1873.			**1873.**			
78) H. D. 26 Jahr	R.	Febr. 21.	1,035	5,5 %	Juni 9.	1,025	2,75 %	E.
79) H. D. 43 Jahr	J.	April 16.	1,040	7,2 %	Mai 27.	1,025	frei, 16./5.	A.
80) H. P. 41 Jahr	S.	April 24.	1,030	6,12 %	Mai 11.	1,014	frei, 4./5.	A.
81) H. K. 56 Jahr	H.	Juli 18.	1,013	1,75 %	Oct. 31.	1,005	frei, 19./8.	B.
82) H. S. 57 Jahr	S.	Juli 25.	1,034	6,10 %	Aug. 10.	1,010	frei, 30./7.	A.
83) H. B. 46 Jahr	L.	Sept. 5.	1,036	7,52 %	Oct. 3.	1,012	frei, 30./9.	A.
84) H. F. 41 Jahr	H.	Sept. 8.	1,025	3,6 %	Sept. 29.		frei, 17./9.	A.
85) H. K. (1869) 56 J.	U.	Sept. 12. (1869)	1,041	9,7 %	Oct. 26. (1869)	1,017	frei, 9./10.	A.
86) H. R. 46 Jahr	H.	Nov. 5.	1,033	6,6 %		1,022	1,9 %	D.
87) H. G. 38 Jahr	S.	Nov. 22.	1,0225	2,5 %	Dec. 28.	1,015	frei, 10./12.	A.
		1874.			**1874.**			
88) H. T. 19 Jahr	M.	Jan. 4.	1,0375	7,2 %	März 2.	1,007	0,15 %	E.
89) H. S. 36 Jahr	P.	März 8.	1,048	9,2 %	April 10.	1,015	frei, 10./4.	A.
90) H. A. 19 Jahr	L.	Mai 10.	1,0225	9,44 %	Juni 21.	1,024	2,9 %	D.
91) H. H. 36 Jahr	H.	Mai 15.	1,036	7,16 %		1,016	2,4 %	Noch in Behandlung, Prognose E.
92) H. S. 43 Jahr	B.	Juli 20.	1,020	2,9 %	Aug. 22.	1,008	frei, 23./7.	A.
93) Frl. L. M. 26 J.	H.	Aug. 10.	1,032	5,5 %				Noch in Behandlung, Prognose E.
94) H. R. 27 Jahr	S.	Sept. 1.	1,0225	2,36 %	Sept. 24.	1,020	frei, 2./9.	A. Noch i. Beh. bis 15./ kein Zucker wieder gezt
95) Frau F. 56 J.	G.	Oct. 4.	1,041	6,5 %		(Oct. 5.) 1,020	unbestimmbareSpur 15/10 n. Oberdörffer.	Noch in Behandlung

Lichtwitz kritisierte jedoch das Fehlen einer klaren Indikation. Auch Porges und Adlersberg (1929) und von Noorden (1917) bemängeln die Verallgemeinerung dieser einen Therapieform für alle Diabetiker. Die Bedeutung bzw. die Innovation, die der von Dühringschen Kostform zugrundeliegt, wird sicherlich unterschätzt, wenn man wie Knick (1973a) in dieser Diät nur eine Modifikation der Fleisch-Diät von Rollo sieht.

2.3.2 Die Milchkur nach Donkin

Milchkuren haben in der Medizin eine über Jahrtausende währende Tradition.

Arthur Scott Donkin gibt in seiner Erstveröffentlichung der Milchkur im Jahre 1869 einen kurzen Überblick über die Geschichte der Milchkur. Nach seinen Angaben berichtet schon Plinius der Ältere vom Gebrauch der Milch beim Stamm der Arkadier, die außer Milch nur Kräuterextrakte als Heilmittel kannten. Von Galen wurde dieser alte Glaube an die Heilkraft der Milch übernommen, ebenso von Hippokrates, Celsus und Aretaios. Galen modifizierte die Anwendung der Milch durch eine besondere Fütterung der Kühe. Zur Deckung des „medizinischen Bedarfs" an Milch herangezogene Tiere sollten mit namentlich bezeichneten Kräutern gefütter werden, um der Milch besondere Wirkstoffe zuzuführen. Außerdem wurde die Milch in Form von Kuren verabreicht. Galen schickte einen Teil seiner Patienten nach Stabiae, einer Stadt an der Küste Kampaniens, deren Reichtum an Quellen und Feldern ebenso gelobt wurde wie die Qualität der dort produzierten Milch. Diese Trinkkuren erinnern an die Gepflogenheiten des vergangenen Jahrhunderts, Kranke nach Karlsbad, Neuenahr oder Vichy zu schicken, um dort die vermeintliche oder tatsächliche Heilkraft der Quellen auszunutzen.

Offensichtlich hat die Galensche Methode der „Milchveredelung" bis zum 16. Jahrhundert überlebt. Bacchius, der Leibarzt des Papstes Sixtus V. (1521–1590) soll ebenfalls Felder mit Kräutern zur Fütterung von Kühen bestellt haben, um auf diese Weise besonders wirkstoffhaltige Milch zu erhalten. Außerdem wurde − je nach Art der Krankheit − die Haltung einer Kuh, einer Ziege oder einer Eselin empfohlen.

Zwischenzeitlich in Vergessenheit geraten, gewann die Milchkur erst im Laufe des 19. Jahrhunderts erneut an Bedeutung. Wenn Donkin auch einige Autoren angibt, so ist doch erst der russische Arzt Karell als Begründer der Milchkur in der Neuzeit anzusehen (Albu 1907; Balfour 1870).

Wie von Dühring hält der Petersburger Arzt Karell eine falsche und unzureichende Ernährung für die Ursache vieler Krankheiten, ohne dabei ausdrücklich den Diabetes mellitus zu erwähnen (Karell 1866).

Als Begründer der Milchkur in der Diabetes-Diät werden Donkin und Külz angesehen (Seegen 1893; Strauss 1912a; Rosenfeld 1912; von Noorden 1917; Lichtwitz 1926; Schumacher 1956).

Külz hatte im Rahmen seiner Untersuchungen zur Verträglichkeit verschiedener Kohlenhydrate Versuche mit Milchzucker gemacht (1874); sein Schüler Rumpf berichtete über weitere Versuche mit einer Milchdiät (1899). Eine Empfehlung der Milchdiät durch Külz hat es jedoch nie gegeben. Vor Donkins Veröffentlichung im Jahre 1869 hatte sich neben Rollo und Prout, die Milch als Zulage zur Diabetesdiät verabreichten, nur Pavy (1864) zur Verwendung von Milch geäußert, allerdings ablehnend.

In der Zeit von 1866 bis 1869 hatte Donkin bei verschiedenen Krankheiten eine Behandlung mit Milch durchgeführt und dabei ein Behandlungsschema ausgearbeitet. Er berichtet im Jahre 1869 unter anderem von zwei Diabetes-Fällen, in denen seine Milchdiät gute Erfolge gezeigt habe. In beiden Fällen handelte es sich um Patienten mit einer akuten Entgleisung der Stoffwechsellage, die die klassischen Symptome des Diabetes zeigten. Bei beiden Patienten dauerten die Beschwerden über Monate hinweg an. In einem Fall erreichte Donkin zwar eine rasche Besserung, aber keine vollständige Glukosuriefreiheit. Er sah selbst darin keine Heilung, war aber mit dem erreichten Ergebnis durchaus zufrieden. In dem anderen Fall wurde eine rasche Besserung einschließlich Aglucosurie erzielt.

Fall 1, ein 31jähriger Seemann, wurde von einem anderen Arzt zunächst auf folgende Weise behandelt: Fleisch (etwa eineinhalb bis zwei Pfund täglich), dunkles Brot und frische Milch waren gestattet. Zusätzlich wurden zwei Gran Opium pro die (ein Gran gleich 0,063 g) und dreimal täglich ein nicht näher bezeichnetes Eisen-Präparat verabreicht. Eine Besserung trat nicht ein. Daraufhin wurde von Donkin die alleinige Ernährung mit abgerahmter Milch („skim milk") angeordnet. Sechs Pints (ca. drei Liter) warmer Milch, verteilt auf vier Mahlzeiten in vierstündigem Abstand wurden gereicht. Abends mußte der Patient vier Gran Opium einnehmen. Diese „medikamentöse" Therapie wurde durch die tägliche Gabe von drei Portionen eines Gemisches aus Chininsulfat und Eisensulfat ergänzt. Binnen 14 Tagen nahm die Urinmenge von 7,5 auf etwa 2 Liter pro Tag ab. Das Allgemeinbefinden des Patienten besserte sich in entsprechender Weise. Nach zwei Monaten gestattete Donkin den Genuß von 200 Gramm Käse zusätzlich zur Milch, nach einem weiteren Monat reiner Milchdiät wurde die Menge der Milch um 0,5 l reduziert. Statt dessen

Tabelle 5. Behandlungsprotokoll aus dem Jahre 1869 von Donkin. Als Kriterien für den Behandlungserfolg wurden erfaßt a) die tägliche Urinausscheidung, b) das spezifische Gewicht des Urins und c) die Menge der Harnsedimente

	Daily quantity. Pints.	Specific gravity.	Quantity of solids.		
1868.			Oz.	dr.	gr.
Dec. 18	15	1040	23	7	30
„ 21	7	1043	12	0	1
„ 22	$3\frac{1}{2}$	1035	4	7	5
„ 23	$3\frac{1}{2}$	1027	3	6	6
„ 24	$5\frac{1}{2}$	1018	3	7	32
„ 25	5	1030	5	7	50
„ 26	3	1038	4	4	24
„ 27	4	1027	4	2	24
„ 28	5	1021	4	0	25
„ 29	4	1025	3	7	41
„ 30	4	1020	3	1	28
„ 31	4	1020	3	1	28
1869.					
Jan. 1	4	1020	3	1	28
„ 2	$4\frac{1}{4}$	1040	7	1	27
„ 3	$4\frac{1}{2}$	1020	3	4	39
„ 4	$4\frac{1}{2}$	1020	3	4	39
„ 5	4	1019	3	0	12
„ 6	$4\frac{1}{2}$	1016	2	6	47
„ 7	$4\frac{1}{2}$	1019	3	3	$13\frac{1}{2}$
„ 8	4	1020	3	1	28
„ 9	4	1020	3	1	28
„ 10	$3\frac{1}{2}$	1019	2	5	$10\frac{1}{2}$
„ 11	$3\frac{1}{4}$	1018	2	3	38
„ 12	4	1015	2	3	8
„ 13	4	1024	3	6	26
„ 14	4	1018	2	6	56
„ 15	4	1019	3	0	12
„ 16	$4\frac{1}{2}$	1012	2	1	15
„ 17	$4\frac{1}{2}$	1018	3	1	48
„ 18	$4\frac{1}{2}$	1018	3	1	48
„ 19	$4\frac{1}{2}$	1020	3	4	39
„ 20	$3\frac{1}{2}$	1017	2	4	4
„ 21	$3\frac{3}{4}$	1016	2	3	$7\frac{1}{2}$
„ 22	3	1027	3	1	48
„ 23	$3\frac{1}{2}$	1030	4	1	29
„ 24	4	1030	4	6	16
„ 25	$3\frac{1}{2}$	1035	4	7	5
„ 26	4	1040	6	3	4
„ 27	4	1040	6	3	4
„ 28	4	1030	4	6	16
„ 29	4	1025	3	7	12
„ 30	4	1030	4	6	16
„ 31	$3\frac{1}{2}$	1025	3	2	18
Feb. 1	$3\frac{1}{2}$	1018	2	4	4
„ 2	3	1020	2	3	6
„ 3	3	1020	2	3	6
„ 4	3	1020	2	3	6
„ 5	3	1020	2	3	6
„ 6	$3\frac{1}{2}$	1017	4	4	4
„ 7	$3\frac{3}{4}$	1028	4	1	30
„ 8	$3\frac{1}{2}$	1015	2	0	$44\frac{1}{2}$
„ 9	$3\frac{1}{2}$	1020	2	6	17
„ 10	3	1020	2	3	6
„ 11	3	1020	2	3	6
„ 12	4	1023	3	5	20
„ 13	$3\frac{1}{2}$	1027	3	6	6
„ 14	4	1031	4	7	32
„ 15	$3\frac{1}{2}$	1026	3	4	$59\frac{1}{2}$
„ 16	$3\frac{1}{2}$	1024	3	2	$46\frac{1}{2}$
„ 17	$3\frac{1}{2}$	1030	4	1	29
„ 18	3	1025	2	7	54
„ 19	$3\frac{1}{2}$	1024	3	2	$46\frac{1}{2}$
„ 20	$3\frac{1}{2}$	1022	3	0	30
„ 21	$3\frac{1}{2}$	1022	3	0	30
„ 22	$3\frac{1}{2}$	1020	2	6	17
„ 23	3	1040	4	6	18
„ 24	3	1026	3	0	51
„ 25	3	1024	2	6	57
„ 26	$3\frac{1}{2}$	1020	2	6	17

waren ein halbes Pfund Fleisch mit einer „mässigen" Menge Kohl oder Gemüse erlaubt. Die Menge des Urins bleib gleich, lediglich das spezifische Gewicht erhöhte sich infolge einer geringen Glukosurie wieder, blieb dann aber konstant. Beim zweiten Fall handelte es sich um einen siebzehnjährigen Jungen, dessen Diabetes sich drei Monate vor Behandlungsbeginn im Anschluß an eine fiebrige Erkrankung manifestiert hatte.

Seine Diät sei zunächst „die übliche" gewesen (Donkin). Es ist anzunehmen, daß es sich hier um eine modifizierte Fleisch-Fett-Diät mit Kohlenhydratzulage nach dem Muster der im ersten Fall angegebenen Diät gehandelt hat. Da unter dieser Kostform ebenfalls keine Besserung eintrat, wurde die Milchdiät verschrieben. Die Milchdiät wurde in ähnlicher Weise, wie im ersten Fall medikamentös unterstützt. Innerhalb von drei Wochen wurde vollständige Glukosuriefreiheit erzielt, die auch bei allmählicher Zulage von Fleisch anhielt. Donkin schreibt den Erfolg seiner Diät in beiden Fällen dem „therapeutischen Agens" Milch zu. Die medikamentöse Therapie habe sicherlich einen Beitrag zum Erfolg geleistet, wäre aber wohl ohne die Wirkung der Milch zum Scheitern verurteilt gewesen. Im Vergleich mit der bis dahin geübten Fleischdiät nach Rollo lobt Donkin die bessere Verträglichkeit seiner Methode; außerdem soll die Disposition der Patienten für entzündliche Erkrankungen vermindert sein.

Nach Donkins positiven Berichten über die Milchdiät gab es vor allem in England eine Reihe von kritischen Nachahmern. Zu einem uneingeschränkt günstigem Urteil kommt nur Balfour (1870). Bei dem von ihm zitierten Fall handelte es sich um eine Patientin mittleren Alters, bei der fünf Monate zuvor ein Diabetes diagnostiziert worden war. Eine „full diet" (die nicht näher erläutert wird) brachte keine Besserung. Die skim-milk-diet nach Donkins Vorschriften führt binnen zwei Tagen zu einer weitgehenden Besserung, aber nicht zur vollständigen Glukosuriefreiheit. Balfour vernachlässigt Donkins Grundsatz, die Milchdiät solange fortzusetzen, bis der Zustand des Patienten über längere Zeit stabilisiert ist. Dafür lobt er die Umkompliziertheit dieser Diät, die die Weiterführung auch im Hause des Patienten ermöglicht. Eine medikamentöse Behandlung als Ergänzung der diätetischen Therapie wird befürwortet. Die Diät wird allmählich liberalisiert, aber nicht ganz aufgehoben. Balfour betont, ohne Diät könne der Diabetiker nicht leben, eine zu dieser Zeit zweifellos beachtliche Aussage.

Nicol berichtet über zwei Fälle, in denen er die Milchdiät mit unterschiedlichem Erfolg anwendete. In dem einen Fall (1871) wird ein 15jähriger Junge, der zwar über Jahre gesund gewesen zu sein schien, aber dennoch als klein und unterentwickelt bezeichnet wird, mit Milch ernährt. Es zeigt sich eine vorübergehende Besserung, doch der Junge stirbt später im Koma. Der Patient war ein juveniler Diabetiker, der wahrscheinlich aufgrund einer akuten Dekompensation des Stoffwechsels bei jeder anderen Diät auch gestorben wäre. In dem anderen Fall beschreibt Nicol (1872) die Krankengeschichte eines 16jährigen Mädchens, dessen Zustand sich zwar unter der Milchdiät leidlich bessert, bei dem aber Quantität und spezifisches Gewicht des Urins unverändert bleiben.

Neben Nicol werden von Külz (1874) und Cantani (1880) die Autoren Thorne, Pyle, Roberts und Whyte Barclay als Gegner der Donkinschen Milchdiät genannt. Donkin selbst versucht im Jahre 1871 erneut, durch die Veröffentlichung zweier weiterer Fallberichte das Interesse an der Milchdiät wachzuhalten. Seine Patienten sind diesmal vermutlich Diabetiker vom Erwachsenen-Typ.

Donkin nutzt auch diese beiden Fälle, um die von ihm behauptete Überlegenheit der Milchdiät gegenüber der Rolloschen Fleisch-Diät zu dokumentieren. Einer seiner neuen Patienten war nach dreimonatiger Behandlung nach Rollos Regime für unheilbar krank erklärt worden, machte unter der Milchdiät jedoch erhebliche Fortschritte. Aus diesen Fallberichten geht hervor, daß Donkin nach erfolgreichem Abschluß der Milchkur Fleisch und Gemüse „in mäßiger Menge" erlaubte. Damit nähert sich Donkin der von ihm verschmähten Kostform von Rollo immer mehr an. Insgesamt soll Donkin 13 Diabetiker mit seiner Milchdiät behandelt haben, davon acht mit Erfolg (Edmunds 1922).

Die Milchdiät wurde vielfach abgelehnt; eine wirklich fundierte und experimentell gestützte Kritik konnte allein Külz (1874) anbringen. Külz machte sich durch die frühzeitigen vergleichenden Untersuchungen über die Assimilation verschiedener Kohlenhydrate verdient. „Den mitgetheilten Versuchen nach zu urtheilen, ist das Verhalten der Diabetiker hinsichtlich der Ausscheidung des Traubenzuckers nach Einfuhr von Milchzucker auffallend verschieden." Und weiter: „Ohne die von Donkin mitgetheilten Fälle kritisch zu beleuchten, wird man schon nach den eben gemachten Mittheilungen so viel sich sagen dürfen, dass die Milchdiät nicht angethan ist, als Universalmittel gegen Diabetes präconisirt zu werden." Darüber hinaus kritisierte Külz das Fehlen einer Begründung für die Verwendung abgerahmter Milch: „Außer dem Milchzucker ist mir in der Milch kein Bestandteil bekannt, der vom Diabetiker nicht etwa vertragen würde." Den gleichen Gedanken greift auch Cantani (1880) auf. Ihm, dem Vertreter einer Fleisch-Fett-Diät, leuchtet die Abschöpfung des fetthaltigen Rahmes nicht ein. Cantani gibt an, die Milchdiät selbst mehrfach angewendet zu haben, ohne Erfolge gesehen zu haben.

Trotz der schon damals recht deutlichen Kritik und wiederholten Zweifeln an der Zweckmäßigkeit der Milchdiät wurde diese 1899 von Winternitz und Strasser erneut vorgeschlagen. Dadurch wurde im deutschsprachigen Raum ein reges Interesse geweckt. Winternitz und Strasser heben die raschen Erfolge hervor, die auch in schweren Fällen bei jugendlichen Diabetikern (!) zu erzielen seien. Nun setzte endlich die von Donkin gewünschte Auseinandersetzung über Vor- und Nachteile der Milchdiät ein. Im Mittelpunkt des Interesses stand zuerst der Wirkungsmechanismus der Diät. Donkin selbst führt den Erfolg der Milch auf die Struktur des Kaseins zurück, das aufgrund seiner einfacheren chemischen Struktur gegenüber dem Muskeleiweiß als Nährstoff geeigneter sei. Der Milchzucker sei unschädlich und ersetze den Zucker, der sonst mit dem Gemüse aufgenommen werde. Zucker sei im übrigen nicht schädlich für den Diabetiker, wohl aber Stärke.

Nach Külz ist Berger (1900) für lange Zeit der einzige Arzt, der seine Kritik an der Milchdiät durch eigene Untersuchungen zu untermauern versucht. Berger scheint der erste gewesen zu sein, der sich Gedanken über den Kaloriengehalt der vorgeschlagenen Diät gemacht hat. Er rechnete aus, daß 2–2,5 Liter Milch, die 100–120 g Milchzucker enthalten, von der Kalorienzahl her aber für die Ernährung eines Erwachsenen nicht ausreichend sind. Die Verträglichkeit der Milch wurde gelobt; dagegen stellte auch Berger in vielen Fällen eine negative Reaktion der Stoffwechsellage auf Milch fest. Bei schwerem Diabetes sah Berger keinen Erfolg der Milchdiät, in leichteren Fällen erwies sie sich als brauchbar.

Warshawsky (1907) aus der von Leydenschen Klinik sieht die Indikation zur Milchdiät nur bei Abneigung der Patienten gegen andere Kost im Rahmen der Diabetesdiät; die Milch sei hier nur als „Notbehelf" anzusehen. Der manchmal beobachtete Erfolg sei nur auf die kalorisch ungenügende Ernährung zurückzuführen. Labbe (1913) betont die Wichtigkeit der Art und Weise, wie man die Diät einrichtet und welchen Kranken sie verordnet wird. Er versucht eine genaue Indikation für die Anwendung von Milchdiäten herauszuarbeiten und modifiziert die Diät dahingehend, daß die Eiweiß- und Fettmenge gesteigert wird, wenn auch durch ausschließlichen Gebrauch von Milchprodukten.

In der Beurteilung der Milchdiät tauchen insgesamt immer wieder zwei Ansatzpunkte zur Kritik auf:

1) Der Erfolg der Milchkur ist aufgrund individuell verschiedener Assimilation des Milchzuckers nicht vorhersehbar (Külz 1974; Cantani 1880; Seegen 1893; Berger 1900; Rosenfeld 1912). Diese Befunde könnten unterschiedlichen Graden von Laktoseintoleranz entsprechen.
2) Das Fehlen einer exakten Indikation disqualifiziert die Milchdiät nach von Noordens (1917) und Lichtwitz' (1926) Ansicht.

Ein Aspekt der Milchdiät, nämlich die Unterernährung (Albu 1908; Strauss 1912a; Rosenfeld 1912; von Noorden 1917; Falta 1920; Grafe 1958), wurde im Rahmen völlig anderer Diättechniken, nämlich den Hunger-, Gemüse- oder Trinktagen und deren Modifikationen (von Noorden, Naunyn) ausgenutzt. Der Gebrauch von Milch als kohlenhydratarmes Nahrungsmittel (im Vergleich mit den übrigen Kohlenhydratträgern) brachte den Patienten eine willkommene Abwechslung des Diätplanes. Von Noorden hält zu diesem Zweck die alleinige Gabe von Milch im Rahmen einer Haferkur für nützlich, verordnet die reine Milchdiät aber nie länger als 10 bis 12 Tage. Es traten wiederholt schlechte Ergebnisse auf, sobald die Milch nur als Zulage zu anderen Diäten gewährt wurde (Rosenfeld 1912; Berger 1900; von Noorden 1917; Labbe 1913).

Eine gewisse Bedeutung erlangte die Milch in der Vorinsulinzeit schließlich bei Patienten, deren Diabetes mellitus durch andere Erkrankungen wie Ulcus ventriculi, Nephritis und Adipositas kompliziert wurde. In diesen Fällen wurde der Wert der Milchdiät bzw. -kur in der Reizlosigkeit und der guten Verträglichkeit der Milch gesehen (Albu 1907; Rosenfeld 1912; von Noorden 1917; Lichtwitz 1926). Trotz der Feststellung von Külz (1874): „Die schablonenmässige Verordnung der Milchdiät ist entschieden zu missbilligen" bleibt festzustellen, daß die Milchdiät wie kaum eine andere Kostverordnung jener Zeit die Diskussion um die Diabetesdiät vorangetrieben hat.

2.3.3 Die zuckerreiche Kost nach Piorry und Schiff

Die folgende Kostform ist in der Reihe der Kohlenhydratkuren als eine weitere Extremform anzusehen.

„Falsche theoretische Auffassungen haben von Zeit zu Zeit zu den irrigsten diätetischen Versuchen geführt, und ich möchte hier nur jene von Piorry, die eine Weile sich gewisse Geltung verschafft haben, erwähnen. Piorry hat nämlich geraten, man möge den Diabetikern reichlich Zucker geben, um dadurch den Verlust zu ersetzen, welchen der Körper durch die Ausscheidung des Zuckers erleidet, und Schiff hat Kohlenhydrate als Nahrung empfohlen" (Seegen 1893). Schiff wollte durch die Gabe von Zucker der Abmagerung des Diabetikers vorbeugen, indem durch reichliche Zuckerzufuhr eine Zuckerbildung auf Kosten des Organismus verhindert werden sollte (von Mehring).

Falta (1920) und von Mehring betonen, daß seit Rollos Zeiten die Schädlichkeit größerer Mengen von Kohlenhydraten allgemein anerkannt war. Piorry war jedoch kein solcher Außenseiter, wie ihn Falta, Naunyn (1898) und Magnus-Levy (1944) darstellen. Cantani (1880) zählt eine Reihe anderer Autoren auf, die ähnliche Therapiegrundsätze vertraten.

Unter namhaften Diabetes-Kennern fand sich aber in der Tat kein Befürworter der Diät nach Piorry und Schiff. Die Nachteile dieser Diät waren nicht zu übersehen, da die Glucosurie infolge der Kohlenhydratzufuhr stieg und damit konsequent eine immer weiter ansteigende Menge von Kohlenhydraten gegeben werden mußte. Da seinerzeit die Menge des ausgeschiedenen Zuckers fast das einzige Kriterium für Besserung oder Verschlechterung des Zustandes eines Diabetikers war, mußte die vorgeschlagene Diät stärksten Widerspruch hervorrufen.

Darüber hinaus befürwortete Piorry absurderweise die sogenannte trockne Diät, d. h., der Patient durfte nur eine geringe, genau bestimmte Menge Flüssigkeit pro Tag zu sich nehmen. Die Polyurie sollte durch Verminderung der Flüssigkeitsaufnahme beseitigt werden. „Uns erscheint dieser Rath ebenso sonderbar als grausam. Der Diabetiker muß trinken, die Austrocknung seiner Gewebe fordert es, sonst wird er nicht nur Tantalusqualen erdulden, sondern er wird früher sterben, als nothwendig ist" (Cantani 1880). Dieser Kritik kann man sich heute noch uneingeschränkt anschließen.

Naunyn (1898) berichtet, Schiff sei im hohen Alter selbst an Diabetes mellitus erkrankt. Es muß sich demnach um einen als leicht einzustufenden Diabetes gehandelt haben. Schiff nahm − seinen eigenen diätetischen Vorschriften folgend − eine kohlenhydratreiche Kost zu sich und trank wahrscheinlich zu wenig. Er starb nach relativ kurzer Zeit, da der Diabetes eine rasche Progredienz zeigte. Naunyns Darstellung des Schicksals seines Kollegen Schift entbehrt nicht einer gewissen Gehässigkeit. Sie legt den Schluß nahe, daß Schiff nur aufgrund der Befolgung seiner eigenen Diät so schnell verstorben sei. Die Form, in der zu jener Zeit unter Ärzten diskutiert wurde, war teilweise ausgesprochen unkollegial und manchmal sogar recht grob. Neben der Darstellung klinischer Erfahrungen und Untersuchungsergebnisse nahm die Darstellung eigener Verdienste breiten Raum ein, zumal sie meist mit der Herabwürdigung andersdenkender Kollegen verbunden war. Statt des Austauschs wissenschaftlicher Argumente ging es häufig mehr um die Frage, wer eine bestimmte Therapie oder auch nur unwesentliche Details zuerst beschrieben hatte.

2.3.4 Die Kartoffelkur nach Mosse

Die von A. von Dühring, Donkin und anderen Verfechtern kohlenhydrathaltiger Diabetikerkost gelegentlich erzielten Erfolge veranlaßten A. Mosse, diesen Gedanken weiter zu entwickeln und nach einer kohlenhydrathaltigen vegetarischen Nahrung zu suchen, deren Kohlenhydrate einen geringeren oder gar keinen schädlichen Einfluß auf die Zuckerausscheidung haben. Die Kalorienzufuhr sollte dabei nicht eingeschränkt werden.

Mosse ersetzte bei seinen Patienten schrittweise einen Teil des Brotes durch Kartoffeln. Die Menge der Kohlenhydrate blieb insgesamt angeblich stets dieselbe. Allmählich steigerte er das Quantum der Kartoffelzufuhr und verminderte die Menge des Brotes immer weiter, bis schließlich das Brot vollkommen durch Kartoffeln ersetzt war. Damit die Wirkung dieser Diät auf die Glucosurie nachprüfbar blieb, wurden sowohl leichte als auch schwere Diabetiker dieser Diät unterzogen.

Angeblich kam es zu einer Verminderung der Glucosurie mit Besserung des Allgemeinbefindens und Anstieg des Körpergewichtes. Mosse unterstellte, daß es für die Kranken angenehmer sei, größere Gewichtsmengen der stark sättigenden, mannigfaltiger Zubereitungsformen zugänglicher und als Beikost gewohnter Kartoffeln zu verspeisen als relativ kleine Brotrationen.

„Theoretische" Grundlage für die Verordnung des Quantums an Kartoffeln war der Ersatz des Brotes durch solche Mengen von Kartoffel, daß eine äquivalente Menge an Kohlenhydraten verabreicht wurde. Das Verhältnis der Mengen betrug etwa 1:3 zugunsten der Kartoffel, wobei bei vollständigem Entzug des Brotes bis zu 2000 Gramm Kartoffeln (roh gewogen) verabreicht wurden. Weder über die Gesamtmenge Kohlenhydrate, die pro Tag gestattet wurde, noch über die anderen Kohlenhydratträger in dieser Diät finden sich Angaben. So ist das Aufstellen von Bilanzen über Gesamtkalorienzahl, Verteilung der Nährstoffe und deren Relation zur Zuckerausscheidung unmöglich. Rosenfeld (1912) mußte den Versuch, nachträglich aus den veröffentlichten Krankengeschichten die fraglichen Werte zu errechnen, aufgeben. Trotzdem behauptet er, daß bei gleichen Mengen Stärke die Kartoffeln besser vertragen würden als das Brot, d. h. daß der Einfluß der Kartoffel auf die Glucosurie geringer sei als der von Brot.

Die Erklärung dieses angeblichen Vorteils der Kartoffel wurde von Mosse zunächst aufgeschoben, ,bis eine Konstanz der Ergebnisse klinisch abzusehen und der Grad der erzielten Verbesserung abzuschätzen war' (Mosse 1902).

Tatsächlich entsteht der Eindruck, daß Mosses Erfolge mehr zufällig zustande kamen. Dies soll sicher nicht als Nachteil bewertet werden, da ja schließlich auch die berühmt gewordene von Noordensche Haferkur einem zufällig beobachtetem Phänomen entsprang. In den ersten Erklärungsversuchen führte Mosse die Verminderung des Durstes und der Glucosurie auf den Wasserreichtum der Kartoffel zurück und auf die bessere Verwertbarkeit der in Kartoffeln enthaltenen Stärke im Vergleich zu anderen Kohlenhydratträgern. Zur Deutung der besseren Verwertbarkeit zog Mosse anfangs die Erkenntnisse der Mikrobiologie heran. Rappin (1898, zit. nach Mosse 1902) habe darauf hingewiesen, daß die Rolle der physiologischen Darmflora in der Pathogenese des Diabetes mellitus keine ausreichende Beachtung fände. Die zugeführte Stärke würde im Darm in Zucker aufgespalten, wobei je nach Herkunft der Stärke ungleiche Mengen von Zucker entstünden. Im Jahre 1899 veröffentlichten Rappin und sein Schüler Fortineau Untersuchungen, nach denen Darmbakterien auf Nährlösungen mit Brot mehr Zucker produzierten als solche auf Nährlösungen mit Kartoffeln (zit. nach Mosse 1902). Während jedoch Rappin seine Ergebnisse durch Mosses Arbeiten auch klinisch bestätigt sah, betont Mosse schon ein Jahr später, daß das Wesen des Diabetes nicht in der Überproduktion, sondern in der mangelhaften Verwertung von Zucker liege (diese Erkenntnis hatte sich bis zum Jahr 1902 noch nicht allgemein durchgesetzt). Er bemerkt sogar im Gegensatz zu der bislang vertretenen Meinung, daß die Verbannung kohlenhydrathaltiger Nahrungsmittel vorschnell erfolgt sei.

Bald darauf liefert Mosse eine neue Hypothese: „Die Kartoffeln führen in den Stoffwechsel eine Substanz ein, die auf die verminderte glycolytische Potenz des diabetischen Organismus günstig wirkt und auf diese Weise dazu führt, daß jene glycolytische Potenz sich dem Normalzustand annähert." Nach Untersuchungen von Moleschott, Payen, de Barral u. a. sei zwar die in Brot und Kartoffeln enthaltene Menge an Mineralien und Salzen gleich, qualitativ aber durchaus unterschiedlich. So nehme der Diabetiker einerseits mit der dreifachen Menge Kartoffeln auch die dreifache Menge an Mineralien und Salzen auf, andererseits seien die aufgenommenen Salze überwiegend alkalisch, was für den zur Azidose neigenden Diabetiker nur von Vorteil sein könne.

Aus diesen Überlegungen ergeben sich zwangslos einige der von Mosse angegebenen Kontraindikationen zur Kartoffelkur. Unter dem Aspekt des hohen Mineralgehaltes könne die Kartoffelkur bei chronischer Nephritis, Arteriosklerose, Albuminurie und Urämie nachteilig sein. Ferner seien Inappetenz und Anorexie infolge Magendarmerkrankungen Kontraindikationen. Besonders gut wirke die Kartoffelkur hingegen bei „arthritisch-konstitutionellem Diabetes", bei „Diabète maigre ou pancréatique" und bei „Diabète nerveux ou de cause indeterminée".

Andere Autoren erkennen diese Theorie zur Wirkung der Kartoffelkur nicht an. „Wenn die Zuckerausscheidung herunterging, so wohl deswegen, weil auf Dauer äquivalente Mengen von Kartoffeln schwerer zu bewältigen sind als 500 g Brot" (Magnus-Levy 1944). Auch Albu (1908) und Strauss (1912a) sehen das wirksame Prinzip der Kartoffelkur in ihrer Kalorienarmut. Falta (1920) weist darauf hin, daß Mosses Patienten überwiegend überernährte Patienten gewesen seien. Rosenfeld (1912) bemängelt bei der Durchsicht der Krankengeschichten, daß Mosse zwar fordert, Kartoffeln und Brot im Verhältnis 1:3 zu verabreichen, um äquivalente Kohlenhydratmengen zu geben, tatsächlich aber Perioden mit 700–900 g Kartoffeln mit solchen mit 400 g Brot vergleicht. „Daß er nun geringere Glycosurien nach 140–160 g Stärke in Kartoffeln, als nach 240 g Stärke in Brot erhält, ist selbstverständlich und keineswegs ein dem Kartoffelregime zuzuschreibender Effekt." Warshawsky (1907), Strauss (1912a) und von Noorden (1921a) berichten über eigene Versuche mit der Kartoffelkur, bei denen sie unter Berücksichtigung des von Mosse angegebenen Verhältnisses keine Erfolge erzielen konnten.

Auch Autoren, die zu einer eingeschränkt positiven Beurteilung der Kartoffelkur kommen, weisen darauf hin, daß die Kartoffel andere Kohlenhydratträger ersetzen könne im Rahmen eines bestimmten diättechnischen Vorgehens, wie es weitgehend von von Noorden eingeführt wurde, und verlassen dabei vollständig die ursprünglich von Mosse vorgeschlagenen Richtlinien.

Zum insgesamt ausgewogensten Urteil kommt von Noorden (1917): „Alt war die Erkenntnis, daß man unter Umständen eine bekömmliche und die Glycosurie einschränkende Kost auch auf reichliche Zufuhr von Kohlenhydratträgern aufbauen kann. Freilich sind diese besonderen ‚Umstände' aus den Mitteilungen A. von Dührings, A. Mosses und Donkins nicht ableitbar." ... „Nur Mosse trug dem in gewissen, aber keineswegs ausreichendem und durchsichtigem Maße Rechnung."

2.3.5 Die Inulinkur nach Strauss

Versuche mit anderen Kohlenhydraten als Glukose und deren Polymeren wurden zuerst von Külz (1874) und Bouchardat (1875) systematisch durchgeführt. In der deutschsprachigen Literatur fanden besonders Külz' Versuche größere Beachtung.

Zu jener Zeit waren Fruktose (Lävulose) noch nicht isoliert worden; es war aber bekannt, daß Inulin ein Polysaccharid der Fruktose ist.

Für die Gewinnung des Inulins wurden inulinreiche Gemüse wie Topinambur, Stachys, Schwarzwurzel, Artischocke und Löwenzahn herangezogen. Meist wurde das Inulin jedoch nicht als chemisch reines Präparat verwendet. Statt dessen arbeiteten die Diabetologen mit Topinamburmehl, in dessen Trockensubstanz 78 Prozent Inulin, aber fast keine anderen Kohlenhydrate enthalten sind.

Külz gab seinen Patienten bis zu 100 g Inulin über drei Tage und stellte eine bessere Verträglichkeit als bei Glucose (Dextrose) resp. Stärke fest: Das Inulin steigerte nicht die Zuckerausscheidung, sondern wurde assimiliert. Mangelhafte Resorption konnte Külz durch Untersuchungen der Faeces ausschließen. Külz selbst hielt diese Ergebnisse für die Diätetik des Diabetes mellitus für bedeutsam und versuchte mit Hilfe des Inulinmehls einen Brot-Ersatz zu entwickeln.

Ablehnend verhielten sich gegenüber der Verwendung des Inulins jedoch Naunyn und sein Schüler Socin. Socin (1894) führte Versuche mit Topinamburmehl durch. Eine einmalige Gabe von 150 g dieses Mehles führte nicht zu einer Zuckerausscheidung, wohl aber eine Verabreichung der gleichen Menge fünf bis sechs Tage hintereinander. Der Harn enthielt dann 20 und mehr Gramm Glucose, obwohl das verwendete Mehl absolut frei von Glucose gewesen war und in der Versuchsperiode der einzige Kohlenhydratträger war. Darüber hinaus hielt die Glycosurie noch einige Tage nach Absetzen des Inulins an.

Im Jahre 1911 veröffentlichte H. Strauss erneut Versuche mit Inulin. Er sieht die Notwendigkeit, trotz Ausschlusses oder Einschränkung des Fleisches eine kalorisch vollwertige oder zumindest ausreichende Ernährung zu verabreichen, wofür meist Gemüse (mit größeren Mengen von Fett zubereitet) Verwendung fanden. Dabei wurden natürgemäß kohlenhydratarme Gemüsesorten ausgewählt. In inulinhaltigen Gemüsen wie Topinambur (Erdartischocke, Jerusalem-Artischocke), Schwarzwurzel oder Löwenzahnwurzel sieht Strauss für diesen Zweck ideale Nahrungsmittel; erstens wegen ihrer relativen Unschädlichkeit in bezug auf die Glucosurie und zweitens wegen der Verabreichung eines Kohlenhydrates, welches im Stoffwechsel die spezifischen Kohlenhydratwirkungen entfaltet. In dieser Argumentation folgt Strauss der Argumentation von Külz; die von Socin und Naunyn erhobenen Einwände gegen eine Inulinkur sollen durch eigene Untersuchungen entkräftet werden. „Wenigstens habe ich mich bei Versuchen, die ich mit reinem Inulin ausgeführt habe, überzeugen können, daß es Fälle gibt, in welchen das Inulin nicht bloß ausgezeichnet vertragen wird, sondern auch durch seinen Eintritt in den Stoffwechsel die Azidose herabzusetzen mag" (Strauss 1911). In einem Fall konnte zunächst mit einer Gemüse-Eier-Diät Aglucosurie erzeugt werden, bevor an sechs aufeinanderfolgenden Tagen insgesamt 420 g Inulin verabreicht wurden. Am Tag nach der letzten Gabe von Inulin wurde eine Zuckerausscheidung von ca. 16 Gramm gemessen, während die Patientin sonst im gesamten Versuchszeitraum zuckerfrei geblieben war. Im zweiten Fall wurde wiederum mit Hilfe von Gemüse-Eier-Tagen Aglucosurie erreicht. Nach dreiwöchiger Zuckerfreiheit war eine Toleranz für 100 g Brötchen vorhanden. Nun wurden an acht aufeinanderfolgenden Tagen insgesamt 680 g Inulin gegeben, ohne daß es zu einer Glycosurie kam. Die Patientin vertrug nach dieser Zeit sogar 200 g Brötchen, d. h. es hatte eine Steigerung der Kohlenhydrattoleranz stattgefunden. Rosenfeld (1912) erkennt diese Fallberichte nicht als Beweis für den Nutzen des Inulins an. Im ersten Fall erinnert er an die von Socin beschriebene Verschlechterung der Kohlenhydrattoleranz nach Inulin; im zweiten Fall sei mit der Gabe von 100 g Inulin die Kohlenhydrattoleranz nicht ausgeschöpft worden, so daß das spätere Ausbleiben der Glucosurie keineswegs als Verdienst des Inulins anzusehen sei. Die von Strauss angegebene positive Wirkung auf die Ketonkörperbildung wird von Rosenfeld jedoch ausdrücklich anerkannt.

Strauss selbst resümiert: „Wenn ich aus diesen Beobachtungen auch nicht den Schluß ziehen will, daß die Toleranz für Inulin in allen Fällen so gut ist wie in den beiden untersuchten Fällen, so geben sie doch dazu Anlaß, von dem Inulin in solchen Fällen von Diabetes, in welchen eine schwere Azidose zu bekämpfen ist oder aus sonstigen Gründen der Eintritt gewisser Kohlenhydratmengen in den Stoffwechsel erwünscht ist, mehr als bisher Gebrauch zu machen."

Im folgenden Jahr veröffentlichte Strauss (1912b) weitere Fallberichte über die Behandlung diabetischer Patienten mit Inulin. Die Fallberichte hatten zugleich den Charakter eines Protokolls einer systematischen Vergleichsuntersuchung, die die Inulinwirkung derjenigen von Hafer- und Weizenmehl gegenüberstellt. In einer Reihe von Fällen wurde weiterhin auch die Ausnutzung des Inulins durch Untersuchung der Faeces auf ihren Kohlenhydratgehalt hin studiert. Das Fazit dieser Serienuntersuchung war, daß die Gabe von 100 g Inulin pro Tag nicht nur sehr gut vertragen wurde, sondern auch nur zu einer minimal höheren Zuckerausscheidung führte, als sie in der zuvor durchgeführten Periode mit kohlenhydratfreier Kost festgestellt worden war. In einigen Fällen wurde mit Inulin Glukosuriefreiheit erzielt. Der günstige Einfluß auf die Acidose konnte bestätigt werden. In allen Fällen wurde das Inulin besser oder wenigstens ebenso gut vertragen wie Hafer- oder Weizenmehl. Keiner der insgesamt 11 Patienten habe zu irgendeiner Zeit über Darmbeschwerden geklagt, die auf Vergärung des zugeführten Inulins hätten schließen lassen. Die in den Faeces gefundenen Kohlenhydrate waren während der Gabe von Inulin nicht höher als in der Zeit ohne Inulin. Aus diesen Befunden und der eindeutig antiazidotischen Wirkung des Inulins schließt Strauss, daß eine vollständige Resorption des Inulins stattfinde.

Strauss sieht die Behauptung Socins über die Verschlechterung der Kohlenhydrattoleranz durch Inulin als widerlegt an. Auch Rosenfeld (1912), der sich anfänglich skeptisch äußerte, ist von den aufgezeigten Erfolgen überzeugt und empfiehlt das Inulin als Kohlenhydratträger für Kohlenhydratkuren.

Strauss schränkt seine Empfehlung des Inulins zunächst noch auf den kurmäßigen Gebrauch ein, d. h. auf die Gabe im Intervall in einem Zeitraum von vier bis acht Tagen. Er empfiehlt für den täglichen Gebrauch aus Kostengründen nicht die Verwendung von reinem Inulin, sondern die bis dahin wenig beachtete Gemüseart Helianthus macrophyllus, die wie die Jerusalem-Artischocke (Heliantus tuberosus) zu den Sonnenblumenarten gehört, aber wesentlich mehr Inulin (ca. 21 Prozent) enthält. Der Vorteil dieser Pflanze sei neben einem geringen Preis die Tatsache, daß es

Tabelle 6. Die Verwendung von Inulin. Die Anordnung entspricht der Technik der von Noordenschen Haferkur (Strauss 1912b)

Datum	Menge Spez. Gew.	Reaktion	Zucker pCt.	Zucker Gesamt g	Aceton + Acetessigsäure g	Acetessigsäure	Ammoniak g	Eiweiss	Sediment	Diät	Körpergewicht Pfd	N im Urin g
17. XI.	?	s.	3,57	?	?	?	?		Spur Leukocyten	Streng antidiabetische Diät mit Fleisch, nur 125 g Butter, 300 g Fleisch.	114	?
18. XI.	6640/1012	s.	2,0	132,8	+	+	?	.	.	do.	—	?
19. XI.	6140/1008	s.	1,35	83,0	+	+	?	.	.	do.	—	?
20. XI.	6920/1009	s.	1,25	76,5	1,1	+	3,250	.	.	do.		24,220
21. XI.	6700/1006	s.	1,19	76,0	2,21	+	3,95	.	.	do.	116	22,67
22. XI.	6680/1009	s.	1,35	90,4	1,98	+	3,28	.	.	3 mal Gemüse, 6 Eier, 90 g Butter.	—	19,64
23. XI.	5300/1007	s.	1,06	53,0	1,845	+	2,90	.	.	do.	—	14,17
24. XI.	5200/1008	s.	0,66	34,3	1,770	+	2,44	.	.	do.	—	12,81
25. XI.	4600/1007	s.	0,77	30,36	1,71	+	2,35	.	.	do.	—	12,00
26. XI.	5900/1007	s.	0,91	53,72	1,600	+	2,61	.	.	6 mal Gemüse, Eier, 100 g Inulin.	116	12,14
27. XI.	5300/1006	s.	0,87	53,0	0,926	+	2,002	.	.	2 mal Gemüse, 6 Eier, 100 g Inulin, 60 g Butter.	—	12,06
28. XI.	4700/1004	s.	0,56	26,0	0,850	—	0,935	.	.	3 „ „ 6 „ 100 g „ 90 g „	—	11,32
29. XI.	4000/1005	s.	0,33	13,0	0,696	—	1,2	.	.	2 „ „ 6 „ 100 g „ 90 g „	—	8,68
30. XI.	3100/1005	s.	0	0	0,533	—	0,885	.	.	2 „ „ 6 „ 100 g „ 120 g „	116	6,3
1. XII.	5860/1004	s.	0	0	1,09	—	1,4	.	.	2 „ „ 6 „ 100 g „ 120 g „	—	10,17
2. XII.	4160/1006	s.	0,37	15,5	1,17	—	1,19	.	.	1 „ „ 6 „ 100 g „ 90 g „ Obstsuppe, 1 mal Bouillon.	—	8,04
3. XII.	5020/1004	s.	0	0	1,22	—	1,45	.	.	3 mal Gemüse, 6 Eier, 100 g Inulin, 120 g Butter, 50 g Roborat, 1 mal Obstsuppe, 1 mal Bouillon.	—	9,417
4. XII.	5400/1004	s.	0	0	1,044	—	1,378	.	.	3 mal Gemüse, 6 Eier, 100 g Inulin, 90 g Butter, 75 g Roborat, 1 mal Obstsuppe, 1 mal Bouillon.	—	10,36
5. XII.	5666/1004	s.	0	0	0,816	—	1,174	.	.	Kein Gemüse, 6 Eier, 90 g Butter, 75 g Roborat, 1 mal Obstsuppe, 1 mal Bouillon.	115	11,41
6. XII.	5160 1005	s.	0	0	0,980	—	1,403	.	.	2 mal Gemüse, 6 Eier, 120 g Butter, 75 g Roborat, 1 mal Obstsuppe, 1 mal Bouillon.	—	9,75
7. XII.	5220/1004	s.	0	0	?	—	1,207	.	.	2 mal Gemüse, 6 Eier, 100 g Inulin, 150 g Butter, 75 g Roborat, 1 mal Obstsuppe, 1 mal Bouillon.	—	10,523
8. XII.	4940/1004	s.	0,2	10,0	0,677	—	0,880	.	.	2 mal Gemüse, 6 Eier, 150 g Hafermehl, 120 g Butter, 75 g Roborat, 1 mal Obstsuppe, 1 mal Bouillon.	—	8,40
9. XII.	4500/1004	s.	0	0	0,510	—	0,948	.	.	Kein Gemüse, 6 Eier, 120 g Butter, 75 g Roborat, 1 mal Obstsuppe, 1 mal Bouillon.	—	8,13
10. XII.	6000/1004	s.	0	0	0,846	—	(?)	.	.	Kein Gemüse, 6 Eier, 135 g Weizenmehl, 120 g Butter, 75 g Roborat, 1 mal Obstsuppe, 1 mal Bouillon.	—	9,85
11. XII.	6020/1004	s.	0	0	0,715	—	0,820	.	.	Kein Gemüse, 6 Eier, 100 g Inulinbrot, 120 g Butter, 75 g Roborat, 1 mal Obsts., 1 mal Bouillon.	116	10,63
12. XII.	6620/1004	s.	0,28	18,5	0,614	—	1,330	.	.	Kein Gemüse, 6 Eier, 100 g Inulinbrot, 120 g Butter, 75 g Roborat, 1 mal Obstsuppe, 1 mal Bouillon.	—	11,4
13. XII.	6000/1004	s.	0,275	14,5	0,545	—	1,40	.	.	2 mal Gemüse, 6 Eier, 100 g Inulinbrot, 120 g Butter, 150 g Fleisch.	—	10,84
14. XII.	5600/1005	s.	0,25	14,0	0,465	—	1,122	.	.	1 mal Gemüse, 6 Eier, 100 g Inulinbrot, 120 g Butter, 180 g Fleisch.	117	13,8
15. XII.	4160/1004	s.	0,3	15,3	?	—	1,214	.	.	1 mal Gemüse, 6 Eier, 100 g Inulinbrot, 120 g Butter, 200 g Fleisch, 10 g Glykohepton, Obsts., Bouillon.	—	11,43
16. XII.	6000/1004	s.	0,52	31,2	0,505	—	1,54	.	.	do.	—	12,77
17. XII.	4500/1004	s.	0,37	16,6	0,370	—	1,13	.	—	do.	—	—
18. XII.	4825/1006	s.	0,33	17,4	0,456	—	1,316	—	—	1 mal Gemüse, 6 Eier, 50 g Inulinbrot, 120 g Butter, 200 g Fleisch, Obstsuppe, 10 g Glykohepton.	—	11,5
19. XII.	4700/1008	s.	0	0	0,623	—	1,28	—	—	1 mal Gemüse, 6 Eier, 120 g Butter, 200 g Fleisch, 2 Suppen.	—	10,13
20. XII.	4000/1006	s.	0	0	0,348	—	1,375	—	—	2 mal Gemüse, 8 Eier, 1 mal Apfelmus, 120 g Butter, 200 g Fleisch, 2 Suppen.	—	13,44
21. XII.	4425/1005	s.	0,29	15,1	0,881	—	1,27	—	—	2 mal Gemüse, 8 Eier, 50 g Weissbrot, 60 g Butter, 200 g Fleisch.	—	11,91
22. XII.	4325/1007	s.	3,2	129,0	+	—	?	—	—	2 mal Gemüse, 50 g Weissbrot.	—	?

sich hierbei um Wintergemüse handele und damit in einer Zeit zur Verfügung stehe,
in der die Auswahl an Gemüsen stark eingeschränkt sei.

Trotz aller von Strauss aufgezeigten Vorzüge fand die Inulinkur relativ wenig
Beachtung. Neben von Noorden und Rosenfeld beschäftigte sich kaum ein anderer
Diabetesforscher mit dieser neuen diätetischen Variante. Erst gegen Ende der zwan-
ziger Jahre unseres Jahrhunderts fand das Inulin im amerikanischen Schrifttum für
eine kurze Zeit wieder Beachtung, nachdem Root und Baker (1925) wieder auf diese
Möglichkeit der Kohlenhydratgabe gestoßen waren. Die amerikanische Forschung
wiederholte in einigen kurzen Schritten praktisch alle in Europa gemachten Erfahrungen. So führten Root und Baker ihre Untersuchungen in Form einer einzigen
Gabe von Jerusalem-Artischocken an Diabetiker und gesunde Probanden durch.
Die klinische Erfahrung hatten sie durch Erzählungen von Patienten gewonnen, die
ihre Diät durch Jerusalem-Artischocken variierten und diese gut vertrugen. Carpen-

ter und Root (1928) untersuchten dann an einem einzigen Patienten unter klinischen Bedingungen ohne Kontrollgruppe, aber mit Kontrollversuch an demselben Patienten die Wirkung von Jerusalem-Artischocken im Vergleich zu einer äquivalenten Stärkemenge aus Kartoffeln. Die Autoren kamen zu einem positiven Urteil hinsichtlich der Verwendbarkeit des Inulins in der Diabetesdiät. Während auch Joslin (1928) die Verwendung von Inulin bejahte, zeigten Soskin, Binswanger und Strouse (1931) methodische Fehler in den oben genannten Untersuchungen und kamen nach eigenen klinischen Untersuchungen zu dem Ergebnis, daß Inulin keinen therapeutischen Wert für den Diabetiker besitze. Campbell (1934) schloß sich diesem Urteil nach eigenen Beobachtungen an.

2.3.6 Die vegetabilische Kost nach Albu und Kolisch

Die ersten Vorschläge zur Verwendung grüner Gemüse stammen von Bouchardat (1875). Von ihm stammen eine Reihe vielgeübter Kunstgriffe für die Zubereitung der vegetarischen Kost, etwa die Extraktion von Kohlenhydraten durch Auskochen der Gemüse mit viel Wasser. Diese Technik taucht bei von Noorden und Joslin (1917 u. 1921) wieder auf. Auch die Empfehlung der Gemüse als Fettträger, wodurch die Gabe großer Mengen Fett ohne die Gabe von Brot ermöglicht wird, geht auf Bouchardat zurück. In Deutschland wiesen Külz und sein Schüler Rumpf (1899) auf die Bedeutung der Gemüse in der Diabetesdiät hin, wobei wiederum ihre Funktion als Transportmittel für Fette im Vordergrund stand.

Die vegetarische Kost (um die Jahrhundertwende als „vegetabilische" Kost bezeichnet) als Diabetesdiät ist in erster Linie mit den Namen von A. Albu und R. Kolisch verknüpft, die in der Zeit von 1898 bis 1920 für die Verwendung dieser Diät eingetreten sind.

Albu erklärte, für die leichte, d.h. alimentäre Form des Diabetes sei die häufig verordnete rigorose Diät ganz unnötig. Meist genüge es, die hauptsächlichen Zuckerbildner aus der Nahrung zu eliminieren, wie Kartoffeln, Kuchen, Mehlspeisen usw., um die Glucosurie zu beherrschen. Wenn diese Maßnahmen nicht genügten, sei eine detaillierte quantitative und qualitative Festsetzung der Kost erforderlich. Als Grundlage für die Dauerkost empfiehlt Albu in diesen Fällen eine Eiweiß-Fett-Diät, die durch Salate, Gurken, verschiedene Kohlarten, Spargel, Sellerie, Rhabarber und andere Vegetabilien ergänzt werden soll. Diese Diät („strenge Diät") soll allmählich wieder zur kohlenhydratreduzierten Normalkost zurückgeführt werden. Statt der mehrfach im Jahr zu wiederholenden Perioden strenger Diät könne auch in regelmäßigen Abständen ein Hunger- oder Gemüsetag (Naunyn, von Noorden) eingeführt werden. In schweren Fällen sieht Albu eine Indikation für die Haferkur nach von Noorden. Die wichtigste Indikation der vegetarischen Diät sei die Entfettungskur. Der Leitspruch für diese Diät lautet: „Sättigen, ohne zu nähren"; mit einem ausreichenden Nahrungsquantum soll nur der gerade notwendige Nährstoffbedarf angeboten werden. In einer extremen Form, wie sie von Fanatikern (Vegetariern) verstanden würde, sei die vegetarische Kost eine Dauerform der Unterernährung. Insoweit besteht zwischen Albu und Kolisch volle Übereinstimmung. Dagegen warnt Albu ausdrücklich vor der Beschränkung des Eiweißes auf ein Minimum, eine Forderung, die von Kolisch mit Vehemenz vertreten wird.

Die im Laborversuch ermittelten Grenzen des sog. physiologischen Eiweißminimums hält Albu für irrelevant. Es sei zwar möglich, bei einer Aufnahme von
0,6–1 g Eiweiß pro Kilo Körpergewicht und Tag die Stickstoffbilanz des Organismus
ausgeglichen zu erhalten, sofern die Gesamtkalorienzahl durch Zulage von Kohlenhydraten und Fett ausreichend sei. Dabei geriete der Organismus jedoch in den
Zustand chronischer Unterernährung, in dem er besonders anfällig für Infektionen
und andere Erkrankungen sei. In der Praxis dürfe der Eiweißgehalt der Kost nicht
unter 1,5 g pro Kilo Körpergewicht und Tag betragen; das sind 100 g Eiweiß bei
einem 70 kg schweren Patienten (Albu 1908). Zur Deckung dieses Bedarfes solle der
Arzt überwiegend das Pflanzeneiweiß aus den Zerealien und Leguminosen heran-
ziehen (Albu 1907).

In seinem Buch aus dem Jahre 1912 gibt Albu instruktive Beispiele seiner Diät in
Form von Speiseplänen.

1. Frühstück:

Kaffee oder Tee mit Saccharin und 10 g Schlagsahne; 1 Ei mit 10 g Butter; 1 Apfel oder Birne
oder 1 Teller Preißelbeeren

2. Frühstück:

Rührei oder Setzei aus 2 Eiern mit Speck oder Sauerkraut mit 50 g gebratenem Speck; Artischocken oder Tomaten, gefüllt mit Gemüsesalat; 1 Apfelsine oder 80–100 g Stachel- oder
Johannisbeeren oder 50–60 g Erdbeeren oder Himbeeren mit 20 g Schlagsahne; Zitronenlimonade

Mittagessen:

1. Spargel-, Blumenkohl-, Artischocken-, Kerbel-, Sauerampfersuppe oder Sellerie-, Peter-
silien-, Tomaten-, Juliennesuppe mit Butter und Eigelb, eventuell mit saurer Sahne, oder im
Sommer Stachelbeer-, Kirsch-, Heidelbeersuppe und dergleichen;
2. Spinat mit Spiegelei, Schnittbohnen, alle Kohlarten, Spargel, Artischocken, Blumenkohl mit
frischer oder zerlassener brauner Butter, auch holländische Sauce (ohne Mehl), letztere auch
mit Parmesan au four gebacken u. dgl. m.;
3. Kopf-, Feld- oder Kressesalat mit Essig oder Zitrone und reichlich Öl oder 1 Salz- oder
Pfeffergurke oder Sauerkraut u. dgl. m.;
4. Äpfel, Apfelsinen, Wal- oder Haselnüsse

Nachmittags: wie früh

Abendessen:

Pfifferlinge mit Butter und Petersilie gebraten oder Eier mit Speck gebraten oder Harricots verts
oder grüne Erbsen oder Schnittbohnen oder dergl. mit 20 g Butter; 50 g Käse (beliebig) und
Rettig und Radieschen mit 20 g Butter; Ananas, Melone, Kürbis oder dergl.; Zitronenlimonade
oder Tee mit Saccharin

Rosenfeld (1912) hat diesen Speiseplan analysiert auf die Verteilung der Nähr-
stoffgruppen und die Kalorienzahl. Die vorgeschlagene Diät enthält danach etwa
75 g Eiweiß, 230 g Fett und 90 g Kohlenhydrate. Die Gesamtkalorienzahl beträgt
2700 Kalorien. Von einer Unterernährung kann bei dieser Diät demnach keine Rede
sein. Auffällig ist aber das Unterschreiten des von Albu selbst geforderten Eiweiß-

minimums. Ferner fällt auf, daß Albu gerade die kohlenhydrathaltigen Vegetabilien meidet, was aus der Sicht damaliger Diabetes-Kenner sicher wünschenswert und nötig erschien, aber im Gegensatz zu der von Noordenschen Haferkur steht, die gerade die Zerealien als Kohlenhydratträger nützt. Zur Ergänzung muß Albu daher zu tierischen Produkten wie Eiern, Sahne, Butter, Käse und Speck greifen. Eine solchermaßen komplettierte Kost ist nach von Noorden (1917) keine vegetarische Diät mehr.

Zwischen der vegetarischen Kost nach Albus Verständnis und der Kost im Sinne Kolischs bestehen jedoch gravierende Differenzen. Zum einen beziehen sich die unterschiedlichen Auffassungen auf die Zahl der Gesamtkalorien, zum anderen auf die zu verabreichende Menge von Eiweiß.

Zum besseren Verständnis muß die von Kolisch vertretene Theorie kurz erwähnt werden, da sie sich in wesentlichen Punkten von den damals üblichen Anschauungen abhob. Für Kolisch ist die Ursache des Diabetes nicht etwa die gestörte Verwertung von Kohlenhydraten, sondern vielmehr eine Überproduktion von Zucker. Der Stoffwechsel spiele sich in der Weise ab, daß die Verwertung von Nahrungsmitteln gleich welcher Art durch Vermittlung von komplexen Eiweißmolekülen geschehe. Jedes Molekül, ob Kohlenhydrat, Fett oder Eiweiß, werde an einen sogenannten Protoplasma-Komplex gebunden und bei Bedarf abgespalten. Auf diese Weise würden auch die Kohlenhydrate der Oxidation zugeführt. Dieser „natürliche Vorgang der Abspaltung von Zucker aus dem Protoplasma" sei beim Diabetes gesteigert, wahrscheinlich durch toxische Einflüsse. Die Überproduktion von Zucker beim Diabetiker sei demnach lediglich ein quantitatives Problem, da die im Organismus ablaufenden Prozesse qualitativ denen des Gesunden entsprächen. Da der produzierte Zucker über die Nieren ausgeschieden wird, sieht Kolisch die Gefahr der Verarmung des Organismus an Kohlenstoff und postuliert die maximale Gabe von Kohlenhydraten, um dieser vorzubeugen. Nicht die Menge und Art der zugeführten Kohlenhydrate sei für die Diätvorschriften entscheidend, sondern vielmehr der Einfluß der übrigen Nahrungsmittel. Durch zweckmäßige Wahl der Nicht-Kohlenhydrate in der Nahrung sei es möglich, viel größere Mengen an Kohlenhydraten zu verabreichen als es bei alleiniger Berücksichtigung der Kohlenhydrattoleranz erlaubt sei.

Der toxische Reiz, der zur vermehrten Abspaltung von Zucker aus dem Protoplasma führt, sei im allgemeinen der Nahrungsreiz schlechthin, im besonderen aber das Eiweiß in der Nahrung. Auf diese Weise erkläre sich die Glucosurie nach eiweißreichen Mahlzeiten bei gleichzeitiger Kohlenhydratkarenz. Die unterschiedliche Wirkung verschiedener Eiweißkörper auf die Glucosurie erklärt Kolisch mit deren Gehalt an solchen Monoaminosäuren, aus denen Glucose gebildet werden könne (also den glucoplastischen Aminosäuren).

Aus diesen theoretischen Überlegungen ergibt sich zwingend das diätetische Vorgehen Kolischs: geringe Nahrungsmenge mit größtmöglichen Ausschluß von Proteinen. Die individuelle Behandlung sollte vor allem das Nahrungsbedürfnis des Patienten, und zwar das Minimum an Nahrung, mit welcher der betreffende Organismus auskommt, berücksichtigen; das Nahrungsbedürfnis sei tunlichst zu beschränken. Kolisch (1902) beruft sich auf die Untersuchungen Weintrauds, eines Schülers von Naunyn, der nachwies, daß das Kalorienbedürfnis des Diabetikers nicht über die Norm erhöht sei, und daß Diabetiker mit 25 Kalorien pro Kilo Körpergewicht ohne Gewichtsverlust ernährt werden können. Der normale Bedarf wurde nach den Rubnerschen Untersuchungen mit 35–40 Kalorien pro Kilo Körpergewicht angesetzt. Kolisch selbst gibt Erfahrungen am eigenen Krankengut an, bei dem er durch vegetabilische Kost weniger als 20 Kalorien zugeführt habe und dennoch seine Patienten im Stoffwechselgleichgewicht gehalten habe. Gleichzeitig hätten sich die Glukosurie und die Urinausscheidung verringert. Nur Naunyn hatte zuvor eine derart weitgehende Reduktion der Gesamtkalorienzahl postuliert, und auch dies nur für kurze Zeitabschnitte. Für die Dauerkost lehnte er eine solch extreme Nahrungsbeschränkung ab.

Die Nachteile einer eiweißreichen Kost hält Kolisch (1902, 1909) durch die Erfahrungen von Bouchardat, Cantani und Naunyn (s. Kapitel 2.4) für hinreichend bewiesen. Das Problem seien hier nur die Vielesser unter den Patienten, die mit Hilfe der vegetarischen Diät jedoch optimal versorgt werden könnten. Kolisch zitiert einige Veröffentlichungen, deren Ziel die Feststellung des physiologischen Eiweißminimums war, um zu zeigen, mit welch geringen Eiweißmengen der Diabetiker auskommt. Er gibt auch Albu als Befürworter einer Eiweißreduktion an, übersieht dabei aber wohl Albus ablehnende Haltung, die er in den „Grundzügen der Ernährungstherapie" (1908) einnimmt. Albu räumt zwar ein, daß eine Erhaltungskost bei geringster Eiweißzufuhr möglich ist, lehnt eine solche Kost als Dauerkost aber strengstens ab.

Nach Kolisch soll die tägliche Eiweißzufuhr in der Diabetesdiät 100 g nicht überschreiten. Dieser Wert ist gemessen an heutigen Diätformen recht hoch, muß aber im Vergleich zu den zur damaligen Zeit vorherrschenden Fleisch-Fett-Diäten als sehr niedrig eingestuft werden.

2.4 Die sog. Reduktionsdiäten zur Behandlung des Diabetes

Die sog. Reduktionsdiäten sind — einer Einteilung von H. u. J. Schumacher (1956) folgend — den Kohlenhydratkuren (im weiteren Sinne) gegenüberzustellen.

Ausgangspunkt für die beiden verschiedenen Richtungen, in die sich die Diättherapie des 19. Jahrhunderts entwickelte, war die Diät von Prout. Prout hatte einerseits zusätzlich zu der von Rollo geforderten Beschränkung der Gesamtnahrungsmenge eine gewisse Eiweißreduktion empfohlen, andererseits aber die weitgehende Entziehung der Nahrungskohlenhydrate zugunsten bestimmter Kohlenhydratzulagen verlassen. Die Vertreter der sog. Kohlenhydratkuren gewährten in der Folge bevorzugt Kohlenhydrate meist in Form eines einzelnen Kohlenhydratträgers.

Die Verfechter der sog. Reduktionskuren stellten demgegenüber das restriktive Element der Diabetesdiät in den Vordergrund. Gemeinsam ist diesen in der zweiten Hälfte des vorigen Jahrhunderts vorgeschlagenen Diabetesdiäten die Kohlenhydratrestriktion, die mit unterschiedlicher Strenge durchgesetzt wird, ferner das Prinzip der energetischen Restriktion, die von Külz, Bouchardat, Cantani und Naunyn gefordert wird. Hierbei geht es jedoch nicht um eine systematische Unterernährung, sondern lediglich um eine Beschränkung polyphager und zumeist adipöser Diabetiker auf normale Nahrungsmengen. Bouchardat wies auf die Notwendigkeit der Einschränkung der Gesamtnahrungsmenge in seinem berühmten „Mangez le moins possible" hin. Der entsprechende Leitsatz von Naunyn lautete „Mäßigkeit im Ganzen". Darüber hinaus propagierten Cantani, Naunyn, Külz und Bouchardat eine Reduktion des Eiweißanteils der Nahrung, nachdem sie festgestellt hatten, daß auch Nahrungsproteine die Zuckerausscheidung im Urin provozieren können. Die Diäten von Pavy und Seegen müssen aufgrund der fast totalen Kohlenhydratentziehung ebenfalls zu den sog. Reduktionsdiäten gerechnet werden. Die sog. Reduktionsdiäten brachten eine Systematisierung der Therapie mit sich, die auf die schärfere klinische Beobachtung des äußeren Erscheinungsbildes des Patienten und des Erfolges diätetischer Maßnahmen zurückzuführen war. Auch wenn sich die Lancerauxsche Definition „diabête gras" immer noch nicht durchsetzen konnte, fiel doch die Syntropie zwischen Polyphagie und Adipositas einerseits und dem Behandlungserfolg durch relativ einfache diätetische Maßnahmen andererseits auf. Adipöse Diabetiker konnten stets zu den leichten Fällen gerechnet werden.

Zugleich bestimmte der Schweregrad der Erkrankung die Strenge der Diät und die Erwartungen an den Therapieerfolg.

Bei „leichten" und „mittelschweren" Fällen wurde in jedem Falle Urinzuckerfreiheit angestrebt. Nach Erreichen dieses Zieles konnte die Diät liberalisiert werden, d.h. eine Kohlenhydratzulage gemäß der individuellen Kohlenhydrattoleranz wurde gestattet. In „schweren" Fällen konnte durch diätetische Maßnahmen nur temporär Glukosuriefreiheit erzielt werden, wenn die Diätvorschriften extrem streng waren. Sobald sie im Rahmen einer Dauerkost gelockert wurden, trat erneut eine Glukosurie auf. Während Naunyn die Glukosurie nolens volens tolerierte, gab Külz auch in solchen Fällen eine geringe Kohlenhydratzulage und rechnete die zugeführte Kohlenhydratmenge gegen die ausgeschiedene Zuckermenge auf: hier wird erstmals das Bilanzdenken praktiziert, das im Rahmen der sog. „neuen Schule" und teilweise auch von Vertretern der sog. „freien Kost" etwa sechzig Jahre später zum Prinzip erhoben wird. In jedem Fall ist diese Kohlenhydratzulage durch Külz, der im übrigen eine kohlenhydratfreie Kost ablehnte, ein Standpunkt, der nach der heutigen Ansicht seiner Zeit weit voraus war.

Diese Feststellung trifft gleichfalls für Bouchardats Forderung zu, der Diabetiker solle nach diätetischer Einstellung wieder Kohlenhydrate zu sich nehmen und dabei täglich selbst den Urin auf das Wiederauftreten der Glukosurie hin überprüfen.

2.4.1 Die animalische Kost nach Pavy

Hinsichtlich der Diabetes-Therapie war Pavy ein Verfechter des von Rollo und Prout eingeschlagenen Weges der animalischen Kost (Cantani, Naunyn, Falta). Er soll ein Schüler von Bernard gewesen sein (Papaspyros 1964), von dessen Arbeiten und Theorien zur Pathogenese und Pathophysiologie er sich in seinen Werken aber entschieden distanziert hat.

Pavy entwickelte eine Hypothese, mit der er die Theorien von Liebig und Bernard über den Kohlenhydratstoffwechsel widerlegen wollte. Liebig hatte aufgrund experimenteller Untersuchungen behauptet, dem Blut würde Zucker entzogen, indem der Zucker in den Lungen oxidiert werde. Pavy hielt schon den Versuchsaufbau dieser Untersuchungen für falsch und damit die gesamte Theorie für hinfällig. Wenn nun gemäß der sog. „glycogenen Theorie" nach Bernard tatsächlich in der Leber eine Zuckerbildung stattfände, so müsse der Zucker zunächst im Blut zirkulie-

Untersuchungen

über

Diabetes mellitus,

dessen Wesen und Behandlung

von

F. W. Pavy.

Ins Deutsche übertragen

von

Dr. W. Langenbeck,

praktischem Arzt und Obergerichtsphysikus zu Göttingen.

***

Göttingen,

Vandenhoeck & Ruprecht's Verlag.

1864.

Abb. 4

ren, da er ja nicht in der Lunge abgebaut würde, und schließlich durch die Nieren mit dem Harn ausgeschieden werden. Daher müßte jeder Mensch größere Mengen von Zucker ausscheiden. Der Zucker wäre demnach ein völlig unnützer Nahrungsbestandteil, der den Organismus lediglich unverändert passiere. Im übrigen reagiere nach Untersuchungen von Bence Jones die Niere auf geringste Mengen Zucker im Blut; daraus folge, „dass eine geringe Menge Zucker als Bestandtheil des gesunden Harns angesehen werden muss" (Pavy 1864). Nach Pavys Ansicht wird der Nahrungszucker bzw. der aus Stärke abgespaltene Zucker in der Leber in „amyloide Substanz" umgewandelt. Pavy sieht die Leber als Filterorgan, welches keinen Zucker in den Kreislauf entläßt, sondern vielmehr dem durchströmenden Blut den Zucker entzieht. „Allein die Kraft der Leber ist in dieser Beziehung keine unbeschränkte, denn obgleich die Aufnahme von Zucker in den Organismus in mässiger Menge und auf dem gewöhnlichen Wege keinen Zuckerreichthum im allgemeinen Kreislauf veranlasst, so kann doch, wenn die Einführung desselben über ein gewisses Maass hinausgeht und also grosse Mengen zur Leber gelangen würden, ein Theil durch dieselbe hindurchtreten und dem Blute und in Folge des dem Harn eine mehr oder weniger stark zuckerhaltige Beschaffenheit verleihen."

Für Pavys diätetisches Konzept ist dies eine der entscheidenden Aussagen. Ein weiterer Sachverhalt, der zwar von Pavy schon erkannt, aber nicht entsprechend gedeutet wurde, war das Auftreten von „amyloider Substanz" in der Leber auch nach kohlenhydratfreier Nahrung.

„Ich habe die Überzeugung gewonnen, dass sie sowohl von einigen Producten, die aus den Veränderungen, welche die thierische Nahrung erleidet, hervorgehen, als auch von einigen Producten, welche bei dem Stoffwechsel oder der regressiven Metamorphose der Gewebe entstehen, herstammt." Pavy spricht hier die Gluconeogenese aus Nahrungsproteinen bzw. körpereigenem Eiweiß an, ohne die für die Diät entscheidenden Schlüsse zu ziehen. Dagegen befaßt er sich mit dem weiteren Schicksal jener „amyloiden Substanz", die er für eine Zwischenstufe in der Umwandlung des Zuckers in Fett hält. Den umgekehrten Schritt, nämlich den Übergang von „amyloider Substanz" in Zucker, hält Pavy nicht für möglich.

Der Diabetes mellitus sei nun möglicherweise ein Ausdruck mangelhafter Leberfunktion, deren nähere Ursachen noch ungeklärt seien. Pavy berichtet von Fällen, in denen kohlenhydratfreie Nahrung zeitweise zur völligen Harn-Zuckerfreiheit geführt habe. Ferner habe er Patienten gesehen, die unter animalischer Kost, bei der Kleiebrot erlaubt war, glukosuriefrei wurden. Bei allmählicher Zulage von Kohlenhydraten konnte Pavy jedoch feststellen, daß es eine Grenze gibt, oberhalb derer eine weitere Zulage von Kohlenhydraten eine erneute Glukosurie verursacht.

Diesen individuell verschiedenen Wert der Kohlenhydrattoleranz (diesen in späteren Jahren so häufig benutzten Begriff kennt Pavy noch nicht) hält Pavy richtigerweise für ein Zeichen der Schwere des Diabetes. Durch klinische Beobachtung kann Pavy zwei Typen des Diabetes mellitus differenzieren, nämlich einen heftigen, akuten Verlauf bei jüngeren Patienten und einen eher chronischen, schleichenden Verlauf bei älteren Patienten. In jedem Falle handele es sich um einen progredienten Verlauf, der die Notwendigkeit einer Behandlung bedinge.

Erster und wichtigster Punkt der Behandlung ist die Diät. Pavy ist sich darüber im klaren, daß es keine Kausaltherapie gibt; trotzdem beurteilt er den Erfolg der diätetischen Therapie recht optimistisch: „Bei der Behandlung des Diabetes kennen

Tabellen 7–12. (Aus Pavy 1864, Auszüge)

Tabelle der Resultate, welche bei dem Genuss verschiedener Nahrungsmittel in dem Fall von Joseph North erhalten wurden.

Datum	Periode des Tages	Spec. Gewicht des Harns	Harn-Menge in Unzen	Zucker-Menge auf die Unze Harn in Granen	Zucker-Menge im Harn auf 4 Stunden in Granen	Zucker-Menge im Harn auf 24 Stunden in Granen	Diät mit 4 Unzen Brandy, 2 Flaschen Soda-Wasser tägl. und 1 Gran Opium 3mal täglich. Thee (ohne Zucker) und Wasser ad libitum	Bemerkungen.
Febr. 1ten	1—5 Nachm.	1045	50	42,36	2118	9475	12½ Uhr Nachm. 1½ Pinte Suppe (Fleisch und Vegetab.) 2 Unzen Brod. 4 Uhr Nachm. 5 Unzen Brod, 1 Ei, ½ Unze Butter. 8 Uhr Nachm. 1 Ei, ½ Pinte Milch, Cacao. 10 Uhr Nachm. 3 Orangen. 6 Uhr Morg. 5 Unzen Brod, ½ Pinte Milch, Cacao, ½ Unze Butter 10 U. Morg. 8 Unzen Fleisch, 4 Unzen Brod. 6 U. Mg. Brod 8 Unz., Butter ½ Unz. Milch., ½ Unz. Cacao. 11 U. Mg. Brod 1 Unz., Fleisch 4 Unz., 1 Orange. 1 U. Nachm. 1 Pinte Suppe, (a. Fleisch u. Vegetab. 2 Uhr Nachm. 1 Orange. 4 U. N. Brod 7 Unz., Butter ½ Unz., 1 Ei, Milch ½ P., Cacao. 6 Uhr Nachm. 1 Orange. 8 U. Nachm. 1 Ei, Milch ½ P. 9 Uhr Nachm. 1 Orange.	Alle Harnportionen waren sehr blass gefärbt mit Ausnahme der von 1—5 Uhr Morgens gelassenen, welche fast von normaler gelber Farbe war.
	5—9 Nachm.	1041	61	42,00	2562			
	9—1 Morg.	1010	49	35,10	1720			
	1—5 Morg.	1042	29	42,00	1218			
„ 2ten	5—9 Morg.	1039	24	42,36	1017			
	9—1 Nachm.	1045	20	42,00	840			
„ 5ten	1—5 Morg.	1042	14	42,36	593	10573		Die von 1—5 Uhr Morg. gelassene Harnportion war fast von normaler gelber Farbe, die von 5—9 Uhr zeigte gleichfalls eine leichte gelbe Färbung, aber alle übrigen Portionen waren fast so farblos als Wasser.
	5—9 Morg.	1039	21	42,36	889			
	9—1 Nachm.	1035	47	43,62	2050			
	1—5 Nachm.	1039	53½	40,00	2140			
	5—9 Nachm.	1034	61	40,70	2482			
	9—1 Morg.	1036	62½	38,70	2419			

wir bis jetzt noch kein Mittel, das im Stande wäre, eine directe Heilung des Leidens in seiner inveterirten Form zu bewirken; alles, was wir thun können, besteht deshalb bis jetzt darin, die Symptome und die Heftigkeit desselben soviel als thunlich zu mässigen. Glücklicherweise sind, glaube ich, der Fälle nur wenige, wo es den uns zu Gebote stehenden Maassregeln nicht gelingt, das Leben des Kranken ziemlich erträglich und verhältnismässig sicher zu machen... Der Zweck, das wird Jeder zugeben müssen, den wir bei der Behandlung des Diabetes im Auge behalten haben, ist der, den Kranken in einen Zustand zu versetzen, welcher sich dem der Gesundheit so weit als möglich nähert."

Pavy führte nun an einem seiner Patienten (Fall North) ausgedehnte Untersuchungen über die Wirkungen verschiedener Nahrungsmittel bei Diabetes durch. Zwei Monate lang wurde unter verschiedenen Ernährungsmethoden die Zuckerausscheidung kontrolliert. Es handelte sich um eine Fleisch-Fett-Diät mit verschiedenen Zulagen. Pavy stellte fest, daß bei animalischer Diät fast keine Glycosurie auftrat, bei Zulage von Milch, Kleienbrot und Kleberbrot die Zuckerausscheidung stufenweise anstieg. Über die Menge der Nahrungsaufnahme ist nichts bekannt.

Das Prinzip seiner Diät ist demnach der Entzug jener Nahrungsbestandteile, die beim Diabetes nicht verwertet werden. Das sind für Pavy zunächst die Kohlenhydrate. Zwar berichtet er von Befunden an schweren Diabetikern, in deren Harn auch Eiweiß gefunden wurde, woraus er auf eine mangelhafte Assimilation der Nahrungsproteine schließt. Die entscheidende therapeutische Konsequenz, nämlich die Reduktion des Eiweißes in der Nahrung, wie sie von Cantani und Naunyn durchgeführt wurde, zieht Pavy nicht.

Diese „rationelle Verfahrensweise" habe neben dem Vorteil, den Diabetes zu bessern, glücklicherweise die Eigenschaft, daß durch die Entziehung dieses Nahrungsbestandteiles keine schädlichen Folgen entstünden.

Datum	Periode des Tages	Spec. Gewicht des Harns	Harn-Menge in Unzen	Zucker-Menge auf die Unze Harn in Granen	Zucker-Menge im Harn auf 4 Stunden in Granen	Zucker-Menge im Harn auf 24 Stunden in Granen	Diät mit 4 Unzen Brandy, 2 Flaschen Soda-Wasser täglich und 1 Gran Opium 3mal täglich. Thee (ohne Zucker) und Wasser ad libitum	Bemerkungen.
Febr. 6ten	1—5 Morg.	1041	26	42,10	1094	8961	6 Uhr Morg. Brod 8 Unzen, Butter ½ Unze, 1 Ei. 11 U. M. Brod 4 Unz., Fleisch 2 Unzen. 1 U. Nachm. 1½ Pin. Suppe (a. Fleisch u. Vegetab.), Brod 2 U. 4 Uhr Nachm. Brod 8 Unz., 1 Ei, Milch ½ Pinte, Butter ½ Unze. 8 Uhr Nachm. 1 Ei, Milch ½ Pinte, Cacao.	Die von 1—5 U. M. gelassene Harnportion war fast von normaler gelber Farbe. Die von 5—9 Uhr Morg. zeigte auch noch etwas Färbung; die übrigen Portionen waren von diabetischem Aussehen.
	5—9 Morg.	1041	21½	46,10	991			
	9—1 Nachm.	1040	30½	47,00	1433			
	1—5 Nachm.	1040	36	45,30	2624			
	6—9 Nachm.	1035	64	41,10	1624			
	9—1 Morg.	1039	27¾	42,80	1188			
„ 7ten	1—5 Morg.	1041	14	44,80	627	2474	6 Uhr Morg. 1 Hammel-Cotelette (Gewicht 7 Unzen.) 9 Uhr Morg. Beef-Tea 1 P. 12½ Uhr Nachm. 1 Cotelette. 6 Uhr Nachm. zubereitetes Fleisch 3 Unzen. 7½ Uhr Nachm. Beef-Tea 1 Pinte.	Die Harnportion von 5—9 Uhr Morg. war von normaler gelber Farbe, um 1 Nuance blasser kam die von 9 U. M. bis 1 U. N., u. zunächst die v. 1—5 U.N.; aber alle Portionen waren ziemlich gefärbt. Der von 1—5 U. Nachm. gelassene Harn machte ein bedeutendes helles Sediment von harnsauren Salzen.
	5—9 Morg.	1041	12	41,30	495			
	9—1 Nachm.	1040	9	28,20	254			
	1—5 Morg.	1040	7½	28,90	217			
	5—9 Morg.	1035	20	29,20	584			
	9—1 Morg.	1039	14¾	20,15	297			
Febr. 8ten	1—5 Morg.	1032	14	23,05	323	3035	6 Uhr Morg. 1 Cotelette. 9 Uhr Morgens Beef-Tea, 1 Pinte. 12½ Uhr Nachm. 1 Cotelette, Beef-Tea 1 Pinte. 6 Uhr Nachm. 1 Cotelette. 8 Uhr Nachm. Beef-Tea 1 Pinte.	Alle Harnportionen waren ziemlich gefärbt, aber die zwischen 5 u. 9 Uhr Morgens gelassene höher als die übrigen. Der Harn von 5—9 Uhr Nachm. zeigte die geringste Färbung. Der von 1 bis 5 Nachm. machte ein Sediment von rautenförmigen Harnsäure-Crystallen.
	5—9 Morg.	1037	9	26,35	237			
	9—1 Nachm.	1023	29½	24,40	709			
	1—5 Nachm.	1030	23	24,	552			
	5—9 Nachm.	1025	42½	20,65	878			
	9—1 Morg.	1013	25	13,45	336			
„ 9ten	1—5 Morg.	1029	11	23,05	254	2171	6 Uhr Morg. 1 Cotelette. 9 Uhr Morg. Beef-Tea 1 Pinte. 12½ Uhr Nachm. 1 Cotelette. Beef-Tea 1 Pinte. 4 Uhr Nachm. 1 Ei. 7 Uhr Nachm. zubereitetes Fleisch 4 Unzen. 8 Uhr Nachm. Beef-Tea 1 Pinte.	Die zwischen 5 und 9 Uhr Morgens gelassene Harnportion war am höchsten gefärbt und die zwischen 9 Uhr Morg. und 1 Uhr Nach. am blassesten.
	5—9 Morg.	1030	15	20,65	310			
	9—1 Nachm.	1029	21¾	21,80	474			
	1—5 Nachm.	1030	21½	24,45	526			
	5—9 Nachm.	1025	26	20,	520			
	9—1 Morg.	1013	32	12,10	387			
„ 10ten	1—5 Morg.	1023	15	19,35	290	3179	6 Morg. 1 Cotelette. 9 Morg. Beef-Tea 1 Pinte. 1 Nachm. Fleisch 5 Unzen. 4 Nachm. 1 Pinte präparirten mit Zucker versüssten Cacao, 1 Ei. 6 Nachm. Beef-Tea 1 Pinte. 7 Nachm. Fleisch 6 Unzen. 8 Nachm. Fleisch (5 Unzen.) Beef-Tea 1 Pinte.	Die Harnportion von 1—5 Morg. war am höchsten gefärbt; die von 5—9 tiefer u. von 9 Nachm. bis 1 Morg. waren fast ganz ohne Farbe. *Es ist zu bemerken, dass der Kranke heute von seinen Vorschriften abwich indem er um 4 Nachmittags präparirten mit Zucker versüssten Cacao genoss.
	5—9 Morg.	1039	5	33,30	166			
	9—1 Nachm.	1039	15	30,75	461			
	1—5 Nachm.	1022	27	17,35	468			
	5—9 Nachm.	1026	47	27,90	*1311			
	9—1 Morg.	1018	27	17,90	483			

Für Pavy bedeutet der Entzug von Kohlenhydraten neben dem Ausschluß aller zucker- oder mehlhaltiger Nahrungsmittel auch Entzug aller Vegetabilien. Er betont zwar, daß der Mensch nach der Form seiner Zähne zu urteilen zu den Omnivoren zählt, während seine Diät den Diabetiker zum Carnivoren macht, glaubt aber, die für den Diabetiker sowieso unnützen Kohlenhydrate könnten sehr wohl durch andere Nahrungsstoffe ersetzt werden. Der Mensch habe sich als äußerst anpassungsfähig erwiesen. Schließlich enthalte die animalische Kost alles, was der menschliche Organismus zum Leben brauche.

Pavy verleugnet nicht den Widerwillen vieler Patienten gegen dieses Regime, spricht aber nur von „Anpassungsschwierigkeiten". Später würde das Regime ohne das Gefühl von Entbehrungen toleriert. Die Abstinenz der meist voluminösen vege-

Datum	Periode des Tages	Spec. Gewicht des Harns	Harnmenge in Unzen	Zuckermenge auf die Unze Harn in Granen	Zuckermenge im Harn auf 4 Stunden in Granen	Zuckermenge im Harn auf 24 Stunden in Granen	Diät mit 4 Unzen Brandy, 2 Flaschen Soda-Wasser tägl. und 1 Gran Opium 3mal täglich. Thee (ohne Zucker) und Wasser ad libitum	Bemerkungen.
.. 11ten	1—5 Morg.	1027	35½	21,10	760	3329	6 Morg. 1 Cotelette. 8 Morg. Beef-Tea 1 Pinte. 1 Nachm. Fleisch 7 Unzen. 2 Nachm. Beef-Tea 1 Pinte. 4 Nachm. Fleisch 2 Unzen. 7 Nachm. Fleisch 4 Unzen. 8 Nachm. Beef-Tea 1 Pinten.	Die von 5—9 Morg. gelassene Harnportion war am höchsten gefärbt, die von 1—5 Nachm. und von 9 Nachm. bis 1 Morgens zeigten nur eine sehr geringe Färbung.
	5—9 Morg.	1033	13¾	26,65	366			
	9—1 Nachm.	1032	18½	30,75	569			
	1—5 Nachm.	1035	30½	33,30	1016			
	5—9 Nachm.	1036	15	27,90	418			
	9—1 Morg.	1013	27	7,40	200			
Febr. 12ten	1—5 Morg.	1032	15	19,35	290	1096	6 Morg. 1 Paar kleine Seezungen. 10 Morg. Beef-Tea 1 Pinte. 12½ Nachm. 1 Cotelette. 4 Nachm. Fleisch 4 Unzen. 6 Nachm. Beef-Tea 1 Pinte. 8 Nachm. Beef-Tea 1 Pinte.	Die von 5—9 U. Morgens gelassene Portion Harn war am höchsten gefärbt und die von 9 Nachm. bis 1 Morgens am blassesten. Ein Sediment von harnsauren Salzen fand sich in dem zwischen 9 M. u. 1 N. gelassenen Harn. Die Portion von 1—5, von 5—9 N. u. von 9 N. bis 1 M. machten crystallinische Sedimente, die, wie die Untersuchung ergab, aus Harnsäure bestanden.
	5—9 Morg.	1035	8¾	19,35	109			
	9—1 Nachm.	1033	13½	16,20	219			
	1—5 Nachm.	1022	17	7,40	126			
	5—9 Nachm.	1027	9	12,75	115			
	9—1 Morg.	1013	29½	6,0.	177			
.. 13ten	1—5 Morg.	1022	27½	12,75	351	1696	6 Morg. 1 Paar kleine Seezungen. 10½ Morg. 1 Paar kleine Seezungen. 12½ Nachm. 4 Paar kleine Zungen. 1 Nachm. Beef-Tea 1 Pinte. 4 Nachm. eine kleine Zunge. 6 Nachm. eine kleine Zunge. 8 Nachm. Beef-Tea 1 Pinte.	Die von 5—9 M. gelassene Harnport. war am höchsten gefärbt u. die v. 9 N. bis 1 M. am blassesten. Ein crystall. Sediment von Harnsäure zeigte sich in dem Harn v. 1—5 M., 5—9 M. u 9 M b. 1 N. * Das spec. Gew. dieser Harnportion wurde zu nehmen vergessen.
	5—9 Morg.	1030	20½	15,15	311			
	9—1 Nachm.	1025	17	12,60	214			
	1—5 Nachm.	1030	26	14,45	376			
	5—9 Nachm.	1019	23	6,85	158			
	9—1 Morg.	*—	49	5,83	286			
.. 14ten	1—5 Morg.	1026	17½	13,0	227	952	7 Morg. Gelée 1 Pinte 1). 9 Morg. Gelée 1 Pinte 1). 1 Nachm. Fleisch 10 Unzen. 5 Nachm. Fleisch 6 Unzen. 8 Nachm. Beef-Tea 1 Pinte.	Die Harnportion von 5—9 Morg. war am höchsten gefärbt, die von 5 bis 9 Nachm. kaum gefärbt.
	5—9 Morg.	1025	12½	13,15	164			
	9—1 Nachm.	1031	10	25,25	252			
	1—5 Nachm.	1025	13	9,00	117			
	5—9 Nachm.	1011	27½	3,33	92			
	9—1 Morg.	1013	27	3,69	100			
.. 15ten	1—5 Morg.	1022	10½	4,61	76	569	6 Morg. Gelée 1 Pinte. 2) 10 Morg. Gelée 1 Pinte. 2) 1 Nachm. 1 Cotelette, Beef-Tea 1 Pinte. 8 Nachm. 1 Cotelette, Beef-Tea 1 Pinte.	Die Harnportion von 5—9 Morg. war hoch gefärbt, und die anderen mässig gefärbt, mit Ausnahme der von 9 N. bis 1 M., welche blass war. Der Kranke wog heute 9 Stein 6 Pfd.
	5—9 Mrrd.	1027	4	7,56	30			
	9—1 Nachm.	1010	24	2,35	56			
	1—5 Nachm.	1015	18¼	4,70	86			
	5—9 Nachm.	1022	9	7,50	67			
	9—1 Morg.	1010	36	7,05	254			

1) Diese 2 Pinten Gelée waren mit 2 Unzen Zucker etwas Sherry und Citronenessenz versetzt.
2) Dieses Gelée war ohne Zucker, aber mit etwas Sherry und Citronenessenz zubereitet.

tabilischen Nahrung führe häufig zu Hungergefühlen; daher solle man dem Kranken anfangs größere Mengen gestatten als zweckmäßig sei. Hunger und Durst verminderten sich ohne ärztliches Zutun in dem Maße, wie die Glucosurie zurückgedrängt werde.

In seinem Diät-Schema erlaubt Pavy
- Schlachtfleisch aller Art (mit Ausnahme von Leber)
- Schinken, Speck; andere geräucherte, eingesalzene, getrocknete oder eingemachte Fleischarten
- Geflügel und Wild
- Fische aller Art (frisch, gesalzen und eingemacht)

Datum	Periode des Tages	Spec. Gewicht des Harns	Harnmenge in Unzen	Zuckermenge auf die Unze Harn in Granen	Zuckermenge im Harn auf 4 Stunden in Granen	Zuckermenge im Harn auf 24 Stunden in Granen	Diät, die genossen wurde, mit 4 Unzen Brandy und 2 Flaschen Soda-Wasser tägl. und 1 Gran Opium dreimal tägl. Thee (ohne Zucker) und Wasser ad libitum	Bemerkungen.
Febr. 16ten	1—5 Morg.	1029	11½	12,97	149	1198	6 Morg. Milch ½ Pinte. 9 Morg. 1 Cotelette. 1 Nachm. Fleisch 8 Unzen, Milch ½ Pinte. 4 Nachm. Milch ½ Pinte. 8 Nachm. Fleisch 8 Unzen, Milch 1 Pinte.	Die Harnportionen von 1 bis 5 Morg., 5 bis 9 Morg. und 9 Morg. bis 1 Nachm. waren ziemlich gefärbt: die von 5 bis 9 Nachm. war blass.
	5—9 Morg.	1030	9	16,35	147			
	9—1 Nachm.	1032	6½	15,63	102			
	1—5 Nachm.	1030	14½	15,00	217			
	5—9 Nachm.	1012	38	7,65	291			
	9—1 Morg.	1020	26	11,25	292			
„ 17ten	1—5 Morg.	1031	8	17,76	142	1258	6 Morg. 1 Cotelette. 1 Nachm. Fleisch 10 Unzen, Milch 1 Pinte. 4 Nachm. Fleisch 4 Unzen, Milch 1 Pinte. 8 Nachm. Fleisch 2 Unzen, Milch 1 Pinte.	Die Harnportionen von 1—5 Morg., 5—9. und 9 Morg. bis 1 Nachm., waren mässig hoch gefärbt, die von 5—9 Nachm. war blass.
	5—9 Morg.	1040	7	21,48	150			
	9—1 Nachm.	1030	5	14,82	74			
	1—5 Nachm.	1020	21¼	8,31	177			
	5—9 Nachm.	1015	37	9,84	364			
	9—1 Morg.	1023	20	17,55	351			
„ 18ten	1—5 Morg.	1030	9½	18,93	180	1485	6 Morg. 1 Cotelette. 1 Nachm. Fleisch 10 Unzen, Milch 1 Pinte. 4 Nachm. Milch 1 Pinte mit Schmalz ½ Pfd. 8 Nachm. Fleisch 6 Unzen, Milch 1 Pinte mit Schmalz ¼ Pfd.	Die Harnportionen v. 1—5 Morg., 5—9 Morg. u. 9 Morg. bis 1 Nachm. waren ziemlich gefärbt, die von 1—5 Morg. und 9 Nachm. bis 1 Morg. waren blass.
	5—9 Morg.	1037	8¼	23,58	195			
	9—1 Nachm.	1020	14½	11,07	160			
	1—5 Nachm.	1016	24¼	9,33	226			
	5—9 Nachm.	1031	9½	24,00	228			
	9—1 Morg.	1020	33½	14,82	496			
Febr. 19ten	1—5 Morg.	1030	8	20,55	164	1722	6 Morg. Fleisch 8 Unzen. 1 Nachm. 1 Cotelette, Milch 1 Pinte mit Schmalz ¼ Pfd. 4 Nachm. Milch 1 Pinte mit Schmalz ¼ Pfd. 8 Nachm. 1 Cotelette, Milch 1 Pinte mit Schmalz ¼ Pfd.	Die Harnportionen von 1—5 Morg., 5—9 Morg. u. 9 Morg. bis 1 Nachm. waren mässig hochgefärbt: die von 9 Nachm. bis 1 Morg. war blass.
	5—9 Morg.	1035	7½	22,50	169			
	9—1 Nachm.	1038	9	24,81	223			
	1—5 Nachm.	1032	11	21,81	240			
	6—9 Nachm.	1030	16	22,50	360			
	9—1 Morg.	1022	32½	17,55	566			
„ 20ten	1—5 Morg.	1032	22	24,00	528	2225	6 Morg. 1 Cotelette. 11 Morg. Milch 1 Pinte mit Schmalz ¼ Pfd. 1 Nach. Fleisch 8 Unzen. 4 Nachm. Fleisch 4 Unzen, Milch 1 Pinte. 8 Nachm. Fleisch 4 Unzen, Milch 1 Pinte.	Die Harnportionen von 5 bis 9 M. und von 9 M. bis 1 N. waren mässig hoch gefärbt; die von 9 N. bis 1 M. war blass.
	5—9 Morg.	1040	7	22,50	157			
	9—1 Nachm.	1037	10¼	24,00	246			
	1—5 Nachm.	1035	11	25,71	283			
	5—9 Nachm.	1033	10¼	26,64	273			
	9—1 Morg.	1025	41	18,00	733			
„ 21ten	1—5 Morg.	1037	9	26,64	240	927	6 M. 4 Eier, hart gekocht. 11 M. 2 Eier, hart gekocht. 1 N. Fleisch 8 Unzen, Beef-Tea 1 Pinte. 4 Nachm. Fleisch 4 Unzen. 8 Nachm. Fleisch 4 Unzen, Beef-Tea 1 Pinte.	Die Harnportionen von 1 bis 5 Morg., 5 bis 9 Morg. und 9 Morg. bis 1 Nachm. waren ziemlich gefärbt, die von 9 Nachm. bis 1 Morg. war von blassgelber Farbe; die Portionen vor den drei letzten Perioden des Tages schieden Harnsäure-Crystalle ab. Gewicht des Kranken 9 Stein 5 Pfd.
	5—9 Morg.	1040	7¼	23,22	168			
	9—1 Nachm.	1035	8½	17,55	149			
	1—5 Nachm.	1032	7	10,74	75			
	5—9 Nachm	1033	5¾	12,63	73			
	9—1 Morg.	1015	27½	8,07	222			

- tierische Suppen ohne Zusätze, Fleischbrühen, Beef-tea (d. i. ein Fleischextrakt, der aus Rindfleisch und Wasser hergestellt wird)
- Mandel-, Kleien- oder Kleber-Brot
- Eier
- Käse, Rahmkäse, Butter, Rahm
- grünes Gemüse, Spinat, Kresse, Wasserkresse
- Sellerie und Radieschen in kleinen Mengen
- ungesüßtes Gelee
- Nüsse aller Art (geringe Mengen)

Die Liste der verbotenen Speisen ist fast ebenso lang:
- Zucker in jeder Form
- Brot
- Reis, Schwarzwurzeln, Sago, Tapioca, Maccaroni
- Kartoffeln, Karotten, Steckrüben, alle weiteren Rübenarten
- Erbsen, Bohnen, Kohl jeder Art, Spargel
- Pasteten und Pudding
- Früchte aller Art

Erlaubte Getränke sind Tee, Kaffee, Kakao, herber Sherry, Bordeaux-Weine, Brandy, Soda und bitteres Bier (Barton-Ale) in kleinen Mengen. Verboten sind Milch, süßes Bier, alle süßen Weine, Portwein, Liköre.

Wie Prout und andere befaßt sich auch Pavy mit der Frage eines Brotersatzes. Das von Bouchardat (s. Kapitel 2.4.4) vorgeschlagene Gluten- (Kleber-) Brot habe eine gummiartige Konsistenz, die vielen Kranken zuwider ist, und das Kleiebrot nach Prout sei trocken und wenig schmackhaft. Aus beiden Surrogaten sei die Stärke nur unvollständig extrahiert, wie Pavys Versuche mit seinem Kranken North bewiesen hätten. Daher suchte Pavy einen stärkefreien Grundstoff, den er in den ölhaltigen Mandeln fand. Die Verträglichkeit werde trotz des hohen Ölgehaltes sichergestellt, wenn man bei der Zubereitung des Mandelbrotes die Mandeln nur in genügend kleine Stücke zermahle. Dann könnten im Intestinaltrakt die Verdauungssäfte ihre emulgierende Wirkung entfalten. Die ölige Beschaffenheit sei darüber hinaus überaus vorteilhaft, da ja der Diabetiker einen großen Teil seines Kalorienbedarfs aus Fetten decken müsse. Vom Geschmack her sei das Mandelbrot kein echter Ersatz für Brot, aber in Anbetracht der dem Diabetiker auferlegten Beschränkungen handele es sich um ein hervorragendes Nahrungsmittel.

Unter dieser Diät beobachtete Pavy in einigen Fällen eine vollständige Rückkehr zu einer normalen Kohlenhydrattoleranz bzw. Assimilationsfähigkeit. In diesen wenigen Fällen war eine normale gemischte Kost ohne Auftreten einer erneuten Glucosurie möglich.

Nach mehr als 40jährigen Erfahrungen mußte Pavy 1908 aber zugeben, daß eine restitutio ad integrum im allgemeinen nicht erreicht werden konnte; meist kehre die Assimilationsfähigkeit nur teilweise zurück. Der Patient müsse im weiteren Leben stets die Grenzen seiner Assimilationsfähigkeit berücksichtigen und entsprechend wenig Kohlenhydrate zu sich nehmen. Die Zielsetzung der Behandlung hat sich im Laufe jener vierzig Jahre ebenfalls verändert. „Nach meinen Erfahrungen bin ich durchaus überzeugt, dass wenn durch diätetische Maassregeln die Zuckerausscheidung niedergehalten wird, der Kranke nicht in derselben Weise zu jenen accidentellen Complicationen geneigt ist, welche beim Diabetes so häufig das tötliche Ende herbeiführen" (Pavy 1864). Hier ist zunächst ein bescheidenes Therapieziel — gemessen an späteren Möglichkeiten — verfolgt worden, wie es auch Rollo zunächst angestrebt hatte: den Fortgang der Krankheit aufzuhalten und den Patienten am Leben zu halten.

Falta (1920) rechnet Pavy zu den Diabetes-Forschern der „vormodernen Zeit". Vergleicht man seine Kostform einerseits mit der Diät von Rollo, andererseits mit den später entstandenen Diätplänen von Cantani und Naunyn, so erscheint diese Einschätzung gerechtfertigt. Pavy folgte im wesentlichen Rollos Vorschriften. Er war sicherlich im Ausschluß von Kohlenhydraten strenger als Prout, konnte aber keine neuen Erkenntnisse in seinen Therapieplan einbringen.

Immerhin ist es aber Pavys Verdienst, die Kostverordnung nach Gutdünken verlassen zu haben und die von seinen Vorgängern vorgeschlagene animalische Diät einer Überprüfung zu unterziehen (Fall North).

Zur gleichen Zeit wurden die ersten Kohlenhydratkuren vorgeschlagen (von Dühring, Donkin u. a.), die ihre Erfolge zum Teil dem von Pavy vernachlässigten Prinzip der Einschränkung der Energiezufuhr verdankten. Beide Konzepte konnten Teilerfolge verbuchen, da sie beide je einen Grundgedanken der Diabetesdiät verfolgten.

2.4.2 Die animalische Kost nach Seegen

J. Seegen gehörte zu jenen Männern, an deren Name der Beginn einer „leidlich rationellen Behandlung" (Magnus-Levy 1944) im Deutschland der Jahre 1870 bis 1880 geknüpft war. Seegen arbeitete als Kurarzt in Karlsbad. In dieser Funktion kam er mit einer Vielzahl Zuckerkranker in Kontakt, da in der zweiten Hälfte des vergangenen Jahrhunderts Trink- und Badekuren in Orten wie Karlsbad, Bad Neuenahr oder Vichy für eine Vielzahl von Krankheiten verordnet wurde, so auch für den Diabetes mellitus. Fast jede Veröffentlichung zur Therapie des Diabetes befaßte sich mit der Unterstützung der Behandlung durch Trinkkuren. Teilweise wurden Diskussionen geführt, welches Wasser größere Heilkräfte besäße, ehe Autoren wie Naunyn, Cantani und von Noorden den Nutzen der Trinkkur schlechthin für den Diabetes verneinten.

Obwohl sich Seegen natürlich lobend über den Einfluß des Karlsbader Wassers auf die Stoffwechsellage eines Diabetikers äußert, ist für ihn die Diät das entscheidende Mittel zur symptomatischen Besserung des Diabetes. Eine Kausaltherapie ist auch für ihn bislang noch nicht in Sicht; aus diesem Grunde − und aus der klinischen Erfahrung heraus − sind ihm die Grenzen der diätetischen Behandlung bewußt: „Heilung des Diabetes in dem Sinne, dass auch Amylacea in reicher Menge genossen werden können, ohne dass Zuckerausscheidung auftritt, habe ich nie beobachtet" (Seegen 1893). Diese klinische Erfahrung mündet in seine Theorie zur Pathophysiologie des Diabetes, die in groben Zügen der Bernardschen glycogenen Theorie folgt.

Allerdings unterscheidet Seegen zwei verschiedene Arten von Zucker im menschlichen Organismus:
− den Nahrungszucker und
− den Blutzucker.

Der Nahrungszucker sei der mit der Nahrung aufgenommene niedermolekulare Zucker und der aus dem Abbau der Amylaceen entstandene Zucker, der im gesunden Organismus in der Leber in Glycogen umgewandelt werde. Aufgrund eigener Versuche ist Seegen überzeugt, daß das Glycogen nicht in Blutzucker übergeht. Es handele sich um einen Reservestoff, der in den Organen abgelagert werde und in Fett umgewandelt werde.

Der Blutzucker werde dagegen in der Leber aus Albuminaten und Fett gebildet. Er sei „die Kraftquelle für die Wärmebildung und Arbeitsleistung" des Organismus (Seegen 1861). Daher müsse zur Erhaltung der Leistungsfähigkeit ausreichendes Material für die Bildung des Blutzuckers bereitgestellt werden. Das beste Nährmittel sei natürlich jenes, das die größte Menge Kohlenstoff enthalte, also Fett. Fett sei weitaus geeigneter als Eiweiß. Bei mangelhafter Zufuhr von Nahrung sei der Organismus in der Lage, den Blutzucker auf Kosten eigener Gewebe zu bilden. Beim gesunden Menschen lieferten auch die Kohlenhydrate die benötigten Mengen an Kohlenstoff, dieser Weg sei dem Diabetiker aber verschlossen. Interessant ist Seegens Ansicht, daß der Kohlenstoff aus den Kohlenhydraten über den Umweg der Fettsynthese vom Nahrungszucker in verwertbaren Blutzucker transformiert wird.

Seegen geht auch auf den Nährstoffbedarf des Organismus ein, der nach Voit für einen kräftigen Menschen „mäßiger Arbeitsleistung" 118 g Eiweiß, 56 g Fett und 500 g Kohlenhydrate betrage. Diese Kost erbringt immerhin etwa 3000 Kalorien. Während aber Voit gefunden habe, daß der o. a. Wert das Eiweißminimum zum Schutze des Körpereiweißes betrage, stützt sich Seegen auf Untersuchungen von Hirschfeld und Rubner, denen zufolge die Eiweißmenge der Nahrung verringert werden könne, solange die Zufuhr anderer Kalorienträger im adäquaten Maße gesteigert werde; die Nahrungsstoffe seien isokalorisch austauschbar.

Für Seegens Diät hat dies eine praktische Konsequenz. Theoretisch sei zwar die Quelle des Blutzuckers gleichgültig, aber praktisch spielten die benötigten Mengen an Eiweiß und Fett eine bedeutende Rolle. „Ein mässig arbeitender Mann verbraucht zwischen 2700 und 2800 Calorien. Diese werden geliefert durch die Oxydation von etwa 760 g Traubenzucker. Zur Bildung dieses Traubenzuckers sind ungefähr 300 g Fett, aber nahezu 2300 g Fleisch erforderlich. Es ist also von vorneherein klar, dass es eine wahre Luxusconsumption ist, wenn wir unseren Bedarf an Blutzucker, resp. an Körperkraft, ausschliesslich oder zum grossen Teil aus Fleisch stillen. Der Luxus ist ein doppelter, erstens, weil wir ein teures Material zuführen, und zweitens, weil wir den Körper zu einer Arbeitsleistung veranlassen, zur Abspaltung des Stickstoffs, die Niemandem zugute kommt." Seegens Fazit lautet, daß die Nahrungsproteine keineswegs den hohen Wert besäßen, der ihnen allgemein beigemessen werde. Demgegenüber gebühre den Fetten in der Ernährung eine weit höhere Beachtung.

Seegen unterscheidet zwei Formen des Diabetes, deren Hauptunterschied in der unterschiedlichen Quelle des ausgeschiedenen Zuckers liegen soll (Seegen 1861). In der leichten Form werde nur der Nahrungszucker ausgeschieden. Diese Form sei auf eine gestörte Assimilation des Zuckers in der Leber zurückzuführen. „Die Unfähigkeit, den Nahrungszucker zu assimiliren, ist entweder eine vollständige, es entspricht dies den höchsten Graden des Diabetes der leichten Form, und in diesen Fällen wird der gesammte zugeführte Nahrungszucker wieder ausgeschieden, oder es besteht noch bis zu einem gewissen Grade Assimilationsfähigkeit, und dann wird nur jener Nahrungszucker ausgeschieden, der jenseits der Grenze der Assimilationsfähigkeit liegt. Bei der schweren Form ist die Assimilationsfähigkeit für Nahrungszucker ebenfalls und zwar vollständig aufgehoben, so dass aller eingeführte Zucker wieder ausgeschieden wird. Aber diese schwere Form unterscheidet sich von der leichten dadurch, dass auch der Blutzucker, d. h. jener Zucker, der in der Leber aus Fleisch und Fett gebildet wird, nicht zur vollen Verwertung kommt und in grösserer oder kleinerer Menge, je nach dem Grade der Erkrankung, unverbrannt den Körper verlässt" (Seegen 1893). Die Tragweite hinsichtlich der Prognose sei durch die Quelle des ausgeschiedenen Zuckers vollkommen klar. In der leichten Form käme es stets zu einer raschen Besserung, wenn dem Körper nur genügend Material zur Blutzuckerbildung (also Fleisch und Fett) zugeführt werde. Bei der schweren Form werde dem Körper ständig „Kraftmaterial", d. h. Blutzucker entzogen, der gemäß Seegens Theorie durch keinen diätetischen Kunstgriff ersetzt werden kann. Folglich magere der schwerkranke Diabetiker zusehends ab und befände sich im Inanitionszustand.

Das Ziel der Behandlung liegt für Seegen in der Aglucosurie. In schweren Fällen sci dieses Ziel nicht immer zu erreichen, da selbst unter Fleischdiät häufig noch 60– 80 g Zucker ausgeschieden würden; bei Einschluß von Kohlenhydraten stiege dieser Wert aber auf 300–400 g an, mit gleichzeitiger Verschlimmerung der diabetischen Symptome. Auch in diesen Fällen sei damit die Fleischkost weniger gefährlich als eine gemischte Kost. Allerdings klagt Seegen über die Kosten einer reiner Fleischdiät, die ein sozial schwächerer Patient nicht aufbringen könne. In solchen Fällen, wo der Erfolg der Fleischkost in keinem Verhältnis zu den materiellen Opfern des Patienten stehe, solle man von reiner Fleischkost absehen. Das gelte selbstverständlich nicht für die Fälle der leichten Form, die gerade dadurch entscheidend gebessert werden könnten. Die Besserung äußere sich in Form einer Steigerung der Kohlenhydrattoleranz bei der Rückkehr zu einer kohlenhydrathaltigen Kost; eine Heilung, wie sie Cantani beschreibe, gebe es nicht.

Im Gegensatz zu Pavy und Cantani hält Seegen die Verträglichkeit der Fleischkost für ungenügend. Daher besteht er nur in zwei Fällen auf der Einhaltung einer reinen Fleischdiät:

– bei Diabetikern, die durch unzweckmäßige Nahrung alle Symptome des schweren Diabetes aufweisen; hier dient die strenge Kost der „Entzuckerung";
– bei schlechter Heilung von Wunden, bei Gangrän und vor Operationen.

Problematisch sei auch die Durchführung der strengen Kost. Wie Naunyn hält Seegen die Aufrechterhaltung dieser Kostform nur unter klinischen Bedingungen für möglich.

„Diese Fälle ausgenommen, halte ich fest an dem Principe, und leitet es mich in meiner Behandlung, man müsse dem Diabetiker eine solche Kost verordnen, die er bei einigem guten Willen das ganze Leben hindurch beobachten kann" (Seegen 1893).

Für den täglichen Gebrauch gibt Seegen dem Diabetiker eine Liste an die Hand, die Nahrung und Getränke in je drei Kategorien einteilt: in jeder Menge erlaubt, in mäßiger Menge erlaubt und streng verboten.

Nahrung:

– in jeder Menge erlaubt
 Fleisch jeder Art, Rauchfleisch, Schinken, Zunge; Fische jeder Art; Austern, Muscheln, Krebse, Hummer; Gallerte, Aspik, Eier, Kaviar; Rahm, Butter, Käse, Speck
„Vegetabilien": Spinat, Kochsalat, Endiviensalat, Rosenkohl, Gurken, grüner Spargel, Brunnenkresse, Sauerampfer, Artischocken, Pilze, Nüsse
– in mäßiger Menge erlaubt
 Blumenkohl, Mohrrüben, weiße Rüben, Weißkraut, grüne Bohnen; Beeren wie Erdbeeren, Himbeeren, Johannisbeeren; ferner Orangen und Mandeln

— streng verboten
  Mehlnahrung jeder Art (Brot in sehr mäßiger Menge nach Angaben des Arztes
  gestattet), Zucker, Kartoffeln, Reis, Tapioca, Schwarzwurzeln, Sago, Gries,
  Hülsenfrüchte, grüne Erbsen, Kohlrabi; süße Früchte, v. a. Trauben, Kirschen,
  Pfirsiche, Aprikosen, Pflaumen, und getrocknete Früchte jeder Art

Getränke:

— in jeder Menge gestattet
  Wasser, Sodawasser, Tee, Kaffee; Bordeaux-Weine, Rhein-Weine, Mosel-
  Weine, österreichische und ungarische Tischweine, die Seegen alle nicht für süß
  und übermäßig alkoholreich hält
— in sehr mäßiger Menge
  Milch, Kognac, Bitterbier, ungesüßte Mandelmilch, zuckerfreie Limonade
— verboten
  Schaumweine, Champagner, süße Biere, Most, Obstweine, süße Limonaden,
  Liköre, Fruchtsäfte, Eis und Sorbets, Kakao und Schokolade, Fruchtweine

Eine quantitative Beschränkung der Gesamtnahrungsmenge gibt es nicht; weder
für die o. a. Dauerkost noch für die strenge Fleischkost. Im Gegensatz zu Pavy verlangt Seegen keine dauernde Kohlenhydratkarenz; trotzdem werden die Diäten von
Pavy und Seegen meist in einem Atemzug genannt. Naunyn (1889) spricht sogar einfach von der „alten Pavy-Seegenschen Kost", die nichts anderes als eine leichte
Fleischkost darstelle. Allerdings war sie von Seegen schließlich auch in genau diesem
Sinne gedacht, nämlich als Dauerkost; genau wie Naunyn seine leichte Fleischkost
als Übergang von der strengen Kost zu einer Kohlenhydrat-reduzierten Dauer-
Mischkost benutzte.

In Seegens Auflistung erlaubter und verbotener Speisen wird — auch aufgrund
der fehlenden quantitativen Einschränkung der Fleischkost — nicht deutlich, daß das
Fett nach den Nahrungsproteinen als zweiter Hauptnahrungsstoff und Kalorienträger rangiert. An anderer Stelle betont Seegen ausdrücklich, die Nahrung des
Diabetikers solle mit reichlichen Mengen Fett zubereitet werden. Vor allem Butter
soll in großen Mengen zugeführt werden. Die Verträglichkeit der Fette sei i. a. recht
gut.

Für die Dauerkost sieht Seegen nur hinsichtlich des Genusses von Brot Probleme. Brot sei nicht nur ein Grundnahrungsmittel, sondern auch Träger für andere
wichtige Bestandteile der Nahrung. Das von Bouchardat vorgeschlagene Gluten-
Brot sei von der Theorie zweifellos gut; praktisch sei es aber eben kein reines
Gluten-Brot; der Stärkegehalt betrage bis zu 44 Prozent. Das gleiche gelte für Prouts
Kleiebrot, das zudem noch schlecht verträglich sei. Das einzige brauchbare Surrogat
sei das Pavysche Mandelbrot, das Seegen nach einem modifizierten Rezept her-
stellen läßt.

Aufgrund dieser Nachteile der Surrogate zieht es Seegen i. a. vor, eine kleine
Menge Brot (30–90 g) zu gestatten, weil dies ein geringerer Schaden sei als wenn der
Patient die vermeintlich stärkefreien Surrogate in unbeschränkter Menge genieße.

2.4.3 Die kohlenhydratarme Reduktionskost nach Külz

Mit kaum einem Namen ist die Forschung zur Diabetesdiät des 19. Jahrhunderts so eng verknüpft wie mit dem von E. Külz. Wenn auch B. Naunyn und seine Schüler diese Arbeiten intensiviert und systematisiert haben, so war doch Külz der erste, dessen Forschungen über rein klinische Beobachtungen hinausgingen. Sein Name erinnert daher eher an seine experimentellen Arbeiten als an ein Diätprogramm. Erst sein letztes Werk − nach Külz' Tod von seinem Schüler Rumpf fertiggestellt − macht auch zur Therapie des Diabetes mellitus konkrete Angaben.

Külz vertrat − ähnlich wie Seegen − die Ansicht, den beiden klinisch zu unterscheidenden Formen des Diabetes seien auch unterschiedliche Quellen des ausgeschiedenen Zuckers zuzuordnen: die leichte Form sei durch einen Verlust der Assimilationsfähigkeit bedingt, der aber auch in den schwersten Fällen nie vollständig sei (Külz 1874). Die schwere Form führe zu einer Zuckerausscheidung auf Kosten körpereigenen Materials.

Neben der familiären Disposition und verschiedenen anderen Manifestationsfaktoren wies Külz auf die Überernährung als wesentlichen pathogenetischen Faktor hin. Zugleich sprach er den Mangel an Bewegung an. Erblich belasteten Personen empfahl Külz daher eine mäßige Ernährung und ausreichende Körperbewegung.

„Unter den Momenten, welche günstig auf das Assimilationsvermögen einwirken, steht die zeitweise Enthaltung aller Kohlenhydrate an erster Stelle" (Külz 1899). Hiermit folgt Külz den bisherigen Vorstellungen zu einer Diabetesdiät, macht zugleich aber eine Einschränkung, die ihn in Widerspruch zu den Vertretern einer reinen Fleisch-Fett-Kost (v. a. Cantani und Naunyn) bringt, die eine dauernde Entziehung von Kohlenhydraten fordern. Külz wendet sich auch gegen die Aussage von Hirschfeld und Rubner, daß die Kohlenhydrate vollständig durch Eiweiß und Fett ersetzt werden könnten: die Mißerfolge bei schwerem Diabetes und bei jugendlichen Diabetikern sprächen gegen die völlig kohlenhydratfreie Kost. Külz hält den Ersatz eines großen Teiles der Kohlenhydrate durchaus für möglich; er besteht aber darauf, der Nahrung täglich 60–80 g Brot oder äquivalente Mengen an Kohlenhydraten beizufügen. Ein völliges Versagen der Assimilationsfähigkeit gebe es nicht; Külz beruft sich hier auf seine von Seegen heftig kritisierten Versuche, denen zufolge eine bestehende Glycosurie durch die Zufuhr der erwähnten Menge von Kohlenhydraten nicht oder nur unwesentlich gesteigert würde. Wenn nur etwa 10 Prozent des eingeführten Zuckers wieder im Urin erschienen, so würde das bedeuten, daß die restlichen 90 Prozent assimiliert worden wären; damit sei dann ein Teil des täglichen Kalorienbedarfes gedeckt. Bei Unverträglichkeit der Fleisch-Fett-Kost habe man eine weitere therapeutische Alternative. Külz bezeichnet die auftretende Glucosurie als das kleinere von zwei Übeln. Hier folgt Külz einem „Bilanzdenken", welches die eingeführte Menge Zucker mit der wieder ausgeschiedenen Menge vergleicht; dieses Bilanzdenken, das kurz nach der Entdeckung des Insulins seinen Höhepunkt fand (Bertram u. a.), ersetzt für ihn die Berücksichtigung der individuellen Kohlenhydrattoleranz.

Külz gab an fünf aufeinanderfolgenden Tagen Kohlenhydrate, deren Menge am ersten Tag bis an die Grenze der Verträglichkeit ging (die Kohlenhydrattoleranz voll ausschöpfte), an den folgenden Tagen aber stufenweise vermindert wird. Im Anschluß an eine solche kohlenhydratreiche Periode sollen ein oder mehrere Tage

Beiträge

zur

Pathologie und Therapie

des

DIABETES MELLITUS

von

Eduard Külz,

Dr. phil. et med., Privatdocent an der Universität Marburg.

Mit drei lithographirten Tafeln.

Marburg.

N. G. Elwert's Verlag.

1874,

Abb. 5

strenger Kost (Fleischkost) eingelegt werden. Im Ansatz erinnert diese Form der
Diät an die einige Jahre später veröffentlichte Wechselkost von von Noorden.

Die Gabe der Kohlenhydrate erfolgte im übrigen durchaus nicht unbedacht und
wahllos. Külz unterschied aufgrund eigener Versuche schädliche und unschädliche
Kohlenhydrate (Külz 1874), während man zuvor von „Kohlenhydraten" im allgemeinen ohne besondere Differenzierung gesprochen hatte. Die chemische Differenzierung der einzelnen Mono- und Polysaccharide steckte noch in den Kinderschuhen.

Külz testete die herkömmlichen zucker- und stärkehaltigen Nahrungsmittel hinsichtlich ihrer Auswirkung auf die Glycosurie; ferner prägte Külz wohl als erster den
Begriff der Kohlenhydrat-Äquivalente. Es ging darum, die zunächst in Gramm bemessene erlaubte Menge Brot auch in andere Kohlenhydratträger umzusetzen.
Dabei war die Feststellung hilfreich, daß Brot unabhängig von der Getreidesorte
immer dieselben Auswirkungen auf den Blutzucker zeigte, so daß sich Brot als ver-
läßliche Referenz für Äquivalenztabellen eignete.

Da Külz nur selten kohlenhydratfreie Kost verordnete, brauchte er auch keine
Brotsurrogate. Zwar experimentierte er mit Inulinbrot (1874); diese Versuche wurden aber später eingestellt.

Tabelle 13. Vergleichende Untersuchungen über die Auswirkung verschiedener Gemüsesorten auf
die Glykosurie. Die Werte wurden an *einem* Patienten ermittelt (Külz 1899)

		Ausscheidung	Zuckereinfuhr
500 g	Kohlrabi	0 g Zucker	20 g
500 „	Rosenkohl	6 ., „	31 .,
500 „	Weißkohl	6 „ .,	24 ,.
500 „	Teltower Rüben	4 „ „	40 ,.
500 „	Sauerkraut	7 „ „	0 ,,
500 „	Büchsenspargel	8 „ „	13 ,:
500 „	Grünkohl	9 „ .,	58 ,,
500 „	Spinat	11 „ ,.	22 ,,
500 „	Büchsenerbsen	14–20 „ „	60 ..
500 „	Wirsingkohl	12 „ ,.	30 .,
500 „	Blumenkohl	15 ,. „	22,5 ,.
500 „	Mohrrüben	18 ,: ,.	46,5 ,,

Tabelle 14. Die erste Äquivalenztabelle: die angegebenen Mengen Obst sollen ebenso viele Kohlenhydrate enthalten wie 100 g Weißbrot (Külz 1899)

Mit 100 g Semmel sind gleichwertig

		Zucker	Extraktivstoffe	davon	Invertzucker
500 g	Apfel	7,22 Proz.	5,81 Proz.	„	5,00 Proz.
500 „	Birnen	8,26 „	3,54 „	„	7,16 „
600 „	Zwetschen	6,15 „	4,92 „	„	
600 „	Kirschen	10,24 „	1,76 „	„	8,25 „
300 „	Weintrauben	14,36 „	1,96 „	„	9–17,26 „
100 „	Apfelsinen mit Schale	4,59 „	0,95 „	„	
700 „	Reineclauden	3,16 „	11,49 „	„	4,33 ,.
600 „	Pfirsiche	4,48 „	7,17 „	„	1,07 ,,
600 „	Aprikosen	4,69 „	6,35 „	„	2,74 „
600 „	Pflaumen	3,56 „	4,68 „	„	

Zucker- und stärkehaltige Nahrungsmittel wie Kartoffeln, Milch, Rahm und Sahne, Bier und Wein mochte er nicht generell verbieten; er forderte in jedem Falle aber vor der Erlaubnis dieser Nahrungsmittel eingehende Untersuchungen über deren Wirkung bei dem betreffenden Patienten. Der Genuß von Obst wurde von Külz im Gegensatz zu fast allen anderen Ärzten nicht eingeschränkt bzw. zumindest nicht grundsätzlich verboten. Külz ermittelte, daß je nach Obstsorte zwischen 100 und 700 Gramm (entsprechend 100 g Brot) verzehrt werden durften. Zusätzlich wies er auf die Möglichkeit der Extraktion des Zuckers durch Kochen der Früchte hin. Das Kochwasser sollte abgeschüttet werden. Auch Gemüse wurden nicht streng eingeschränkt. Gerade in Anbetracht der Beschränkung der klassischen Fettträger Brot und Kartoffel könne auf die reichliche Gabe von Gemüse (500–600 g pro Tag) nicht verzichtet werden, zumal auch hier durch Abkochen eine deutliche Verminderung des Kohlenhydratgehaltes erreicht werde.

Der Diätplan von Külz ist nicht nach herkömmlichem Muster in verbotene und nicht verbotene Speisen bzw. Getränke aufgeteilt, sondern in die Behandlung leichter und schwerer Fälle. Am Anfang jeder diätetischen Behandlung steht für Külz die Forderung, daß die Nahrung des Diabetikers seinem Nahrungsbedürfnis entsprechen müsse. Diese Forderung stützt sich auf die Arbeiten von Voit und Rubner; die wichtigen Punkte seien die Zufuhr des Eiweißminimums und die Deckung des Kalorienbedürfnisses. Der Bedarf an Kalorien sei derselbe wie bei gesunden Personen und betrage für einen 70 kg schweren Patienten bei leichter Arbeit 2800 Kalorien. Daraus ergibt sich ein Wert von 32–40 Kalorien pro Kilogramm und Tag (kg/Tag) je nach Belastung des Patienten. Damit schreibt Külz zwar keine systematische oder zeitweise Unterernährung vor (zumal er Hungertage ablehnt), aber er gibt Richtlinien, die einer kalorischen Überernährung entgegenstehen.

Zur Frage der Eiweiß-Reduktion in der Diabetes-Diät hatte Külz 1877 Stellung bezogen. Von ihm stammt das berühmte Experiment, bei dem zwei Diabetiker, die ausschließlich mit Kraftbrühe und Kasein ernährt wurden, reichlich Zucker ausschieden. Wurde das Kasein weggelassen, verschwand auch die Glucosurie. Külz und Bouchardat (1875) waren wohl die ersten, die auf diesen Sachverhalt hinwiesen; die therapeutische Anwendung in Form einer eiweißreduzierten Kost erfolgte durch Cantani und Naunyn.

Der Hauptkalorienträger der Nahrung müsse für den Diabetiker demnach das Fett sein. Die durch Kohlenhydrate gelieferte Kalorienzahl sei beschränkt durch das Ausmaß der individuellen Kohlenhydrattoleranz; die Eiweißmenge solle zwischen 130 und 170 g pro Tag betragen. Külz bemühte sich, aus Gründen der Verträglichkeit die Eiweißmenge möglichst im Rahmen der Normalkost gesunder Personen zu halten. Die Verträglichkeit der Fette sollte durch ein Glas Branntwein nach jeder Mahlzeit verbessert werden. Külz scheute sowohl vor einer reinen Fettzufuhr zurück, wie sie Petren 20 Jahre später vorschlug, als auch vor einer systematischen Unterernährung, wie sie Cantani, Kolisch und im Extrem Allen seinen Patienten aufzwangen.

Külz ist wie von Dühring Vertreter einer im Vergleich zur animalischen Diät erweiterten Kostform gewesen. In der Reihe seiner Zeitgenossen beider aufgezeigten Richtungen − Reduktionsdiäten und sog. Kohlenhydratkuren − erwies sich Külz als Forscher und Therapeut, der seinen Kollegen weit voraus war. Im Ansatz

zeigte er den Weg zur besten Kostform der Vorinsulinzeit auf, die schließlich von
von Noorden ausgearbeitet wurde.

Darüber hinaus schlug Külz erstmals Äquivalenztabellen vor. Beobachtungen
der unterschiedlichen Wirkung verschiedener Kohlenhydrate auf den Blutzucker
sind zuvor nicht beschrieben worden. Külz ermöglichte durch die Äquivalenztabellen den Austausch von Kohlenhydratträgern untereinander und konnte damit
die schematische Kohlenhydratzulage in Form von Brot aufgeben; allerdings setzte
sich der Austausch von Kohlenhydraten erst Anfang dieses Jahrhunderts durch,
nachdem von Noorden die Äquivalenztabellen so erweitert hatte, daß praktisch alle
gängigen Nahrungsmittel erfaßt waren.

2.4.4 Die kohlenhydratarme Reduktionskost nach Bouchardat

War E. Külz ein großer Forscher, der über die Theorie und seine experimentellen Untersuchungen den Weg zu einer damals wegweisenden Diät fand, so stellt sein
französischer Kollege A. Bouchardat das Musterbeispiel eines Pragmatikers dar, der
aufgrund klinischer Erfahrung eine Kostform aufstellte, die ihm einen Platz unter
den großen Diabetes-Ärzten sicherte.

Rollos Prinzipien der Diätetik waren schnell in Vergessenheit geraten, auch
wenn Prout zwischenzeitlich ein ähnliches Regime propagierte. Erst Bouchardat
nahm diese Richtung wieder auf; er arbeitete seit etwa 1840 an der Behandlung
Zuckerkranker (Bouchardat 1841; Magnus-Levy 1944); sein erstes Buch erschien
schon 1851. Im allgemeinen wird Bouchardat als einer der vielen Nachfolger Rollos
gesehen, der wie viele andere eine animalische Kost befürwortete (Cantani 1880;
Naunyn 1898; Falta 1920); eine Einschätzung, der Bouchardat selbst heftig widersprach. Joslin (1954) sieht die Leistung Bouchardats darin, Rollos Kost praxisreif
und damit einem großen Kreis von Patienten zugänglich gemacht zu haben. Und in
der Tat schlug Bouchardat eine Diät vor, die durchaus als Dauerkost zu verwenden
war, ohne daß der Patient sich zu stark eingeschränkt fühlen mußte. Die Kostform
ähnelte in fast allen Punkten derjenigen von Külz. Bouchardats „Mangez le moins
possible" enthält in vier Worten ein Programm, das bei fast allen Diabetikern Erfolg
versprach; es wurde der Leitsatz für mehrere Generationen von Diabetologen.

Sicher beruhte diese Empfehlung auf der Beobachtung, daß eine Vielzahl von
Diabetikern ausgesprochene Vielesser sind. Der Grund des Diabetes ist nach Bouchardats Überzeugung entweder in einer exzessiven Vergrößerung des Magens oder in
einem raschen Herunterschlingen übermäßig großer Mahlzeiten zu suchen. Um eine
Rückkehr zu einem physiologischen Zustand zu erreichen, fordert Bouchardat die
allmähliche Reduktion der Nahrungszufuhr. Dennoch soll die Nahrungszufuhr ausreichend sein. Die Reduktion der übermäßigen Kost auf normale Mengen soll so
langsam geschehen, daß der Kranke keinen Hunger leide. Damit erteilt Bouchardat
der systematischen Unterernährung von Cantani, Naunyn und Kolisch, die sich auf
ihn berufen, eine eindeutige Absage.

Bouchardat verlangt bei bestehender Glycosurie zu Beginn der Behandlung ein
„ausreichend strenges Regime", um die Zuckerausscheidung möglichst schnell zu
stoppen. Zur Kontrolle soll der Patient aber vor Behandlungsbeginn während 24
Stunden seine gewohnte Kost abwiegen und seinen gesamten Urin sammeln, dessen

DE LA GLYCOSURIE

OU

DIABÈTE SUCRÉ

SON TRAITEMENT HYGIENIQUE

AVEC NOTES ET DOCUMENTS

SUR LA NATURE ET LE TRAITEMENT DE LA GOUTTE
LA GRAVELLE URIQUE; SUR L'OLIGURIE, LE DIABÈTE INSIPIDE AVEC EXCÈS D'URÉE
L'HIPPURIE, LA PIMÉLORRHÉE, ETC.

PAR

A. BOUCHARDAT

Professeur d'hygiène à la Faculté de médecine de Paris.

PARIS

LIBRAIRIE GERMER BAILLIÈRE

Rue de l'École-de-Médecine, 17

1875

Abb. 6

Zuckergehalt überprüft werden soll. Eine Waage wird offensichtlich nur zum Abwiegen der bislang gewohnten Kost benutzt. Für die Bemessung der Gesamtnahrung gibt es keine Anweisungen, außer daß sie die Menge der Normalkost nicht überschreiten soll. Lediglich die Fettmenge, die in der täglichen Kost enthalten sein soll, wird vorgeschrieben.

Einige Wochen nach Erreichen der Glukosuriefreiheit soll die strenge Kost, deren einzige Beschränkung der Ausschluß der Kohlenhydrate ist, allmählich durch Zulagen von zucker- und stärkehaltigen Nahrungsmitteln ergänzt werden. Die angestrebte Dauerkost ist eine kohlenhydratarme, eiweißreduzierte Mischkost mit ungenauer quantitativer Einschränkung; „die Diät muß in bestimmten Fällen während langer Jahre befolgt werden; aber damit es damit keine Schwierigkeiten gibt, muß sich der Kranke stets des Leitsatzes erinnern, daß Stärke und Zucker in jedem Fall schädlich sind, wenn der Urin Zucker enthält, daß sie im Gegenteil aber sehr gut sind, wenn sie assimiliert werden, nämlich wenn kein Zucker im Urin erscheint. Der Ersatz der Stärke in der Ernährung des Menschen ist ein großes Problem; daher muß man zu ihrem Gebrauch zurückkehren, sobald sie nicht mehr schädlich ist. Das kann man durch tägliche Kontrolle des Urins feststellen. ... Dem Kranken muß gezeigt werden, wie er dies bewerkstelligt, damit er es ohne jede Hilfe allein kann" (Bouchardat 1875).

«Le régime doit être suivi, dans certains cas, pendant de longues années; mais pour qu'il le soit aucune difficulté, il faut que le malade ait toujours présent à l'esprit cet axiome, que les féculents et les sucres sont tout à fait nuisibles quand les urines renferment du sucre; mais qu'ils sont au contraire très-bons, quand ils sont utilisés, c'est-à-dire qu'il ne donnent pas lieu à la présence du sucre dans les urines. C'est avec une grande difficulté qu'on remplace complètement les féculents dans l'alimentation de l'homme; il faut donc revenir à leur usage aussitôt ils ne sont pas nuisibles. On peut le savoir avec certitude en essayant journellement les urines. Cet essai de tous les jours est, pour la glycosurie, comme la boussole qui dirige le navigateur sur des mers inconnues. Pour faire cet essai, quelques minutes suffisent; il faut montrer au malade comment il peut l'exécuter, pour qu'il le fasse lui-même sans aucun aide» (Bouchardat 1875).

Diese Maßnahmen gehörten zu den wichtigsten Voraussetzungen für eine erfolgreiche Behandlung des Diabetes mellitus. Vor allem überträgt Bouchardat hiermit einen Teil der Verantwortung für die Behandlung dem Patienten selbst (Joslin 1954), ein Novum in der Diabetestherapie.

Die tägliche Kontrolle des Urins ermöglicht eine sofortige Korrektur der Diätbehandlung.

Als Richtschnur der Diättherapie gibt Bouchardat erlaubte und verbotene Nahrungsmittel an. Verboten sind in erster Linie Nahrungsmittel, die Zucker in großer Menge liefern oder bei ihrer Verwertung viel Glucose liefern. Bouchardat bezeichnet zucker- und stärkehaltige Nahrungsmittel als „aliments glycosuriques", weist aber darauf hin, daß auch eiweißhaltige Nahrungsmittel Glucose liefern können. Bouchardat verbietet bei Bestehen einer Glucosurie (oder fordert mindestens eine beträchtliche Verminderung des Genusses von folgenden Nahrungsmitteln):
- Brot aus Weizen, Roggen oder Gerste
- Reis, Mais und andere Getreidesorten
- Radieschen, Kartoffeln, Schwarzwurzeln
- weitere stärkehaltige Vegetabilien
- alle Arten von Mehlspeisen
- Erbsen, Bohnen, Linsen, Kastanien usw.

Neben diesen stärkehaltigen Nahrungsmitteln (aliments féculents) verbietet Bouchardat auch Zucker und zuckerhaltige Nahrungsmittel (aliments sucrés). Dagegen sind Früchte durchaus erlaubt, obwohl sie teilweise bis zu einem Drittel ihres Gewichtes Zucker enthalten sollen, z.B. Weintrauben, Pflaumen, Aprikosen, Äpfel, Birnen, Melonen und Feigen, und zwar im frischen und im gedörrten Zustand. Külz hatte schon 1874 bemerkt, daß sich Fruchtzucker anders als Glucose verhalte und den Fruchtzucker als verträglicher erkannt. In seiner Therapie erlaubte Külz (1899) auch frische Früchte, gab dabei aber ausdrücklich an, wieviel Gramm einer bestimmten Sorte dem Zuckergehalt von 100 g Brot entsprechen. Getrocknetes oder gedörrtes Obst war bei ihm wegen des extrem hohen Zuckergehaltes verboten. Bouchardat hatte offensichtlich die gleiche Beobachtung gemacht, überschätzte aber vielleicht die Toleranz des Diabetikers gegenüber Fructose.

Hinsichtlich der Verträglichkeit von Früchten macht Bouchardat nur eine Ausnahme: rote Früchte („fruits rouges") wie Erdbeeren, Kirschen, Johannisbeeren etc. scheinen ihm schädlicher zu sein als andere („fruits sucrés"), weil sie neben dem Zucker auch Säure enthielten.

Bouchardat betont ausdrücklich, daß Zucker und zuckerhaltige Nahrungsmittel nur bei Bestehen einer Glucosurie verboten seien, während Früchte in jeder Form und zu jeder Zeit (also auch während der Glucosurie) nicht nur erlaubt, sondern sogar empfohlen seien. Dagegen sind Wurzelknollen wie Karotten, Rüben, Zwiebeln, Kohl verboten.

An Getränken verbietet Bouchardat Limonaden, Champagner und andere Schaumweine, Bier, Cidre, kohlensäurehaltige Mineralwässer und Milch. Milch und Milchkuren lehnt er wegen des Gehaltes an Milchzucker und der individuell so unterschiedlichen Verträglichkeit ab. Erlaubte Nahrungsmittel unterteilt Bouchardat nach ihrer Herkunft in animalische und vegetabilische Nahrungsmittel.

Er betont die große Anzahl erlaubter Nahrungsmittel und hebt hervor, daß die Kost des Diabetikers keineswegs eine rein animalische sein müsse. Es sei vielmehr anzustreben, die Diät so abwechslungsreich und vielfältig wie möglich zu gestalten, um erstens keine Appetitlosigkeit oder Anorexie hervorzurufen und zweitens eine vollwertige Kost anzubieten.

Fleisch aller Art sei gestattet, auf jede beliebige Art zubereitet, vorausgesetzt, daß dabei kein Zucker oder Mehl verwendet wird. Muskelfleisch von Carnivoren soll das hochwertigste Fleisch sein; unbemittelte Personen sollen das Fleisch von Katzen und Füchsen essen. Alle Arten von Fisch, auch Seefische, Krebse und Austern sollen als Abwechslung dienen; sie seien teilweise auch billiger. Sie sollen mit möglichst viel Öl oder Fett zubereitet werden. Außerdem sind Eier erlaubt. Bouchardat weist aber darauf hin, daß sie eine Zuckerausscheidung zur Folge haben können, die er auf den angeblichen Zuckergehalt der Eier zurückführt.

Zugleich mit der Empfehlung dieser proteinreichen Nahrungsmittel rät Bouchardat zur Mäßigung im Genuß stickstoffhaltiger Nahrungsmittel und zu deren Ersatz durch Herbaceen (grünes Gemüse) und Fett. In zwanzig Jahren Behandlung des Diabetes habe er immer wieder festgestellt, von welch eminenter Bedeutung diese Beschränkung sei. Ein nahezu schlüssiger Beweis sei durch die Belagerung von Paris (1871) geliefert worden: in dieser Zeit hätten einige seiner Diabetiker kein Fleisch bekommen und seien auf diese Weise zuckerfrei geworden; dabei sei die Ernährung durchaus ausreichend und nicht etwa zu knapp gewesen. Die Frage der Eiweißreduktion wird als ein wesentlicher Punkt für Bouchardats Erfolg angesehen. Wenn auch Prout schon Vorschläge in dieser Richtung ausgesprochen hatte, so war Bouchardats Empfehlung wohl die erste, die einem breiteren Kreis von Ärzten bekannt geworden ist (Kolisch 1909; Falta 1920; Porges u. Adlersberg 1929): trotzdem konnte sich die Eiweißreduktion erst durch die Arbeiten von Naunyn und Cantani durchsetzen (Naunyn 1898; Falta 1920). Bouchardat nennt die Gründe, die viele Ärzte an der Fleischkost festhalten ließ: der Ersatz der glucosurisch wirksamen Nahrungsbestandteile durch Fleisch stütze sich auf das Wissen, daß Eiweiß nicht unmittelbar zur Glucosurie führe, und auf die Erwartung, daß die meist geschwächten Diabetiker durch Fleisch am ehesten wiederhergestellt sein würden. Dabei vergesse man aber zwei wichtige Grundsätze:

– die Ernährung könne nur dann eine Aufbaukost sein, wenn sie vollständig sei
– die exzessive Gabe eines Nährstoffs zum Ersatz eines anderen könne u.U. eher schädlich als nütztlich sein.

Schließlich seien nicht die verzehrten Nährstoffe die Grundlage der Aufbaukost, sondern die utilisierten.

Die Analogie zu den Ansichten von Külz ist offensichtlich. Külz (1899) hatte betont, daß eine tägliche Gabe von acht bis zehn Gramm Stickstoff (das entspricht etwa 50–60 g Fleisch) ausreichend sei. Der tägliche Kalorienbedarf soll nach Bouchardats Meinung auch im Rahmen der strengen Kost nicht durch Eiweiß gedeckt werden. Hauptkalorienträger bleiben die Fette. Bouchardat weist darauf hin, daß Fette einen weitaus höheren Kalorienwert aufwiesen als die zu ersetzenden Kohlenhydrate. Man dürfe sie daher nicht im Verhältnis 1:1 einsetzen (eine Angabe der genauen Differenzwerte fehlt). Außerdem seien die Fette schwerer zu verdauen. Daher sollten Fette zusammen mit anderen Nahrungsmitteln eingeführt werden. Besonders Gemüse seien als Fetträger geeignet. Er selbst habe seinen Kranken den Genuß von Salaten und Gemüsen sogar vorgeschrieben. Der Zucker- bzw. Stärke-Gehalt sei relativ gering; vor allem aber seien die Vorteile, die man durch die höhere Mengen zugeführten Fettes erziele, bedeutend. Schließlich seien Gemüse und Salate Bestandteile einer vollständigen Ernährung. Bouchardat erwähnt besonders den Gehalt von Mineralsalzen und Pottasche als weiteren Vorteil.

Kräuter, Salate und Gemüse sollten zu jeder Mahlzeit verabreicht werden, da damit mehrfach am Tag eine größere Menge Fett zugeführt werden könne. Als Hauptkalorienträger müsse das Fett in der Diabetesdiät in wesentlich größeren Mengen als bei der Normalkost Verwendung finden. Als allgemeine Regel empfiehlt Bouchardat, der Betrag der Fette solle am Tag bei 150 bis 200 g liegen. Über die Menge anderer Nährstoffe und über die Gesamtkalorienzahl der Diabeteskost macht er keine Angaben.

Die Verträglichkeit der fetthaltigen Nahrung werde durch alkoholische Getränke verbessert. Zudem werde Alkohol schneller als Kohlenhydrate, Fett dagegen langsamer dem Blut entzogen. Aus der verschiedenen Abbaugeschwindigkeit ergebe sich, daß die Kohlenhydrate nicht durch Fett allein ersetzt werden sollten, sondern zu einem Teil auch durch Alkohol. Alkoholische Getränke sind in erster Linie Weine. Bouchardat zieht Rotwein, vor allem Bordeaux und Burgunder, vor. Der Kranke soll ungefähr ein bis zwei Liter am Tag trinken; damit nehme er ca. 150 g Alkohol pro Tag (bei 10% Alkoholgehalt des Weines) zu sich. Diese Menge sei ausreichend und möglich, solange viel Fett gegessen werde. Diese relativ große Menge muß auch vor dem Hintergrund der in Frankreich üblichen Eß- und Trinkgewohnheiten gesehen werden. Kaffee und Tee sollen mit Obstlern, Rum u. ä. „veredelt" werden.

Die Grenze des Alkoholgenusses sei das geringste Anzeichen eines Rausches oder einer verstärkten Erregbarkeit. Im Laufe seiner langjährigen Erfahrungen schränkte Bouchardat im übrigen die Verordnung von Alkohol zusehends ein und warnte vor Abusus.

Abschließend erwähnt Bouchardat Nahrungsmittel, die die Beschränkungen der Diät erträglicher machen sollen. Im Vordergrund stehen hier das von ihm entwickelte Gluten-Brot und Gluten-Grieß. Das Gluten-Brot (sog. Kleber-Brot) sei im Laufe von 30 Jahren ein wertvolles Hilfsmittel gewesen. Es sei nur für die Zeit der strengen Kost gedacht. Nach Verschwinden der Glucosurie dürfe wieder gewöhnliches Brot verzehrt werden. Allerdings stieß das Gluten-Brot ausschließlich auf Kritik, einerseits wegen seines schlechten Geschmacks, andererseits wegen seines relativ hohen Stärkegehaltes (Cantani 1880; Seegen 1893). Obwohl es in der Theorie eine bestechende Idee gewesen sei, die Stärke vollständig auszuwaschen, habe die Praxis erwiesen, daß es echtes Gluten-Brot nicht gebe (Seegen 1893).

Die von Bouchardat vorgeschlagene Kostform ist − verglichen mit den mehr oder minder erfolglosen Versuchen der meisten Zeitgenossen − für die Diabetesdiät ein gewaltiger Sprung nach vorn gewesen. Sie erinnert in vielen Details, vor allem aber in der Grundkonzeption an die seinerzeit wegweisende Diät von Külz. Allerdings konnte Bouchardat schon auf vierzigjährige Erfahrung zurückblicken, als Külz gerade seine ersten Versuchsergebnisse veröffentlichte. Außerdem erreichten Külz' Vorschläge erst 20 Jahre nach Veröffentlichung des hier zitierten Buches von Bouchardat ein größeres Forum interessierter Ärzte, während Bouchardats Ansichten schon in nahezu jedem Werk seiner Zeitgenossen Erwähnung und vielfach auch Nachahmung fanden. Trotz kleinerer verzeihlicher Ungenauigkeiten fand das Gesamtwerk von Bouchardat fast ungeteilte Zustimmung. Naunyn (1898), Kolisch (1909), Falta (1920) und Magnus-Levy (1944) heben vor allem die Aufforderung zu einer Nahrungsbeschränkung und zur Eiweißreduktion hervor. Kolisch und Magnus-Levy sehen in Bouchardat den Vorreiter für eine teilweise pflanzliche Kost. Er habe die Bedeutung der Gemüse als Vehikel der Fettzufuhr als erster erkannt. Lediglich Cantani (1880) mag seine Zustimmung nur eingeschränkt zu erteilen: für ihn ist Bouchardats Regime nicht streng genug; es sei allenfalls in leichteren, frischen Fällen erfolgversprechend. Diese Kritik trifft allerdings neben Bouchardat jeden Zeitgenossen, dessen Kostform nicht so streng war wie die Diät von Cantani selbst.

2.4.5 Die animalische Reduktionskost nach Cantani

Cantani schlug eine Kostform vor, die konsequent aus den seinerzeit bekannten pathophysiologischen Erkenntnissen abgeleitet war. Sie zeichnete sich in erster Linie durch eine bis dahin beispiellose Strenge aus. Cantani sieht den Diabetes mellitus als Stoffwechselkrankheit, die durch eine Nichtverwertung von Zucker gekennzeichnet ist. Der Zucker passiere den Körper unverändert. Das entstehende Energiedefizit werde durch die Oxidation von Fetten und Eiweiß gedeckt. Die Krankheit trete hinsichtlich ihres Schweregrades in verschiedenen Ausprägungen auf. Verschiedene, grundsätzlich voneinander abgrenzbare Formen gebe es nicht, „weil jeder frisch entstandene Diabetes durch Entziehung der gezuckerten oder zuckerreichen Nahrungsmittel heilbar ist, es jedoch nicht mehr ist, sobald er, längere Zeit bestanden, sich verschlimmert hat und der Zucker trotz absoluter Fleischdiät nicht aus dem Urin verschwinden will" (Cantani 1880). Der erste Schweregrad des Diabetes (Diabetes der Amylivoren) sei von einer mangelhaften Verwertung zugeführter Kohlenhydrate vegetabilischer Herkunft geprägt, während der aus den Nahrungseiweißen entstehende Zucker normal in den Stoffwechsel eingehe. Der zweite Schweregrad des Diabetes (Diabetes der Carnivoren) bestehe darin, daß auch der „animalische Zucker", der aus Eiweiß entstehe, nicht zur Verwertung gelange.

Sämtliche diabetischen Symptome seien Folge der mangelhaften Utilisation der Kohlenhydrate. „Hieraus folgt, dass der Zucker der Nahrungsmittel, so nützlich und nothwendig er dem gesunden Menschen sein kann, für den Diabetiker höchst schädlich wirkt, und es ergibt sich die Verpflichtung, streng bei einer rationellen Therapie darauf zu sehen, dass er auch nicht ein Atom dieses Giftes zu sich nehme. Kurz, der Diabetiker hat eine Modification in seinem physiologischen Typus durchgemacht, aus dem Omnivoren ist ein Carnivore geworden."

Beim Diabetiker sei der Zucker der Oxidation entzogen. Entweder fehle beim Diabetes das Enzym, welches den Zucker der Oxidation zuführe, oder der Zucker selbst werde in seiner Qualität dergestalt verändert, daß er nicht oxidiert werden könne. Das Fehlen jenes Enzyms hält Cantani für wahrscheinlicher. Es würde von den betreffenden Organen beim Diabetes nicht gebildet.

Für das Frühstadium des Diabetes glaubt Cantani das Organ zu kennen, dessen Sekret-(Enzym-)Produktion nicht regelrecht funktioniert: das Pankreas. Aus der Kenntnis pathologisch-anatomischer Befunde und aus seiner klinischen Erfahrung heraus glaubt er, eine vollständige Heilung des Diabetes durch die Wiederherstellung des geschädigten Organes sei möglich. Voraussetzung sei, daß „die anatomische Constitution noch nicht sehr verändert sei". Die häufigste Ursache für die Schädigung sei der exzessive Genuß zucker- und amylaceenhaltiger Nahrungsmittel über lange Zeit, „welcher im Pancreas eine überreichliche Sekretion hervorruft, eine Erschöpfung seiner nutritiven Funktionen herbeiführt, und so im Allgemeinen die Ernährung des Organes herabdrückt". Cantani formuliert hier in Grundzügen die Erschöpfungstheorie, die bis heute für den Typ II-Diabetes Gültigkeit besitzt.

„Nur eine länger dauernde Erholung vermag dem pancreatischen Safte wieder normale Beschaffenheit zurückzubringen, so dass er wieder im Stande ist, mit den ihm innewohnenden chemischen Substanzen einen Einfluß auf die Umwandlung des Zuckers auszuüben und so, wie beim gesunden Menschen, seine physiologische Rolle von Neuem zu spielen." Bei mangelnder Behandlung hingegen schreite die Zerstörung des Pankreas und der Pankreasfunktion weiter fort und gehe schließlich irreversibel verloren. So würde der Diabetes mellitus allmählich unheilbar.

Experimentell stellte Cantani fest, daß bei Glucosurie trotz Kohlenhydrat-Karenz eine Verminderung der Eiweißmenge in der Nahrung zur Aglucosurie führt. Diese Fälle gehören nach seiner Einteilung zum Diabetes zweiten Grades, d.h. zum Diabetes der Carnivoren. Folglich müsse die Eiweißzufuhr beim Diabetiker zweiten Grades „auf die Grenzen des absolut Nothwendigen" reduziert werden. In solchen Fällen sei nämlich die Leber ebenfalls geschädigt, und zwar in der Weise, daß sie das aus Albuminaten gebildete Glycogen (das Cantani durchaus als Speicherform der Kohlenhydrate erkennt) nur bis zur Glucose abbauen könne. Durch das Fehlen der weiteren Oxidation komme es wiederum zu einer Erhöhung des Blutzuckers und damit zur weiteren Zuckerausscheidung. Die Glucosurie trotz Kohlenhydrat-Karenz sei so leicht erklärt.

Der Diabetes sei also so lange heilbar, wie nur das Pankreas erkrankt sei. In dieser Zeit könne der Diabetiker durch gesteigerte Zufuhr von Fett und Eiweiß das durch die weitgehende Ausschaltung der Kohlenhydratzufuhr entstehende Defizit auffüllen. Diese kompensatorischen Vorgänge müßten jedoch irgendwann ihre Grenzen finden. Vor dem Erreichen jener Grenze rette den Diabetiker ersten Grades die Schonung des erkrankten Organs durch eine strenge diätetische Kur.

Dieser Gedanke der „Schonung des Pancreas" wurde über Jahrzehnte der Leitsatz der Diabetes-Therapeuten. Der Diabetiker zweiten Grades lebe nur so lange, wie die erhöhte Aufnahme von Eiweiß die Kohlenhydrate ersetzen könne; die Aufnahme allein genüge jedoch nicht, da die Nutzung die Resorption der Nahrungsstoffe voraussetze. Durch die übergroße Zufuhr von Eiweiß käme es aber mit der Zeit zu einer Erschöpfung des „chylopoetischen Systemes" gegenüber der Resorption von Proteinen. Daher sterbe der Diabetiker letztlich an Inanition, da er zwar den Magen stets gefüllt habe, aber die aufgenommene Nahrung nicht habe verwerten können.

Der Genuß einer gemischten Kost beschleunige diesen Prozeß erheblich, da die diabetischen Symptome dem allgemeinen Verfall des Patienten Vorschub leisteten. Bei exklusiver Fleischdiät hingegen lebe der Diabetiker länger, er werde − interkurrente Erkrankungen ausgenommen − nur dann sterben, wenn die andauernde Überanstrengung zur Atrophie des „chylopoetischen Systemes" geführt habe. Zur Vermeidung dieser übermäßigen Beanspruchung des Gastrointestinaltraktes spricht sich Cantani für die „restringirte Fleischdiät" aus, also die ausschließliche Ernährung mit Fleisch und Fett.

Zur Heilung des Diabetikers strebt Cantani auch die Wiederherstellung der Verwertungsfähigkeit für Kohlenhydrate an. Diese werde eben nur durch Schonung der gestörten Funktion erzielt, der ebenfalls die Fleisch-Fett-Kost diene.

Aus dieser Einstellung erklärt sich die Strenge, mit der Cantani eine konsequente diätetische Behandlung ohne Konzession an Wünsche oder Bedürfnisse der Patienten durchführte. Die Fleisch-Fett-Kost soll ausnahmslos bei jeder Mahlzeit angewendet werden.

Cantani gestattet Fleisch jeder Herkunft mit Ausnahme von Leber. Die Zubereitung ist freigestellt, solange weder Zucker noch Mehl verwendet werden. Wo möglich, sollen große Mengen von Fett (außer Butter, wegen des Milchzuckers) beigefügt werden, vor allem in Form von Olivenöl oder tierischem Fett. Die Verträglichkeit der Fette ist im Einzelfall die Voraussetzung der Zufuhr von Fett. Außer fetthaltigen Speisen, Öl und Schweinefett soll der Diabetiker auch reinen Lebertran zu sich nehmen, da dieser leichter als jedes andere Fett verdaut werde und ein hervorragender Kalorienträger sei.

An Getränken erlaubt Cantani nur reines Wasser oder kohlensaures Wasser (Selterswasser, Sodawasser) und geringe aromatische Zusätze wie Fenchel, Orangenblüten, Melissen oder Pfefferminz.

Bei leichtem Diabetes dürfe die Diät weniger streng gehandhabt werden. Hier wird der spärliche Speiseplan durch Eier und Leber bereichert.

Stets verboten sind Milch, Milchspeisen, Butter und Käse; sämtliche Obstsorten; jegliches grüne Gemüse und alle Wurzeln; ferner alkoholische Getränke wie Wein,

Rum und Kognac; schließlich natürlich auch Mehlspeisen, Süßigkeiten, Limonaden, Schokolade, Kaffee und Tee — kurz: es ist alles untersagt, was auch nur Spuren von Kohlenhydraten enthalten könnte.

Die Mengenangaben erfolgen nicht abgestuft nach dem jeweiligen Bedarf eines Patienten, etwa in Kalorien. „Jeder Diabetiker wird, wenn er täglich 500 bis 600 Gramm gekochtes Fleisch zu sich nimmt, sehr gut bestehen können; zeigt jedoch die Waage eine bedeutende Abnahme des Körpergewichtes, so ist die Menge zu vergrössern." Zur Auffütterung abgemagerter Patienten empfiehlt Cantani 60–200 g pankreatisches Fett, welches mit Schweineschmalz überbraten verabreicht werden soll.

Schließlich führt Cantani als erster Therapeut Hungertage ein (Rosenfeld 1916; von Noorden 1917; Falta 1920; Lichtwitz 1926): bei einem Versagen der strengen Fleisch-Fett-Diät benutzt er ein 24–36stündiges Fasten zur „Entzuckerung". Darauf folgt eine reduzierte Fleischkost, die nur die Hälfte oder zwei Drittel der üblichen Menge gewährt. Erst nach zwei bis drei Wochen erlaubte Cantani wieder die normalen Mengen — aber nur, „wenn sich ein wirkliches, objektives, reelles Bedürfnis bei dem Kranken zeigte", welches mit der Waage festgestellt wurde. Blieb das Körpergewicht bei dieser strengen Kost konstant, wurde die zweifach reduzierte Fleischkost „ungeachtet aller Reclamationen" beibehalten. Trat unter dieser Diät erneut eine Glycosurie auf, so wurde nach 8–14 Tagen ein erneuter Fastentag angesetzt. Der Sinn der Hungertage ist die vollständige Ruhigstellung des gesamten Gastrointestinaltraktes. Der Diabetiker solle schließlich nicht *viel* Fleisch essen, sondern er müsse eine ausreichende Menge Fleisch und Fett verdauen und verwerten; diesen Zweck erreiche man um so eher, je weniger Nahrung eingeführt werde. Außerdem führten größere Mengen Fleisch wieder zur Bildung von Glycogen in der Leber und damit zur Zuckerausscheidung; bei der Gabe geringer Menge bliebe für diesen Prozeß quasi kein Material mehr übrig, da der Organismus das gesamte Eiweiß „verbraucht, assimilirt und verbrennt, um den nothwendigen Bedürfnissen der organischen Oekonomie zu genügen". Die Diät soll zwar knapp sein, eine Gewichtsabnahme sei aber nicht erwünscht. Daher toleriert Cantani auch in schwersten Fällen eher eine geringe Glykosurie als eine dauernde Unterernährung der Patienten. Trotzdem wird Cantanis Regime von vielen Autoren als systematische Unterernährung angesehen (Falta 1920 u.a.). Zumindest handelt es sich um eine äußerst knappe Erhaltungskost.

Die diätetische Therapie wird abgerundet durch die Gabe von Milchsäure. Nach jeder Mahlzeit soll der Patient ein bis zwei Gramm Milchsäure in 130 g Wasser gelöst einnehmen. Außerdem verordnete Cantani eine spezielle Limonade, bestehend aus

Acid. lactic. pur.	5–20 g
Aqua aromatic.	20–30 g
Aqua fontan.	1000,0 g

Davon sollte der Patient alle zwei Stunden ein Glas (0,21) mit 0,5 g Natriumbikarbonat einnehmen. Die Milchsäure soll einerseits als Kalorienträger die unverwertbaren Kohlenhydrate ersetzen, andererseits aber auch Vorteile erbringen, die die Assimilation von Kohlenhydraten mit sich bringt, also die Einfuhr von Kohlenhydraten simulieren.

Das gelänge, da die Milchsäure ein Derivat der Glucose sei, das in der Abbaukette unterhalb der behinderten Reaktion eingeschleust werden könne. Schließlich erhöhe die Gabe von Milchsäure die Verträglichkeit der Fleisch-Fett-Kost um ein Vielfaches; die von anderen beschriebene Malabsorption trete unter dieser Medikation nicht auf. Die Gabe von Milchsäure sei „das Ei des Columbus, um die Fleischdiät einen genügend langen Zeitraum zu ertragen".

Die Dauer der Fleisch-Fett-Diät setzt Cantani mit drei bis sechs Monaten an, in schweren Fällen auch neun Monate. Danach soll eine Rückkehr zur gemischten Kost erfolgen. Voraussetzung ist eine zweimonatige Zuckerfreiheit. Zuerst werden grüne Gemüse gestattet; nach einem Monat dann auch Rotwein und Käse; nach weiteren zwei Monaten sind auch Nüsse und Obst erlaubt. Schließlich darf der Kranke dann auch Milch und Milchprodukte essen, bevor nach einem weiteren Monat geringe Mengen von Mehlspeisen erlaubt werden. Diese „geordnete und allmählige Rückkehr" zur gemischten Kost dauert also weitere drei bis sechs Monate. Cantani weist darauf hin, daß auch bei Zuckerfreiheit nach dem Genuß von Mehlspeisen zeitlebens eine gewisse Beschränkung in diesem Punkt gewahrt werden müsse.

Die Durchführbarkeit seiner Diät hält Cantani für wenig problematisch; außer bei fortgeschrittenen Fällen erwartet er von seiner Therapie eine Heilung des Diabetes.

In dieser Beziehung sind Cantanis Zeitgenossen weniger optimistisch: Naunyn (1889) und Seegen (1893) betonen, daß es wohl keine Heilung gebe, da die Therapie nur symptomatisch sei. Darüber hinaus zweifelt Seegen auch Cantanis Erfolge an. Bei der Durchsicht von Cantanis Krankengeschichten habe er nicht einmal gesehen, daß Cantani tatsächlich zur gemischten Kost zurückgekehrt sei. Er selbst habe weder hinsichtlich der Verträglichkeit noch in bezug auf den Erfolg ähnlich gute Erfahrungen sammeln können. Trotzdem habe die Fleischkost einen Vorteil, nämlich den der vorübergehenden Entzuckerung des Urins.

Bei aller Kritik bleiben an Cantanis Namen drei Hauptpunkte der Diabetes-Diät geknüpft: die Eiweißreduktion, der Gebrauch von Fett als Hauptkalorienträger und die Einführung der Hungertage.

Von Noorden nutzte die Hungertage als Mittel schneller Entzuckerung des Urins noch fast 40 Jahre später, nachdem er vorübergehend die Hungertage zu Trink- und Gemüsetagen umgewandelt hatte.

Cantani selbst läßt seine Kostform als einzig erfolgversprechende gelten. Er bezieht ausdrücklich Stellung gegen Ärzte, die sein Regime für übermäßig streng halten. „Man kann nicht leugnen, dass auch manchmal bei weniger strenger Diät von Rollo, Bouchardat, Pavy, Seegen und Donkin Diabetiker vorübergehend nicht nur von ihrer Polyurie und ihrem Durste, sondern auch da, wo es sich um einen sehr leichten und frisch entstandenen Diabetes handelte, auch von ihrer Meliturie befreit wurden; aber sicherlich war diese Heilung nur kurz andauernd; und früher oder später stellten sich Recidive ein. Die Behandlungsweise dieser Autoren war sicherlich schon ein Fortschritt in der Therapie des Diabetes und verbesserte die Lebensverhältnisse der Kranken, ja verlängerte auch ihr Leben; doch heut, wo man diese Krankheit vollständig und dauernd heilen kann, wäre es eine Gewissenlosigkeit, wenn man nicht auf die äusserste strenge Durchführung und möglichst lange Fortsetzung der Kur bestehen, und nur allmälig zu einer geregelten Diät übergehen würde."

2.4.6 Die kohlenhydrat- und eiweißreduzierte Diät nach Naunyn

In Deutschland wurde die Kostform Cantanis nachdrücklich durch Naunyn empfohlen, für den Cantani der Wegbereiter für eine erfolgreiche diätetische Behandlung des Diabetes mellitus war (Naunyn 1889). Naunyn selbst folgte zunächst den Kostverordnungen Cantanis, profilierte sich in den folgenden Jahren jedoch in zunehmendem Maße durch eine Weiterentwicklung dieser Diät.

Der Beginn der Naunynschen Arbeiten zur Diättherapie des Diabetes mellitus fiel in eine Zeit, in der die Theorien zur Pathogenese des Diabetes im Umbruch waren: in jener Zeit (1889) erbrachten von Mering und Minkowski den Beweis, daß der Diabetes durch eine Störung der Zellfunktion des Pankreas verursacht wird. Gleichzeitig versuchte Naunyn, sein diätetisches Behandlungskonzept durch experimentelle Untersuchungen zu untermauern. In jener Zeit waren Naunyn und seine Schule richtungsweisend (Falta 1920).

Wie schon Seegen, Külz und Cantani unterscheidet Naunyn eine leichte Form des Diabetes (Glucosurie nur bei kohlenhydrathaltiger Nahrung) von einer schweren Form (Glucosurie bei Kohlenhydratkarenz). Zusätzlich definiert Naunyn noch eine Übergangsform als mittelschweren Diabetes. Sie hebt sich von der schweren Form durch den Erfolg einer strengen Kost ab.

Ein Übergang von der leichten zur schweren Form soll durchaus möglich, aber selten sein.

Die Abhängigkeit der Progredienz von der zugeführten Nahrung zeige der Vergleich wohlhabender Patienten mit ärmeren Diabetikern: die wohlhabenden Patienten wiesen fast stets einen leichten Diabetes auf; die Patienten aus ärmeren Schichten, die sich hauptsächlich von Kohlenhydraten ernährten, zeigten fast immer einen schweren Diabetes. Bei ihnen komme es aufgrund dieser Nahrung schneller und sicherer zum Übergang in die schwere Form.

Demnach sei die Ernährung der geeignete Ansatzpunkt, die Glucosurie zu bekämpfen. Das Ziel der Therapie dürfe nicht mehr allein sein, den Patienten „lange Zeit in erträglichem Zustand am Leben zu erhalten" (Naunyn 1898), sondern durch Schonung der gestörten Funktion solle der weitere Verfall dieser Funktion und damit die Progredienz der Erkrankung aufgehalten werden. Möglicherweise sei sogar eine Besserung der gestörten Funktion, also eine Steigerung der Kohlenhydrattoleranz, zu erzielen (Naunyn 1889).

Naunyn schildert eine Beobachtung, bei der er die Kohlenhydrattoleranz trotz einer Kohlenhydratzulage, welche die festgestellte Toleranz überschritt, ansteigen sah. Er kommt zu dem Schluß, daß ein geringes Überschreiten der Toleranzgrenze im Sinne einer Übung der gestörten Funktion zu werten sei, während ein stärkeres Überschreiten zur weiteren Schwächung führe. Külz hatte ein ähnliches Phänomen bei schwerem Diabetes beschrieben und daher die völlige Entziehung der Kohlenhydrate abgelehnt.

Naunyn empfiehlt, die gestörte Funktion zu schonen, indem die Zufuhr von Zucker und stärkehaltiger Nahrung völlig unterbunden wird.

Cantani habe als erster die Pflicht, auch die Proteine als Hauptbestandteil der Diabetikerkost quantitativ zu beschränken, durchgesetzt. Seine ärztlichen Kollegen seien ihm aber nicht gefolgt; lediglich von Dühring habe − unbewußt − gerade durch die quantitative Einschränkung der Gesamtnahrungsmenge Erfolge erzielt.

NOTWENDIGSTE ANGABEN

FÜR DIE

KOSTORDNUNG DIABETISCHER

ZUM HANDGEBRAUCH DER ÄRZTE
ZUSAMMENGESTELLT

VON

B. NAUNYN

ZWEITER ABDRUCK

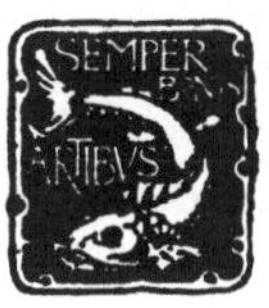

JENA
VERLAG VON GUSTAV FISCHER
1909

Abb. 7

Die Erfolge von Bouchardat ignoriert Naunyn offensichtlich. Der Grund für die eingeschränkte Zufuhr von Fleisch sei vor allem die glucosurische Wirkung des Eiweißes, nebenbei aber auch die Verhütung gastrointestinaler Beschwerden. Später fordert Naunyn (1898) auch die quantitative Zumessung der Fette. Zwar seien

Tabellen 15–22. Nahrungsmitteltabellen nach Naunyn (1908)

I. Nahrungsmittel nach ihrem Fettgehalt.

a) Fleisch[1]:

	Fettgehalt in Proz. des Nahrungsmittels
Schweinefleisch, fettes	über 30
Schweinefleisch, mageres	7
Ochsenfleisch, fettes	30
Ochsenfleisch, mageres	2
Hammelfleisch, fettes	über 30
Hammelfleisch, mageres	6
Kalbfleisch, fettes	7
Kalbfleisch, mageres	unter 1
Pferdefleisch, fettes	16
Pferdefleisch, mageres	$^{1}/_{2}$—3
Lapin, fett	10
Gänsefleisch, fettes	über 30
Huhn, fett	10
Huhn, mager (junge Hühner)	1—3
Taube	1
Feldhuhn (wilde Hühner etc.)	1
Ente (wilde)	3
Hirsch / Reh / Wildschwein	2
Hase	1

1) Eiweißgehalt des (gekochten oder gebratenen) Fleisches darf für die Praxis gleich 30 Proz. angenommen werden.

gastrointestinale Störungen durch Fette nur dann zu befürchten, wenn die Eiweißzufuhr zu groß sei; die Kranken neigten aber eher dazu, von sich aus zu wenig Fett zu sich zu nehmen: „Man muss ihnen das Fett in wünschenswerthen Mengen aufnöthigen und angeben, in welcher Form sie es zu genießen haben."

Diese einfachen Grundsätze der diätetischen Behandlung erlaubten das Erreichen der angestrebten Therapieziele. Der Arzt dürfe aber bei der Verfolgung jener Ziele nicht rücksichtslos vorgehen. „Er darf die diätetischen Einschränkungen auf die Dauer nicht weiter treiben, als dies mit einer auskömmlichen Ernährung verträglich ist. Sicher ist beim Diabetischen in dieser Hinsicht besondere Vorsicht geboten, denn die Schwierigkeit, einen Diabetischen auskömmlich zu ernähren, ist oft gross genug, und es gelingt oft nur schwierig, den Ernährungszustand des Kranken, wenn er einmal heruntergekommen ist, wieder in die Höhe zu bringen. Andererseits aber ist es ebenso selbstverständlich, dass es erlaubt sein kann, den Kranken vorübergehend ungenügend zu ernähren, sofern dadurch bestimmte, nur auf diese Weise zu erreichende Vortheile gewonnen werden sollen" (Naunyn 1898). Der Nahrungsbedarf des Diabetikers ergibt sich für Naunyn aus den Rubnerschen Untersuchungen. Etwa 35–40 Kalorien pro kg Körpergewicht und Tag seien als auskömmliche Ernährung zu bezeichnen. Diese Werte dürften aber gemäß den Weintraudschen Untersuchungen unterschritten werden, ohne daß die Nahrung unzureichend sei. Weintraud (1893) hatte an einem von Naunyns Patienten bewiesen, daß 25 Kalorien pro kg Körpergewicht und Tag nicht nur ausreichend seien, sondern angeblich sogar noch zur Gewichtszunahme des Patienten führten. Die Größe der als für den einzelnen Kranken auskömmlich bzw. ausreichend zu bezeichnenden Nahrungs-

Frische Fische.

	Fettgehalt in Proz. des Nahrungsmittels
Flußaal	28
Meeraal	8
Makrele	10
Hering	7
Salm	6—13
Strömling	6
Scholle	2
Karpfen	1
Stockfisch	unter 1
Hecht	$^1/_2$
Rochen (Flundern)	$^1/_2$
Flußbarsch	$^3/_4$
Kabeljau	$^1/_4$
Dorsch	$^1/_4$
Seezunge	$^1/_2$

Fische, mariniert, gesalzen, geräuchert.

Neunaugen	26
Hering	17
Sprotten	16
Makrele	14—22
Lachs	12
Bückling	9
Strömling	7
Sardellen	2

Für den Fettgehalt der S a r d i n e n i n O e l, Thunfisch in Oel etc.
ist das ihnen anhaftende und mitgenossene Oel entscheidend. Im
allgemeinen mag man eine Sardine mit zugehörigem Oel mit 80—90
Kalorien verrechnen.

Fischmehl	unter 1
Austern	unter $^1/_2$
Krebs, Hummer(fleisch)	unter $^1/_2$

menge solle so bemessen werden, daß der Kranke sich dabei leistungsfähig fühle und nicht an Gewicht abnehme.

In der Praxis verwendete Naunyn die eiweißreduzierte Kost in vier verschiedenen Variationen:
als „strengste Fleischdiät",
    „strenge Fleischdiät",
    „leichtere Diät" und
    „freie Diät".

Die sog. freie Diät, also eine Kost ohne jede quantitative oder qualitative Einschränkung war den hoffnungslosen und daher aufgegebenen Fällen vorbehalten.

Die „strengste Fleischdiät" entsprach exakt dem von Cantani vorgeschlagenem Regime.

Hier waren 500 g Fleisch aller Art (außer Leber) erlaubt, zubereitet mit Öl oder tierischem Fett. Die „strenge Fleischdiät" unterschied sich von der „strengsten Fleischdiät" nur dadurch, daß das Fleisch nach normalen Küchenregeln, wenn auch natürlich ohne Mehl oder Zucker zubereitet wurde. In späteren Jahren hat Naunyn (1898) dann die Unterscheidung dieser beiden Formen aufgegeben und sprach nur noch von „strenger Fleischdiät". Außerdem gestattete er Zulagen von Gemüsen und

c) Speisefette und Fettspeisen; Würste, Fleisch-
konserven, Eier.

Leberwurst ist wegen des Glykogengehaltes der Leber untersagt. Sog. Straß-
burger Leber(-pastete) ist nur wegen der beigegebenen Trüffeln (s. unter Kohlehydratgehalt IIb) bedenklich. Diese krankhaft verfetteten Gänselebern pflegen nur wenig
(unter 3 Proz. der feuchten Substanz) Glykogen und über 30 Proz. Fett zu enthalten.

	Fettgehalt in Proz. des Nahrungsmittels
Pflanzenöl	100
Knochenmark	100
Butter	83
Kunstbutter	88
Speck, nicht durchwachsen, geräuchert	92
Schinken, geräuchert (gute Ware)	36
Ochsenzunge, geräuchert (ebenso)	32
Gänsebrust, geräuchert (pommersche)	32
Ochsenfleisch, geräuchert (Rauchfleisch). . . .	15
Büchsenfleisch	13
Fleisch, getrocknetes	5
Mettwurst, westfälische	40
Zervelatwurst	40
Frankfurter Würstchen	40
Erbswurst	34—40
Sülzwurst	23
Blutwurst	12
Knackwurst (Wiener)	11
Hühnerei (wiegt im Mittel 53 Gramm!) [1] . . .	12
Entenei	15
Kiebitzei	12
Fischroggen (Karpfen)	6
Kaviar	16

d) Käse.

Fettester Rahmkäse (König)	67
Neufchateler	41

[1] Ein Hühnerei = 75 Kalorien.

Salat (etwa 200–400 g). Zur besseren Verträglichkeit waren auch bis zu 100 g Kognac erlaubt. Das Wesen dieser „strengen Fleischdiät" war die ausschließliche Ernährung des Patienten von Fleisch und Fett; die übrigen Bestandteile der Nahrung sollten nur die Verträglichkeit erhöhen. Naunyn hält die strenge Fleischdiät für eine Kostform, die nur unter klinischen Bedingungen durchführbar ist. Dagegen sei die „leichte Fleischdiät" auch nach Entlassung des Patienten anwendbar. Sie stelle im wesentlichen die „alte Pavy-Seegensche Diät" dar. Sie unterscheidet sich von der „strengen Fleischdiät" durch die Zulage von Kohlenhydraten. Der Speiseplan enthält außer Fleisch und Gemüse nun auch Milch, Brot und Früchte. Die Eiweißnahrung überschreitet auch weiterhin inklusive des Milcheiweißes nicht 500–600 Gramm. Die Menge der Kohlenhydrate wird jedoch im Gegensatz zur Kostform von Pavy und Seegen quantitativ vorgegeben. Eine qualitative Selektion der Kohlenhydrate ergibt sich aus dem Verbot von Kartoffeln und „schädlichen" Gemüsen.

1898 gab Naunyn die „strengste Fleischdiät" nach Cantani auf und lockerte die Diätvorschriften, indem er zwischen der „leichten Fleischdiät" und der „freien Diät" als weitere Abstufung noch eine „leichte gemischte Diät" einschob. Jetzt endet die konsequente und exakte quantitative Regelung der Diät insofern, als die Patienten

66

	Fettgehalt in Proz. des Nahrungsmittels
Stilton	35
Chester	27
Roquefort	33
Gervais	30—42
Brie	20
Camembert	21
Strachino	34
Parmesan	20
Schweizerkäse	24
Holländer	27
Edamer	30
Oleomargarinkäse, künstlicher	26
Magerkäse: Quark, Zieger, Topfen, weißer Käse	3—7

Diese Magerkäse enthalten bis zu 6 Proz. Milchzucker.

II. Milch, Rahm und Milchpräparate nach Fett- und Zuckergehalt.

	Fett	Zucker
	in Proz. des Nahrungsmittels	
Rahm, frischer	20—27	2—4
Rahm, konserviert		
Frankfurt, Rademann	30	3
Frankfurt, Dampfmolkerei	18	3—4
Frankfurt, Lindheimer	16	3—4
Sterilisierter Schweizer (Stalden, Emmenthal)	30	3
Kuhmilch (Vollmilch)	3—4	4—5
Kuhmilch, abgerahmt	unter 1	4—5
Buttermilch	unter 1	3—4
Molken	$^1/_4$	4—5
Ziegenmilch	4	4
Schafmilch	6	5
Eselmilch	2	6
Kefir (3-tägiger)	3—4	über 2
Kumys (aus Stutenmilch)	über 1	über 1
Kumys (aus Kuhmilch)	unter 1	über 3

nur noch zur annähernden Einhaltung der Kohlenhydratbeschränkung angehalten werden. Die qualitativ sehr geringe Beschränkung sei das Merkmal dieser Diät (selbst Bier und Kartoffeln werden gestattet); dagegen bleibe die quantitative Einschränkung, insbesondere die Beschränkung auf 500 g Fleisch pro Tag bestehen — die „Mäßigkeit im Ganzen" müsse gewahrt bleiben.

Die Forderung nach einer Deckung des Nahrungsbedarfes, d. h. der erforderlichen Kalorienzahl, hält Naunyn nicht für problematisch. Nur bei der strengen Fleischdiät reiche die erlaubte Fleischmenge mitunter nicht aus. Diese Schwierigkeit könne umgangen werden, indem 200 g Fleisch durch vier bis fünf Eier ersetzt würden. Durch den hohen Fettgehalt der Eier erreiche man die gewünschte Gesamtkalorienzahl. Bei Bestehen einer Glucosurie müsse man zur Berechnung der Gesamtkalorien den ausgeschiedenen Zucker berücksichtigen, da dessen Kalorien ungenutzt verloren gingen. Je nach Lage des Einzelfalles dürfe vorübergehend die kalorisch ausreichende Nahrung verlassen werden: „In manchen schweren Fällen ist sogar die Unterernährung in ihrer crassesten Form als vollständige Nahrungsabstinenz nicht zu entbehren, weil sich allein durch sie die Unterdrückung der Glucosurie erzwingen lässt, und auch in manchen nicht so schweren Fällen stellt das gelegent-

III. Nahrungsmittel nach Kohlehydratgehalt.

a) Mehl, Brot und Mehlpräparate, Kakao.

	Kohlehydratgehalt in Proz. des Nahrungsmittels
Feine Kunstmehlarten (Arrowroot, Sago Tapioca, Maizena)	83
Kartoffelmehl	81
Feines Weizenmehl [1]	75
Roggenmehl	70
Gerstenmehl	71
Grobes Weizenmehl mit Kleie	65
Leguminosemehl	64
Aleuronatmehl (Hundhausen, Hamm, Westfalen)	7

Zum Backen bedarf das Aleuronatmehl stets eines sehr beträchtlichen Zusatzes gewöhnlichen Mehles, daher der viel höhere Kohlehydratgehalt des Aleuronatbrotes (s. dieses)

Semmel	63
Grobes Weizenbrot [2]	53
Grahambrot	39
Roggenbrot	49
Kommisbrot	49
Pumpernickel	47
Haferbrot	64
Gerstenbrot	69
Kakes	72
Zwieback	77
Aleuronatbrot	34
Reis	78
Gries	76
Hafergrütze	67
Grünkern	65
Nudeln, Makkaroni	77
Kakao	um 30
Eichelkakao	bis 50

1) Als Eiweißgehalt guten Getreidemehles darf man im allgemeinen 20 Proz. ansetzen.

2) Als Eiweißgehalt des Brotes ist im allgemeinen 15 Proz. angegeben. Die Diabetes-(Surrogat-)Brote enthalten zum Teil viel weniger, aber auch viel mehr.

liche Einschalten einer 24stündigen Hungerperiode einen sehr zu empfehlenden Kunstgriff dar" (Naunyn 1898). Die Nahrungsabstinenz müsse — im Hinblick auf eine kalorisch ausreichende Ernährung — nicht absolut sein; es gehe schließlich nur um eine vollständige Kohlenhydratentziehung und Entlastung des Kohlenhydratstoffwechsels, wozu auch die Entziehung jeglichen Nahrungseiweißes gehöre. Tee mit Kognac und Fleischextrakt-Lösungen seien gestattet; zweckmäßig, aber von den Diabetikern ungeliebt sei die Aufnahme von reinem Fett.

Vor Beginn einer diätetischen Behandlung solle die Kohlenhydrattoleranz festgestellt werden. Das Ergebnis dieses Tests gebe Auskunft über die Strenge der notwendigen Diät. Die Behandlung schwerer und schwerster Fälle muß sich in erster Linie am Allgemeinbefinden des Patienten orientieren. Die Patienten sind stark untergewichtig und häufig durch Komplikationen zusätzlich geschwächt. Naunyn schlägt vor, direkt mit „einem Versuch energischer Diät" zu beginnen, weil in den ersten Tagen die Patienten noch kooperativ seien. Doch rät er zur Vorsicht, weil bei starker Glucosurie trotz strenger Fleischdiät ein kalorisches Defizit entstehen könne. Der Gewichtsverlust werde leicht sechs bis acht Kilo erreichen. Außerdem bestehe die Gefahr einer Acidose. In solchen Fällen solle der Zustand des Patienten durch Zulage von Milch oder Früchten stabilisiert werden. Die Aussichten auf das Er-

Die „Diabetikerbrote", „D.-Gebäcke", „D.-Mehle", „D.-Kakao",
setze ich nicht hierher, weil ich die Verantwortung für ihren
Kohlehydratgehalt nicht übernehmen kann. Doch will ich einige
Firmen nennen, wo sie erhältlich sind. Man kann von dort leicht
die Preiskurante beziehen; man verlange dabei aber ausdrücklich genaue und bindende Angaben über den
Kohlehydratgehalt der Präparate.

Firmen für Herstellung von Diabetikernahrungsmitteln: Frankfurt a. M.: Groetsch, Goethestraße; Rademann, Bockenheim:
Karlsbad (Böhmen): Platschek; Kötschenbroda b. Dresden;
Fromm & Co.; Potsdam: Gericke; Wien: Fritz, Naglergasse; Marx, Naglergasse.

b) Gemüse nach Kohlehydratgehalt.

Den Kohlehydratgehalt der Gemüse und Früchte kann man zu einem Teile dadurch beseitigen, daß man sie vor weiterer Zubereitung in reichlich Wasser abkocht
und das Kochwasser fortgießt.

	Kohlehydratgehalt in Proz. des Nahrungsmittels
Erbsen (trocken)	52
Erbsen (grün)	12
Bohnen (trocken)	49
Bohnen (grün, nur ganz junge)	unter 6

Ein großer Teil dieser angeblichen Kohlehydrate der grünen
Bohnen ist Inosit, kein Kohlehydrat!

Saubohnen (grüne)	7
Linsen (trocken)	53
Kastanien (echte; Maronen)	30—40
Morchel (trocken)	43
Trüffel (trocken)	37
Trüffel (frisch)	7
Champignon (trocken)	29
Champignon (frisch)	3
Kartoffeln	20
Topinambur [1]	14
Schwarzwurz (Salsifie) [1]	15

1) In reifen Topinambur und Schwarzwurz ist von Kohlehydrat fast nur Lävulose,
im Stachys nur Stachose vorhanden. Die unreifen Wurzeln der beiden ersten aber
enthalten viel Dextrose, und zwar in sehr schwankender Menge. Uebrigens ist in der
Schädlichkeit kein gar zu großer Unterschied zwischen Lävulose und Dextrose. Ueber
Stachose und ihre Bekömmlichkeit weiß man wenig.

reichen der Aglucosurie seien nicht groß; man müsse sich daher mit einer Reduzierung der Glycosurie auf 60–80 g Zucker in 24 Stunden zufrieden geben. Nichtsdestoweniger müsse sich der Kranke auch in diesen Fällen über die Notwendigkeit des
Maßhaltens bewußt bleiben. Bei erneuter Zunahme der Glucosurie sollen Tage
strenger Fleischkost oder sogar Hungertage eingeschaltet werden. Selbst eine starke
Acidose sei in diesem Fall keine Kontraindikation, da man sie durch reichliche Gabe
von Natriumbikarbonat zurückdrängen könne. Die Prognose der schweren Fälle ist
trotz sorgfältiger Bemühungen schlecht: „Schließlich pflegen allerdings die konsequent so wie eben angegeben behandelten Fälle der schweren Form an Coma diabeticum zu sterben. Darin kann unmöglich ein Vorwurf gegen die Behandlung liegen.
Ich bin vielmehr nach allen meinen Erfahrungen überzeugt, dass sie bei solcher
Behandlung keineswegs früher sterben, wie bei einem weniger strengen Regime,
dass sie im Gegentheil bei jener länger aushalten, jedenfalls halten sie aber in sehr
viel besserem Zustand aus" (Naunyn 1889).

Dagegen zeichnen sich die mittelschweren Fälle durch einen Erfolg der strengen
Fleischdiät aus. Die Ausgangsposition ist meist auch besser, da die Zeichen einer
Acidose fehlen. Hier beginnt Naunyn mit einer leichten Fleischdiät (mit Kohlen-

Kohlehydratgehalt in Proz.
des Nahrungsmittels

Sellerie	12
Meerrettig	15
Zwiebeln	10—20
Kerbelrüben	26
Stachys [1]	17
Rote Rüben	10
Möhren (Karotten)	8—10
Rettig	8
Radieschen	4
Petersilienwurzel	7
Kohlrüben	8
Kohlrabi	4
Tomaten	4
Gurken	2
Grünkohl (Braunkohl, Winterkohl)	12
Rotkraut	6
Rosenkohl (Bruxelles)	6
Savoierkohl (Wirsing)	6
Weißkraut (Weißkohl)	5

Aus ihm wird das Sauerkraut bereitet; in diesem ist dann ein
bedeutender Teil der Kohlehydrate bereits vergoren.

Blumenkohl	5
Spinat	4
Sauerampfer	3
Spargeln	3
Salat (Kopfsalat, Endiviensalat)	2—3
Dill	7
Schnittlauch	9
Artischocke	8

c) Früchte nach Kohlehydratgehalt.

Kohlehydrat in Proz.
des Nahrungsmittels

Datteln (getrocknet)	74
Feigen (getrocknet)	50

[1] Siehe Anmerkung auf S. 6.

hydratzulage). Reicht dies nicht zur Erzielung der Glucosuriefreiheit, so werden die Kohlenhydratzulagen gekürzt oder weggelassen. Die Kranken nehmen bei weitem nicht so stark ab wie die schweren Fälle; meist setzt mit dem Therapieerfolg eine Gewichtszunahme ein. Hungertage seien hier das Mittel der Wahl, um Glucosuriefreiheit zu erzwingen. Man könne in mittelschweren Fällen wenigstens eine Stagnation des Diabetes erreichen, in vielen Fällen sogar eine Steigerung der Kohlenhydrattoleranz. Insbesondere die kurmäßige Zufuhr von Kohlenhydraten im Wechsel mit strenger Kost sei geeignet, zur Steigerung der Toleranz beizutragen. Hier findet das Prinzip der „Übung der gestörten Funktion" erstmals Anwendung. Naunyn beklagt allerdings, daß ein Teil der scheinbar mittelschweren Fälle trotz anfänglicher Therapieerfolge zu den schweren Fällen zu gehören scheine, da sie sich nach den ersten Erfolgen als therapieresistent erwiesen.

Die Diabetiker der leichten Form zeigen im Gegensatz zu den schwerer erkrankten Patienten eher Über- als Untergewicht. Die Behandlung sei für den Arzt ein erfolgversprechendes Unterfangen, da meist mit einfachen Mitteln ein dauerhafter Erfolg erzielt werden könne. Für das Erreichen einer Aglucosurie sei im allgemeinen die Verordnung der leichten Fleischdiät ausreichend. Schon nach einigen Tagen sei

70

	Kohlehydrat in Proz. des Nahrungsmittels
Eicheln (gedörrte zu Kaffee)	70
Johannisbrot	68
Zibeben	64
Zwetschen (Pflaumen, getrocknet)	62
Aepfel, Birnen, Kirschen, getrocknet	45—55
Rosinen (Korinthen)	62
Bananen	23
Weintrauben	16 u. mehr
Reineclaude	15
Mirabellen	13
Aepfel (Reinetten)	13
Birnen	12
Kirschen	12
Pfirsiche	12
Aprikosen	4—11
Zwetschen (Pflaumen)	8—11
Ananas	8
Stachelbeeren (reif)	8
Stachelbeeren (unreif)	2
Johannisbeeren	7
Erdbeeren	7
Heidelbeeren	6
Maulbeeren	11
Himbeeren	5
Preißelbeeren	2
Apfelsinen (Orangen)	2—6
Kürbis	7
Melone	7
Rhabarberstengel	3
Haselnuß	9
Walnuß	8
Mandel	7

Früchte im eigenen Saft (ohne Zucker) eingemacht pflegen nicht über 6 Proz. Zucker zu enthalten. Vom Zucker ist viel in den Saft übergegangen, der also viel zuckerreicher und schädlicher ist.

erfahrungsgemäß der Übergang zur leichten gemischten Kost möglich. Hauptsache bleibe die quantitative Beschränkung der Kost. Der Patient müsse jeden Nahrungsexzeß meiden. Trotzdem bleibe die Fähigkeit zur Verwertung von Kohlenhydraten immer reduziert; dennoch könne die erzielte Besserung als „Heilung mit Beschränkung" aufgefaßt werden.

Schließlich bezieht Naunyn (1908) Stellung gegen die Abgrenzung erlaubter und nicht erlaubter Nahrungsmittel. Der Begriff „erlaubt" verführe zu der Annahme „in jeder Menge erlaubt", und das treffe nur für Fette zu.

Der Diätzettel des Diabetikers müsse vom Arzt den individuellen Gegebenheiten entsprechend ausgearbeitet werden. In seinen Diätvorschriften entfernt sich Naunyn nicht weit von Cantani, mit der Abweichung jedoch, daß Gemüse und Salate auch bei strenger Fleischdiät und im Rahmen seiner leichteren Fleischdiät gestattet waren. „Schädliche Gemüse" sollten nicht genossen werden; die Grenze lag bei einem Kohlenhydratgehalt von fünf (1898) bzw. sechs (1908) Prozent. Wie der Patient allerdings diese Vorschrift befolgen soll, gibt Naunyn nirgends an.

Naunyns Verdienst war das Bekanntmachen der Diät nach Cantani und die Entwicklung des Konzeptes der Eiweißreduktion als wichtiger diätetischer Faktor in der

Montag:	Kaffee mit Rahm	Kalorien	268
	Frankfurter Würstchen, 130 g	„	552
	2 Eier	„	159
	Fleischsuppe mit Ei	„	79
	Rindfleisch, gekocht, 250 g	„	245
	Spinat, 200 g	„	68
	Butter, 20 g	„	156
	2 Setzeier	„	159
	Butter, 20 g	„	156
	Fleischsuppe mit einem Ei	„	79
	Kalbskarbonade, 150 g	„	183
	Fett, 10 g	„	88
	Bohnensalat, 200 g	„	68
	Oel, 20 g, und Essig	„	156
	¼ Liter Rotwein	„	105
		Sa. Kalorien	2521
Dienstag:	Kaffee mit Rahm	Kalorien	268
	Filetbraten, 250 g	„	455
	Butter, 30 g	„	234
	2 Sardinen	„	126
	10 g Oel	„	77
	Fleischsuppe mit Ei	„	79
	10 g Fleischwürfel	„	10
	Haschierter Braten, halb Kalb-, halb Schweinefleisch, 230 g	„	344
	8 g Fett	„	66
	Blumenkohl, 270 g	„	98
	30 g Butter	„	234
	Fleischsuppe mit einem Ei	„	79
	Fleischsülze, 135 g	„	192
	Radieschen, 50 g		
	20 g Butter	„	156
	¼ Liter Rotwein	„	105
		Sa. Kalorien	2513
Mittwoch:	Kaffee mit Rahm	Kalorien	268
	Käseomelette	„	822
	Knackwürstchen, 130 g	„	276

Abb. 8 u. 9. Beispiel für die kohlenhydrat- und eiweißreduzierte Diät (Naunyn 1908)

Behandlung des Diabetes neben der Kohlenhydratreduktion (von Noorden 1917; Falta 1920). Hungertage und deren Modifikation zum „Trinktag" wurden durch Naunyn ebenfalls als Mittel der Diabetes-Diät etabliert (Kolisch 1909; Labbe 1913; Rosenfeld 1916; von Noorden 1917; Schumacher 1956).

Eine systematische Unterernährung, wie Falta (1920) urteilt, schrieb Naunyn nicht vor. Wohl wandte er sich gegen Überernährung und Adipositas, aber im all-

Fleischsuppe, 5 g Kalbshirn	Kalorien	8
Rindfleisch, gekocht, sehr fett,		
230 g	„	752
8 g Speck	„	70
Sauerkohl, 200 g	„	96
20 g Butter	„	156
Fleischsuppe mit einem Ei	„	79
Rühreier, 2 Eier	„	158
10 g Butter	„	80
Kopfsalat, 150 g	„	28
Oel, 20 g, und Essig	„	156
¹/₄ Liter Rotwein	„	105
	Sa. Kalorien:	2954

Donnerstag:	Kaffee mit Rahm	Kalorien	268
	Würstchen, 130 g	„	552
	2 Eier	„	159
	Fleischsuppe mit einem Ei	„	79
	Kalbfleisch, 220 g	„	321
	Gurken, 150 g	„	28
	Preßwurst, 200 g	„	884
	Salat, 200 g	„	30
	¹/₄ Liter Rotwein	„	105
		Sa. Kalorien:	2505

Freitag:	Kaffee mit Rahm	Kalorien	268
	Schweizerkäse, 120 g	„	485
	2 Eier	„	159
	Fleischsuppe mit einem Ei	„	79
	Fleisch, gepökelt, 270 g	„	391
	Sauerkraut, 200 g	„	40
	20 g Fett	„	177
	Fleischsuppe mit einem Ei	„	79
	150 g Braunschweiger Wurst	„	663
	Bohnensalat, 50 g	„	68
	20 g Oel und Essig	„	156
	¹/₄ Liter Rotwein	„	105
		Sa. Kalorien:	2670

gemeinen überschritten seine Patienten das nach Rubner festgelegte Kalorienminimum von 35 Kalorien pro kg Körpergewicht und Tag deutlich (Kolisch 1909, von Noorden 1917).

2.4.7 Die Hungerkur nach Guelpa

Schon Naunyn hatte betont, man müsse bei der initialen Behandlung des Diabetes wenigstens den Versuch unternehmen, Urinzuckerfreiheit zu erzwingen. In solchen Fällen vertrat Naunyn eine vorübergehende Unterernährung bis hin zum Hungertag. Nach Naunyn war es vor allem Kolisch, der für die Beschränkung der Nahrungszufuhr eintrat. Sein Ziel war die Orientierung am minimalen Nahrungsbedürfnis des Patienten; wenn möglich, sollte dieses minimale Nahrungsbedürfnis noch weiter gesenkt werden. Kolisch begründete diese Forderung damit, daß jeder Nahrungsreiz zur Zuckerausscheidung führe. Bei vegetabilischer Kost will Kolisch seine besten Ergebnisse erzielt haben.

Ein vergleichbarer Gedanke liegt der Kur von Guelpa zugrunde. Für die initiale Behandlung schlägt Guelpa drei- bis viertägige Fastenkuren vor, die dann vier bis fünf Mal pro Monat wiederholt werden sollen. Die Wirkung der Hungertage soll durch Laxantien in Form salinischer Abführmittel (von Noorden 1921a) erhöht werden. Zwischen den Hungerkuren gestattet Guelpa eine knappe vegetabilische Kost. Zuerst soll ein Milchtag, dann ein Gemüsetag die Rückkehr zu einer kalorienknappen Mischkost erleichtern. Bis zur Mischkost kamen die so behandelten Diabetiker meist gar nicht, denn die Glucosurie verschlimmerte sich durch die lakto-vegetabilische Kost wieder; aus diesem Grund mußte Guelpa immer wieder auf die Hungertage zurückgreifen (von Noorden 1917). In der Tat verlangt Guelpa zwischen 12 und 20 Hungertage pro Monat; rechnet man je zwei Tage (den Milch- und den Gemüsetag) für den allmählichen Übergang zur Mischkost hinzu, so kommt man leicht auf 18 bis 28 Tage, während derer gehungert wurde. Für den Genuß jener kalorienarmen Mischkost bleibt dann eine knappe Woche pro Monat.

Damit ist Guelpa der erste, der das Hungern über längere Zeit zum Behandlungskonzept erhebt. Cantani, von Noorden, Naunyn u. a. hatten die vollständige Nahrungskarenz für maximal 24 Stunden vorgeschlagen. Diese „extremste Nahrungsbeschränkung als Heilmethode" (Falta 1920) wurde von Allen systematisch weiter ausgebaut.

Die zeitgenössische Beurteilung der Guelpaschen Hungerkur ist überwiegend kritisch. Zwar räumte von Noorden (1921a) ein, daß selbst in schwersten Fällen mit dieser Methode kurzzeitig eine Aglucosurie erzielt werden könne; er betont aber zugleich, daß diese Behandlung den Patienten völlig unnötig weiter schwäche (von Noorden 1917). Schließlich bezeichnet von Noorden das Guelpasche Verfahren als Pferdekur (1917 und 1921a); eine Beurteilung, der sich Lichtwitz (1926) in gleichen Worten anschließt. Auch Labbe (1913) hält sie für bedenklich, denn die Domäne einer solch radikalen Kur sei der schwere Diabetes: bei diesen Diabetikern mit Stickstoffverlust vermehre die Kur den ohnehin schon gefährlichen Stickstoffverlust unnötig. Labbe sieht für Guelpas Methode nur eine echte Indikation: die adipösen und polyphagen Diabetiker, die nicht willens sind, sich einer längeren Kur zu unterziehen. Hier liefere das Verfahren schnelle Resultate. Von Noorden (1917) stellt fest, daß bei leichtem Diabetes zwar kein Schaden für den Patienten zu erwarten ist; er merkt aber an, daß bei solchen Patienten Hungertage überhaupt nicht erforderlich sind. Eine gewünschte Gewichtsabnahme könne sicherer und bequemer erreicht werden. Unsicher sei das Verfahren schon allein deshalb, weil die Patienten unter extremen Hungergefühlen und Unwohlsein litten, und dann nach Abschluß der Hungertage ihr Bedürfnis nach reichlicher Kost gestillt hätten, wodurch die Glucosurie schnell ihren alten Stand wieder erreicht hätte (von Noorden 1921a).

74

3 Die klassischen Diabetesdiäten der sog. Vorinsulinära (1900–1922)

Teilt man in einer Übersicht die Diäten des vorigen Jahrhunderts in die sog. Kohlenhydratkuren (im weiteren Sinne) und die sog. Reduktionsdiäten ein, so wird beim Vergleich der Ergebnisse offensichtlich, daß die Diäten mit eher restriktivem Charakter erfolgreicher waren.

Die systematische Diätbehandlung, wie sie um die Jahrhundertwende geübt wurde, orientierte sich in Deutschland nahezu ausschließlich an der Naunynschen Schule. Naunyns Grundkonzept der Kohlenhydrat- und Proteinrestriktion wurde zum Ausgangspunkt der klassischen Diabetesdiäten der sog. Vorinsulinära in den ersten beiden Dekaden dieses Jahrhunderts. Die zu dieser Zeit entwickelten Kostformen bauen mehr oder weniger alle auf einer kohlenhydratreduzierten, eiweißreduzierten Kost auf.

Hierin scheint hinsichtlich der Diäten von von Noorden, Blum und Falta ein Widerspruch zu liegen, der sich aber auflöst, wenn man die Haferkur und − in gewissen Grenzen auch die gemischte Amylazeenkur − als kurzfristige Unterbrechungen in einer ansonsten kohlenhydratreduzierten Dauerkost auffaßt. Allerdings waren die Schwerpunkte der einzelnen Diabetologen unterschiedlich: jeder verfolgte denjenigen Punkt des anerkannten Grundkonzeptes der Diättherapie weiter, der ihm als erfolgversprechend erschien.

Es handelt sich infolgedessen um recht verschiedene Kostformen:
− die Haferkur nach von Noorden
− die Weizenmehlkur nach Blum
− die Amylazeenkur nach Falta
− die Fastenkur nach Allen
− die Fett-Diät nach Petren und
− die Fett-Diät nach Newburgh und Marsh.

Unter der Überschrift „Das Alte und das Neue in der Diabetestherapie" kommt Minkowski (1921) zu dem Schluß, daß man durchaus Brücken schlagen kann zwischen den alten, für ihn „klassischen" Behandlungsformen und den in neuerer Zeit vorgeschlagenen:

„Es sind auch hier ... weniger die neuen Tatsachen, als die neuen Schlagworte, die den Eindruck der Umwälzung hervorgerufen haben. ‚Kohlenhydratkuren' und ‚Hungerkuren' in der Behandlung des Diabetes! Das klingt allerdings revolutionär für den, der gewohnt war, den Ausschluß der Kohlenhydrate und die Sorge für eine ausreichende Zufuhr von anderen Energiequellen als das wichtigste bei der Ernährung des Diabetischen anzusehen!" Die Ziele der Diabetesdiät hatten sich mit der

Einführung der neuen Methoden jedoch nicht verändert. Nach wie vor sei die Schonungsbehandlung des Pankreas das Prinzip jeder Therapie.

Die Diäten nach von Noorden, Blum und Falta sind im übrigen als die klassischen Kohlenhydratkuren den sog. Kohlenhydratkuren von Donkin, Mosse, von Dühring u.a. gegenüberzustellen, deren Charakteristikum die langfristige Zufuhr eines einzigen Kohlenhydratträgers war.

3.1 Die von Noordensche Haferkur

Kaum eine Tatsache schien besser fundiert zu sein als die Abhängigkeit der Glukosurie von der Einfuhr der Kohlenhydrate. Fast ausnahmslos ließ sich eine Parallele zwischen dem Genuß von Kohlenhydraten und dem Ansteigen der Zuckerausscheidung beobachten. In schweren Fällen ließ sich zusätzlich das Eiweiß als Quelle des Zuckers nachweisen. Aus diesen Tatsachen ergab sich für die diätetische Therapie fast zwingend die Notwendigkeit, die Kohlenhydratzufuhr zu beschränken, sie eventuell ganz zu unterdrücken und in schweren Fällen auch die Eiweißzufuhr zu reduzieren. Die Prinzipien der Diabetes-Therapie um die Jahrhundertwende sind damit genannt.

Im Jahre 1902 teilte Carl Harko von Noorden auf der Karlsbader Naturforschertagung die damals äußerst merkwürdige, von ihm zufällig gemachte Beobachtung mit, daß Hafermehl von einigen Diabetikern auffallend gut vertragen wurde, wenn es in einer bestimmten Form gereicht wurde. Dabei stellte er fest, daß wider Erwarten die Glukosurie nicht zunahm, sondern zurückging. Zugleich besserte sich die Azidose der Patienten erheblich.

Der letztgenannte Punkt muß damals das Interesse an dieser Beobachtung geweckt haben, denn trotz aller Erfolge war gerade die Gefahr der Ketoazidose der Schwachpunkt der üblichen Fleisch-Fett-Kost. Von Noorden entwickelte im Laufe weniger Jahre ein Diätkonzept, das diese günstige, wenn auch unerklärliche Wirkung des Hafermehls einbezog. Diese sog. Haferkur hat in einem Ausmaß zu Diskussionen und Nachuntersuchungen geführt, wie sie in der Geschichte der Diabetestherapie nur noch zwanzig Jahre später anläßlich der Entdeckung des Insulins aufkamen.

So wurde die Haferkur als „Wendepunkt" oder „Revolution" in der Diätetik gewürdigt (Falta 1920; Porges u. Aldersberg 1929; Feuchtinger 1943; R. Schumacher 1963). Magnus-Levy (1944) konstatiert etwas nüchterner: „Von Noorden hat mit seiner Haferkur die Kohlenhydrate als einen legitimen Bestandteil in die Diät auch der schweren Fälle wieder eingeführt." Damit nahm von Noorden im Grunde lediglich den Faden auf, der durch die Nichtbeachtung der Külzschen Vorschläge zwei Jahrzehnte zuvor verlorengegangen war. Die Parallele zu Külz wird häufig betont (Kolisch 1909; H. u. J. Schumacher 1956; Schadewaldt 1975).

3.1.1 Allgemeine Richtlinien zur Diätetik bei Diabetes

Ursprünglich war auch von Noorden ein Anhänger der energetisch-restriktiven Diät zur Initialbehandlung jeder Diabetesform gewesen, die auch stets die Grundlage seiner Kost blieb: „Ich meine daher, daß für jede diabetische Glukosurie die

Fleisch-Fett-Diät ohne Kohlenhydrate heute als die idealste zu bezeichnen ist und daß prinzipielle Einwände gegen dieselbe nicht mehr zu erheben sind" (von Noorden 1895). Von Noorden trat schon als Autor eines Standardwerkes auf, bevor er die Haferkur inauguriert hatte. Hier vertrat er im wesentlichen die Grundsätze der Naunynschen Kostform, bestach aber schon durch exakte Angaben und ein offensichtlich durchdachtes und praktikables Diätprogramm, das im Gegensatz zu seinen Vorläufern viel stärker auf die Individualität des Einzelfalles einging.

Dieses frühzeitig entwickelte Konzept war über 30 Jahre das Rückgrat der von Noordenschen Therapie, ohne das die Haferkur wohl nicht derartig erfolgreich hätte propagiert werden können.

Ziel der Therapie waren die Aufrechterhaltung eines guten Ernährungszustandes, die Stärkung der „zuckerzerstörenden Kräfte" und die Abwehr von Komplikationen durch Zufuhr einer ausreichenden Menge nutzbarer Nahrung und „weiser Beschränkung der Kohlenhydrate" (von Noorden 1904).

In den allgemeinen Gesichtspunkten zur praktischen Durchführung der Diät steht der Schutz des Körpereiweißes obenan. „Jede Diät, die dem Diabetiker die Aufrechterhaltung des Eiweißbestandes nicht sichert, ist meines Erachtens für längeren Gebrauch ungeeignet; sie kann vorübergehend zur Anwendung kommen, auf die Dauer ist sie schlecht, verwerflich und gefährlich" (von Noorden 1917). Im Jahre 1904 empfiehlt von Noorden in leichten Fällen 120–140 g Eiweiß, in schweren Fällen 70–90 g Eiweiß pro Tag. Die Kalorienzahl soll bei Patienten mit leichter Arbeit bei 35–40 Kalorien pro Tag und pro Kilogramm Körpergewicht liegen. Die beste Kontrolle für die Sicherung des Eiweißbestandes sei die Waage. Größere Mengen von Eiweiß, wie sie in den Diäten von Rollo, Pavy und Seegen teilweise vorgeschrieben waren, lehnt von Noorden ab, da die Kohlenhydrattoleranz durch übergroße Mengen von Eiweiß (Kolisch 1898; Kolisch u. Schuman-Leclerq 1903) verschlechtert werden könne. Im Laufe der Jahre reduziert von Noorden die geforderte Mindestmenge auf durchschnittlich 1,5 g/kg Körpergewicht (1917) und schließlich — wohl unter dem Einfluß der Erfolge von Falta — auf 1 g/kg (1927).

Das „eigentliche Ersatzmittel für die Kohlenhydrate" stellen für von Noorden (1904) die Fette dar. Schon im Jahre 1895 hatte er die vermehrte Zufuhr von Fett als „Fortschritt in der Diabetesbehandlung" gelobt. Bei kleinem Volumen böten Fette einen hohen Nährwert, der die kalorische Aufstockung der Kost gestatte. 150–200 Gramm Fett pro Tag seien möglich und auch wünschenswert. Bei der vorgeschlagenen Fleisch-Fett-Kost gibt es allerdings zwei bedeutende Probleme: zum einen sei es ausgesprochen schwierig, bei völliger Kohlenhydratabstinenz die insgesamt gar nicht so große Menge von 150 g Fett zum Verzehr zu bringen (von Noorden empfiehlt die Gabe von Lebertran und Surrogaten wie Sesamöl und Lipamin); zum anderen sei das große Problem der Fleisch-Fett-Kost die Azidose (von Noorden 1917). Im Jahre 1904 stand für von Noorden das Problem der Azidose noch nicht zu sehr im Vordergrund, da die Herkunft der Azidose noch äußerst umstritten war. Außerdem gab es noch kein wirkliches Mittel gegen die Azidose. Zu dieser Zeit wurden alle drei Nährstoffe abwechselnd als Ursache für die Bildung von Ketonkörpern angeschuldigt. Magnus-Levy, Geelmuyden, Waldvogel u. a. sahen in den Fetten die Muttersubstanz der Ketonkörper, während von Noorden festgestellt hatte, daß die Ketoazidose ein Ausdruck der Vernichtung körpereigenen Eiweißes sei. Lenne (1904) pflichtete ihm bei und betonte, daß die Ketonkörperbildung nur bei negativer Stickstoffbilanz zu beobachten sei. Nicht eine erhöhte Fettzufuhr, sondern ein übermäßiger Eiweißumsatz oder ein krankhaft (durch falsche Ernährung) gesteigerter Eiweißbedarf seien als Ursache anzusehen. Zu einem ähnlichen Ergebnis kamen auch Bondi und Rudinger (1906) aufgrund klinischer Beobachtungen und gezielter Stoffwechseluntersuchungen, wohingegen Rosenfeld (1895) und Hirschfeld (1895) die Meinung vertraten, daß die Ketonkörper sowohl aus Fetten als auch aus Eiweiß entstehen können. Vorbedingung sei aber der Ausfall von Kohlenhydraten in der Nahrung. Dieser Ansicht schlossen sich später Kolisch (1909), Arany (1914) und Labbe (1913) an. Labbe ging sogar soweit zu sagen, daß die Azidose bei strenger Kost nicht durch die Armut an Kohlenhydraten, sondern vielmehr durch den Reichtum an Fleisch in der Kost verursacht wurde. Damit näherte er sich schon stark dem Standpunkt, den später Falta energisch vertrat, was zu einem langjährigen Konflikt mit von Noorden führte.

Zunächst ist für von Noorden (1904) das Mittel der Wahl gegen Azidose neben der Alkalienbehandlung der Hungertag bzw. der von ihm in die Therapie einge-

Tabelle 23. Initiale Diabetesbehandlung durch strenge Diät und Gemüsetage (von Noorden 1904)

Richard M., 18 Jahre alt. Die ersten Diabetessymptome datieren seit ca. $^{1}/_{2}$ Jahr.

Tag	Kost	Zucker in g	Fe Cl$_3$-Reaktion	Aceton g	N g	NH$_3$ g	Gewicht kg
1	Strenge Diät und 50 g Brot	81,6	pos.	—	—	—	56,2
2	Dasselbe und 75 g Brot .	75,8	+	1,02	20,7	1,5	
3	Dasselbe	87,5	+	—	—	—	
4	Strenge Diät und 50 g Brot	96,5	+	—	—	—	56,2
5	Dasselbe	?	+	1,7	22,5	2,7	
6	Strenge Diät	53,2	+	—	—	—	
7	Dasselbe	55,8	+	1,7	20,8	3,0	
8	Gemüsetag	15,9	+	—	—	—	57,0
9	Dasselbe	4,2	+	1,4	9,2	1,4	
10	Dasselbe	5,2	+	—	—	—	

Vorschrift für verschärfte Gemüsetage.

(Nur für einzelne Tage, nicht für längere Perioden brauchbar.)

I. Frühstück: 1—2 Tassen schwarzer Kaffee, 2 Eidotter.

II. Frühstück: 50 g nichtdurchwachsener Speck mit 2 Eidottern in der Pfanne gebraten; eine kleine Tasse kräftige Fleischbrühe mit 1 bis 2 Scheiben Knochenmark.

Mittags: Eine Tasse Fleischbrühe; 4 Eidotter; verschiedene Gemüse oder Salate der oben erwähnten Art. 50—75 g nichtdurchwachsener Speck, der gewöhnlich mit den Eidottern oder dem Gemüse zusammen verarbeitet wird (Kochwasser wegschütten!). Eine Tasse schwarzer Kaffee.

Nachmittags: Tee oder Kaffee; 2 Eidotter.

Abends: 1 Tasse kräftige Fleischbrühe; 50—60 g nichtdurchwachsener Speck; 4 Eidotter mit Gemüse wie oben; Salat wie oben.

Abb. 10. (Von Noorden 1917)

führte Gemüsetag, der eigentlich als „verschleierter Hungertag" (Mellinghoff 1960) anzusehen ist.

Weiterhin lobt von Noorden die antiketogene Wirkung des Alkohols, den er ansonsten auch als Kalorienträger, als Hilfsmittel bei der Zufuhr großer Fettmengen und als Tonicum für herzkranke Patienten schätzt. Zunächst erlaubt er ½ bis 1 Flasche eines Tischweines und bei reichlicher Fettaufnahme 1–2 Gläser Kognac (1904).

Die praktische Durchführung der Diät knüpft von Noorden an die Feststellung der Stoffwechsellage des Patienten zur individuellen Gestaltung der Kost. Seine Probediät setzt sich aus einer kohlenhydratfreien „Hauptkost" und einer kohlenhydrathaltigen „Nebenkost" zusammen. Diese Nebenkost besteht aus 100 g Weißbrötchen entsprechend 60 g Stärke, verteilt auf zwei Mahlzeiten. Je nach der Höhe der beobachteten Glukosurie erfolgt die Klassifizierung des Falles. Die individuelle Kohlenhydrattoleranz ist die Basis zur Erstellung des Diätplanes, bei dem die Variation der Nebenkost je nach Lage des Falles im Vordergrund steht. In schweren und u. U. auch in mittelschweren Fällen ist auch eine Reduktion des Nahrungseiweißes erforderlich. Die Probediät dient von Noorden auch immer wieder zur Überprüfung des Behandlungsergebnisses und gegebenenfalls zur Neueinstellung der Diät. Der wichtigste Punkt der Diabetesdiät bleibt für von Noorden (1904) aber die Bemessung des Kohlenhydratgehaltes der Kost. Er fordert die Ermittlung individueller Äquivalenztabellen für jeden Diabetiker. Der Gedanke der Äquivalenztabellen war ja nicht grundsätzlich neu; schon Külz hatte in seinen Versuchen (1874) die Auswirkung anderer Kohlenhydratträger als Brot auf die Glukosurie mit der Auswirkung eines bestimmten Quantums Brot in Beziehung gesetzt. Die Diabetesdiät verdankt jedoch von Noorden die sorgfältige Durchmusterung einer Vielzahl gängiger Nahrungsmittel auf ihren Kohlenhydratgehalt hin und die Erstellung von Äquivalenztabellen. Darüber hinaus führte von Noorden willkürlich die sog. „Weißbrötcheneinheit" (kurz WBE oder auch WBW gleich Weißbrotwert) ein. Die Gruppierung der Nahrungsmittel wie auch die Anordnung der Kost folgt den schon in der Probediät angedeuteten Prinzipien. Die Unterteilung in Haupt- und Nebenkost wird beibehalten; die Zufuhr von Kohlenhydraten verschiedener Art gestattet, sofern es im Einzelfall zulässig ist.

Gegenüber der bis dahin üblichen Einteilung der Nahrungsmittel in die Kategorien „verboten" (Kohlenhydratgehalt größer als vier Prozent) und „in mäßiger Menge erlaubt" (Kohlenhydratgehalt ein bis vier Prozent), zuzüglich der erlaubten Brotmengen in Gramm, differenziert von Noorden seine Kostverordnung schon frühzeitig (1904). Er gestattet durchaus den Genuß kohlenhydratreicherer Speisen, wenn dafür die entsprechende Menge Brot weggelassen wird. Die Benutzung der Äquivalenztabellen macht dieses Vorgehen erst möglich. Bei strenger Kost, in der auch kein Brot zugelassen ist, entfällt diese Variation des Diätplanes natürlich. Voraussetzung für eine solche Abwechslung der Diät ist die diätetische Schulung des Patienten, was von Noorden (1904) als erster betont. Von Noorden teilt die Nahrungsmittel in vier Gruppen ein:

Tabellen 24–26. Äquivalenztabellen für den Kohlenhydratausgleich. Bezugsgröße ist die WBE („Weißbörtcheneinheit") gleich 20 g Kohlenhydrat (von Noorden 1904)

Äquivalententabelle für Weissbrötchen.

	Prozentgehalt an Kohlenhydrat	20 g Weissbrötchen entsprechen	Bemerkungen
Gewöhnliche Gebäcke.			
Roggenbrot	ca. 50 Proz.	24 g	
Kommissbrot	" 50 "	24 "	
Steinmetz-Kraftbrot*	" 50 "	24 "	
Simons-Brot*	" 50 "	24 "	
Pumpernickel (Westf.)	" 45 "	26 "	
Graham-Schrotbrot	" 45 "	26 "	
Rheinisches Schwarzbrot	" 45 "	26 "	
Breakfast-Biskuit*	70 "	17 "	Huntley and Palmers London.
Albert-Biskuit	88 "	14 "	" " " "
Triskuit* (Natural-Food Co.) . .	70 "	17 "	Niagara-Falls-Mills.
Spezialgebäcke für Diabetiker.			
Weissbrot*	30 "	40 "	
Schwarzbrot*	38 "	32 "	
Zwieback*	45 "	26 "	
Kakes*	50 "	24 "	O. Rademann, Frankfurt a. M.
Stangen*	25 "	50 "	Die Zahlen (*) geben die
Haferbrotscheiben*	65 "	18 "	Mittelwerte aus zahlreichen
Grahambrot	28 "	45 "	Untersuchungen der letzten
D-K. Schrotbrot*	35 "	35 "	Jahre.
(Nudeln)*	54 "	22 "	
(Makkaroni)*	56 "	22 "	
(Mehl)*	51 "	24 "	
Mandelkleienbrot* n. Dr. Lampé	10 "	120 "	
Aleuronatbrot*	33 "	37 "	
Aleuronatzwieback*	48 "	25 "	Günther, Frankfurt a. M.
Aleuronatkakes*	55 "	22 "	
Konglutinbrot*	40 "	30 "	Fromm in Kötzschenbroda.
Ambrosiusbrot*	42 "	29 "	
Doppelporterbrot*	33 "	37 "	
Doppelporterzwieback*	21,5 "	57 "	Gericke in Potsdam.
Sifarbiskuit*	5,2 "	240 "	
Sifarbrot*	5,0 "	240 "	
Weissbrot	38 "	32 "	Salus, Brotfabrik, Braun-
Schwarzbrot	35 "	35 "	schweig.
Kleberbrot	50 "	24 "	Seidl, Bäckerei, München.
Kleberzwieback	45 "	27 "	
Diabetikerbrot aus Paris.			
Brot in Stangenform	44 "	28 "	L. Blanc, 30 Rue St. Augustin.
Brot in Tafelform	46 "	27 "	
Pain sans mie	65 "	19 "	33 Avenue de l'Opéra Panification nouvelle.
Soyabrot	14,4 "	80 "	Pharm. Desvilles, Rue Etienne-Marcel.
Weissbrot*	24,3 "	50 "	Roborat-Gebäcke aus Berlin 1903.
Schwarzbrot*	24,0 "	50 "	
Zwieback*	21,5 "	55 "	
Stangen*	7,5 "	160 "	
Kakao.			
Kakaopulver (rein)	30 "	40 "	von Stollwerk od. ván Houten.
Eichelkakao	48,5 "	25 "	von Stollwerk.
Kakao für Diabetiker*	18,5 "	66 "	Platschek in Karlsbad.
Saccharinschokolade*	18,0 "	66 "	Hövel in Berlin.
Lävuloseschokolade*	55,6 "		Stollwerk in Köln. Von den 55,6 Proz. sind 50 Proz. Lavulose; der Rest entfällt auf andere Kohlenhydrate.
Diabetikerkakao	12 "	100 "	O. Rademann.

	Prozent- gehalt an Kohlehydrat	20 g Weissbrötchen entsprechen	Bemerkungen
Natürliche Mehle.			
Weizen, Roggen, Gerste, Hafer,	75—80 Proz.	15 g	
Mais, Hirse, Buchweizen . .	58 „	20 „	
Bohnen, Erbsen, Linsen . . .	38 „	30 „	
Sojabohnen	48,5 „	25 „	Platschek in Karlsbad.
Glutenmehl*	7 „	170 „	Hundhausen in Hamm.
Aleuronatmehl			
Stärkemehle.			
von Kartoffeln, Weizen, Ta- pioka, Reis, Sago, Maizena, Mondamin	82 „	14 „	
Mehlfabrikate.			
Nudeln, Makkaroni, Grünkorn	80 „	15 „	
Zerealien.			
Hafer	60 „	20 „	
Gerste	66 „	18 „	
Reis	70 „	17 „	
Hülsenfrüchte.			
Erbsen, Linsen, Bohnen . . .	53 „	23 „	trockene Samenkörner.
Ausgekernte Erbsen, Bohnen, Saubohnen	30 „	40 „	in frischem Zustande.
Knollen.			
Kartoffeln im Sommer . . .	16—18 „	70 „	
Kartoffeln im Winter	20—22 „	60 „	
Sellerie	12 „	100 „	
Kerbelrübe	28 „	42 „	
Frische Obstfrüchte.			
Süsse Kirschen	10—12 „	100—200 „	
Saure Kirschen	8—10 „	120—130 „	
Maulbeeren	10—12 „	100—120 „	
Äpfel.	8—10 „	120—150 „	
Birnen	8—10 „	120—150 „	
Zwetschen (deutsche) . . .	6—8 „	150—200 „	
Erdbeeren	5—7 „	170—240 „	
Stachelbeeren (reif)	7—8 „	150—170 „	
Stachelbeeren* (unreif) . . .	2,4 „	500 „	zum Kochen und Einmachen.
Johannisbeeren	6—8 „	150—200 „	
Mirabellen	4 „	300 „	
Runde Pflaumen (deutsche) .	4 „	300 „	
Reineklaude	4 „	300 „	
Aprikosen	4—6 „	200—300 „	
Pfirsich*	4—6 „	200—300 „	
Himbeeren.	4—5 „	240—300 „	
Heidelbeeren	5 „	240 „	
Brombeeren	4 „	300 „	
Preisselbeeren	1—2 „	600—1200 „	
Ananas (sehr süss)*	8 „	150 „	
Spanische Orangen*	1,5—2,0 „	600—900 „	mit Schale gewogen, Januar und Februar.
Spanische Orangen	2,5—3,0 „	400—480 „	ohne Schale gewogen, Januar und Februar.
Orangen*	5,0—6 „	200—240 „	März bis Mai (meist Lävulose).

	Prozent- gehalt an Kohlehydrat	20 g Weissbrötchen entsprechen	Bemerkungen
Früchte im eignen Safte eingemacht* (ohne Zucker)			
Weichselkirschen	6—8 Proz.	170 g	
Aprikosen	6—7 „	175 „	
Stachelbeeren	2—4 „	400 „	O. Rademann, Frankfurt a. M.
Erdbeeren	5—7 „	200 „	Mittelwerte aus vielen Ana-
Reineklauden	5—7 „	200 „	lysen, 1897—1903. Die Ana-
Mirabellen	6—8 „	170 „	lysen beziehen sich auf die
Äpfel	5—7 „	200 „	Früchte selbst. Der zucker-
Birnen	5—8 „	200 „	reichere Saft soll nicht mit-
Heidelbeeren	3—4 „	400 „	genossen werden.
Zwetschen	6—7 „	250 „	
Himbeersaft	1,0 „	1200 „	
Entzuckerte Früchte* (verschie- dener Art)	4—5 „	240—300 „	O. Rademann.
Entzuckerte Früchte* (verschie- dener Art)	3—5 „	240—400 „	Remy und Kohlhaas in Er- bach a. Rh.
Milch u. s. w.			
Vollmilch	ca. 4,5 „	ca. 275 ccm	
Guter Süssrahm*	2,5—3,0 „	400—840 „	Zahlreiche Analysen.
Saure Milch	ca. 4,0 „	ca. 300 „	
Kefir	„ 2,5 „	„ 480 „	
Diabetes-Milch	0,9—1,0 „	1100—1200 „	E. Lindheimer, Frankfurt a. M.
Bier:			
Bayrische Winterschankbiere .	3,5—4,5 „	275—340 „	
Sommerlagerbiere (Bayern) . .	4,0—5,5 „	215—300 „	
Bayrische Exportbiere . . .	4,5—5,5 „	215—275 „	
Helle Rheinische Biere* . . .	2,5—3,0 „	400—480 „	
Pilsener Bier	3,5 „	340 „	bürgerl. Bräuhaus (amtliche Analyse vom 11. April 1891).
Pilsener Exportbier*	3,8—4 „	300—320 „	
Lichtenhainer	2,0—2,5 „	480—600 „	
Grätzer*	2,1 „	600 „	

Beispiel über die Benutzung der Tabelle III. Erlaubt sind 120 g Weissbrötchen:

					Weissbrötchen
Zum Frühstück wurden verzehrt:		35 g D. K.-Schrotbrot	. .	=	20 g
„ Mittagessen „	„	42 „ Linsen (zur Suppe)	. .	=	35 „
„ „ „	„	120 „ Birnen (roh)	. . . .	=	15 „
Nachmittags „	„	1/3 Liter Milch .	. . . .	=	25 „
Abends „	„	25 g Weissbrot .	. . . .	=	25 „
				Summa =	120 g

1. Nahrungsmittel ohne Kohlenhydrate:
   für strengste Kost geeignet, bei Eiweißreduktion sind Mengenangaben erforderlich;
2. „erlaubte" Nahrungsmittel,
   die zwar nur kleine, aber prozentual doch schon beachtenswerte Mengen an
   Kohlenhydraten enthalten: bei strenger Diät untersagt, sonst aber zur Auffüllung
   des Speiseplanes geeignet; Mengenangaben müssen beachtet werden;
3. „bedingt erlaubte" Nahrungsmittel,
   reich an Kohlenhydraten: zum Ersatz äquivalenter Mengen von Brot;

4. „besonders wertvolle Speisen"
   mit hohem Eiweiß- oder Fettgehalt und dementsprechend hohem Kaloriengehalt: diese Gruppe nahm von Noorden erst später auf; ihre Einführung zeigt
   seine Bedenken gegen eine kalorisch unzureichende Kost.

Die Anordnung der Mahlzeiten schreibt von Noorden (1904) folgendermaßen
vor: „Für jede Mahlzeit wird eine gewisse Grundform vorgeschrieben, ein immer
wiederkehrender Typus, in dessen Bereich eine breiteste Abwechslung möglich und
zugleich wünschenswert ist. Jene Grundform berücksichtigt nur Speisen und
Getränke, die kohlenhydratfrei sind und in beliebiger Menge genommen werden
dürfen. Doch soll zur Sicherung einer ausreichenden Ernährung immer ein Minimal-
mass vorgeschrieben werden – ebenso wie unter Umständen, z.B. allzu grosser
Eiweißzufuhr, auch ein Maximalmass geboten sein kann. Wir nennen diese Gruppe
von Speisen die ‚Hauptkost'. In Perioden strenger Diät bildet sie die einzige Nahrung, nur werden ihre Mengen (insbesondere diejenigen des Fettes) dann entsprechend erhöht. Die Hauptkost wird begleitet und ergänzt durch eine ‚Nebenkost', die
aus den kohlenhydrathaltigen Nahrungsmitteln besteht. Unter ihnen ist gleichfalls
breite Abwechslung möglich und erwünscht. Als Ausgangsmass für die Speisen, die
wir in der Nebenkost erlauben, dient uns immer das Weissbrötchen…
Die scharfe Trennung von Hauptkost und Nebenkost bewährt sich in der Praxis
ausserordentlich. Sie erleichtert dem Patienten die Berechnung und Orientierung
über die Menge der am Tag zu geniessenden kohlenhydrathaltigen Speisen ungemein. Je schärfer die Trennung durchgeführt wird, um so besser."
Zur exakten Erfassung der zu genießenden Speisen verlangt von Noorden ein
genaues Abwiegen; später reiche das geschulte Auge.
An von Noordens diätetischem Konzept fällt bis zu diesem Zeitpunkt auf, daß
die Individualisierung des Therapieplans wesentlich weiter getrieben wird als bei
anderen zeitgenössischen Ärzten. Die Therapie wurde in einem bislang nicht geübten Maß systematisiert.
Die Problematik der langdauernden Kohlenhydratenziehung versucht von
Noorden schon damals zu umgehen, indem er die Höhe der Kohlenhydratzufuhr
periodenweise wechselt. Dies werde erfahrungsgemäß besser vertragen als starres
Festhalten an einer bestimmten Diät. Im gleichen Maße empfiehlt er die Verordnung wechselnder Eiweißmengen. Bei mäßiger Gabe von Eiweiß könne eine größere Menge von Kohlenhydraten gegeben werden. Die Nachteile der zwischenzeitlich größeren Kohlenhydratzufuhr werde in den folgenden Perioden wieder ausgeglichen. Außerdem könne durch die Gabe von Kohlenhydraten die Azidosegefahr
gebannt werden. Schon zu dieser Zeit (1904) vertrat von Noorden den Standpunkt,
daß die Toleranz bei Beschränkung auf ein Kohlenhydrat größer sei als bei Verwendung eines Kohlenhydratgemisches.

3.1.2 Die Entwicklung und Anordnung der Haferkur. Indikationen

In den Jahren 1902 bis 1907 wird dieses ausgereifte Therapiekonzept durch die
Entwicklung der sogenannten Haferkur ergänzt. Damit wird die Diabetesdiät um
eine wirksame Methode der Bekämpfung der Azidose und der „Entzuckerung" bereichert.

Ausgangspunkt dieser Entdeckung war die Behandlung schwerer Diabetesfälle. Wegen gastrointestinaler Beschwerden hatten die Patienten einen oder zwei Tage keine Nahrung zu sich genommen, bevor von Noorden zur Besserung der Beschwerden — fast wider besseres Wissen (wegen der Auswirkung auf die Glukosurie) — Hafersuppen verordnete. Zu seiner Überraschung blieb aber der erwartete Anstieg der Zuckerausscheidung aus; im Gegenteil, die Glukosurie und vor allem die Azidose gingen zurück. Während von Noorden (1917) selbst von einer zufälligen Entdeckung spricht, sieht Lichtwitz (1926) darin einen „Triumph exakter klinischer Beobachtung".

Von Noordens Vortrag in Karlsbad (1902) muß auf lebhaftes Interesse gestoßen sein, denn 1903 veröffentlicht von Noorden erstmals die vorgetragenen Ergebnisse, nach eigenem Bekunden nur auf Drängen zahlreicher Kollegen. Er verfügte damals zwar schon über 100 Krankengeschichten, hielt aber die theoretischen Kenntnisse noch für unzureichend. Nicht zuletzt aus diesem Grund findet man nur spärliche und starre Angaben über die Verteilung der vorgeschlagenen Nahrungsstoffe in Form eines Diätschemas, Indikationen und Kontraindikationen fehlen völlig.

In ihrer Originalform enthielt die Haferkur pro Tag 250 g Hafer, 300 g Butter und 100 g Eiweiß. Die aus diesen Grundstoffen zubereitete Suppe wurde zweistündlich gereicht. Daneben wurden manchmal ein wenig Kognac oder Wein und etwas schwarzer Kaffee gestattet. Die Zubereitung erfolgt durch „sehr langes Kochen" mit Wasser und etwas Salz; während des Kochens werden Butter und vegetabilisches Eiweiß eingerührt. Von Noorden betont schon hier, daß kein Fleisch gegeben werden dürfe. Andere Kohlenhydrate sind ebenfalls verboten.

Bei Patienten mit schwerem Diabetes, die bei strenger Kost nicht zu „entzuckern" waren, gelang es teilweise, durch reichliche Gabe von Hafer Glukosuriefreiheit zu erreichen. Schließlich beschreibt von Noorden schon hier die eiweißsparende Wirkung der Haferkur: die Stickstoffwerte sinken stark ab, und die Stickstoffbilanz ist eindeutig positiv. „Offenbar setzt der Diabetiker, besonders wenn er vorher stark abgemagert war, spielend leicht Eiweiss an, sobald es gelingt, Kohlenhydrate zur Assimilation zu bringen." Allerdings war der Erfolg der Haferkur recht wechselhaft; die Skala reichte von optimalen Behandlungsergebnissen mit Senkung von Glukosurie und Ketonurie mit Hebung der Kohlenhydrattoleranz bis zu vollständigen Mißerfolgen, bei denen sich die Toleranz sogar verschlechterte, was vor allem in leichteren Fällen häufiger vorkam.

„Wenn ich für eine gewisse Anzahl von Fällen, deren Charakteristik ich aber noch nicht geben kann, den Versuch mit der neuen Methode empfehle, möchte ich aber doch die dringende Warnung hinzufügen, nicht wahllos jetzt jeden Fall von Diabetes darnach zu behandeln... Ich möchte, dass die Haferkur vor dem Schicksal, als Allheilmittel bei Diabetes betrachtet zu werden, verschont bleibt." Während er 1903 lediglich die Überlegenheit der Haferkur gegenüber den Kohlenhydratkuren im weiteren Sinne konstatiert, stellt von Noorden später die Haferkur als Inventum novum dar (von Noorden 1917).

Doch schon im Jahre 1907 ist die erste Änderung zu verzeichnen. Es gibt jetzt genauere Anweisungen für die Durchführung: „Die Haferkur, wie sie jetzt von mir verordnet wird, besteht darin, daß täglich 250 g Hafermehl verabreicht wird, am besten zweistündlich in Suppenform oder als Porridge. Dazu kommen 200–300 g Butter und manchmal (!) etwa 100 g Pflanzeneiweiß oder 5–8 Eier... Den Hafer-

Tabelle 27. Verminderung der Glykosurie und Ketonurie durch zweifach hintereinander geschaltete Haferkur. Bei Rückkehr zur strengen Kost wird eine Kohlenhydratzulage ohne erneute Glykosurie vertragen (von Noorden 1917)

	Zucker	Azeton	Eisenchlorid-reaktion	Ammoniak
1. Tag strenge Diät	50,4 g	2,1 g	++	3,2 g
2. „ „ „	48,3 g	2,4 g	++	3,8 g
3. „ „ „	58,9 g	3,1 g	++	4,3 g
4. „ Gemüsetag	28,2 g	2,1 g	++	2,9 g
5. „ „	20,3 g	1,9 g	++	2,8 g
6. „ Hafer, 250 g	38,3 g	1,9 g	++	2,4 g
7. „ „ 250 g	40,3 g	1,3 g	+	1,6 g
8. „ „ 250 g	30,0 g	0,9 g	+	1,5 g
9. „ „ 250 g	20,1 g	0,6 g	+	1,1 g
10. „ Gemüsetag	8,0 g	0,8 g	+	1,3 g
11. „ „	0,3 g	1,2 g	+	1,8 g
12. „ Hafer, 250 g	18,3 g	0,5 g	—	0,9 g
13. „ „ 250 g	5.6 g	0,1 g	—	0,9 g
14. „ „ 250 g	0	0,05 g	—	1,0 g
15. „ Gemüsetag	0	0,1 g	—	0,8 g
16. „ „	0	0,1 g	—	0,8 g
17. „ strenge Diät	0	0,15 g	—	0,7 g
18. „ „ „	0	0,18 g	—	1,0 g
19. „ „ „ u. 20 g Brot	0	0,12 g	—	0,9 g
20 „ „ „ „ 20 g „	0	0,13 g	—	0,8 g

Nach Maßgabe der Zuckerwerte, die den Hafertagen vorausgingen, handelte es sich um eine schwere Glykosurie mit starker Ketonurie verbunden. Es war nicht gelungen, bei strengster Diät unter 48 g Zucker herunterzukommen; selbst an den Gemüsetagen wurden noch mehr als 20 g Zucker ausgeschieden. Während der Haferkost ward dann der Urin zuckerfrei, und er blieb es auch,

tagen lasse ich in der Regel einige Tage gewöhnlicher strenger Diät und stets 1–2 Gemüsetage vorausgehen“ (von Noorden) 1907. Auffällig ist die Reduktion der Hafer- und vor allem der zuvor sehr hohen Fettmenge. Eiweiß wird nicht mehr regelmäßig gegeben. Erstmals wird die Vorschaltung strenger (Fleisch-Fett-) Kost und die Verwendung von Gemüsetagen ausdrücklich vorgeschrieben. Auf die Notwendigkeit eines allmählichen Aufbaus der Kost nach einer Haferkur hatte von Noorden schon 1903 hingewiesen.

Im Jahre 1913 räumt von Noorden erstmals ein, daß man mit anderen Kohlenhydratträgern als Hafer ebenfalls gute Ergebnisse erzielen kann.

Im Jahre 1917 verringert von Noorden die Menge des Hafers auf 150–180 g pro Tag; in geeigneten Fällen empfiehlt er in Anlehnung an Blum (1911a) eine einschleichende Behandlung, die mit 50 g Hafer beginnt.

Zur eindeutigen Anerkennung anderer Kohlenhydratträger als gleichwertiger Nährstoff in der Kohlenhydratperiode kann sich von Noorden immer noch nicht entschließen. Er gibt zwar eine Reihe anderer Kohlenhydratträger an, deren Verwendung er gestattet, behauptet aber weiterhin, der Hafer habe einen deutlichen Leistungsvorsprung, vor allem in längerfristigen Kohlenhydratperioden. Trotz anderslautender Berichte von Falta (1914a,b) hält er an der Verwendung eines einzigen

Kohlenhydratträgers fest. Gemischte Kohlenhydratkuren erbrächten nicht das Optimum.

In der siebten Auflage seines Buches (1917) beschreibt von Noorden die letzte in sich geschlossene Form der Haferkur. Schon jetzt spricht er teils von einzelnen Hafertagen, teils von gemischten Kohlenhydratkuren i.e.S. (wie von Falta vorgeschlagen).

1921 schließlich mißt von Noorden der Art des verwendeten Kohlenhydratträgers nur noch eine untergeordnete Bedeutung zu. Der Erfolg der gemischten Amylazeenkur Faltas und deren allgemeine Anerkennung haben seine Bedenken widerlegt. Dafür tritt ein neuer Standpunkt hervor, bei dem von Noorden wiederum in Falta seinen Hauptopponenten findet. Art und Menge des die Kohlenhydratkur begleitenden Proteins sollten der entscheidende Faktor für den Erfolg sein. Für von Noorden ist der Stickstoffumsatz wichtiger als die Quantität der Eiweißaufnahme, welche für Falta die größere Rolle spielt. „Die Kost einer Kohlenhydratkur muß eiweißarm sein, wenn man auf gute Bekömmlichkeit rechnen will. Dann, aber auch nur dann, sind die Kohlenhydratkuren als Schonkuren aufzufassen. Das schonende Prinzip ist hier die weitestgehende Beschränkung der Proteine, im Gegensatz zu den Schonkuren mit sog. strenger Diät, wo das schonende Prinzip im Wegfall der Kohlenhydrate besteht" (von Noorden 1921a). Eine erneute Änderung erfährt die Fettration innerhalb der Haferkur: im Durchschnitt erlaubt von Noorden nur noch 150 g am Tag, da der Gesamterfolg der Kur dadurch besser sein soll. Erst im Jahre 1927 war die Haferkur als Mittel der Wahl gegen die Ketoazidose und das drohende Koma endgültig abgelöst, da sich das Insulin in der Behandlung azidosegefährdeter Patienten seit 1922 durchgesetzt hatte. Trotzdem empfehlen von Noorden und Isaac (1927) noch einzelne Hafer- oder Kohlenhydrattage im Rahmen einer fleischfreien strengen Diät. Der Erfolg wird jetzt auch der relativen Fettarmut zugeschrieben.

Die Charakteristika der Haferkur lassen sich folgendermaßen zusammenfassen:
- Kurzfristigkeit: nicht mehr als drei aufeinanderfolgende Tage kohlenhydratreicher Kost bilden die klassische Hafer*kur;* seit 1917 nur noch Hafer*tage*
- Vor-, Zwischen- und Nachschalten von Gemüse- und Hungertagen
- allmähliche Rückkehr zu einer auskömmlichen Diabetikerkost; den nachgeschalteten Gemüsetagen folgt eine vorsichtige Zulage von Fleisch, ein Erproben der Verträglichkeit von Kohlenhydraten und eine langsame Fettanreicherung
- Beschränkung auf Hafer als einzigen Kohlenhydratträger; später wenigstens Beschränkung auf ein einziges Kohlenhydrat (Stärke); Gemische sind erlaubt, aber angeblich nicht optimal
- Zubereitung als Suppen oder als Grütze; andere Formen der Zubereitung brächten keinen Erfolg

In der geschilderten Form erlebte die Haferkur den Höhepunkt der Wertschätzung anderer Ärzte und die breiteste Anwendung. Fast alle Änderungen nach 1917 sind Konzessionen an die immer größere Beliebtheit anderer Diäten.

Das Merkmal der nur kurzfristigen Anwendung, das vor allem Falta immer wieder betont hat, war letztlich durch den entscheidenden Nachteil der Haferkur, die Einförmigkeit der Kost bedingt. Daher empfahl von Noorden, mehrere Haferkuren hintereinander zu schalten, da er vielfach beobachtete, daß erst die Wiederholung den gewünschten Erfolg gewährleistete.

Über die schlechte Verträglichkeit der Haferkur (gastrointestinale Beschwerden) klagten auch diverse nachuntersuchende Autoren; auch bei ihnen war der Widerwillen der Patienten häufig ein Grund für die Abkürzung der Haferkur (Lipetz 1905; Labbe 1913; Falta 1920). Warshawsky (1907) beklagte außerdem den „abscheulichen Geschmack" der Hafersuppen.

Gegen Erbrechen und Diarrhoe infolge der Hafer-Butter-Kost empfahl von Noorden die Gabe von Opiumtinktur (1917).

Ein weiteres negatives Charakteristikum der Haferkur — aber auch aller anderen analogen Kohlenhydratkuren — war das Auftreten sog. Haferödeme. Von Noorden (1907) und Lampe (1909) therapierten die Ödeme durch die tägliche Gabe eines Diuretikums. Immerhin wurden Haferödeme von Lampe in knapp einem Viertel aller Fälle beobachtet.

Die theoretische Deutung des Phänomens bereitete zunächst Schwierigkeiten. Von Noorden übernahm die Erklärung Barrenscheens, es handele sich um Kochsalzödeme, die infolge einer „Abdichtung des Nierenfilters" durch Hafer zustande kämen. Nach Blum (1911a), Borchardt (1912) und Labbe (1913) lag die Ursache in dem übermäßigen Gebrauch von Alkalien zur Bekämpfung der Ketoazidose.

Die Indikation der Haferkur blieb zunächst ungeklärt. Ursprünglich hatte von Noorden (1903) ihre Verwendung bei schweren Diabetikern geschildert und zugleich angegeben, in leichten Fällen könne sie eher schaden als nützen. Später präzisiert von Noorden seine Indikationsstellung. In erster Linie waren es die schweren Fälle des Diabetes, die mit beträchtlicher Azidoseneigung einhergingen. Die Indikation verschiebt sich 1917 in Richtung der mittelschweren Fälle. Für solche Fälle soll die Haferkur auch nach Entdeckung des Inulins noch „ein hochbewährtes Rüstzeug" in der Therapie sein. Von Noorden und Isaac (1927) geben die einfachste und klarste Aussage zur Indikation der Haferkur: „Die Acidosegefahr war es, nicht die Höhe der Glukosurie, welche zur Haferkur greifen ließ."

Dieser Standpunkt hatte sich zuvor durch zahlreiche Äußerungen anderer Autoren herauskristallisiert.

Weitgehende Einigkeit herrschte über die Ablehnung der Haferkur für leichte Fälle. Mohr (1905), Magnus-Levy (1911b, 1913), Strauss (1912a) hielten sie sogar für gefährlich. Blum (1911a) dagegen wies nach, daß Mehlkuren auch in leichten Fällen durchaus erfolgreich sein können. Mohr (1905) erkannte schon frühzeitig den Wert der Haferkur als antiazidotische Kur. „Die Domäne der Haferkur sind die schwersten Fälle von Diabetes, wo die Glykosurie völliger Entziehung der Kohlenhydrate trotzt und die Azidose eine beunruhigende Höhe erreicht hat." Lampe (1909) konnte diese Ansicht durch ein umfangreiches Zahlenmaterial stützen, das er in einer Untersuchung von über 300 mit der Haferkur behandelten Patienten gewonnen hatte. Die günstigsten Ergebnisse traten tatsächlich bei den schwersten Fällen auf. Im gleichen Sinne äußerten sich auch Blum (1913) und Falta (1920). Als neue Indikation ist ferner die Verwendung der Haferkur als Einstellungsdiät zu werten, wie es von Blum (1913) vorgeschlagen wurde und später in abgewandelter Form auch nach der Einführung des Insulins in die Diabetesbehandlung von Sansum et al. (1926) praktiziert wurde. Umstritten war die Haferkur bei den sog. schwersten Diabetesfällen. Auch wenn Falta immer wieder darauf hinwies, daß in diesen Fällen die Erfolge der Haferkur allenfalls als mäßig einzustufen seien, befürworteten

Johann S., 22 Jahre alt. An den Hafertagen bestand die Kost aus 250 g
Knorr'schem Hafermehl in Suppenform mit Zusatz von 125 g Butter; ferner
1 Liter Tee und $1/_2$ Flasche Rotwein. — An den Zuckertagen: 150 g Traubenzucker in Wasser gelöst, über den Tag ebenso verteilt wie der Hafer; 125 g
Butter in Form kleiner geeister Kügelchen; Tee und Wein wie oben. — Die
eingeschobenen Gemüsetage „verschärft", nach der auf S. 456 angegebenen Form.

	Zucker	Azeton
Gemüsetag	6,7 g	2,1 g
„	0	1,9 g
Hafertag	20,2 g	1,8 g
„	12,7 g	1,2 g
„	8,3 g	0,9 g
Gemüsetag	0	0,9 g
Hafertag	7,1 g	0,6 g
„	0	0,6 g
„	0	0,5 g
Gemüsetag	0	0,6 g
Zuckertag	3,2 g	0,4 g
„	0	0,5 g
„	0	0,3 g
Gemüsetag	0	0,5 g
Zuckertag	0	0,2 g
„	5,9 g	0,4 g
„	13,6 g	0,4 g
Gemüsetag	0	0,4 g
Hafertag	0	0,3 g
„	0	0,2 g
„	0	0,08 g
Gemüsetag	0	0,1 g

Strauss (1912a), Mohr (1905), Minkowski (1911) und Magnus-Levy (1913) ihre
Anwendung gerade auch in diesen Fällen wegen ihrer günstigen Wirkung auf die
Azidose. Bei beginnendem Koma wurde die Haferkur mehrfach als lebensrettend
beschrieben, da sie das einzige wirksame Mittel war (R. Schumacher 1963).

3.1.3 Die Beurteilung der Haferkur

Von namhaften Klinikern erfuhr die Haferkur zunächst totale Ablehnung. Naunyn
ließ durch seinen Schüler Lipetz (1905) die Wirkung der Haferkur anzweifeln. Seiner
Meinung nach wurden die Kohlenhydrate nicht assimiliert, sondern durch Darmbakterien vergoren. Die günstige Wirkung auf die Azidose wurde nicht bestritten.
Lipetz behauptete, daß bei Nichtverwertung der Kohlenhydrate die verbleibende
Eiweiß-Fett-Kost im Sinne der alten strengen Diät für die Beseitigung der Ketonkörper und Hebung der Kohlenhydrattoleranz verantwortlich sei.

Ablehnung erfuhr die Haferkur auch durch van Leydens Schüler Warshawsky
(1907), der in keinem Fall zu einem günstigen Ergebnis kam. Pavy (1908): „Kann
man sich etwas Vernunftwidrigeres denken? Die Gewebe werden von Blut umspült,
das gewissermaßen einen Überschuß an Zucker enthält, und trotzdem sollen Koh-

lenhydrate verabreicht werden, deren Wirkung darin besteht, daß sich ihre Menge zu dem schon vorhandenen Überschuß addiert."

Zustimmung erhielt von Noorden in den ersten Jahren nur von seinem Mitarbeiter Lampe und seinem Schüler Mohr.

„Was speziell die Technik anbelangt, so tritt in der Mehrzahl der Fälle, wie sich später zeigte, eine günstige Wirkung der Haferkur nur bei Einhaltung einer ganz bestimmten Versuchsanordnung und besonders nur bei entsprechender Vorbereitung des Kranken ein" (Falta 1920).

Blum (1911a) räumt ein: „Die von Noordensche Haferkur hat zweifellos in manchen Fällen großen Nutzen gebracht. Was jedoch ihre allgemeine, systematische Anwendung verhindert, war der Umstand, dass die Fälle, in denen sie nützt, von vornherein nicht zu erkennen waren, und dass umgekehrt ihre planlose Anwendung nicht allein keinen Nutzen, sondern direkt Schaden stiftete."

Von Noorden selbst ist dieser Schwachpunkt seiner Kur bekannt; er sucht die Schuld aber weniger im System der Haferkur als vielmehr bei den Ärzten, die sie anwenden: „Daß die Theorie der Hafer- und sonstigen Kohlenhydratkuren verwickelt und unklar war, war jedem Praktiker aus der Literatur bekannt. Um so einfacher erschien ihm die Anwendung. Sehr mit Unrecht; das Umgekehrte ist richtig... Es wird oft so dargestellt, als könne man ganz nach Belieben nach der früheren Methode oder mit sog. ‚Kohlenhydratkur' Diabetiker behandeln. Nichts ist verkehrter. Die Kohlenhydratkuren (bzw. Kohlenhydrattage) sind keine einschneidige, sondern durchaus eine zweischneidige Waffe. Man kann damit unendlich viel nützen, aber auch unendlich viel schaden" (von Noorden 1917). Strauss befürwortet ein Verlassen der recht starren von Noordenschen Vorschriften und eine stärkere Individualisierung der Haferkur, wie sie von Blum und Magnus-Levy bereits vorgeschlagen worden war. Im Vergleich zu den anderen, bislang bekannten Kohlenhydratkuren schneidet die Haferkur am besten ab. Für Rosenfeld (1912) ist sie die „weitaus interessanteste und unter besonderen Umständen wirksamste aller Kohlenhydratkuren". Labbe (1911) kommt zu dem gleichen Schluß.

In späteren Jahren verlor die Haferkur ihren Status als einzige wirksame Kohlenhydratkur; Zweifel an ihrer günstigen Wirkung wurden kaum mehr geäußert.

3.1.4 Theorien über den Wirkungsmechanismus

Von Noorden selbst trug zur Aufklärung der Wirkung der Haferkur praktisch nichts bei. Hatte er 1903 noch betont, er könne mangels ausreichenden Materials in dieser Frage noch keine Stellung beziehen, so nahm er 1907 eine „unbekannte, spezifische und nur dem Hafer zukommende Wirkung" an. Eine theoretische Begründung gibt es nicht. Von Noorden bezieht sich hier lediglich auf ältere Literatur über die Kohlenhydratkuren (im weiteren Sinne). Donkin, von Dühring, Winternitz und Mosse hätten gezeigt, daß es relativ einfach sei, Diabetikern große Mengen von Kohlenhydraten zuzuführen, ohne damit eine Glukosurie zu erzeugen. Das sei vor allem dann der Fall, wenn man sich an eine möglichst einfache Nahrung und an ein einziges Kohlenhydrat halte.

Salomon (1916) sieht vier Momente, die zur Erklärung der Wirkung der Haferkur herangezogen werden können:

- eine besondere Überlegenheit des Hafers gegenüber anderen Kohlenhydraten
- die relative Eiweißarmut der Kohlenhydratperiode und das Fehlen des animalischen Eiweißes
- die Gleichförmigkeit der Kost und schließlich
- die Anordnung (Technik) der Haferkur

Lampe (1909) erklärte die besondere Wirkung des Hafers mit einer chemischen Differenz der Haferstärke gegenüber anderen Kohlenhydratträgern. Magnus-Levy (1911a) versuchte, die Anwesenheit eines „anderen Stoffes" im Hafer nachzuweisen, der die gute Ausnutzung der Haferstärke bewirken sollte. „Die Anwesenheit von Hilfsstoffen für den Abbau der Haferstärke hat sich nicht beweisen lassen. Unbedingt widerlegt ist sie damit freilich nicht." Dagegen glaubt Magnus-Levy den Beweis experimentell liefern zu können, „dass wirklich in dem besonderen Bau der Haferstärke selbst die Erklärung für den günstigen Erfolg der Haferstärke zu sehen ist." Diese Tatsache stehe auch im Einklang mit den Befunden von Lüthje (1910) und Lang (1911). Beide Autoren hatten eine besondere fermentative Auspaltung der Haferstärke im Darm postuliert, die sich von der Aufspaltung und Resorption bei anderen Mehlen unterscheiden sollte.

Blum (1911c) gelang es, jene Theorien zur „spezifischen Wirkung" des Hafermehls zu widerlegen, die – in der einen oder anderen Variation – fast unumstritten waren: „Ich habe dann den Gegenversuch mit ganz gewöhnlichem Weizenmehl gemacht...; zu unserem Erstaunen verschwand die Zuckerausscheidung, die vorher noch ca. 12 g pro Tag betrug (es handelte sich anscheinend um einen milden Typ II-Diabetes; Anm. des Verfassers), vollständig; die Acidose sank noch weiter, und der Erfolg, den wir gewöhnlich bei Hafermehl hatten, war gerade so gut durch ganz gewöhnliches Weizenmehl erreicht worden... Jedenfalls ist die Haferkur nur ein Beispiel einer Kohlenhydrat-Fettkur, bei der der Hafer durch jede andere Mehlsorte ersetzt werden kann. Eine spezifische Eigenschaft des Hafermehls besteht nicht" (Blum 1911c).

Blum wurde spontan von Grund (1911) und Lüthje (1910) unterstützt und bestätigt. Baumgarten und Grund (1911) legten wenig später eine umfangreiche Untersuchung vor, in der sie zum gleichen Ergebnis wie Blum kommen. Klemperer (1911) wies nach, daß sogar reiner Traubenzucker ohne bedeutende Auswirkungen auf die Glukosurie assimiliert werden konnte. Magnus-Levy änderte unter dem Eindruck dieser Veröffentlichungen seine Meinung und verließ die Theorie der spezifischen Wirkung des Hafermehls (1911b).

Die zweite große Theorie, die die Überlegenheit des Hafermehls begründen sollte, ließ sich mit einigen „Kunstgriffen" auch auf die Verwendung anderer Kohlenhydratträger erweitern. Rosenfeld (1912) teilte zwar nicht die Ansicht, daß eine Vergärung der Kohlenhydrate stattfände, glaubte seinerseits aber doch an eine Aufspaltung der Haferstärke im Darm zu einem Monosaccharid. Dieses Monosaccharid soll „anhepatisch und aglykogen", d. h. unter Umgehung der Leber verstoffwechselt werden. Der normale Abbauweg in der Leber sei dem Diabetiker versperrt. Klotz (1911a, b) baute auf der Vorstellung Rosenfelds auf. Seines Erachtens wird jedoch ein Oxidationsprodukt, nämlich eine Kohlenhydratsäure, resorbiert, die dann verwertet werden kann. Ebenso wie Lang (1911) glaubte Klotz daran, daß die Haferstärke allein diesen Weg ginge. Die saccharolytische Darmflora werde durch Hafermehl aktiviert. Wo diese Reaktion ausbleibe, sei die Darmflora durch Fäulnisvorgänge infolge eiweißreicher Nahrung geschädigt. So erklärt Klotz die wechselnden Erfolge der Haferkur.

Schließlich kommentierte Falta (1920): „Die Annahme der Superiorität irgendeiner Amylazeenart, zu deren Erklärung diese kunstvolle Hypothese ersonnen wurde, läßt sich heute nicht mehr aufrechterhalten." Um so überraschender ist es, daß noch 30 Jahre später nach Stoffen gesucht wird, die die Wirkung des Hafers erklären sollen (Kolb 1953; Heupke u. Kolb 1953).

Die Haferkur belebte die Diskussion um die ausschließliche Verwendung vegetabilischen Eiweißes neu. Von Noorden und zahlreiche andere Autoren (Mohr 1905; Lampe 1909; Blum 1911a; Magnus-Levy 1911b; Lüthje 1910) sahen den Erfolg einer Haferkur durch die Gabe animalischen Eiweißes in Frage gestellt. Nur Rosenfeld (1912) gab an, auch bei Fleischbeikost eine günstige Wirkung der Haferkur gesehen zu haben.

Neben der Qualität des Eiweißes sollte auch seine Quantität eine Rolle spielen. Kolisch (1902) bemerkte im Rahmen seiner eiweißarmen Kost, daß die Höhe der tolerierten Kohlenhydratzufuhr wesentlich von der Art und Menge des gleichzeitig zugeführten Eiweißes abhängt. Es gelang ihm, bei minimaler Eiweißzufuhr und entsprechend erhöhter Kohlenhydratzufuhr das Stickstoffgleichgewicht seiner Patienten aufrechtzuerhalten.

Blum (1911a) bestätigte Kolischs Ausführungen über den Zusammenhang von Kohlenhydrattoleranz und Eiweißzufuhr, lehnte aber zugleich (1911b) die Eiweißarmut als Ursache des Erfolges der Haferkur ab. Von Noorden habe diesen Punkt durch die Gabe einer größeren Eiweißmenge in der Originalform der Haferkur widerlegt.

Trotzdem sah eine Reihe von Autoren die Wirksamkeit der Haferkur in ihrer Eiweißarmut begründet. Minkowski (1911) und Labbe (1913) wollten bei der Haferkur ohne den Zusatz von Pflanzeneiweiß bessere Ergebnisse gesehen haben. Minkowski sieht vor allem den Vorteil, eine der Muttersubstanzen der Ketonkörper eliminiert zu haben. Aus dem gleichen Grund bemängelt er auch die hohe Fettmenge, obwohl sie ja nachweislich die antiazidotische Wirkung der Haferkur nicht beeinträchtigte.

Salomon (1916) schlägt die Brücke zwischen den konträren Ansichten, ob die Haferkur nun eiweißarm sei oder nicht. Er berechnet den Proteingehalt der Originalform einschließlich der im Hafer enthaltenen Proteine auf 115 g pro Tag, bezieht aber wie Labbe die vor- und nachgeschalteten Gemüse- oder Hungertage in die Berechnung mit ein. Hieraus ergibt sich eine relative Eiweißarmut. Von Noorden (1921a) selbst hatte für eine siebentägige Haferperiode (also Hafertage und eiweißarme Schontage zusammen) einen täglichen Durchschnitt von 35 g Eiweiß, 50–55 g Kohlenhydraten und etwa 1500 Kalorien (in Anbetracht der Fettmenge) errechnet. Der Eiweißgehalt lag hier also etwa bei 0,5 g pro Kilogramm Körpergewicht und Tag – eindeutig eine eiweißarme Kost!

Salomon (1916) befindet: „Nach alledem erblicken wir den wirksamsten Faktor der Kohlenhydratkur in dem von von Noorden mit therapeutischen Instinkt eingerichteten Arrangement derselben."

Grafe (1955), der als junger Arzt die Querelen um die theoretische Deutung des Erfolgs miterlebt hatte, faßt zusammen: Hauptursachen der Wirkung sind die zweckmäßige Anlage der Kur, die vorbereitenden und abschließenden Gemüsetage, die Vermeidung von animalischem Eiweiß und vielleicht auch die langsame Aufspaltung des Hafers im Darm.

Rosenfeld (1916), der schon frühzeitig (1895) das Fehlen von Kohlenhydraten in der Nahrung als Vorbedingung der Ketoazidose erkannt hatte, formulierte anhand der Erfahrungen mit der Haferkur die Hypothese zur Herkunft der Ketonkörper: „Das Fett verbrennt nur im Feuer der Kohlenhydrate." Bei Diabetes mellitus mit seiner Kohlenhydratverwertungsstörung fände die Oxidation der Fette nicht statt. „So sind Verfettung (der Leber), Lipämie und Acetonämie verschiedene Grade eines einheitlichen Prozesses... Ihre Heilung oder Verhütung ist ebenfalls einheitlich: die Oxydation von Kohlenhydraten."

3.1.5 Kostformen. Anordnung der Dauerkost

Mit der Einführung der Haferkur ergaben sich neue Probleme in der Gestaltung der Diabetikerkost. Alle bisherigen Regime waren relativ langfristig angelegte Kostformen, ob es nun eine streng kohlenhydratfreie, eiweißreduzierte Diät (Cantani; Naunyn) war oder eine Kohlenhydratkur, die die Ernährung mit einem kohlenhydrathaltigen Nahrungsmittel über längere Zeit vorsah (Donkin; Mosse u.a.). Sämtliche vorgeschlagenen Regime sahen einen allmählichen Wiederaufbau einer Mischkost erst nach Wochen oder Monaten vor. Anders die von Noordensche Haferkur. Hier stand der Charakter der „Kur", also einer begrenzten Periode, dieser Kostform im Vordergrund.

Noch im Jahre 1917 gibt von Noorden den ärztlichen Praktikern lediglich die anfangs erwähnten allgemeinen Richtlinien vor. Zwar hatte er schon in seinen ersten Veröffentlichungen (1895 und 1904) zur Diätetik mitgeteilt, günstiger als ein starres Festhalten z.B. an einer konstanten Eiweißmenge in der Kost sei ein periodischer Wechsel zu bewerten. Als er dann 1907 die Haferkur auch in einem zweiten Buch empfahl, fiel erstmals der Begriff „Zick-zack-Kost".

Von Noorden betonte mit dieser Bezeichnung den vollständigen Gegensatz zwischen der althergebrachten, als Dauerkost verwendeten strengen Diät und den zwischenzeitlich eingeschalteten Haferperioden mit den vor-, zwischen- und nachgeschalteten Hungertagen. In der Tat versuchte diese Anordnung die Vorteile der Eiweiß-Fett-Kost mit denen der Kohlenhydrat-Fett-Kost zu verbinden. Seit 1913 hieß diese Form „Wechselkost".

Beide Kostformen können für sich genommen den Anspruch erheben, Schonkuren zu sein. Die Wechselkost genügt damit der Anforderung, den Charakter einer (langdauernden) Schonkur zu wahren (von Noorden 1921a, 1927). Das Instrumentarium der Wechselkost, die verschiedenen Kostformen, werden erst relativ spät (ab 1917) präzise definiert.

Von Noorden unterscheidet drei Kostformen:
— die Kohlenhydratkuren
— die strenge, möglichst kohlenhydratfreie Kost
— Hungertage und Hungerkuren

In diesen drei Kostformen spiegelt sich die gesamte Entwicklung der Diätbehandlung bis 1920 wider; einzelne Elemente dieser Kostformen tauchen auch in der Zeit nach der Entdeckung des Insulins immer wieder auf.

Tabelle 29. Das Prinzip der Wechselkost: Perioden strenger Diät und Haferkuren lösen einander ab (von Noorden 1904; Ausscheidung von Substanzen mit dem Harn)

Tag	Kost	Zucker in g	Fe Cl₃-Reaktion	Aceton g	N g	NH₃ g	Gewicht kg
11	Dasselbe und 100 g Fleisch und 2 Eier	1,3	+	—	—	—	57,7
12	Dasselbe wie am 11. Tag und 60 g Käse . . .	11,9	+	1,9	20,6	3,4	
13	Gemüsetag	7,5	+	1,6	—	2,9	
14	Dasselbe und 120 g Fleisch	26,2	+	—	—	—	
15	Gewöhnliche strenge Diät	47,8	+	—	—	—	58,6
16	Dasselbe	70,8	+	2,6	21,9	3,4	
17	Dasselbe	64,7	+	—	—	—	
18	Dasselbe	50,9	+	1,4	22,8	1,6	58,5
19	250 g Hafermehl, 300 g Butter (2 stündl. verteilt)	44,0	+	0,5	11,3	1,6	
20	Dasselbe	38,5	+	0,3	7,2	0,9	
21	Dasselbe	20,6	+	0,07	6,1	0,9	
22	Dasselbe und 7 Eier . .	13,3	0	0,04	5,2	0,9	58,8
23	Dasselbe	20,6	0	0,02	7,2	1,0	
24	Dasselbe	7,7	0	0,04	8,6	1,3	
25	250 g Hafermehl, 300 g Butter, 100 g Roborat .	7,4	0	0,02	6,2	0,6	58,5
26	Dasselbe	0	0	0,01	—	1,1	
27	Dasselbe	0	0	0,01	6,2	0,9	
28	Dasselbe	0	0	0,03	5,9	1,0	
29	Dasselbe	0	0	0,07	3,5	0,4	57,5
30	Dasselbe und 2 mal grünes Gemüse	0	0	0,06	5,2	0,8	
31	Dasselbe	0	0	0,07	5,3	0,8	
32	Wie am 30. Tag und 2 Öl-sardinen	0	0	0,06	5,0	0,6	57,2
33	Dasselbe	0	0	0,06	9,4	1,3	
34	Wie am 33. Tag und 1 Ei und 50 g Speck . . .	0	0	0,06	—	0,5	
35	Dasselbe	0	0	0,26	4,5	1,0	
36	Wie am 32. Tag und 50 g Speck, 2 Eier und 50 g Fisch	0	0	0,15	5,3	0,7	57,6
37	Dasselbe	8,9	0	0,09	6,0	0,6	
38	250 g Hafermehl, 300 g Butter, 100 g Roborat, 150 g Fleisch, 2 Eier, 2 mal grünes Gemüse .	2,4	0	0,15	8,3	1,3	
39	Dasselbe	0	0	0,02	2,3	0,7	58,1
40	Dasselbe	0	0	0,02	6,8	1,0	
41	200 g Hafermehl, 250 g Butter, 80 g Roborat, 7 Eier, 100 g Fleisch, grünes Gemüse . . .	0	0	0,07	—	1,1	
42	Dasselbe	0	0	0,18	11,8	1,1	
43	Dasselbe	0	0	0,14	3,8	1,0	58,2
44	Dasselbe	4,6	0	—	13,1	1,5	
45	Dasselbe	3,3	0	0,12	10,6	—	
46	Dasselbe	7,1	0	0,09	11,1	—	58,2
47	Dasselbe	16,9	0	0,34	21,6	—	
48	Gemüsetag	0	0	0,13	—	—	
49	Gewöhnliche strenge Diät mit beschränkter Fleisch-zufuhr	0	0	0,6	18,4	—	
50	Dasselbe	0	0	0,4	18,3	—	
51	Dasselbe	0	0	0,36	13,6	1,2	
52	Dasselbe	0	0	0,27	19,6	1,8	58,3
53	Dasselbe und 30 g Kartoffel	0	0	0,19	15,6	1,5	
54	Dasselbe (vergl. 49. Tag) und 60 g Kartoffel . .	0	0	0,28	19,8	1,7	
55	Dasselbe (vergl. 49. Tag) und 100 g Kartoffel . .	0	0	0,43	—	2,1	
56	Dasselbe (vergl. 49. Tag) und 120 g Kartoffel . .	0	0	0,41	15,9	1,9	59,0

Die Kohlenhydratkuren entsprechen im wesentlichen der Haferkur bzw. der gemischten Amylazeenkur Faltas.

Die strenge Kost wird längst nicht mehr als Dauerkost benutzt, „sondern nach Tagen, Wochen, längstens Monaten von anderer Kost abgelöst". Prinzip der Kostform ist die Steigerung der Kohlenhydrattoleranz durch Schonung; inzwischen sieht von Noorden im Gegensatz zu früheren Veröffentlichungen (1904) aber eher die Gefahr der Eiweißüberfütterung anstelle der Unterernährung.

Die strenge Kost wird fein abgestuft als
— volle Fleischkost
  ca. 140–160 g Eiweiß/Tag
— halbe Fleischkost (Naunyn)
  ca. 70–75 g Eiweiß/Tag
— Gemüsetage
  50–60 g Eiweiß/Tag durch 4 bis 5 Eier
— verschärfte Gemüsetage
  35–45 g Eiweiß/Tag durch 4 bis 5 Eidotter

Die Fettzufuhr bei den beiden eiweißreichen Formen soll 150 g, bei den beiden eiweißärmeren Formen 100–120 g pro Tag nicht übersteigen (wegen der möglichen Steigerung der Azidose). „Die kohlenhydratfreie Kost wird so in all ihren Formen zu einer Diaeta parca, die den Kalorienbedarf nicht deckt. Ihre Bekömmlichkeit wird dadurch gehoben, ihr Einfluß auf die Azetonurie abgeschwächt; andererseits wird aber auch die Dauer ihre Anwendbarkeit verkürzt" (von Noorden 1921a). Die Gemüsetage ersetzten bei von Noorden für lange Jahre die Hungertage nach Cantani und Naunyn; später (seit 1910) verwendete von Noorden wieder die Hungertage wegen der schnelleren Wirkung. Diese vier Stufen der strengen Kost seien ein geeignetes Instrumentarium zur Vermeidung und Bekämpfung der Glukosurie.

Von Noorden verwendet die strenge Kost zur Prüfung der Schwere des Diabetes.

Diese drei Kostformen kombiniert von Noorden zunächst wochenweise, später tagweise. Ihm gelingt es dadurch, eine mittlere Linie zwischen den kohlenhydratarmen, eiweißreichen Kostformen einerseits und den kohlenhydratreichen, eiweißarmen Kostformen über längere Zeit einzuhalten. Für diese Art der Kostverordnung setzte sich die Bezeichnung „Zweinährstoffsystem" durch. Zwei im Ansatz völlig verschiedene, in der Zielsetzung aber gleiche Zweinährstoffsysteme machten — ergänzt durch einzelne Hunger- oder Gemüsetage — die sog. Wechseldiät aus.

3.1.6 Die Bedeutung der Haferkur vor und nach der Entdeckung des Insulins

Die Erneuerung der Diätetik durch C. H. von Noorden umfaßte bei weitem nicht nur die Entdeckung der Haferkur. Wenn auch sein Name in erster Linie mit dieser Kostform verknüpft ist, so darf doch nicht übersehen werden, daß die Haferkur vor allem den Anstoß zu einer stürmischen Weiterentwicklung der Diättherapie gab.

Die ursprünglichen Indikationsgebiete der Haferkur wurden durch die Entdeckung des Insulins eingeschränkt. Wegen ihrer Einförmigkeit wurde die Haferkur auch bald zu einzelnen Hafertagen reduziert, die allerdings auch Jahre nach (und trotz) der Einführung des Insulins in die Therapie des Diabetes noch verwendet wurden. Bertram (1949), Steigerwaldt (1946), Mellinghoff und Schenck (1960) und Grafe (1955) verwendeten die Hafertage noch als Einstelldiät; Grafe (1958) sieht die Hafertage in Verbindung mit Insulin immer noch als Methode der Wahl bei einer hartnäckigen Azidose. Daß der Einfluß von Noordens noch bis in die heutige Zeit reicht, zeigt, daß Jahnke noch im Jahre 1977 Anlaß zu der Bemerkung hatte, Hafertage in der Diätetik des Diabetes mellitus als obsolet zu bezeichnen.

3.2 Die Weizenmehlkur nach Blum

In den ersten Jahren nach der Einführung der Haferkur galt nahezu unbestritten, daß Hafermehl der einzige oder zumindest der erfolgversprechendste Kohlenhydratträger für eine Kohlenhydratkur war. Der Glaube an eine Überlegenheit des Hafers durch eine unbekannte spezifische Wirkung war zwar nicht experimentell gestützt, aber bis 1911 auch noch nicht widerlegt. Mohr (1905) stellte fest: „Manchmal ist es ein ganz bestimmtes Kohlenhydrat, für das eine geradezu elektive Toleranz besteht."

Lampe berichtete 1909 über vergleichende Untersuchungen mit verschiedenen Kohlenhydratträgern. „Es ist gar keine Frage, daß Hafer dasjenige Kohlenhydrat ist, welches von den Diabetikern am besten vertragen wird, von allen Kohlenhydraten den größten Einfluß auf die Ketonurie hat und selbst als Nebenkost zur strengen Diät zugesetzt gegenüber den anderen Kohlenhydraten bei weitem am besten assimiliert wird... Vergleiche von Hafer und anderen Kohlenhydraten fallen stets zugunsten des Hafers aus." Für Lampe ergibt sich in der Qualität der Kohlenhydratträger folgende Reihenfolge: Hafer − Gerste − Buchweizen − Reis − Kartoffeln.

Blum schilderte erstmals 1911 (a, c) Versuche, bei denen er die Wirksamkeit von Hafer- und Weizenmehl verglich. Zu seinem Erstaunen sah er während der Verabreichung von Weizenmehl, das in der gleichen Menge und unter den gleichen Bedingungen gereicht wurde, eine ebenso günstige Wirkung wie bei einer zuvor durchgeführten Haferkur (1911c). „Nach dieser unerwarteten, dem Hafermehl zum minde-

Tabelle 30. Vergleichende Untersuchungen zur Wirkung von Hafermehl und Weizenmehl auf Urinausscheidung, Ketonurie und Glykosurie (Blum 1911a)

Datum	Harn-menge	Azeton	Zucker- Ausfuhr	Zucker- Einfuhr	Kost
25. IV.10	2500	+	ø	ca. 30 g	1000 g Gemüse, 50 g Speck, 100
26. „	1150	+	ø	„	resp. 200 g Kognak, 500 ccm Wein
27. „	2000	+	12	175	250 g Hafermehl, 200 g
28. „	2150	+	15	175	Butter, 100 g Kognak, 4 Eier,
29. „	2500	+	15	175	500 ccm Wein
30. .	1100	+	ø	ca. 30 g	50 g Speck, Gemüse ca. 800 g,
1. V.10.	1600	+	ø	„	100 g Kognac, 500 ccm Wein
2. „	2000	0.2	0 Nyl	180	240 g Weizenmehl, 200 g Butter,
3. „	2000	0.10	0 Spur	180	4 Eier, 100g Kognak, 500ccm Wein
4. „	2700	+	„	—	700 g Gemüse 30 g Mehl 40 g Butter
5. „	2150	0.2	6,0	—	Fleischfettdiät (streng)
6. „	2200	+	6,6	—	
7. „	2600	+	84	80	100g Brot+Fleischfettdiät(streng)
8. „	2000	+	60	ca. 20	strenge Fleischfettdiät
9. „	1200	+	7,2	—	Gemüsetag.

sten gleichkommenden Wirkung des Weizenmehles erhob sich die Frage, ob die bisherige Annahme einer spezifischen Wirkung des Hafermehls wirklich berechtigt ist, oder ob nicht eine Erklärung seiner Wirkung in anderen Momenten zu suchen sei" (Blum 1911a). In der Literatur fand Blum nur eine Untersuchung über die Wirksamkeit von Weizenmehl. Diese sei von Westernrijk an der von Noordenschen Klinik durchgeführt worden.

Nach einer größeren Versuchsreihe fand Blum (1911a), „dass ein prinzipieller Unterschied zwischen Hafermehl und Weizenmehl nicht besteht. In dem einen Versuch übt das Hafermehl, in dem anderen das Weizenmehl eine günstigere Wirkung auf die Glycosurie aus, und Hand in Hand mit diesem Einfluß geht die Wirkung der Mehle auf die Azidose."

„Es wäre demnach die Haferkur nur eine spezielle Anwendung eines ganz besonderen Falles; es musste der Nachweis geführt werden, dass dieses Gesetz ein allgemeingültiges ist, und dieser Nachweis gelingt auf das leichteste" (Blum 1911c). Blum wies darauf hin, daß beide Mehlarten um so vollständiger assimiliert würden, je besser der Gesamtzustand des Patienten war; aus dieser Beobachtung schloß Blum, daß eine Zersetzung im Darm nicht die Ursache der günstigen Auswirkungen sein konnte. Aufgrund der vollständigen Analogie der beiden Mehlsorten konnte Blum (1911c) verkünden: „Ich habe keine Hafermehlkur, sondern Weizenmehlkur gemacht."

Klotz (1911b) lehnte als einer der ersten die Existenz einer Weizenmehlkur strikt ab: „Eine Weizenmehlkur des Diabetes gibt es nicht." Theoretisch spreche alles gegen die Gleichwertigkeit und Gleichbewertung von Hafer- und Weizenmehl.

Im gleichen Maße bestritt Rosenfeld anfangs (1912) die Wirksamkeit des Weizenmehls. Er wies darauf hin, daß in der Ditätetik bislang mit Weißbrot (also Weizenmehl) nur schlechte Erfahrungen gemacht worden wären. Dabei ignorierte er allerdings Blums Hinweise auf die Zubereitung ebenso wie von Noordens negative Erfahrung mit Haferbrot (1903).

Das Verdienst von Blum bestand darin, gezeigt zu haben, daß die Verwertung der angebotenen Kohlenhydrate parallel zur Schwere des Diabetes abnimmt; d. h. je schwerer die Stoffwechselstörung, desto geringere Mengen von Kohlenhydraten werden assimiliert. Blum modifizierte daher die Weizenmehlkur gegenüber der Hafermehlkur, deren Angaben ihm zu starr und zu schematisch erschienen.

Tabellen 31–35. Erfolge der Weizenmehlkur (Blum 1911a)

Tabelle 4. 66 jähriger Schriftsteller, seit 2 Jahren in Behandlung gegen Kohlehydratentziehung sehr empfindlich und daher nicht zuckerfrei zu bringen.

Datum	Harnmenge	Zucker-Ausfuhr	Zucker-Einfuhr	Kost	Kalorien
19.VI.10.	2900	43	80	100 g Brot, 200 g Rahm, 4 Eier, 300 g Fleisch, 400 g Gemüse, 50 g Butter	ca. 2000
20. „ „	2800	14	195	250 Weizenmehl, 250 g Butter, 75 g Speck	**3400**
21. „ „	1350	ø	155	210 „ 210 „ 75 „	ca. **3000**
22. „ „	1450	ø	40	60 „ 60 „ 75 „ 4 Eier Gemüse ad libit.	—

Tabelle 6. 50jähriger Schriftsetzer seit 2 Jahren leichter Diabetes.

Datum	Harnmenge	Zucker-		Stickstoff-		Kost	Kalorien	
		Ausfuhr	Einfuhr	Ausfuhr	Einfuhr		Brutto	Netto
30. V. 10.	2400	21	55	—	—	70 g Brot, 200 g Rahm, 250 g Fleisch, 4 Eier, 300 g Gemüse, 50 g Butter	2100	2000
31. „ „	2400	33	80	21.3	ca 22	100 g Brot, 300 g Rahm, 300 g Fleisch, 4 Eier, 550 g Gemüse, 50 g Butter	2200	2015
1. VI. „	2100	21	80	21.8	ca.22	100 g Brot, 300 g Rahm, 300 g Fleisch, 4 Eier, 550 g Gemüse, 50 g Butter	2200	2100
2. „ „	2400	17	150	11.62	4.16	} 200 g Weizenmehl, 250 g Butter	2490	2400
3. „ „	2100	10	150	8.11	4.16		2490	2450
4. „ „	2100	ø	20	6.5	—	Gemüsetag.	—	—

Tab. 7. Frau Br. 51 J. Diabetes seit 5—6 Jahren, geringe Retinitis angeblich seit 1909. Zunahme der diabetischen Beschwerden seit $^{1}/_{2}$ Jahre.

Datum	Harnmenge	Zucker-		Kost
		Ausfuhr	Einfuhr	
26 XI. 10.	1100	33	80	100 g Brot, 250 g Rahm, 4 Eier, 125 g Fleisch, 500 g Gemüse, 50 g Butter
27. „ „	1100	40	80	100 g Brot, 250 g Rahm, 4 Eier, 125 g Fleisch, 500 g Gemüse, 50 g Butter
28. „ „	1200	47	80	100 g Brot, 250 g Rahm, 2 Eier, 250 g Fleisch, 500 g Gemüse, 50 g Butter
29. „ „	1200	20	115	} 150 g Weizenmehl, 150 g Butter, 4 Eier
30 „ „	1200	22	115	
1. XII. „	1200	18	115	
2. „ „	1200	ø	20	Gemüsetag.
3. „ „	1200	12	—	Strenge Fleischfettdiät.

Tabelle 8. Frau W. 55 J., akut verlaufender Diabetes. Nach 10 Monaten Exitus im Koma.

Datum	Harnmenge	Zucker-		Kost
		Ausfuhr	Einfuhr	
22. VI. 10.	1300	46	135	} 200 g Brot, 300 g Rahm, 4 Eier, 200 g Fleisch, 500 g Gemüse, 500 g Wein, 30 g Butter
23. „ „	1300	75	135	
24. „ „	1700	90	135	
25. „ „	1300	33	190	} 250 g Weizenmehl, 250 g Butter
26. „ „	2200	60	190	250 g „ 250 g „ 500 g Wein
27. „ „	2600	59	115	150 g „ 250 g „ 400 g Fleisch,
28. „ „	2200	52	115	500 g Wein
29. „ „	2100	47	190	} 250 g Weizenmehl, 250 g Butter, ø, 500 g Wein
30. „ „	2000	43	190	
1. XI. „	2100	41	190	
2. „ „	1800	3	20	} Gemüse, 2 Eier, 100 g Rahm, 50 g Speck
3. „ „	1300	ø	20	
4. „ „	1300	6.5	190	} 250 g Weizenmehl, 250 g Butter, 500 g Wein
5. „ „	2300	22	190	

Nur in leichten Fällen verabreichte er 200—250 g Mehl und ebensoviel Butter; die Gabe von Eiweiß stellte er frei. In schwereren Fällen gab er zunächst 150 g Mehl und 200 g Butter (1911a), später nur noch 100—150 g Mehl und 75—100 g Fett (Blum 1913).

Die Blumsche Mehlkur (der Begriff „Weizenmehlkur" trifft nicht mehr zu) enthält viel kleinere Kohlenhydratmengen als die Haferkur, daneben aber noch grüne (kohlenhydratfreie) Gemüse:

Tab. 9. 55 jähriger Arbeiter, seit 1 Jahr Diabetes. Retinitis haemorrhagica.

Datum	Harnmenge	Zucker-		Stickstoff-		Kost
		Ausfuhr	Einfuhr	Ausfuhr	Einfuhr	
25. IX. 10.	1700	36	80	19.3	—	100 g Brot, 200 g Rahm, 4 Eier, 200 g
26. „ „	1600	32	80	20.75	—	Fleisch, 50 g Butter, 700 g Gemüse
27. „ „	1700	42.5	190	7.3	5.2	250 g Weizenmehl, 250 g Butter
28. „ „	1750	35	190	5.46	5.2	
30. „ „	2200	ø	20	12.99	—	4 Eier, 50 g Butter, 700 g Gemüse
1. X. „	1100	7.7	190	3.19	5.2	250 g Weizenmehl, 250 g Butter
2. „ „	2500	12.5	190	7.91	5.2	
3. „ „	1800	ø	20	—	—	Gemüse + 50 g Speck + 4 Eier

- 50–75 g Mehl
- beliebige Mengen grüner Gemüse
- 75–100 g Speck
- 4–5 Eier oder 50 g vegetabilisches Eiweiß
- 100 g Butter

Der Nährwert ist höher als bei der als Dauerkost verwendeten strengen Kost. Vor Beginn der Kohlenhydratkur, die eine bis drei Wochen dauern soll, wird ein Gemüsetag angeordnet. Im Rahmen der Dauerkost wird ein Gemüsetag pro Woche vorgeschrieben. „Ist nach einer gewissen Zeit ein Stillstand eingetreten oder nimmt die Glykosurie zu, so wird die Kur abgebrochen und nach Einschalten eines Gemüsetages wieder zur strengen Fleischfettdiät übergegangen. Steigen dann Glykosurie und Azidose wieder an, so kehre ich nach kurzer Zeit zur kohlenhydrathaltigen Nahrung zurück und wechsle nach einiger Zeit wieder mit der Fleischfettdiät ab." Hier gibt Blum in Anlehnung an von Noorden die Anleitung zur Wechselkost (Blum 1913).

In schweren Fällen findet ein schnellerer Wechsel der einzelnen Diätformen statt:

1. Tag: Hungertag
2. Tag: Gemüse-Fett-Tag (120 g Fett)
3. und
4. Tag: Gemüse-Fett-Eier-Tag (vier Eier und 120 g Fett)
5. Tag: Kohlenhydrat-Tag (150 g Mehl, 200 g Fett, vier Eier und 0,5 l Wein)
6. Tag: Gemüse-Fett-Tag
7. und
8. Tag: strenge Kost (200 g Rahm, 75 g Speck, 100 g Fleisch, 70–80 g Butter, Gemüse, 0,5 l Wein)

Dieses Verfahren brachte nach Blum selbst in Fällen Erfolg, in denen Glukosurie und Azidose nahezu therapieresistent waren.

3.3 Die gemischte Amylazeenkost nach Falta

Wilhelm Falta, ursprünglich ein Schüler von Noordens, wurde durch die zahlreichen Untersuchungen über die Verwendbarkeit anderer Kohlenhydratträger dazu veranlaßt, eigene Versuche durchzuführen. Insbesondere die Feststellung Klemperers (1911), daß bei geeigneter Technik sogar die Assimilation reinen Zuckers möglich war, bestärkte Falta in der Meinung, daß die verschiedenen Kohlenhydratträger sich als gleichwertig erweisen müßten.

Falta (1914a) prüfte in langfristigen Versuchen (drei bis sechs Monate) Suppenkuren in der klassischen Technik der Haferkur; dabei verwendete er Hafermehl, Grünkorn, Reis, Erbsenmehl, Linsenmehl, Gerste, Tapioka, Kartoffeln, Hirse, Mais und Gries. „Es zeigte sich, dass ein wesentlicher Unterschied in der Wirkung dieser mit je einer Amylazeenart (d. h. Stärkemehlart, Anm. d. Verf.) durchgeführten Kuren, von individuellen Schwankungen abgesehen, nicht bestand... Wir führten nun Kuren durch, bei denen aus den erwähnten Amylazeen zubereitete Suppen miteinander abwechselten... Das Resultat war ein überraschend günstiges."

Die Amylazeen wurden auch als Püree, als Specklinsen, als Reis in Form von Risotto, als Bratkartoffeln, als Nudeln oder Spaghetti, manchmal sogar als Semmel zubereitet. Mitunter ergänzte Falta die Kuren durch Gemüse, ohne daß sich das Ergebnis verändert hätte.

Falta unterschied daraufhin zwei Typen von Amylazeenkuren:
— einfache Amylazeenkuren,
  die meist in Suppenform gereicht wurden, wie die Kuren von Blum, von Noorden
  u. a.
— gemischte Amylazeenkuren
  a) ausschließlich als Suppenkur
  b) teilweise Gabe in Form von Teig- und Backwaren

Diese Kuren beruhten alle auf derselben Vorstellung, nämlich daß sie als Kohlenhydrate nur „Amylazeen" (Mehlfrüchte) enthielten und daß animalisches Eiweiß, also Fleisch, Eier, Käse und Milch vollständig ausgeschlossen waren.

Im Gegensatz zu der bis dahin gültigen Ansicht zur Kurzfristigkeit der Kuren stellte Falta (1914a) fest: „Es hat sich aber in unseren Untersuchungen gezeigt, dass die Amylazeenkuren, gleichgültig von welchem Typus, bei schweren Fällen erst dann ihre volle antiketonurische Wirkung entfalten, wenn sie langfristig sind und wenn sie in nicht zu langer Zeit mehrfach wiederholt werden können. Das gelingt mit den gemischten Kuren auch bei verwöhnten Patienten oft überraschend gut."

Zum Indikationsbereich der gemischten Mehlfrüchtekuren äußerte sich Falta 1914 noch nicht; er gab lediglich an, besonders bei schweren Fällen im jugendlichen Alter große Erfolge gehabt zu haben; zugleich räumte er aber ein, daß es Fälle gegeben habe, in denen es nicht gelang, die Stoffwechselstörungen zu beherrschen.

Die Reaktionen der anderen Diabetesspezialisten waren im allgemeinen positiv. Nur Salomon (1916) machte hier eine Ausnahme. „Unbeschadet aber der prinzipiellen Unterschiedslosigkeit zwischen den einzelnen Stärkemehlarten ist es eine andere Frage, ob die Erfolgschancen für eine Kohlenhydratkur bei allen Kohlenhydratträgern dieselben sind. Das letztere ist eigentlich a priori unwahrscheinlich." Salomon glaubte Unterschiede in der praktischen Verwertbarkeit bei einzelnen Kohlen-

Tabelle 36. Die gemischte Amylazeenkost im Wechsel mit Perioden strenger Diät (Falta 1914a)

Fall 4. F., 24 jährige Frau (1 Partus vor 4 Jahren), gravid im 4. Monat. Beginn der Erkrankung Anfang 1913 mit Polydipsie, Müdigkeit und Abmagerung (ca. 10 kg). Der Zucker wurde erst Ende April entdeckt (9 Proz.). Damals 57 kg schwer.

Datum	Diät	Harn-menge im Mittel	Zucker		Azeton im Mittel	Körper-gewicht	Bemer-kungen
			pol.	titr.			
			im Mittel				
1913							Na bic.
28. X.	200 g Fleisch, 300 g Rahm, 400 g Orangen, 40 g Käse, 60 g Semmel, 60 g Kartoffel	2200	67,7	79,9	5,21	65,3	25 g
29. X.	do.	2500	78,5	95,5	6,02	65,5	30 g
30. X.	200 g Fleisch, 40 g Käse, 300 g Rahm, 500 g Obst	2200	41,1	58,3	6,06	65,5	30 g
31. X.	Gemüsetag, 300 g Rahm, 500 g Obst	2800	23,2	46,5	5,85	66,0	25 g
1. XI.	200 g Fleisch, 40 g Käse, 300 g Rahm, 500 g Obst	2800	41,4	64,9	6,36	65,7	25 g
2. XI.	200 g Fleisch, 40 g Käse, 60 g Semmel, 300 g Rahm, 400 g Orangen, 60 g Kartoffel	2000	61,6	86,0	5,4	65,5	30 g
3. XI.	200 Fleisch, 40 g Käse, 300 g Rahm, 500 g Obst	2200	58,1	77,0	6,38	65,7	25 g
4. XI.	Bis 1 Uhr Hunger, dann 4 Reissuppen à 30 g, 1 Kartoffelsuppe 100 g	2600	37,2	55,1	4,35	65,6	20 g
5 XI.	Suppen von 30 g Hafer, 100 g Reis, 60 g Gries, 160 g Kartoffel	2400	73,9	77,5	2,51	66,2	20 g
6. XI.	Suppen von 60 g Reis, 100 g Kartoffel, 60 g Gries, 30 g Hafer	2400	46,3	56,9	2,0	66,3	10 g
7. XI.	Suppen von 90 g Reis, 100 g Kartoffel, 60 g Gries	2000	44,0	49,6	1,16	65,5	5 g
8. XI.	Suppen von 120 g Reis, 100 g Kartoffel, 60 g Gries	2200	46,0	50,4	1,18	66,5	
9. XI.	Suppen von 90 g Reis, 100 g Kartoffel, 90 g Gries	2600	57,2	65,0	0,7		
10. XI.	Suppen von 60 g Reis, 100 g Kartoff., 60 g Gries, 60 g Graup.	2600	34,3	38,2	0,4	66,9	
11. XI.	200 g Fleisch, 40 g Käse, 300 g Rahm, 500 g Obst	1800	19,8	29,3	1,9	67	10 g
12. XI.	200 g Fleisch, 40 g Käse, 60 g Semmel, 300 g Rahm, 400 g Obst, 60 g Kartoffel	2400	59,3	72,2	4,6	66,5	25 g
13. XI.	do.	2200	62,9	78,5	5,2	66,2	25 g
14. XI.	200 g Fleisch, 40 g Käse, 300 g Rahm, 500 g Obst	2600	31,5	49,4	5,4	66,0	20 g
15. XI.	200 g Fleisch, 40 g Käse, 60 g Semmel, 60 g Kartoffel, 300 g Rahm, 400 g Obst	2600	82,9	102,9	5,88	65,4	25 g
16. XI.	do.	2400	80.6	103.4	5,8	65,5	25 g

hydratträgern feststellen zu können, konnte aber keine exakte Reihenfolge der Wertigkeit angeben. Allerdings bezeichnete er Hafer und Hülsenfrüchte als besonders geeignet.

Zwar erkannte er an, daß die Mischung verschiedener Amylazeenarten den Erfolg einer Kohlenhydratkur nicht zu schmälern braucht, forderte aber zugleich die Beschränkung auf besonders günstig wirkende Kohlenhydratträger (also Hafermehl und Leguminosen). „In den von Falta mitgeteilten Fällen hat man den Eindruck des optimalen Effektes durchaus nicht."

100

Tabelle 37 u. 38. Falta (1914a): Behandlungsprotokolle zur Verwendung von Amylazeengemischen

Fall 1. H., 13 Jahre altes Mädchen. Seit ca. ½ Jahr Polyphagie, Durst, Abmagerung, grosse Mattigkeit, vor 2 Wochen wurde im Harn Zucker (6 Proz.) gefunden.

Datum	Diät	Harnmenge im Mittel	Zucker pol. im Mittel	Zucker titr. im Mittel	Azeton im Mittel	Körpergewicht	Bemerkungen
1913							Na bic.
11.—13. IX.	150 g Fleisch, 3 Eier, 25 g Käse, Gemüse, ¼ l Rahm, 100 g Obst, 100 g Semmel, 500 g Milch	2700	71,2	81,3	2,83	41,7	30 g
14. IX.	Hungertag	2000	22,0	30,8	2,08	—	30 g
15.—18. IX.	150 g Wein, 25 g Kognak, 175 g Butter, Suppen von 175 g Linsenmehl	3000—2000	0	Sp.—0	1,67—Sp.	41,5	30 g
19.—22. IX.	1. Gemüsetag dann strenge Diät (200 g Fleisch, 3 Eier, ¼ l Rahm, 200 g Wein, 50 g Kognak)	2500	0	0	Sp —2,79	41,2	30 g
23.—24. IX.	200 g Wein, 25 g Kognak, 180 g Butter, Suppen von 180 g Erbsenmehl	2700	0	0	Sp.—0	41,0	15 g
25.—29. IX.	Strenge Diät	2000	0	0	Sp.—0,84	—	10 g
30. IX. bis 1. X.	Suppen von 180 g Hafer, 200 g Wein, 50 g Kognak, 180 g Butter	2500	0-Sp	0—Sp.	Sp.	41,8	10 g
2.—6. X.	Strenge Diät	2000	0	0	Sp —1,01	42,9	10 g
7.—8. X.	Suppen von 150 g Reis, 200 g Wein, 50 g Kognak, 150 g Butter	2600	0	0	Sp.—0	42,5	
9.—14. X.	Strenge Diät	2000	0	0	Sp.—0,63	43	
15. X.	Gemüsetag	2400	0	0	0,23	44	
16.—19. X.	Suppen von 135 g Linsenmehl, 205 g Butter	2000	0	0	Sp.	43,7	
20.—24 X.	Strenge Diät	1900	0	0	Sp —1,17	44,9	
25. X.	Gemüsetag	1600	0	0	0,3	—	
26.—29. X.	Suppen von 175 g Tapioka, 200 g Butter	2200	0	0	Sp.—0	—	
30. X. u 1. XI.	Suppen von 750 g Kartoffel, 200 g Butter	1600	0	0	0	44,5	
2. XI.	Gemüsetag	1600	0	0	Sp.	—	
3.—6. XI.	Strenge Diät	2000	0	0	Sp.—1,0	45,2	
7.—11. XI.	Suppen von 35 g Gries, 35 g Erbsenmehl, 200 g Butter, 35 g Tapioka, 35 g Linsenmehl, 35 g Reis	2200	0	0	Sp.—0	45,8	
12.—18. XI.	Strenge Diät	2000	0	0	Sp.—1,0	47,0	
19 XI	250 g Fleisch, 3 Eier, 50 g Käse, 50 g Semmel, ½ l Rahm	2000	17,5	12,6	0,89	47,4	
20 XI.	do.	2800	36,2	38,5	0,96	—	
21. XI.	do	2450	27,7	41,2	1,32	47,5	
22. XI.	Gemüsetag	2100	2,3	12,6	+	—	
23. XI.	do.	2300	2,5	7,1	1,6	48	
24. XI.	Bis Mittag Gemüse, dann Hunger	2000	0	0·	+	—	
25. XI.	150 g Fisch, 2 Eier, Gemüse	2100	0	0	1,2	4?,5	

Fall 2. A., 15 Jahre. Seit ¾ Jahren zuckerkrank, starke Abmagerung. Polyurie, zeitweise bis 5 Proz. Zucker.

Datum	Diät	Harnmenge im Mittel	Zucker pol. im Mittel	Zucker titr. im Mittel	Azeton im Mittel	Körpergewicht	Bemerkungen
1914							Na bic.
3. II.	Strenge Diät	3800	132,1	—	4,83	49,2	15 g
4. II.	do.	2450	74,0	—	2,68	—	15 g
5. II.	Gemüse, Eier	1950	36,5	—	3,16	49,7	
6. II.	do.	2250	32,8	—	2,34	—	
7. II.	Hafer 250 g	2450	37,3	—	2,45	—	
8. II.	do.	1950	31,1	—	1,21	—	
9. II.	do	2200	23,8	—	0,45	—	
10. II.	Gemüse, Eier	2100	13,0	—	0,67	49,4	
11. II.	Gemüse, Fisch, Geflügel	1650	21,7	—	1,12	—	15 g
12. II.	Strenge Diät	1950	37,1	—	1,24	50,2	15 g
13 II.	do	1750	29,8	—	1,22	—	15 g
14. II.	do.	1550	38,0	—	0,80	50,9	15 g
15. II.	do.	1600	41,1	—	0,79	—	
16. II.	Hungertag	2450	3,6	—	0,71	—	
17. II.	Hafer 250 g	1950	4,88	—	0,22	—	
18. II.	do.	2100	8,40	—	0,12	—	
19. II.	Gemüse, Eier	1450	9,0	—	0,23	50,2	
20. II.	Strenge Diät	1700	40,0	—	0,78	—	
21. II.	do.	1650	50,3	—	0,94	51,0	
22. II.	do.	?	?	—	?	—	Diarrh.
23. II.	Strenge Diät + 2 Gerstensuppen	700	11,6	—	0,2	—	
24. II.	do.	1250	35,0	—	0,56	—	
25. II.	Strenge Diät	1000	20,4	—	0,45	—	
26 II.	do.	1250	11,25	—	0,9	—	
27. II.	Strenge Diät + 1 Apfel	1500	22,2	—	0,57	—	
28. II	Strenge Diät, 1 Apfel, 1 Gerstensuppe	1350	37,8	—	0,87	—	
1. III.	do.	1600	39,2	—	0,92	—	Na bic.
	Leichte Zeichen von Koma						
7. III.	Strenge Diät + 30 g Gerste und 30 g Schrotbrot	ca. 1500	ca. 60	—	ca. 2,0	—	20 g
8. III.	Hunger	2000	4,2	—	0,51	—	15 g
9. III.	Gemischte Suppendiät (Reis, Gries, Gerste, Erbsen, Hafer, Grünkorn, Tapioka, Hafer)	900	10,8	—	0,4	51,6	10 g
10 III.	Gemüse, Eier	1000	Sp.	—	0,27	—	5 g
11. III.	Gemischte Suppen (Hafer, Reis, Gerste, Tapioka, Hafer, Grünkorn, Hafer)	1850	2,5	—	0,11	—	5 g
12. III.	do.	1600	6,0	—	0,12	—	
13 III.	do.	2550	9,75	—	Sp.	—	
14. III.	do.	1650	4,0	—	0	51,2	
15. III.	do.	1550	4,6	—	0	—	
16. III	do.	1800	13,0	—	0	51,8	
17. III	do.	1900	17,1	—	0	51,1	
18 III.	Gemüse, Eier	1500	0	—	0,14	—	
19. III.	Gemüse, Eier · Rahm	1750	0	—	0,6	51,2	10 g
20. III.	Strenge Diät	1550	0	—	0,76	—	10 g
21. III.	do.	1400	0	—	—	—	
22. III.	do.	1710	0	—	—	5?,1	

Fall 3. B., 24 Jahre. Erkrankung im Mai 1913 während des Militärdienstes. Grosse Müdigkeit, Harnmengen anfangs bis 7 Liter, Jucken an den Beinen, enorme Polyphagie, in der letzten Zeit Harnmengen bis 14 Liter, Kopfschmerz, Schwindel.

Datum	Diät	Harnmenge im Mittel	Zucker pol. im Mittel	Zucker titr. im Mittel	Azeton im Mittel	Körpergewicht	Bemerkungen
1913							Na bic
21. X.	Kost nach freier Wahl (sehr viel Kohlehydrate), viel Eiweiss	13750	970	—	—	61	
25 X.	Kohlehydr. etwas eingeschränkt	5750	490				
2. XI.	do.	8625	575				
6. XI.	Hafer	8750	383,6				
13. XI.	do.	4625	233,4				
15 —18. XI.	do.	4500	248,4				
21. XI.	Gemischte Kost	4000	322,0				
27. XI.	do.	6000	427,?				
12. XII	250 g Fleisch, 50 g Käse, 4 Eier, ¼ l Rahm, 250 g Milch, 10? g Obst, 75 g Semmel	3?00	151,2	165,6	3,5	63,5	20 g
13. XII.	do.	4500	123,7	155,3	4,63	—	20 g
14. XII.	do.	4500	123,7	155,3	5,23	—	20 g
15.—23. XII.	Wegen komalöser Erscheinungen reichlich Kohlehydrat	—	—	—	sinkt ab	—	bis 60 g
24. XII.	Gemüsetag, ¼ l Rahm	—	—	—	—	—	10 g
25. XII.	250 g Fleisch, 5 Eier, 50 g Käse, ⅓ l Rahm, 100 g Obst, 75 g Semmel	4400	70,4	92,4	2,35	63,5	10 g
26. XII.	do.	4700	103,4	121,7	2,43	—	10 g
27. XII	Gemüsetag, 5 Eier, ⅓ l Rahm	3000	30,0	42,9	3,76	—	15 g
28. XII.	Gemüsetag, ⅓ l Rahm	3700	40,7	53,6	3,12	—	20 g
29. XII	Suppen von 40 g Reis, 40 g Hafer, 40 g Gries, 150 g Butter	3600	73,3	85,5	2,13	—	20 g
30. XII.	Suppen von 40 g Hafer, 40 g Erbsenmehl, 40 g Linsenmehl, 40 g Gries, 80 g Graupen, 300 g Butter	4600	85,5	93,0	1,87	62,9	20 g
31. XII.	Suppen von 40 g Hafer, 40 g Gries, 40 g Linsenmehl, 150 g Butter	3800	46,0	54,7	1,63	64,2	10 g
1914							
1. I.	Suppen von 60 g Hafer, 40 g Erbsenmehl, 80 g Graupen, 40 g Gries, 300 g Butter	3900	66,3	75,3	1,56	63,5	10 g
2. I.	Suppen von 80 g Graupen, 120 g Gries, 40 g Hafer, 300 g Butter	4200	60,4	70,1	1,24	63,5	10 g
3. I.	Suppen von 80 g Graupen, 120 g Gries, 80 g Hafer, 350 g Butter	4400	96,8	106,5	0,87	63,7	10 g
4. I.	Bis Mittag Suppen v. 40 g Hafer, 40 g Gries, ab Mittag Gemüse	3300	23,4	24,3	0,44	64,2	
5. I.	Gemüse, ¼ l Rahm	2800	6,1	7,1	0,19	64,9	
6. I.	Gemüse, ¼ l Rahm	3700	0	0	Sp.	64,7	
7. I.	do.	4000	0	0	Sp.		
17. I.	Gemüse	2500	0	0	+	65,2	
18. I.	do.	3000	0	0	0,72	66,5	
19. I.	do.	2300	0	0	+	66,5	
20. I.	do.	3200	0	0	0,62	66,6	
21. I.	Gemüse und Suppen von 60 g Hafer, 30 g Gries	3600	15,8	15,8	Sp.	66,7	
22. I.	Gemüse und Suppen von 30 g Graupen, 30 g Hafer, 60 g Gries	2900	—	6,38	Sp.		
23. I.	do.	3400	—	7,48	Sp.	67,2	
24. I.	Gemüse u. Suppen v. 30 g Gries, 30 g Hafer, 60 g Graupen	3100	0	0	Sp.	68	
25. I.	Bis Mittag Hunger, dann Suppen von 30 g Gries, 30 g Hafer, 60 g Graupen	3100	—	13,6	0	67,4	
26 I.	Suppen von 60 g Gries, 60 g Hafer, 90 g Graupen	4000	—	32,3	0	68	
27. I.	Suppen von 90 g Gries, 90 g Graupen, 30 g Hafer	3600	—	31,7	Sp.		
28. I.	Gemüse	2300	—	16,3	Sp.		
29. I.	do.	3500	0	0	Sp.		
30. I.	do.	2450	0	0	Sp.		
31. I.	Gemüse, 150 g Fisch, 2 Eier, ¼ l Rahm	2300	0	0	0,48		
1. II.	Gemüse, 150 g Fleisch, 2 Eier	4000	8,8	12,4	0,70		
2. II.	Gemüse	1700	1,8	3,9	+		
3. II.	Strenge Kost, 100 g Fleisch, 2 Eier	2300	10,1	12,4	1,1	67,3	
4. II.	Strenge Kost, 200 g Fleisch, 2 Eier	2800	27,7	33,6	+		
6. II.	Strenge Kost, 250 g Fleisch, 50 g Käse, 3 Eier	3500	38,5	43,7	+		
7. II.	do.	3400	48,3	53,4	+		
8. II.	do.	3700	48,5	54,8	2,8	67,1	
9 II.	Gemüse	2800	30,8	35,8	+		
10. II.	do.	2600	14,3	19,8	1,47		
11. II.	do.	2100	4,6	6,7	0,87		
12. II.	Bis Mittag Hunger, dann 4 Suppen von à 30 g (Hafer, Gries, Graupen)	2400	0,3	7,2	Sp.		
13. II.	6 Suppen von à 30 g (Gries, Hafer, Graupen)	3100	13,6	16,4	0,31	69,5	
14. II.	do.	3400	7,5	11,5	Sp.		
15. II.	Suppen von 30 g Graupen, 400 g Kartoffel	2500	5,5	10,0	Sp.		
16. II.	4 Suppen von 60 g Graupen, 60 g Gries, 100 g Schrotbrot, 40 g Risotto, 40 g Linsen	2450	5,3	8,6	0		
17. II.	100 g Schrotbrot, 80 g Linsen, 40 g Spaghetti, 80 g Risotto	2700	17,8	24,0	0		
18. II.	100 g Schrotbrot, 40 g Linsen, 80 g Risotto	2700	8,9	13,5	0		
19. II.	Gemüse	2000	0	0	Sp.		
20. II.	do.	2000	0	0	Sp.		
21. II.	Gemüse + 150 g Fisch, 3 Eier	1900	0	0	Sp.		
22. II.	do.	3200	0	0	0,91		
23. II.	250 g Fleisch, 4 Eier, 50 g Käse	3200	3,5	7,4	1,75	70,1	

Von Noorden (1921a) wies im Hinblick auf die Verwendung verschiedener Kohlenhydratträger auf eigene, angeblich frühere Versuche (zusammen mit Lampe) hin, billigte Falta aber das Verdienst zu, die Zulässigkeit und Brauchbarkeit der Mischungen erwiesen zu haben, was bei längerfristiger Anwendung von „unbestreitbarem Vorteil und geradezu eine Notwendigkeit" sei.

Im übrigen gab Falta mit seiner Erstveröffentlichung das Signal zu einer intensiven Untersuchung nahezu aller Kohlenhydratträger auf ihre Verwertbarkeit in der Diabetesdiät hin (Salomon 1916; Strauss 1912a; von Noorden 1913 u. 1917; Rosenfeld 1916; Labbe 1913 u. 1914; Joslin 1924; Umber u. Rosenberg 1925).

3.3.1 Die praktische Durchführung

In den folgenden Jahren beschäftigten Falta im wesentlichen zwei Fragen:
— wie lange soll eine solche Mehlfrüchtekur durchgeführt werden?
— wie ist die Wirkung der Mehlfrüchtekuren zu erklären?

Die Langfristigkeit der gemischten Amylazeenkost wurde zum Therapiekonzept erhoben. Innerhalb der Kostform „Amylazeenkost" unterschied Falta vier Untergruppen.

a) Suppenkost

7 Suppen von verschiedenen mehlhaltigen Stoffen, und zwar je 30 g Weizenmehl, Hafermehl, Haferflocken, Grünkorn, Reis, Gries, Graupen, Erbsenmehl, Bohnenmehl, Linsenmehl, Maismehl, Hirse oder Tapioka oder 100 g Kartoffeln, die über den Tag verteilt werden; die Zubereitung erfolgte durch Kochen in Fleischbrühe oder Salzwasser; zum Schluß wurde jeder Portion 15–30 g Butter zugesetzt, wobei die Gesamtmenge 220 g nicht überschreiten sollte; gestattet wurde weiterhin 30 g Luftbrot, ein Diabetikerbrot aus Gluten (Kleber) und Eierschnee

b) Mehlspeiskost

Anwendung von wiederum 7 Portionen Mehlstoffen, von denen drei als Suppen, vier in Form von Brei, Teig- oder Backwaren gereicht wurden; Zugabe von Butter und Luftbrot wie oben

c) Amylazeen-Gemüsekost

eine aus fünf Portionen bestehende und über den Tag verteilte Kost, davon zwei Portionen als Suppen und zwei Portionen ausschließlich aus Hülsenfrüchten; die Einzelmahlzeiten sollten reichhaltiger sein als bei den vorher genannten Formen; in der fünften Portion gelten als erlaubte Gemüse u. a. Spinat, Salat, Spargel, Weißkraut, Rotkraut, Gurken, Sellerie, Radieschen, Rosenkohl und Tomaten; es sollte aber darauf geachtet werden, daß die Gesamtmenge des Gemüses 600 g nicht überstieg und daß keine eiweißreichen Gemüse verwendet wurden; Butter und Luftbrot wieder in der üblichen Anordnung

d) Amylazeen-Rahm-Obstkost

wieder wurden fünf Portionen Amylazeen gegeben, davon zwei in Suppenform; die Gemüsearten waren die gleichen wie unter c angegeben: ferner wurde ein Drittel Liter Rahm erlaubt; als Obst wurden 200 g Preiselbeeren oder unreife Stachelbeeren sowie 150 g anderes Obst (Äpfel, Erdbeeren, Ananas, Pfirsiche) gegeben; die Buttermenge wurde um 70–100 g reduziert; Luftbrot wie oben

Die Kohlenhydrattage der Kostformen a–d wurden zu zwei- bis viertägigen Gruppen vereinigt; zwischen diese wurden Gemüsetage oder auch Hungertage eingeschaltet.

So bestand eine Dauerkost, in der die Kohlenhydrate den Hauptbestandteil der Ernährung bildeten.

Die Charakteristika der Mehlfrüchtekost waren folgende:
– die gemischte Amylazeenkost war eine eiweißarme, kohlenhydratreiche Dauerkost, deren Aufbau in Form einer sog. „intermittierenden Behandlung" (gleich Wechselkost) durchgeführt wurde;
– die Kohlenhydrate der Kost wurden nicht als Monosaccharide, sondern nur als Polysaccharide (Stärke) gegeben, wobei die Stärke nicht nur als reines Stärkemehl, sondern auch in Form stärkemehlreicher Getreidefrüchte, Hülsenfrüchte und Knollenfrüchte zugeführt wurde;
– die Form der Zubereitung war von untergeordneter Bedeutung; die Stärke durfte allerdings nicht bis zum Monosaccharid aufgeschlossen werden;
– animalisches Eiweiß war vollständig aus der Nahrung auszuschließen; die Menge des vegetabilischen Eiweißes war streng begrenzt;
– der hauptsächliche Kalorienträger dieser Kost war das Fett.

Die Eiweißarmut seiner Kost rechtfertigte Falta (1920) zunächst aus rein klinischer Erfahrung so: „In Übereinstimmung mit den Ergebnissen anderer Autoren konnte konstatiert werden, daß die mehrtägige Zugabe vegetabilischen Eiweißes zur Mehlfrüchtekost Glykosurie und Ketonurie meist nur in sehr geringem Ausmaße erhöht."

Die besonderen Wirkungen der Mehlfrüchtekost auf die Azidose seien in der besseren Ausnutzung der Kohlenhydrate begründet; diese wiederum beruhe ausschließlich auf der hochgradigen Beschränkung der Eiweißzufuhr.

3.3.2 Über die Wirkung der Mehlfrüchtekuren

Falta versuchte, seiner Amylazeenkost ein wissenschaftliches Fundament zu schaffen, welches ihre Überlegenheit begründen und bestätigen sollte.

„Würde man nicht immer das Pferd am Schwanz aufzäumen, d. h. den Verlauf der Zucker- und Azetonkurve diskutieren, ohne sich um den Eiweißumsatz zu kümmern, so wäre längst eine Einigung erzielt, dahingehend, daß die einzelnen Amylazeenarten sich in ihrer Wirkung nicht wesentlich unterscheiden."

Für die Wirkung des Eiweißes auf den Glukose-Stoffwechsel nahm Falta zwei Möglichkeiten an:
– direkte Zuckerbildung
  aus dem umgesetzten Eiweiß
– indirekte Beeinflussung
  durch Behinderung der Assimilation des aus anderen Substanzen gebildeten Zuckers.

Um die Bedeutung des direkt aus dem zersetzten Eiweiß entstehenden Zuckers quantitativ zu erfassen, definierte Falta einen sog. Zuckerwert der Nahrung, der den durch die Nahrung zugeführten Zucker in Form von Kohlenhydraten ebenso erfaßt wie den möglicherweise aus Eiweiß entstehenden Zucker.

Die Formel lautet   ZW = 5N + KH

Der Zuckerwert (ZW) einer Diät soll sich aus der Menge der zugeführten Kohlenhydrate (KH) in Gramm und der fünffachen Menge des durch Eiweiß zugeführten Stickstoffs (N) in Gramm errechnen. Der Quotient D (KH) / N = 5 bezeichnet laut Falta die „höchstmögliche Zuckerbildung aus Eiweiß"; „es kommen dann auf 1 Gramm N circa 5 Gramm D" (Falta 1921). Falta behauptete nun, daß sich in vielen Fällen zeigen ließe, daß die Zuckerausscheidung gleichbliebe, wenn nach diesem Quotienten ein Teil des Eiweißes durch Kohlenhydrate ersetzt würde, da ja der Zuckerwert der Nahrung derselbe bleibe. Hieraus ergebe sich die Notwendigkeit, bei der sog. Toleranzbestimmung die Menge des Eiweißes zu berücksichtigen, was aber von allen Zeitgenossen übersehen werde.

Der Erfolg der Mehlfrüchtekost liege eben in der Eiweißarmut. Während eine Kost mit vorwiegendem Kohlenhydratgehalt die Ketonkörperbildung herabsetze, werde diese durch vorwiegenden Eiweißgehalt der Kost gesteigert, und zwar aufgrund der spezifisch-dynamischen Wirkung der Eiweiße auf den Stoffwechsel (Falta 1921).

In dieser Eiweißarmut der gemischten Amylazeenkost sah von Noorden (1921b) den Schwachpunkt aller Kohlenhydratkuren. „Jene Eigenschaft bedingt, daß wir sie in der Dauerkost des Diabetikers nur als Einschiebsel verwenden dürfen... Neuerdings kommt Falta ... wieder auf langgedehnte Perioden höchst eiweißarmer, kohlenhydratreicher Kost zurück. Obwohl die Vorschriften Faltas eigentlich eine Verherrlichung der von mir eingeführten Haferkuren darstellen − freilich mit einigen unwesentlichen technischen Modifikationen − muß ich seinen Kostplan doch bekämpfen, weil die Kost viel zu eiweißarm ist." Für mittlere und leichte Diabetesfälle sei die Falta-Kost sogar eine Gefahr.

Ähnliche Gedanken äußerte auch Lichtwitz (1926). Grundsätzlich erhielt Falta Anerkennung für den Nachweis, daß bei extremer Eiweißbeschränkung die Kohlenhydrattoleranz wesentlich ansteigt (Minkowski 1921; Priesel u. Wagner 1932), wobei allgemein übersehen wurde, daß dieser Sachverhalt schon 1903 von Kolisch beschrieben worden war. Die Bedenken von Noordens und Lichtwitz' hinsichtlich der Eiweißarmut der Dauerkost wurden nicht allgemein geteilt. Offensichtlich wurde kaum einem anderen Autor dieses Problem bewußt. Dabei darf allerdings nicht übersehen werden, daß in dieser Zeit die Diäten von Allen und Petren recht beliebt waren, die mit der Faltaschen Dauerkost die Eiweißarmut gemein hatten.

Die Wirkung der Mehlfrüchtekost auf die Azidose erklärt Falta ebenfalls mit ihrer Eiweißarmut. In der Pathogenese der Ketoazidose stehen für Falta weniger die Fette als Muttersubstanzen der Ketonkörper im Vordergrund, als vielmehr der Eiweißumsatz, der den Stoffwechsel des Diabetikers in eine falsche Richtung dränge (den gleichen Gedanken hatte Lenne schon 1904 geäußert). Die Wirkung der Amylazeenkost beruhe auch hier weniger auf ihrem Kohlenhydratreichtum als vielmehr auf der Herabsetzung des Eiweißumsatzes. Dementsprechend könne man Fett, auch wenn es als Muttersubstanz der Ketonkörper erkannt sei, unbedenklich verabreichen. Schließlich war für Falta das Fett der Hauptkalorienträger. Verglichen mit der systematischen Unterernährung nach Allen sah Falta seine Amylazeenkost eher als eine „Fettmastkur".

3.3.3 Kostformen, Anordnung der Dauerkost

In der praktischen Durchführung der Dauerkost unterschied Falta sechs Kostformen und deren Untergruppen:

1. strenge Kost
   1.1. von mittlerem Eiweißgehalt
       (150 g Fleisch, 500 g Fleischbrühe, 4 Eier, 100–150 g Fett, ca. 600 g grünes Gemüse)
   1.2. von geringem Eiweißgehalt
       (80 g Fleisch, 4 Eier, 100–200 g fetter Rahm, 100–150 g Fett, 800 g grünes Gemüse)
2. Standard- oder Probekost
   (wie 1.1. zuzüglich 120 g Semmeln)
3. Gemüsekost
   3.1. gewöhnliche Gemüsekost
       (5 Eier und 2 Eidotter, bis 200 g Rahm, 600 g Kraftsuppe, 150–200 g Fett; 800 g Gemüse)
   3.2. strenge Gemüsekost
       (600 g Kraftsuppe, Fett bis 200 g, 1000 g ausgekochte Gemüse)
4. Hungertage
5. Amylazeen-Kost
   5.1. Suppenkost
   5.2. Mehlspeiskost
   5.3. Mehlfrüchte-Gemüsekost
   5.4. Mehlfrüchte-Gemüse-Rahm-Obst-Kost
6. gemischte Kost
   (entspricht der Grundkost mit mittlerem Eiweiß- und Fettgehalt zuzüglich 2–12 WBE Kohlenhydrate)

In späteren Jahren fügte Falta unter Berücksichtigung neuerer Regime noch eine fettarme Kostform hinzu, die entweder als Einnährstoffdiät (kohlenhydratreich-eiweißarm/eiweißreich-kohlenhydratarm) oder als Zweinährstoffdiät nach dem Muster von Porges und Adlersberg (kohlenhydratreich-eiweißreich) gestaltet wurde (Falta 1944).

Für Falta stellte sich das Problem der Differenzierung zwischen Dauerkost und kurzfristigen Einschiebseln in Form strenger Schonkuren nicht, da er im wesentlichen mit „Blöcken" von Kostformen im Rahmen der von ihm sogenannten „intermittierenden Behandlung" arbeitete. Während Kritiker wie von Noorden und Isaac oder Lichtwitz die Mehlfrüchtekost als alleinige Dauerkost auffaßten, wies Falta schon frühzeitig darauf hin, daß die Amylazeenkost keineswegs die einzige Kostform sei und daß ein Erfolg im Rahmen der Dauerkost nur durch die richtige Kombination mit anderen Kostformen ermöglicht werde.

Falta beginnt seine diätetische Behandlung wie üblich mit einer Probekost, deren Eiweißgehalt er besondere Beachtung schenkt: der Eiweißgehalt seiner Kost liegt mindestens an der untersten Grenze der bis dahin gültigen Vorschriften (ca. 1–2 g/kg Körpergewicht je nach Autor). Die Angaben von Noordens, Klemperers und Joslins hält Falta für zu hoch. Die Eiweißmenge gibt Falta nicht in Gramm vor, sondern er verordnet 250 g Fleisch, 4 Eier, 50 g Käse, um für den Patienten die Kostverordnung zu vereinfachen.

Eine Beschränkung des Kaloriengehaltes vermißt man bei Falta ebenso. Die von von Noorden, Kolisch und anderen angegebenen Werte waren ja die untere Grenze, beide verwiesen auf die Notwendigkeit einer Beschränkung der Kalorienzahl nach oben hin. Falta hält solche Beschränkungen für unnötig, solange nur der Eiweißkonsum begrenzt werde. Eine genaue Einstellung des Kaloriengehaltes der Nahrung sei „zum Glück für den Kranken" sowieso nicht möglich wegen der Variation der Zusammensetzung der Nahrungsmittel. „Mir scheint in der Praxis vor allem wichtig, daß der Diabetiker nicht unterernährt werde. Dies ist durch entsprechende Fettzugabe leicht zu erreichen... Bei der strengen Kost reicht man gewöhnlich mit 150– 200 g Butter aus, bei den schwereren Fällen, die schon einen größeren Zuckerverlust aufweisen, gibt man etwas mehr..." (Falta 1920). Neben der Unmöglichkeit der exakten Kalorienberechnung der täglichen Nahrung galt für Falta die Problematik, den individuellen Kalorienbedarf des einzelnen zu schätzen. Die Berücksichtigung individueller Faktoren sollte durch Errechnung oder Bestimmung des Grundumsatzes gewährleistet werden (Falta 1944). „Nun hat der normale Mensch einen ausgezeichneten Regulator in sich, das ist der Appetit. Dem einigermaßen rationell behandelten Diabetiker ist dieser Regulator nicht abhanden gekommen" (Falta 1928). „Kohlenhydrate und Eiweißsubstanzen müssen wir in bestimmter Menge vorschreiben, um den Zuckerwert der Kost gleichmäßig zu erhalten. Wenn wir aber geschulten Diabetikern den Fettgenuß in gewissen Grenzen freistellen, so können sie durch den Regulator ‚Appetit' die Gesamtkalorienzufuhr dem jeweiligen Bedürfnis anpassen" (Falta 1944).

Mit diesem Grundsatz wird einer der unumstrittenen Leitsätze der Diabetesdiät fast umgekehrt.

Auch in der Frage der Zumessung der Kohlenhydrate vertrat Falta einen abweichenden Standpunkt. Er beklagte die „Pseudogenauigkeit" der Äquivalenz-Tabellen, in denen zwar der Kohlenhydratgehalt bis in die Dezimalen angegeben sei (was aufgrund der Variationen unsinnig sei), während der Eiweißgehalt vernachlässigt werde. Etwa 20 Jahre später sah sich Falta (1944) in dieser Haltung bestätigt, da sich die Äquivalenz-Tabellen größtenteils in seinem Sinne verändert hatten.

Die Technik der Amylazeenkost unterschied sich nur unwesentlich von der der Hafer- und Weizenmehlkur. Die Wechselkost nannte Falta „intermittierende Behandlung". Diese Form der Behandlung sei bei allen nicht allzu schweren Fällen die Methode der Wahl. Die Perioden strenger Kost würden immer besser vertragen, d. h. Glukosurie und Ketonurie sänken immer weiter ab. Daher könne man in solch günstigen Fällen die Perioden strenger Diät von Mal zu Mal weiter ausdehnen. Auch bei Fällen, in denen keine vollständige Glukosuriefreiheit zu erreichen sei, sei die intermittierende Behandlung von Vorteil. „Die intermittierende Behandlung eignet sich nicht für jene weit fortgeschrittenen Fälle, bei denen die Einschaltung von Perioden mit strenger Kost mit Komagefahr verbunden ist... In solchen jetzt besonders eiweißempfindlichen Fällen beschränke ich mich dann auf die Mehlfrüchte-Gemüsekost, wobei ich allerdings ... zwischen Perioden mit reiner Mehlfrüchte- oder reiner Mehlfrüchte-Gemüsekost Perioden mit Zugabe von Rahm resp. Milch und Obst einschalte, um die Kost abwechslungsreicher zu gestalten" (Falta 1920). Die Dauer der Amylazeenkost ist je nach der Individualität des Falles verschieden. Gewöhnlich dauert eine Kur acht bis zehn Tage, unterbrochen durch regelmäßige Schalttage (alle drei Amylazeentage ein Gemüsetag, bei längerer Dauer der Amylazeenkur auch zwei Schalttage).

Je schwerer der Fall, insbesondere je ausgeprägter die Eiweißempfindlichkeit des Patienten, desto länger wird die Mehlfrüchtekost ausgedehnt — wochen- und monatelang, manchmal sogar jahrelang. Aus den Gemüsetagen werden dann halbe (oder ganze) Hungertage.

3.3.4 Indikationen

Die Indikationen der gemischten Amylazeenkost stellte Falta wesentlich weiter, als sie für die sog. einmehligen Kuren gegolten hatten.

Bei leichtem Diabetes hielt Falta vom prinzipiellen Standpunkt her die Anwendung seiner Diät für möglich. Beim „gutartigen Altersdiabetes" sei die Mehlfrüchtekost indiziert, wenn die Entzuckerung sonst nur durch längere Perioden strenger Kost zu erreichen sei.

Bei den schweren und sehr schweren Fällen war die Amylazeenkost der Haferkur deutlich überlegen, und zwar wiederum aufgrund der längeren Anwendung. In den sehr schweren Fällen, wo die Haferkur versagte, konnte Falta zumindest temporäre Erfolge erzielen und die Patienten noch über Monate bei akzeptablem Allgemeinzustand am Leben erhalten. Hier wurde die Mehlfrüchtekost zur Dauerkost.

3.3.5 Die Bewertung der gemischten Amylazeenkuren

Die Wertung der Faltaschen gemischten Amylazeenkost war in einzelnen Punkten recht umstritten. Den Hauptopponenten fand Falta in seinem alten Lehrmeister von Noorden.

Die Diskussion zwischen Falta und von Noorden ist ein Paradebeispiel für die teilweise absurden Prioritätsdiskussionen, die in wissenschaftlichen Veröffentlichungen immer wieder übermäßig breiten Raum einnahmen und zugleich durch ihren rüden Umgangston auffielen.

Während Falta selbst den Standpunkt vertrat, er habe durch den Übergang von einheitlichen Kohlenhydratträgern zu Amylazeengemischen erst „die letzte Konsequenz" (1920) aus den Errungenschaften der Haferkur gezogen, erklärte von Noorden (1921b), Falta habe die Grundsätze seiner Kost der Haferkur entnommen.

Später zweifelten von Noorden und Isaac (1927) erneut die Originalität der Amylazeenkost an und behaupteten, sie setze sich aus zwei bekannten Verfahren zusammen, nämlich
— aus der Gemüse-Amylazeen-Kost, welche sich — abgesehen vom höheren Fett- und Kaloriengehalt — der Albu-Kost anlehne und aus der von Dühringschen Kost die Mischung verschiedener Kohlenhydratträger übernommen habe, und
— aus den Kohlenhydratkuren nach dem Muster der Haferkuren.

Schon 1920 hatte Kolisch Falta angegriffen, weil dieser auf der von ihm geschaffenen Basis weitergearbeitet habe, ohne Kolischs grundlegende Arbeiten gewürdigt zu haben.

Dieser Vorwurf traf Falta offensichtlich hart; die äußere Ähnlichkeit seiner Kostverordnung zu derjenigen von Dührings stritt er auch gar nicht ab. Er verwies aber darauf, daß die Dühring-Kost eine eiweißreiche Kost gewesen sei und damit keinesfalls als Kohlenhydratkur angesehen werden könne. Außerdem sei seine Kostverordnung auf der Basis exakter Stoffwechselversuche entstanden, die von Dühringsche Kost dagegen aufgrund empirischer Erfahrungen. Zur Frage der Vorarbeiten durch Kolisch berief sich Falta auf seine Versuche mit Gigon (1907).

Außerdem sei Kolischs Regime eine Diaeta parca gewesen, während Faltas Kost ausdrücklich nicht als Entziehungskur, sondern eher als Mastkur verstanden werden sollte (Falta 1920).

Dagegen stritt Falta niemals ab, daß die Amylazeenkost auf von Noordens Erfahrungen mit der Haferkur fußten. In dieser Tatsache ist allerdings wohl kaum etwas Negatives zu sehen, da ganz allgemein die Haferkur der Anlaß für intensive Nachforschungen auf dem Gebiet der Diätetik war. Falta war wohl derjenige, der diese Arbeiten mit dem günstigsten Ergebnis abschließen konnte. Unbestritten ist demgemäß sein Verdienst, die Tauglichkeit von Amylazeengemischen für die Durchführung von Kohlenhydratkuren festgestellt zu haben und in die Therapie eingeführt zu haben (von Noorden 1921a; Porges u. Adlersberg 1929; Feuchtinger 1943; Lichtwitz 1926; Priesel u. Wagner 1932).

Eine Reihe weiterer Autoren sah durch Falta eine Entwicklung eingeleitet, die die Kohlenhydrate wieder in die Dauerernährung der Diabetiker einführte (Ercklentz 1935; Brentano 1935; Grafe 1955).

Porges und Adlersberg (1926a) hoben noch einen weiteren Punkt hervor: „Nach oben erwähnten Gesichtspunkten wäre die Langfristigkeit der Kur ein Fortschritt, dafür muß ihre Eiweißarmut bei dauernder Anwendung Bedenken erregen. Vielfach gibt sie nur geringe Mengen von Mehlfrüchten bei großen Mengen von Fett und nähert sich in dieser Richtung mitunter der Petrenschen Diätform." Im übrigen betonte Falta: „Mein Kampf war gegen die Überfütterung mit Eiweiß in fettreichen Kostformen gerichtet und zugleich damit gegen die Gewohnheit, bei der Ermittlung der Toleranz den Kohlenhydratgehalt der Kost genau zu berücksichtigen und den Eiweißgehalt derselben zu vernachlässigen" (Falta 1944).

Immerhin findet man auch bei von Noorden, der so vehement gegen die Eiweißarmut in Faltas Kost zu Felde zog, zwischen 1904 und 1921 in fast jeder Veröffentlichung eine Bemerkung über die Gefahr der Eiweißüberfütterung!

Das Fazit zur gemischten Amylazeenkost nach Falta zog R. Schumacher (1963): „Trotz der zahlreichen Angriffe konnte auch der Faltaschen Mehlfrüchtekur auf die Dauer der Erfolg nicht versagt bleiben. Zwar hat sie die Vormachtstellung der Haferkuren nie ganz brechen können, aber dennoch den ihr zustehenden Platz in der Behandlung der Zuckerkrankheit behaupten können. Sehr gerne wurde sie in den späteren Jahren ... in Kombination mit Insulin angewandt."

3.4 Die Fastenkur nach Allen

In den Vereinigten Staaten von Amerika blieben die Erfolge der Kohlenhydratkuren nach von Noorden und Falta weitgehend unbekannt.

Die alte Form der systematischen Behandlung nach Cantani und Naunyn waren allerdings bekannt und wurden fortentwickelt, jedoch in einer anderen Richtung als sie in Europa eingeschlagen wurde.

3.4.1 Die Entwicklung der systematischen Unterernährung als Langzeit-Therapie

Zunächst gab es durchaus Parallelen zur europäischen Forschung. Insbesondere Versuche zum Grundumsatz und zum Kalorienbedarf des Diabetikers wurden mit Interesse verfolgt. Benedict und Joslin führten etwa seit 1909 Versuche durch, in denen einerseits durch die Ermittlung des respiratorischen Quotienten festgestellt werden sollte, inwieweit der Diabetiker Kohlenhydrate oxidiert, während andererseits der Grundumsatz bzw. die Stoffwechselaktivität des Diabetikers überprüft werden sollten. In der Zielsetzung erinnern diese Versuche an die Versuche von Hirschfeld und Rosenfeld; Parallelen zu Weintrauds Untersuchungen ergaben sich später.

Im Jahre 1912 veröffentlichten Benedict und Joslin eine Studie, in der sie nachwiesen, daß der Grundumsatz des Diabetikers um 15–20% über das Niveau gesunder Vergleichspersonen erhöht war. Vergleichende Untersuchungen bei Diabetikern unterschiedlichen Schweregrades ergaben, daß diese Erhöhung um so signifikanter war, je ausgeprägter die Stoffwechselstörung war. Die Ursache wurde in der mangelhaften Verwertung der Kohlenhydrate gesehen. Die zu jener Zeit im allgemeinen verwendete Diabetesdiät war eine Diät, die überwiegend auf die Gabe von Proteinen abgestellt war. Die Gabe von Kohlenhydraten sollte unterbleiben; die Zufuhr von Fett wurde wegen der Furcht vor einer Azidose auf ein Minimum reduziert. Die gängige Form der Diät war eine proteinreiche, fettarme und meist auch kohlenhydratarme Diät (Newburgh u. Marsh 1920).

Tabelle 39. Erhöhung des Grundumsatzes bei schweren Diabetesfällen gegenüber Stoffwechselgesunden (Benedict u. Joslin 1912)

DIABETICS VS. NORMAL INDIVIDUALS PER KILOGRAM OF BODY WEIGHT

Total cases.	Total number of experiments.	Subjects.	Carbon dioxide per minute.		Oxygen per minute.		Heat per twenty-four hours.	
		First series of experiments.	Chair. c.c.	Bed. c.c.	Chair. c.c.	Bed. c.c.	Chair. Cals.	Bed. Cals.
10	52	Normal	3.26	3.05	3.99	3.63	29.0	24.2
10	33	Severe diabetes . . .	3.53	3.21	4.85	4.23	33.6	27.6
		Percentage increase over normal	8.3	5.2	21.6	16.5	15.9	14.0
		Combined old and new series of experiments.						
25	272	Normal	....	....	....	3.71		
18	61	Severe diabetes . . .	....	....	....	4.54		
		Percentage increase over normal	....	....	....	22.4		

Tabelle 40. Erhöhung des Grundumsatzes bei einem Stoffwechselgesunden unter kohlenhydratfreier Diät im Vergleich zur Normalkost (Benedict u. Joslin 1912)

NORMAL INDIVIDUALS ON CARBOHYDRATE-FREE DIET

Subject.	Date.	Day of diet.	Oxygen absorbed per minute. c.c.	Respiratory quotient.
H. L. H.	1911	Preliminary	237	0.84
	September 7 . . .	2d	299	0.67
	September 8 . . .	3d	280	0.71
	September 9 . . .	4th	272	0.72
H. H. A.	December 27 . . .	Preliminary	224	0.90
	December 28 . . .	1st	258	0.74
	December 29 . . .	2d	258	0.70
	December 30 . . .	3d	236	0.74
	December 31 . . .	4th	242	0.71
	1912			
	January 1 . . .	5th	239	0.69

Lichtwitz formulierte 1926 die Grundsätze der hiesigen Diabetesspezialisten im Vergleich mit denen der amerikanischen Ärzten.

„Dieses Vorgehen der amerikanischen Ärzte unterscheidet sich von dem bei uns in langer Entwicklung Gewordenen in mehr als einem Punkte, in theoretischer Hinsicht zunächst dadurch, daß dem Fett als Ketonkörperquelle eine viel größere Bedeutung beigemessen wird. Ganz unzweifelhaft wirkt Fett steigend auf die Bildung und Ausscheidung der Azetonkörper. Aber wenn wir dieser Eigenschaft durch Diaeta parca und gelegentliche Hungertage entgegenarbeiten, so tun wir das, was notwendig ist. Wir müssen in dem für die knappste Ernährung erforderlichen Grade bei diesen Schwerkranken, denen für die Dauerkost Eiweiß und Kohlenhydrate beschränkt werden, diese unangenehme Folge der Fettnahrung in Kauf nehmen, da das Fett für die Ernährung dieser Menschen als wichtigste Energiequelle unentbehrlich ist." Während von Noorden die Nachteile des Fetts durch die kurzfristige Verwendung von Kohlenhydraten kompensierte und Falta längerfristig das gleiche Ziel durch die Eiweißarmut seiner Kost erreichte, baute F. M. Allen die Hungertage zu einem Behandlungssystem aus, welches längerfristige Anwendung erlaubte. Hungertage und zeitweilige Unterernährung waren seit Cantani und Naunyn in der Diabetesdiät bekannt, wurden aber in ihrer extremen Form, der absoluten Nahrungskarenz nur kurzfristig genutzt. Schon die mehrtägigen Hungerkuren von Guelpa stießen auf schärfste Ablehnung. Eine systematische und teilweise auch erfolgreiche Verwendung dieser Maßnahmen in der Diabetestherapie propagierten Allen und Joslin. Im Hinblick auf die Vorläufer des Verfahrens handelt es sich für Minkowski (1921) nur um „eine auf die Spitze getriebene Konsequenz der schon früher gebräuchlichen Behandlungsmethoden".

Trotzdem wurde in den USA dieses Verfahren als bahnbrechende Errungenschaft gefeiert und beherrschte dort die Diabetestherapie in einem solche Maße, daß Joslin später von einer „Allen-Ära" (1914–1922) sprach. In der Tat waren die Anfangserfolge spektakulär. Die Mortalität einer nach dem Allen-Verfahren behandelten Gruppe von Diabetikern betrug 11 Prozent, während die Vergleichsgruppe eine Mortalität von rund 15 Prozent aufwies (Joslin 1915). Insgesamt starben nur noch 40 Prozent aller Diabetiker im Koma, zuvor sollen es mehr als 60 Prozent

110

gewesen sein (Grafe 1955; Joslin 1959; Jahnke 1977). In den Kliniken tauchten immer weniger Diabetiker im präkomatösen Zustand auf (Joslin 1915).

Joslin, der sich später als hervorragender Diabetes-Kenner einen Namen machte, vertrat euphorisch das neue Regime: „Dank Dr. Frederick M. Allen kümmern wir uns nicht mehr um die Diabetiker – wir behandeln sie jetzt!... Es ist keine Übertreibung, festzustellen, daß der Fortschritt in der aktuellen Behandlung des Diabetes mellitus während der letzten 12 Monate größer war als in jedem anderen Jahr seit Rollos Zeiten; und es sollte beachtet werden, daß diese Verbesserung der Behandlung nicht zufällig zustande kam, sondern als Ergebnis langer wissenschaftlicher Experimente" (Joslin 1915).

Grundlage für Allens Erstveröffentlichung des neuen Diät-Verfahrens (1914) waren die Untersuchungen von Benedict und Joslin sowie eigene tierexperimentelle Untersuchungen. Am sog. Sandmeyer-Hund, der durch partielle Pankreatektomie diabetisch wurde, untersuchte Allen die Zusammenhänge zwischen der Art der Ernährung und deren Auswirkungen auf den Stoffwechsel. Dabei stellte er zuerst in Analogie zum menschlichen Diabetiker fest, daß eine herkömmliche Diät in leichten Fällen erfolgreich ist, in schwereren Fällen jedoch versagt (Allen 1915). Außerdem bemerkte er, daß die als „diabetisch" angesprochene Lipämie eher im Zusammenhang mit der zugeführten Diät stand als mit der diabetischen Stoffwechselstörung. Fettreiche Nahrung provozierte die Lipämie; ihr Erscheinen war abhängig von dem Grad der Resorption der Fette, nicht aber von der Höhe der Hyperglykämie oder der Abwesenheit von Kohlenhydraten.

Insbesondere Fettnahrung sollte auch die diabetische Stoffwechselstörung negativ beeinflussen. Ähnlich wie Proteine durch ihre spezifisch-dynamische Wirkung die Stoffwechselaktivität erhöhen, sollten auch Fette den Stoffwechsel stimulieren und überlasten. Die Behauptung, Fett habe keine Wirkung auf die Glykosurie und könne daher als Hauptkalorienträger verwendet werden, war seines Erachtens falsch (Allen 1915).

Dagegen sollte eine Schonung des Gesamtstoffwechsels, der insgesamt zerrüttet sei („general disorder of nutrition", Allen et al. 1919), zur Besserung führen. Allen (1917) versuchte, diese Theorie durch weitere Tierexperimente zu stützen. An 2 diabetischen Hunden wurden Kohlenhydrat- und Protein-Toleranz ermittelt. Der eine erhielt eine knappe Kost, die gerade den Erhalt des Körpergewichtes sicherte, der andere wurde mit einer fettreichen, kalorisch höherwertigen Diät gefüttert. Der unterernährte, stets hungrige Hund blieb zuckerfrei, während der andere Hund zwar gesund aussah und an Gewicht zunahm, zugleich aber eine stetig steigende Glukosurie entwickelte. Nach Umstellung auf knappe Kost konnte diese Glukosurie beseitigt werden. Insgesamt kam Allen (1919) zu dem Ergebnis, daß durch eine Hypoaktivität des Pankreas nicht allein der Kohlenhydratstoffwechsel in Mitleidenschaft gezogen würde, sondern daß der Gesamtstoffwechsel überlastet werde. Die Überlastung könne durch reichliche und falsch zusammengesetzte Ernährung noch verstärkt werden.

3.4.2 Die praktische Durchführung. Ergebnisse

Frühzeitig versuchte Allen, seine an diesen „hervorragenden Tierexperimenten" (Grafe 1958) gewonnenen Erkenntnisse auf die Therapie des Diabetes mellitus zu

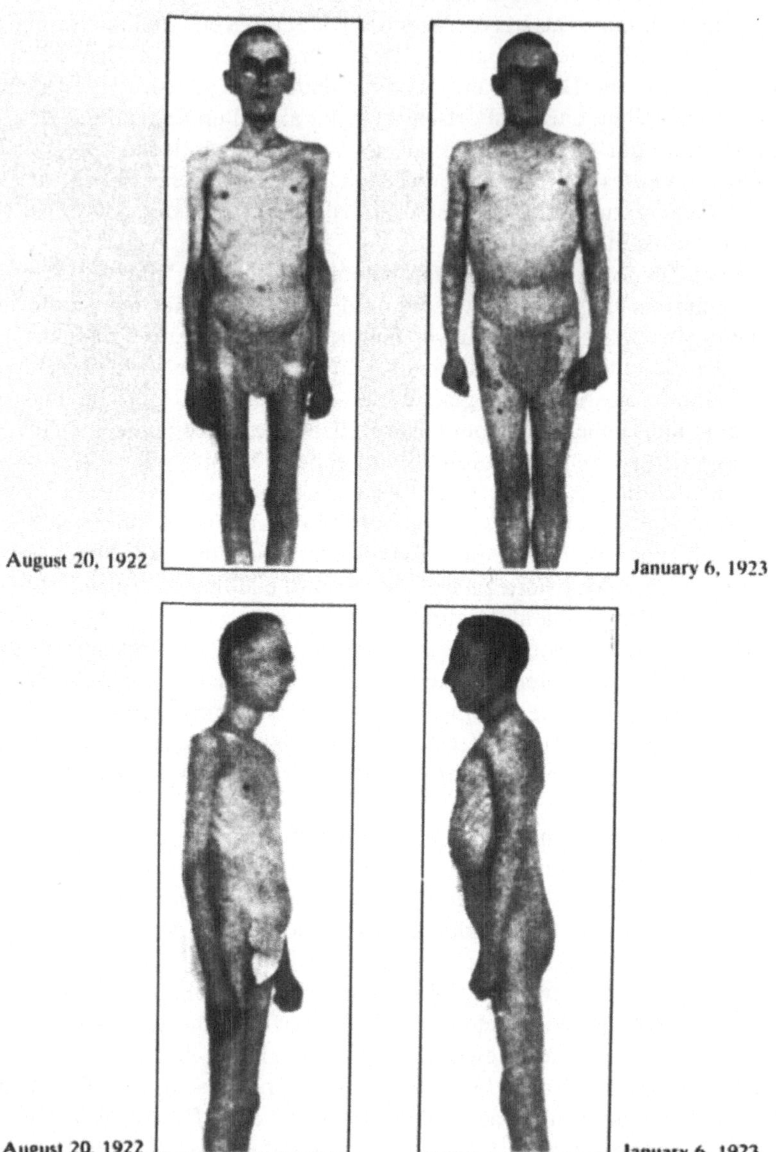

Abb.11. Ein Patient Allens unter der Therapie der systematischen Unterernährung *(links)* und unter Insulinbehandlung (aus Allen u. Sherill 1922)

übertragen. Dabei erwies es sich nicht als problematisch, Glukosuriefreiheit zu erzielen. Die eigentliche Fastenkur war fast stets erfolgreich (Allen 1915). Die Schwierigkeiten begannen mit dem Aufbau einer Dauerkost, wie Allen (1920) durch Fallberichte eindrucksvoll zeigte. Wahrscheinlich aus diesem Grunde vermißt man in seinen frühen Veröffentlichungen entsprechende Hinweise.

112

Im Jahre 1915 kann Allen sich auf die erfolgreiche Behandlung von 44 Patienten stützen, als er prolongiertes Fasten zur Entzuckerung diabetischer Patienten als allgemein indizierte Methode vorschlägt. Auch Allen selbst wies auf Naunyn und Guelpa hin, die zwar Hungertage zur Entzuckerung vorgeschlagen hätten, aus Furcht vor der Azidose jedoch zu früh zur Dauerkost zurückgekehrt seien. Dementsprechend seien auch nicht alle Fälle zuckerfrei geworden. Das Erzielen der Aglykosurie sei dennoch relativ einfach; das initiale Fasten müsse nur länger durchgehalten werden. Auch in den schwersten Fällen sei ein Erfolg i. a. binnen acht bis zehn Tagen möglich; notfalls könne das Fasten aber auch noch länger angeordnet werden. Zugleich werde auch eine schwere Azidose vollständig beseitigt und nicht nur verringert wie bei Naunyn. Neben diesen klinischen Beobachtungen falle auf, daß der zuvor pathologisch erhöhte Grundumsatz um bis zu 20 Prozent unter die Normwerte falle; die aus Eiweiß entstehenden Kohlenhydrate würden wieder verwertet, was durch das Ansteigen des respiratorischen Quotienten dokumentiert werde.

Allen betonte, daß selbst geschwächte und abgemagerte Patienten diese radikale Behandlungsweise bei Wohlbefinden ertrügen; offensichtlich sei die allgemeine „Stoffwechsel-Intoxikation" schlimmer als das Fehlen von Nahrung.

Kontraindikationen zum prolongierten Fasten sind Übelkeit, Erbrechen und Schwächeanfälle, die aber sehr selten seien. Ein Schwächeanfall zwinge zum Abbruch des Fastens; nach einer Woche strenger Diät sei dann die Fastenperiode erneut zu versuchen.

Den Hungertod seiner Patienten fürchtet Allen nicht: „Freiheit von der Glykosurie scheint in allen Fällen des unkomplizierten menschlichen Diabetes erreichbar, bevor die Gefahr des Hungertodes eintritt" (Allen 1915).

Präzisere Angaben als Allen selbst konnte Joslin schon im gleichen Jahr machen. Er verfügte auch über ein größeres Patientengut, das nach Allens Methode behandelt wurde. Trotz aller Begeisterung für das Verfahren fand Joslin erste Ansatzpunkte der Kritik. So stellte er heraus, daß der Erfolg bei verschiedenen Formen des Diabetes nicht einheitlich war. In leichten und mittelschweren Fällen war die Wirkung eklatant; mittelschwere Fälle konnten eingestellt werden, in denen dies vorher nie erreicht wurde. In Fällen, die schon lange Zeit in Behandlung waren (zehn Jahre und länger), gab es wechselhafte Ergebnisse. Neben Erfolgen gab es Fälle, in denen die Blutzuckerwerte ständig schwankten und in denen die Patienten über ein dauerndes Schwächegefühl klagten, das sich auch nach dem Aufbau einer knappen Kost nicht verlor (Joslin war der erste Diabetologe, der die Blutzuckerwerte routinemäßig kontrollierte; die Einführung dieses Parameters zur Beurteilung des Effektes diätetischer Variationen geht auf Blum zurück). Joslin räumte im Gegensatz zu Allen ein, daß schwerkranke Diabetiker sich nach dem Fasten stets für einige Wochen geschwächt fühlten; in vielen Fällen, aber eben nicht in allen, kehre das Gefühl der Stärke zurück. Möglicherweise seien aber auch bei Patient und Arzt die Erwartungen zu hoch gesteckt; man könne keine langdauernde Stoffwechselstörung in wenigen Wochen heilen. „Auf der anderen Seite ist es korrekt zu sagen: Wenn Sie diesem Behandlungsplan folgen, so gibt es kaum einen Zweifel, daß Sie länger leben werden, aber Sie müssen mit einer reduzierten Lebensqualität leben" (...„living at a reduced rate"; Joslin 1915).

Joslin beobachtete (wieder zusammen mit Benedict) ebenso wie Allen, daß der Grundumsatz sank und der Anstieg des respiratorischen Quotienten die Utilisation

Tabelle 41. Behandlung eines Diabetikers durch prolongiertes Fasten. Behandlungsprotokoll (Joslin 1915)

TABLE V.—CASE No. 740. MALE. ONSET IN MAY, 1914, AT TWENTY YEARS AND TEN MONTHS.

Date 1915	Body weight.	Volume of urine.	Reaction.	Total nitrogen.	NH₃-N	Acetone and diacetic acid.	Diacetic acid (Qual.)	Beta-oxybutyric acid.	Dextrose (Grav.)	Diet. Carbo-hydrate	Diet. Protein.	Diet. Fat.	Diet. Alcohol.	Diet. Caloried.	Blood sugar.	Alveolar air CO₂ tension.	CO₂ per kilo per min.	O per kilo per min.	R. Q.	Calories per kilo per 24° from O₂.
	Kilos.	c.c.		gms.	gms.	gms.		gms.	gms.	gms.	gms.	gms.	gms.	gms.	%	m.m.	c.c.	c.c.		
March 27	54.0	3000	Acid	32.70	5.60	..	++++	..	74											
April 14–15 (14¼ hrs.)	52.9	1430	Acid	12.44	2.64	3.11	+	19.99	40	..	..	..	0							
" 15–16	52.2	1540	Acid	16.48	3.16	3.70	+	18.33	39	13	50	70	0	882	0.26	24.1	2.91	4.06	0.72	27.5
" 16–17	51.7	1420	Acid	16.20	3.28	3.09	++	13.41	45	17	55	75	0	963	0.43	29.5	3.02	4.15	0.73	28.2
" 17–18	52.1	900	Acid	9.63	2.44	2.00	+	8.23	16	0	7	0	24	196	0.26	31.4	2.93	4.08	0.72	27.6
" 18–19	51.7	680	Acid	8.10	2.14	1.79	++++	7.85	8	0	6	0	0	24	0.33	31.0	2.84	3.87	0.73	27.0
" 19–20	50.6	580	Slightly acid	6.80	1.73	1.29	+++	5.59	3	0	0	0	24	168	0.29	31.6	2.84	3.76	0.76	25.7
" 21–22	51.5	540	Slightly acid	7.90	1.57	1.18	++	4.40	0	0	5	0	24	188	0.23	32.1	2.71	3.61	0.75	24.6
" 24–25	51.6	570	Acid	9.10	1.57	1.09	+++	3.55	0	5	20	25	18	451	0.31	30.8	2.61	3.54	0.74	24.1
" 27–28	50.9	640	Slightly acid	7.40	1.02	0.91	+	3.10	Trace	0	2	0	15	113	0.31	..	2.73	3.67	0.75	25.0
May 1.	50.4	945	Slightly acid	7.60	0.74	0.83	0	2.64	Trace	0	2	0	15	113	0.28	32.9	2.61	3.44	0.76	23.5

von Kohlenhydraten anzeigte. Als Ursache des Anstiegs des nicht proteinab-hängigen respiratorischen Quotienten vermutete Joslin die Utilisation der Keton-körper.

Das prolongierte Fasten wurde von Allen ein bis zwei Tage über das Erreichen der Aglukosurie hinaus geführt. Danach wurde die Toleranz für Kohlenhydrate,

114

Protein und Fett bestimmt (siehe unten). Im Jahre 1915 gab er keine Standardwerte
für den Aufbau der Dauerkost vor. Allen betonte lediglich, selbst geschwächte
Patienten würden weiterhin systematisch unterernährt, und zwar über Wochen und
Monate. Wichtig seien ein niedriges Körpergewicht und die Reduktion der Fettzufuhr.

Fünf Leitsätze für die Durchführung erläutern die Differenzen zu bekannten
Verfahren:
- das initiale Fasten wird fortgeführt bis zum Erreichen der Aglukosurie und ein
  bis zwei Tage länger
- die nachfolgende Diät soll Glukosurie und Azidose ständig vermeiden, indem so
  viele Hungertage zwischengeschaltet werden wie erforderlich
- der Gedanke, daß ein untergewichtiger Diabetiker das höchstmögliche Maß an
  Gewicht und Körperkraft erzielen soll, verbunden mit einer Besserung seiner
  Erkrankung, wird ersetzt durch den Grundsatz, schwere Diabetesfälle absichtlich
  auf einem ausreichend niedrigem Niveau von Gewicht und Stoffwechselaktivität
  zu halten; dies in der Überzeugung, daß eine Rückkehr der Symptome und ein
  Fortschreiten des Diabetes so verhindert werden kann
- der Gedanke, daß Fett in der Ernährung die Glukosurie nicht steigert, sondern
  sogar die durch Kohlenhydratintoleranz verlorengehenden Kalorien ersetzen
  soll, wird ersetzt durch den Grundsatz, daß zusätzliches Fett in schweren Fällen
  in die Überlegungen zur Toleranz einbezogen werden soll.

Der fünfte Leitsatz umfaßt einige praktische Belange, die sich aus den o. a. Veränderungen der Kost ergeben:
- die Diät soll den Patienten sättigen, aber die individuelle Kohlenhydrattoleranz
  nicht überschreiten; ein „Heißhunger" auf Kohlenhydrate bleibe aus, daher
  könne der Arzt dem Patienten hinsichtlich der Einhaltung der Diät vertrauen;
  die Gefahr von Komplikationen verringere sich erheblich durch die Beherrschung der Azidose; der Patient kontrolliert seinen Zustand selbst; Parameter
  sind das Körpergewicht und die Glukosurie.

Die praktischen Vorteile dieser Behandlungsmethoden sehen Allen und Joslin in
dem bedeutend rascheren Erfolg; beide plädieren für eine Nutzung der gewonnenen
Zeit für die diätetische Schulung des Patienten. Die Anwendung durch die ärztlichen
Praktiker sei wegen der Einfachheit des Verfahrens leicht möglich.
Vorzüge des prolongierten Fastens sind für Allen und Joslin, daß damit das Ziel
der Therapie jetzt in jedem Falle erreicht wird. Zugleich wird die Wandlung in der
Theorie und der Anforderung bezüglich der körperlichen Verfassung der Patienten
betont: Naunyn strebte die Erhaltung des Körpergewichtes an und verordnete höch-
stens einzelne Hungertage; Allen sah in einer normalen Stoffwechselaktivität bei
Sollgewicht des Patienten eine Überlastung des Stoffwechsels und forderte deren
Reduktion auf den niedrigstmöglichen Stand zwecks Schonung der gestörten Funktion. Er erlaubte sogar Gewichtszunahme, solange sie ohne Folgen für die Glukosurie
blieb; in der Praxis zeigte sich aber, daß nahezu jede Gewichtszunahme wegen der
Glukosurie durch einen Hungertag wieder beseitigt werden mußte.
Damit ist die Problematik der Dauerkost schon aufgezeigt. Es gelang kaum, bzw.
nur bei konsequenter Unterernährung der Patienten, die Zuckerausscheidung zu

vermeiden. So klagte auch Cammidge (1918), daß nach Beendigung der Fastenperiode die Glukosurie regelmäßig wieder auftrat. Über seine Form der Dauerkost machte er allerdings keine Angaben, außer daß sie fettarm sei. Newburgh und Marsh sahen für die Kranken im Anschluß an die Fastenperiode nur zwei Möglichkeiten: entweder müßten sie unter den Auswirkungen der Hyperglykämie leiden, da es dem Arzt nicht gelänge, die Stoffwechselstörung zu beherrschen, oder sie könnten zuckerfrei bleiben durch Unterernährung, wodurch sie nicht mehr in der Lage wären, ein normales Leben zu führen (Newburgh u. Marsh 1920).

Am Rockefeller Institute for Medical Research wurde nach der Fastenperiode als erstes die Kohlenhydrattoleranz ausgetestet, indem — beginnend mit 10 Gramm — pro Tag je 10 g Kohlenhydrate (in Form von Gemüsen) mehr als am Vortag gereicht wurden. Dieses von ihm selbst 1919 beschriebene Verfahren hielt Allen 1920 nicht mehr für notwendig, wenn man sich nur an wenige Grundsätze für den Aufbau der Dauerkost hielte:

- der Aufbau soll langsam erfolgen, beginnend mit einer sehr niedrigen Gesamtkalorienzahl,
- Protein sei der wichtigste Nährstoff,
- die Toleranz für Proteine sei am höchsten bei Ausschluß oder strenger Beschränkung anderer Nährstoffe,
- der Kalorienbedarf falle mit dem Körpergewicht, daher soll er zu einem „sehr niedrigen Minimum" geführt werden,
- die Kohlenhydrattoleranz steige mit sinkendem Körpergewicht; „die beiden Kurven schneiden sich auf einem Niveau, auf dem das Leben erträglich ist."

In den meisten Fällen empfahl Allen eine reine Protein-Diät. Die Zulage anderer Nährstoffe sollte erst erfolgen, wenn Normoglykämie erreicht war. Der Schweregrad des Diabetes gehe parallel zur „Toleranz für Proteine", deren Ermittlung Allen vorschlug.

In der Praxis hielt sich Allen freilich nicht an seine eigenen Grundsätze, wie aus den veröffentlichten Fallberichten hervorgeht. Nur in Ausnahmefällen folgte Allen seiner eigenen Forderung, die Fettzufuhr zu beschränken. Diese Ausnahmen waren i. a. azidosegefährdete Fälle. Hier gab Allen nach längerem Fasten Diäten, die unter 250 Kalorien pro Tag lagen. In mittelschweren und leichten nicht azidotischen Fällen begann er den Aufbau seiner Kost mit etwa 500 Kalorien. Diesen Wert konnte Allen schon nicht ohne die Gabe von Fett erreichen, da die Mengen von Proteinen und Kohlenhydraten ihre natürliche Grenze mit dem Auftreten der Glykosurie fanden. Porges und Adlersberg (1929) konstatierten daher zu Recht, die Kost sei allenfalls absolut gesehen fettarm, und zwar durch die geringe Gesamtnahrungsmenge. Relativ — also bezogen auf die Gesamtnahrungsmenge — sei Allens Diät keine fettarme Kost.

Tatsächlich gab Allen — von den erwähnten Ausnahmen abgesehen — anfangs stets eine Fleisch-Fett-Kost. Der Fettgehalt der ersten, kalorienärmsten Koststufe lag i. a. schon bei mindestens 30 Prozent der Gesamtkalorienzahl, meistens sogar zwischen 40 und 45 Prozent. In absoluten Zahlen sind das ca. 20 bis 50 g bei ungefähr 400 bis 500 Kalorien am Tag. In der endgültigen Dauerkost, also jener Kost, die noch soeben ohne Glukosurie vertragen wird, lag die Fettmenge absolut und relativ gesehen recht hoch. Etwa 80 Prozent der Gesamtkalorien wurden durch Fett gedeckt, was ca. 100–120 g Fett bei 1500 Kalorien täglich entspricht. Diese Werte erreichte von Noorden auch seit 1917 im Rahmen der Haferkur.

Die praktische Durchführung bei der Ermittlung der Dauerkost ging so vor sich: nach der Einstellung durch Fasten wurde je nach Schwere des Falles eine Diät ausgewählt, die zwischen 40 und 400 Kalorien lag. Je niedriger der anfängliche Kaloriengehalt war, desto schneller erfolgte die Steigerung – das heißt, daß hier täglich die Kalorienzahl erhöht wurde, aber nur um geringste Beträge (meist 10 g Eiweiß gleich 40 Kalorien pro Tag). Erreichte die Eiweißmenge 70 g, und wurde auch die niederkalorische Fleisch-Fett-Diät für einige Tage vertragen, erfolgte schrittweise die nächste Steigerung auf 600 bis 800 Kalorien. Spätestens hier wurden – wiederum in 10 g-Schritten – Kohlenhydrate zugelegt. Bei bedrohlicher Hyperglykämie oder Azidose (Ketonämie) wurden rigoros ein oder zwei Hungertage eingeschaltet. In schweren Fällen war dies häufig kaum möglich; selbst bei den 500-Kalorien-Diäten stieg die Hyperglykämie. Hier wurde nahezu jeder zweite Tag zum Hungertag.

Das Körpergewicht der Patienten war minimal. Allen berichtete von einem 43jährigen Mann, der schon immer dünn gewesen sein sollte (53,5 kg), der bei Behandlungsbeginn noch 86 Pfund (40 kg) wog. Im Laufe der Behandlung fiel sein Gewicht auf 69 Pfund (32 kg). Bis zu diesem Tag hatte der Patient seit Ablauf der initialen Fastentage (acht) exakt zwei Monate von Diäten zwischen 135 und 800 Kalorien, unterbrochen durch zahlreiche Hungertage, gelebt. Die Kost konnte schließlich doch bis zu einer 1500 Kaloriendiät aufgebaut werden; das Körpergewicht stieg auf 34 kg.

Noch schwieriger war die Behandlung diabetischer Kinder, die mit Ausnahme der Anfangsstadien stets zu den schweren Fällen zählten. Auch hier vertrat Allen konsequent die Auffassung, ein normalgewichtiges, durch Fett aufgefüttertes Kind sei ein moribundes Kind; dagegen sei ein mageres Kind zwar immer noch ein schwerkrankes Kind, habe aber eine höhere Lebenserwartung. Allerdings wird in der gesamten Literatur seit 1920 ein Fall erwähnt, bei dem Allen einen diabetischen Knaben mit äußersten Mitteln zuckerfrei hielt, bis dieser schließlich an den Folgen der Unterernährung starb. Die Bemerkung „death of inanition" ist häufiger am Ende der Allenschen Krankengeschichten zu finden, als er selbst je zugab.

3.4.3 Die Bewertung der Fastenkur

Newburgh und Marsh (1920) fanden, eine Diät solle den Patienten schon in die Lage versetzen, ein einigermaßen aktives Leben auf unbefristete Zeit zu führen. Allens Patienten hingegen würden langsam verhungern.

„Vom Standpunkt des Patienten her gesehen, der sich nicht völlig über die Gefahren einer andauernden Hyperglykämie klar ist, ist diese Situation ein schlechter Tausch im Vergleich zu jener, in der er sich vor der Behandlung befand." „Die Wirkung auf die Glykosurie und Ketonurie war gewiß überraschend, denn selbst schwere Diabetiker konnte man monate- und jahrelang ganz oder fast azetonfrei halten, aber bei einer Vita minima! Hochgradige Schwäche, hochgradige Herabsetzung der Leistungsfähigkeit waren die Folge, bei manchem sogar plötzlicher Tod an Herzschwäche" (Falta 1944). Minkowski (1921) und von Noorden (1921a, b) warnten vor einer zu weit gehenden Unterernährung. Magnus-Levy (1944) errechnete für die Dauerkost Allens Durchschnittswerte von 1,5 kg Eiweiß pro Kilogramm Körper-

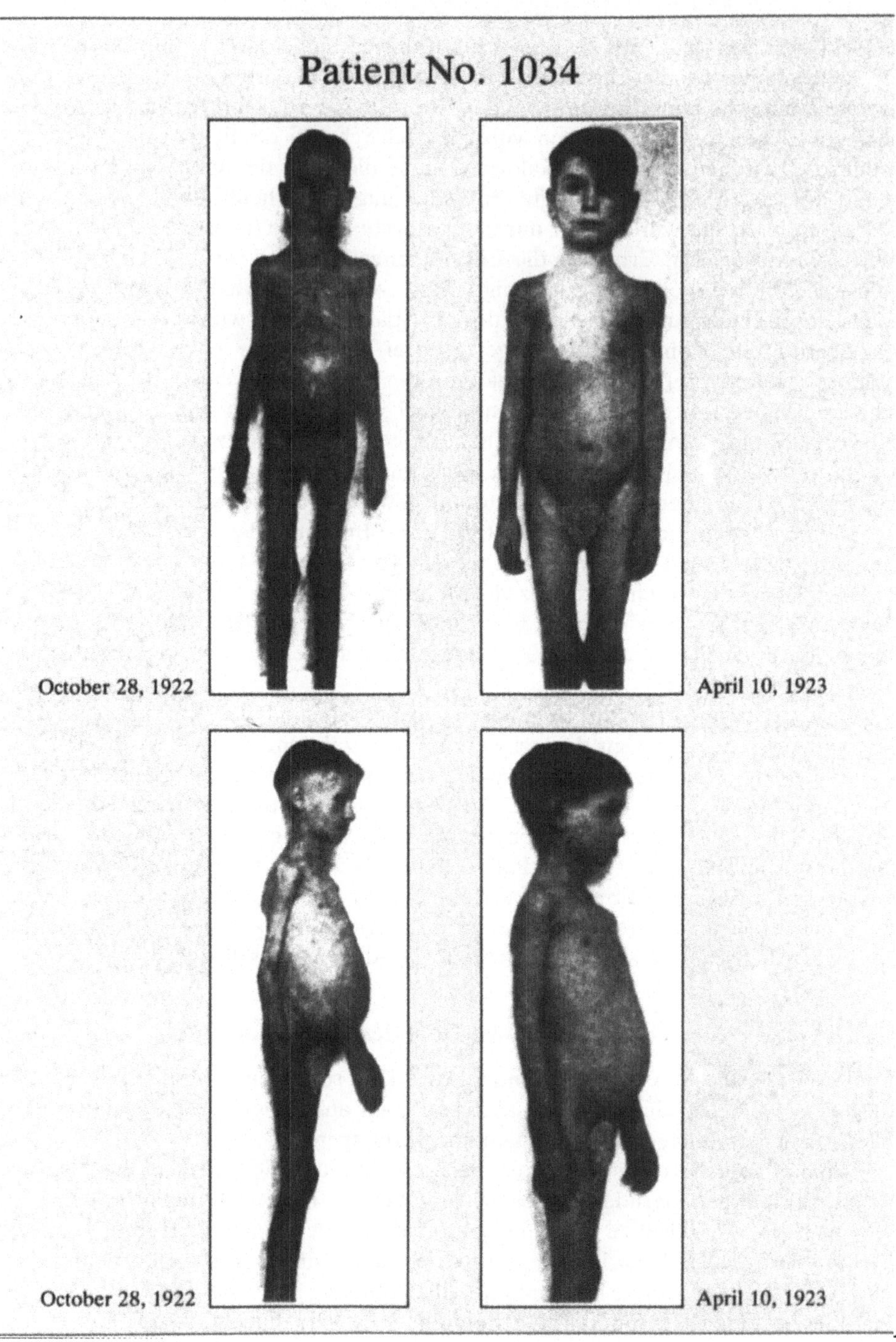

Abb.12. Behandlung durch systematische Unterernährung *(links)* und durch kalorisch ausreichende Kost und Insulinsubstitution *(rechts)* bei einem Typ I-Diabetiker (Allen u. Sherill 1922)

gewicht und etwa 30 Kalorien unter Berücksichtigung dessen, daß Allens Patienten durchschnittlich höchstens 50 kg wogen.

Lichtwitz rückte die Unterschiede ins rechte Licht: „In der Praxis besteht zwischen unserer Auffassung und der von Allen und Joslin die tiefe Kluft, daß wir die Diätbeschränkung unter das energetisch notwendige Maß nur für kurze Fristen vornehmen und als Dauerkost eine knappe, eben ausreichende Nahrung geben, während die Amerikaner eine kalorisch unzureichende Diät als eine Art Dauerkost gebrauchen. Dieser Unterschied des Behandlungsweges der Schwerkranken ergibt sich aus dem Unterschied des Behandlungszieles. Wir sehen es nicht als therapeutischen Endzweck an, den schweren Diabetiker, der keine Kohlenhydrattoleranz hat, der eiweißempfindlich und azidotisch ist, um jeden Preis zuckerfrei zu machen. Das scheint mir aber ... das Ziel der amerikanischen Autoren zu sein" (Lichtwitz 1926).

Wesentlich klarere Angaben als Allen machte schon 1915 Joslin, dessen Kostform auch weniger radikal war als die von Allen: Die Behandlung begann mit einer „conservative diet", einer gemischten Kost, die den Ernährungszustand des Patienten ebenfalls niedrig einstellen sollte und durch allmähliches Fortlassen der Fette langsam zu Hungertagen überging. Ihr folgte eine überaus vorsichtig und langsam aufgebaute „maintenance diet", die wiederum eine extrem knappe Mischkost darstellte. Joslins Diät unterschied sich von den europäischen Kostformen jener Zeit nur durch die knappere Bemessung.

Beim Aufbau der maintenance diet wurden sukzessive die Toleranz für Kohlenhydrat, Eiweiß und Fett angegeben. Die Höchstwerte betrugen 3 g Kohlenhydrate/kg, 1,5 g Eiweiß pro kg und Fett bis zur Gewichtskonstanz, maximal aber 40 Kalorien/kg. Ein wöchentlicher Fastentag war wie bei Allen vorgeschrieben, auch wenn der Patient gut eingestellt war. Bei Auftreten der Glukosurie wurde sofort ein Hungertag eingeschaltet und der Aufbau der Kost von neuem begonnen.

In der Bewertung der Fastenkur mit nachfolgender systematischer Unterernährung nach Allen zeigten fast sämtliche Autoren in Europa Übereinstimmung. „Als Schonkur leistet das Allensche Verfahren zweifellos Vortreffliches. Es faßt, ohne grundsätzlich neues zu bringen, von den schon früher bekannten Schonungsmethoden die weitestgehenden in besonders scharfer Form zusammen. Es fragt sich nur, ob diese außerordentliche Härte des Vorgehens nötig ist" (von Noorden 1921b). Minkowski und Lichtwitz schlossen sich dem Sinn nach dieser Bewertung an, vermerkten aber ebenso wie von Noorden (1921a), daß der Erfolg mit wesentlich weniger einschneidenden Maßnahmen ebensogut zu erzielen wäre. Auf die Dauer gesehen seien Kohlenhydratkuren und Wechselkost eindeutig im Vorteil.

Allens Erklärung, die Schonung des Gesamtstoffwechsels durch das extrem niedrige Körpergewicht sei das wirksame Prinzip des Verfahrens, hielten Porges und Adlersberg (1929) für abwegig: Nach dieser Erklärung müßte die Zuckerkrankheit – sich selbst überlassen – durch die progrediente Abmagerung des Patienten ihre Heilung finden. Die Wirkung der Methode beruhe vielmehr auf Unterernährung in Kombination mit Kohlenhydratentziehung und relativer Eiweißarmut. Auf keinen Fall sei Fettarmut die Ursache des Erfolges (Adlersberg 1932).

Nach der Entdeckung des Insulins billigten von Noorden und Isaac (1927) dieser Methode nur noch historischen Wert zu. Ebenso Jahnke (1977): „Die therapeutische Unterernährung führte aber in die Sackgasse der schweren, chronischen, selbst tödlichen Inanition. Sie verlor mit Einführung des Insulins dann jeden Sinn."

3.5 Die fettreiche Diät nach Newburgh und Marsh

Die Diät nach Newburgh und Marsh entstand im Gefolge der Allen-Kost, und zwar sowohl in zeitlicher Hinsicht (die Petren-Diät wurde parallel zur Allen-Kost eingeführt) als auch in kausaler Hinsicht, denn sie war Ausdruck einer ablehnenden Haltung gegen Allens Verfahren. Die amerikanischen Ärzte standen, nachdem die Euphorie über die günstigen Ergebnisse der Allenschen Methode verflogen war, vor der Alternative, die übliche eiweißreiche, fett- und kohlenhydratarme Kost zu geben und die entstehende Glykosurie zu tolerieren oder den Patienten systematischer Unterernährung auszusetzen und das Risiko der Inanition auf sich zu nehmen: Das initiale Fasten wurden schon nur schwer ertragen; die folgende Unterernährung führte zu extremer Erschöpfung der Patienten (Newburgh u. Marsh 1923). Allen selber und seine Mitarbeiter Stillman und Fitz (1919) mußten diese Erfahrungen bestätigen; Olmstead (1920) und Wilder (1921) hielten das Verfahren für gefährlich und u.U. tödlich. Lusk (1921) sah durch die Methode die Gefahren großer psychischer Alterationen wie Depressionen usw., wie er sie zuvor nur während kriegsbedingter Unterernährung der Bevölkerung erlebt hatte.

Newburgh und Marsh (1920) kamen zu dem Schluß, „daß die Wahl zwischen den beiden gleichermaßen unerwünschten Problemen zu vermeiden ist, wenn man dem Diabetiker sicher genügend Kalorien zur Aufrechterhaltung des Stoffwechselgleichgewichtes zuführen kann, ohne Hyperglykämie und Azidose hervorzurufen." Theoretisch sei eine kalorisch ausreichende Kost möglich unter Berücksichtigung aller drei Nährstoffe, wenn sichergestellt sei, daß Fett nicht schädlich wirke.

3.5.1 Die sog. antiketogene Diät

Eine wesentliche Rolle bei der Erstellung einer solchen Kostform spielte das sog. Glukoseäquivalent der Kost. Als Glukoseäquivalent wurde der Anteil der Kost bezeichnet, der im Stoffwechsel direkt oder indirekt in Glukose übergehen könne. In der amerikanischen Literatur wurden folgende Zahlen angegeben (Woodyatt 1921):

Kohlenhydrate: Glukoseäquivalenz 100%
Protein: Glukoseäquivalenz 58%
Fett: Glukoseäquivalenz 10%

Die Errechnung der Glukosemenge, die eine Kost in den Stoffwechsel einführt, stellt ein Analogon zu Faltas Berechnungen des Zuckerwertes der Kost dar. Falta ging jedoch von einer reinen Zweinährstoffdiät aus (eiweißarme Kohlenhydrat-Fett-Kost).

Die Verwendung von fettreichen Diäten war nach der Überzeugung fast aller amerikanischen Autoren wegen der ketogenen Wirkung des Fetts ungünstig. Man versuchte, in zahlreichen in vivo- und in vitro-Untersuchungen herauszufinden, ob es eine bestimmte Nährstoffrelation gäbe, die die ketogene Wirkung der Fette kompensieren würde.

Die Kalorienzahl einer solchen Kost sollte knapp sein oder zumindest dem individuellen Grundumsatz angepaßt werden. Für den Grundumsatz wurden Werte in Abhängigkeit von der Größe der Körperoberfläche nach der Formel von Du Bois ermittelt. Die Eiweißzufuhr wurde nach den Vorschlägen von Marsh et al. (1922) auf 0,66 g/kg festgelegt.

Die Relation von ketogenen und antiketogenen Anteilen der Kost wurde von verschiedenen Autoren ganz unterschiedlich angesetzt.

Woodyatt (1921) hielt eine Kost für antiketogen, bei der der Fettgehalt nach der Formel

$$F = 2KH + P/2$$

bestimmt wurde; die Fettmenge (F) soll kalorisch gleich dem Doppelten der zugeführten Kohlenhydrate (KH) zuzüglich der Hälfte der Nahrungseiweiße (P) sein. Die Relation Fettsäuren/Glukose sollte den Wert von 1,5 nicht überschreiten; die Fettsäuren wurden der Summe von 90% der Fette plus 46% der Proteine gleichgesetzt; die Glukose sollte nach den o. a. Zahlen aus den Kohlenhydraten plus 58% Protein und 10% Fett entstehen.

Durch Gabe einer Kost mit festem Proteinanteil und äquikalorischer Variation des Kohlenhydrat- und Fettanteils ermittelten Ladd und Palmer (1923), daß eine Azidose bei Quotienten von 1:2,3 bis 1:4,6 auftrat. Sie empfahlen, die Kohlenhydrat/Fett-Relation möge den Quotienten 1:4 nicht unterschreiten; eine fettreiche Kost sei bei azidosegefährdeten, schweren Diabetikern nicht indiziert.

Shaffer (1922) bezog den Gesamtkaloriengehalt der Kost in seine Berechnung ein. Er entwickelte eine Formel, mit der man bei vorgegebener Kalorienzahl die Menge Kohlenhydrat berechnen könne, die zur Azidosefreiheit erforderlich ist:

$$KH = \frac{\text{Gesamtkalorien} - (100 \times \text{Harn-N})}{50}$$

Wilder (1922) berechnete ebenfalls unter Einbeziehung der Gesamtkalorienzahl:

$$KH = 0{,}024 \text{ Kalorien} - 0{,}41 \text{ Eiweiß}$$
$$\text{Fett} = 4KH + 1{,}4 \text{ Eiweiß}$$

Unumstritten waren diese Formeln auch in den Vereinigten Staaten nicht, wiewohl man ihnen sehr lange Zeit (bis in die 50er Jahre) folgte (Grafe 1958). Sansum et al. (1926) fanden bei einer Kost nach der Woodyatt-Formel, daß selbst bei gesunden Versuchspersonen eine Azidose auftrat.

Bei der Überprüfung der in Europa verwendeten Diäten anhand der Formeln kamen Lichtwitz (1926) und Grote (1933a) übereinstimmend zu dem Ergebnis, daß diese Kostformen den Anforderungen Woodyatts, Shaffers und Wilders gerecht wurden. Für Grote war die formelhafte Erstellung einer Relation von ketogenen und antiketogenen Nahrungsmitteln ein „verdienstvoller Versuch"; er bemängelte aber, daß ein errechnetes Kostgerüst der individuellen Lage des Einzelfalles nicht ausreichend Rechnung trage. Deshalb hielt er es nicht für nötig, den Formeln größeren praktischen Wert beizumessen. Darin stimmten ihm Grafe (1955) und andere zu, da es keine Garantie für die Vermeidung der Azidose gebe. Newburgh und Marsh (1920) suchten den Weg zur Nutzung des Fettes in der Diabetes-Diät nicht in Form der Erstellung von Formeln. Sie verglichen allerdings nach einigen Jahren die Übereinstimmung ihrer mit gutem Ergebnis eingesetzten Diäten mit den verschiedenen Formeln (1923) und stellten Übereinstimmung, in Details aber auch Abweichungen fest.

Tabelle 42. Newburgh und Marsh (1920): Aufrechterhaltung des N-Gleichgewichtes bei einem Diabetiker unter proteinarmer, fettreicher Diät

TABLE 3.—CASE 19-444, SHOWING THE NITROGEN METABOLISM OF A DIABETIC BEING FED A HIGH FAT LOW PROTEIN DIET *

Date	Urine Volume	Glucose Urine	Blood Sugar	Body Weight	Stool Weight	Intake					Output		
						Protein, Gm.	Fat, Gm.	Carbohydrate, Gm.	Calories	Nitrogen Intake	Nitrogen Urine	Nitrogen Stool	Nitrogen Balance
9/ 5	3,200	+++	0.52	95.0	..	16.30	97.40	9.87	1,008				
9/ 6	3,525	+++	....	....	..	16.30	97.40	9.87	1,008				
9/ 8	2,110	+++	0.36	....	..	16.30	97.40	9.87	1,008				
9/10	2,930	+++	0.29	....	..	16.30	97.40	9.87	1,008				
9/12	2,880	+++	0.24	91.0	..	16.30	97.40	9.87	1,008				
9/15	2,700	++	0.20	....	..	16.30	97.40	9.87	1,008				
9/16†	.....	....	....	....	..	.....	.....	...	.....				
9/17	?	+++	0.42	....	..	16.30	97.40	9.87	1,008				
9/18	3,000	+++	....	....	..	16.30	97.40	9.87	1,008				
9/21	3,100	+++	0.23	87.0	..	16.30	97.40	9.87	1,008				
9/22	2,900	0	....	....	..	16.30	97.40	9.87	1,008				
9/25	2,600	0	0.15	85.5	..	16.30	97.40	9.87	1,008				
9/30	2,500	0	....	85.5	..	24.87	141.42	9.89	1,458				
10/ 1	2,500	0	....	85.0	..	24.87	141.42	9.89	1,458				
10/ 2	2,250	0	0.16	85.0	..	24.87	141.42	9.89	1,458				
10/ 3	2,750	0	....	84.0	..	24.87	141.42	9.89	1,458				
10/ 4	1,510	0	....	84.5	..	24.87	141.42	9.89	1,458				
10/ 5	2,650	0	....	86.2	..	24.87	141.42	9.89	1,458				
10/ 6	2,085	0	..:.	86.0	..	24.87	141.42	9.89	1,458				
10/ 7	1,200	0	0.15	86.2	99	24.87	141.42	9.89	1,458	3.019	6.714	0.940	—3.675
10/12	2,585	0	0.13	88.5	..	36.82	192.87	9.87	1,981				
10/13	2,050	0	0.15	88.5	..	36.82	192.87	9.87	1,981				
10/14	2,800	0	....	88.0	..	36.82	192.87	9.87	1,981				
10/15	1,460	0	0.18	88.0	..	36.82	192.87	9.87	1,981				
10/16	2,600	0	....	88.0	..	36.82	192.87	9.87	1,981				
10/17	1,750	0	....	87.0	92	36.82	192.87	9.87	1,981	5.891	5.375	0.929	—0.929
10/22	1,055	0	....	89.5	..	36.82	192.87	9.87	1,981				
10/23	1,115	0	....	90.0	..	36.82	192.87	9.87	1,981				
10/24	1,420	0	0.15	92.5	39	36.82	192.87	9.87	1,981	5.891	4.855	0.913	+0.123
10/26	1,430	0	....	93.5	..	36.82	166.20	9.87	1,682				
10/27	1,535	0	....	94.0	..	36.82	166.20	9.87	1,682				
10/28	1,500	0	....	94.5	..	36.82	166 20	9.87	1,682				
10/29	2,000	0	....	94.5	..	36.82	166.20	9.87	1,682				
10/30	1,708	0	....	94.5	..	36.82	166.20	9.87	1,682				
10/31	2,470	0	0.15	94.2	42	36.82	166.20	9.87	1,682	5.891	2.433	0.421	+3.037
11/ 1	2,030	0	....	94.5	..	36.82	166.20	9.87	1,682				
11/ 2	2,420	0	....	93.0	..	36.82	166.20	9.87	1,682				
11/ 3	1,700	0	....	93.0	..	36.82	166.20	9.87	1,682				
11/ 4	1,850	0	....	92.5	..	28.08	162.80	9.87	1,604				
11/ 5	2,120	0	....	92.5	..	28.08	162.80	9.87	1,604				
11/ 6	1,800	0	....	92.0	..	28.08	162.80	9.87	1,604				
11/ 7	1,920	0	0.15	91.5	35.5	28.08	162.80	9.87	1,604	5.092	2.965	0.455	+1.672
11/11	2,235	0	....	92.5	..	28.08	162.80	9.87	1,604				
11/12	2,365	0	....	92.2	..	28.08	162.80	9.87	1,604				
11/13	2,425	0	....	92.5	..	28.08	162.80	9.87	1,604				
11/14	1,950	0	....	92.0	46	28.08	162.80	9.87	1,604	4.492	1.211	1.150	+2.130

* The studies in the nitrogen metabolism of the diabetics were made by Dr. C. E. Roser, at that time a member of the medical staff of the University Hospital. His heroic labors at the time of the last influenza epidemic unfortunately resulted in his death. We who knew him realize that medicine has lost one of her most promising devotees. All his work was characterized by zeal, intelligence and rugged honesty. We take this opportunity of acknowledging our deep indebtedness to him in this investigation, and of expressing our grief occasioned by his loss.

† The patient left the hospital at this time without permission and during one day ate about 75 gm. protein, 60 gm. fat, 371 gm. carbohydrate, equal to 2,350 calories. Returned next day.

3.5.2 Die Durchführung der Kostverordnung. Ergebnisse

Newburgh und Marsh verwendeten eine fettreiche Diät, der gerade genügend
Eiweiß beigegeben war, um das Stickstoffgleichgewicht aufrechtzuerhalten, und der
minimale Mengen Kohlenhydrat zugesetzt waren. Die Zulage der Kohlenhydrate
erfolgte von Beginn der diätetischen Behandlung an und nicht erst − wie allgemein
üblich − nach Einstellung des Patienten.

Die Einstellungsdiät enthielt 900–1000 Kalorien, die durch 90 g Fett, 10 g Protein
und 15 g Kohlenhydrate geliefert wurden. Wurde nach ein bis zwei Wochen Agl-
kosurie erreicht, erhöhte man den Kaloriengehalt der Kost auf etwa 1400 Kalorien,
entsprechend 140 g Fett, 28 g Protein und 15–20 g Kohlenhydrate. Nach einigen
Tagen erfolgte eine zweite Anhebung der Kalorienzahl auf ca. 1800 Kalorien (170 g
Fett, 30–40 g Proteine und 25–30 g Kohlenhydrate). Eine weitere Steigerung der
Kalorienzahl (bis zu 2500 Kalorien) war als Anpassung an den Bedarf erlaubt und
vorgesehen.

Die Kalorienzahl wurde in allen Formen dieser Kost zu etwa 85 Prozent durch
Fett gedeckt; hierin gab es grundsätzlich keinen Unterschied zu Allen; dagegen
wurde zwar der Vorteil einer unterkalorischen Ernährung für den Zeitraum der Einstellung genutzt, eine langdauernde, systematische Unterernährung wurde aber vermieden.

Die ersten Resultate, die die Autoren an 73 Fällen gewannen, waren für amerikanische Verhältnisse überraschend:
− es gab keine Glkosurie;
− es gab keine Azidose, sogar in präkomatösen Fällen wurde die Azidose bei fettreicher Kost vermindert;
− das Stickstoffgleichgewicht konnte mit geringer Eiweißzufuhr aufrechterhalten
  werden;
− die Patienten konnten mindestens ein „mäßig aktives Leben" bei „mäßigem
  Wohlbefinden" führen.

Gerade der letzte Punkt war im Vergleich zum Allen-Verfahren der entscheidende Fortschritt, hatte doch 1915 Joslin den Preis für das Überleben im Leben in
eingeschränkter Form („living at a reduced rate") gesehen.

Die angegebenen 73 Fälle waren laut Newburgh und Marsh nicht selektiert, zählten aber ausnahmslos zu den schweren Fällen.

„Die Tatsache, daß wir noch keinen Patienten gesehen haben, der durch unser
Regime nicht zuckerfrei wurde, rechtfertigt unseren Glauben, daß Patienten, die mit
einer üblichen proteinreichen Diät (kalorisch ausreichend zur Vermeidung der
Inanition) weiterhin eine Glykosurie zeigen, durch eine äquikalorische Diät, deren
Kalorien fast vollständig durch Fett gedeckt werden, zuckerfrei werden und bleiben"
(Newburgh u. Marsh 1920).

In einer zweiten Veröffentlichung zeigten Newburgh und Marsh (1921) die Auswirkung ihrer Kostform auf die Hyperglykämie; sie konnten hier auf ähnlich gute
Ergebnisse verweisen wie bei der Betrachtung der Glkosurie.

Die Bedeutung der Aufrechterhaltung des Stickstoffgleichgewichtes wurde hervorgehoben. Anfangs bezogen sich Newburgh und Marsh wie auch Petren auf die
Untersuchungen von Hindhede, dessen Maß für das physiologische Eiweißminimum
bei kalorisch auskömmlicher Diät (0,66 g/kg) sie übernahmen, nachdem sie sich

durch Erstellen der N-Bilanz der Diabetiker davon überzeugt hatten, daß bei diesen Werten kein Stickstoffverlust zu erwarten war. Marsh et al. (1922) führten zu dieser Frage noch eine weitere Studie durch, die aber die Ansicht bestätigen konnte, daß hinsichtlich des Eiweißbedarfes keine Unterschiede zwischen Diabetikern und Gesunden bestehen.

Newburgh und Marsh waren beeindruckt von der exzellenten Verfassung, in der sich ihre Patienten auch noch Monate nach dem Verlassen der Klinik befanden. Vor allem die Vitalität und Leistungsfähigkeit der jüngeren Patienten sei im Vergleich zu den früher angewandten Methoden überraschend. Vor diesem Hintergrund definierten Newburgh und Marsh (1920) ihre Anforderungen an die Diabetesdiät: „Die einzige zufriedenstellende Diät ist die, die den Diabetiker zuckerfrei hält, die das Auftreten einer ernsten Azidose verhindert, die das Stickstoffgleichgewicht aufrechterhält und die dem Diabetiker erlaubt, den gewöhnlichen Aktivitäten des Lebens nachzugehen."

Gerade in den beiden letzten Punkten zeigt sich die Opposition zum Allen-Verfahren am deutlichsten.

Nach der Veröffentlichung der ersten Studien über die Wirkung fettreicher Kost stellten Newburgh und Marsh (1923) eine längerfristige Untersuchung mit erweitertem Zahlenmaterial vor und erörterten auch die theoretische Grundlage dieser Kost. Die Parameter für den Erfolg des Verfahrens waren die Auswirkungen auf Glykosurie, Azidose, Stickstoffbilanz, Lipämie, Allgemeinzustand des Patienten und Prognose.

Bei insgesamt 190 Fällen klammerten Newburgh und Marsh wie Petren die Fälle aus, die in nahezu hoffnungslosem Zustand eingeliefert wurden (6) und diejenigen, die vorzeitig die Klinik verließen (8). Die verbleibenden 176 Fälle wurden ohne Ausnahme urinzuckerfrei, auch jene, bei denen alio loco durch prolongiertes Fasten kein Erfolg zustande kam. In 184 Fällen gelang die Beseitigung der Azidose, alle azidotischen und präkomatösen Fälle wurden azidosefrei; nur die sechs im Koma eingelieferten Patienten starben. Das Stickstoffgleichgewicht wurde in allen Fällen erreicht (Marsh et al. 1922). Erstmals wurde die Lipämie in die Untersuchungen einbezogen. Die Behauptung Allens, die fettreiche Kost provoziere die Lipämie, konnte widerlegt werden. Breiten Raum nahm die Diskussion des Allgemeinzustandes der Patienten unter der vorgeschlagenen Kost ein. Die eigenen Beobachtungen wurden mit denen anderer Autoren (Allen et al. 1919; Olmstead 1920; Joslin 1921; Wilder 1921) verglichen; dabei wurde völlige Übereinstimmung festgestellt:

„Längere Unterernährung resultiert in chronischer Invalidität. Der Patient kann sich nicht einmal um häusliche Dinge kümmern, sofern er nicht sowieso ans Bett oder an einen Sessel gefesselt ist. Der Allgemeinzustand eines solchen Diabetikers ist mitleiderregend; selbst die geringste Aktivität ist ihm verwehrt, und er fällt sich selbst und seiner Familie zur Last; für die Gesellschaft ist er in ökonomischer Hinsicht ein Verlust. Im Gegensatz dazu sind unsere Patienten zu ihrer früheren Beschäftigung zurückgekehrt" (Newburgh u. Marsh 1923).

Schwierigkeiten bereitete die Beurteilung der Prognose; hierzu wurden die Kohlenhydrattoleranz und die Lebensdauer der Patienten herangezogen.

„Wir konnten einige schwere Diabetes-Fälle lang genug verfolgen, um zu zeigen, daß eine den normalen kalorischen Bedürfnissen angepaßte Kost zumindest nicht unvermeidlich von einem Verlust an Toleranz während des beobachteten Zeitraums

Abb. 13–17. Proteinarme, fettreiche Diät. 800–1000 Kalorien. Beispiele (Newburgh u. Marsh 1920)

DIABETIC DIET No. 1. EXAMPLE 1

Dinner	Protein, Gm.	Fat, Gm.	Carbohyd., Gm.	Calories
Chicken, 2 oz.	12.2	1.4	....	61.6
with butter, ⅔ oz.	0.2	17.0	....	153.8
Cabbage, 2 oz.	0.9	0.18	3.18	17.8
with vinegar, salt and pepper.				
Asparagus, 3 oz.	1.53	0.18	2.8	18.9
with butter, ⅓ oz.	0.1	8.5	....	76.9
3 olives, medium size	0.12	4.6	1.94	50.0
Broth	....	.....	....	....
Tea	....	.....	....	....
Supper				
Lettuce, 2 oz.	0.68	0.18	1.64	10.8
with mayonnaise, 1⅓ oz. (oil, 1 oz.)	....	28.35	....	255.1
Tomatoes, 4 oz.	1.02	0.18	3.4	19.2
with butter, 10 gm.	0.1	8.5	....	76.9
Broth	....	.....	....	....
Tea	....	.....	....	....
Breakfast				
Lettuce, 2 oz.	0.68	0.18	1.64	10.8
with ground bacon, 1 oz.	2.98	18.37	....	177.2
Broth	....	.....	....	....
Coffee	....	.....	....	....
Total	20.51	87.62	14.6	929.0

DIABETIC DIET No. 1. EXAMPLE 2

Dinner	Protein, Gm.	Fat, Gm.	Carbohyd., Gm.	Calories
Boiled ham, 1 oz.	5.72	6.35	....	80.0
Spinach, 3 oz.	1.77	0.27	2.73	20.4
with vinegar, salt and pepper.				
Asparagus, 3 oz.	1.29	0.09	2.37	15.3
with butter, 20 gm.	0.20	17.0	....	153.8
Tea	....	.....	....	....
Broth	....	.....	....	....
Supper				
Cabbage, 2 oz.	0.9	0.18	3.18	17.8
with ground bacon, ½ oz.	1.49	9.18	....	88.6
String beans, 3 oz.	1.95	0.27	6.3	35.4
with French dressing.				
Oil, 1 oz.	....	28.35	....	255.1
Vinegar, ½ oz., salt and pepper.				
Broth	....	.....	....	....
Tea	....	.....	....	....
Breakfast				
Bacon, ⅔ oz.	2.1	13.96	....	125.0
1 egg	6.03	4.72	....	66.5
Broth	....	.....	....	....
Coffee	....	.....	....	....
Total	21.46	80.37	14.58	858.0

begleitet wird... In unserer ganzen Untersuchungsreihe haben wir kein Anzeichen für Toleranzverlust bei Patienten, die die Diät eingehalten haben, gesehen; deshalb haben wir keinen Grund anzunehmen, daß die Dauerkost zu einer Progression des Diabetes führt." Newburgh und Marsh bezogen sich mit dieser Aussage auf die Annahme von Allen et al. (1919), daß bei kalorisch ausreichender Kost eine unaufhaltsame Progression des Diabetes stattfinden würde („spontaneous downward progress").

Von den 190 Patienten starben im Zeitraum von 4,3 Jahren 45; bei 14 blieb der weitere Verlauf unbekannt. Von insgesamt 153 urinzuckerfrei entlassenen Patienten,

DIABETIC DIET No. 1. EXAMPLE 3

Dinner	Protein, Gm.	Fat, Gm.	Carbohyd., Gm.	Calories
Cottage cheese, 1 oz	5.92	0.28	1.21	31.1
Lettuce, 2 oz	0.68	0.18	1.62	10.8
with mayonnaise, 1 oz	....	20.04	....	191.4
Tomatoes, 3 oz	1.02	0.18	3.39	19.2
with butter, ⅓ oz	0.1	8.5	....	76.9
Broth	....	.....	....	....
Tea	....	.....	....	....
Supper				
Cabbage, 1½ oz	0.67	0.13	2.38	46.6
with mayonnaise, 1⅓ oz. (oil, 1 oz.)	....	28.35	..:.	255.1
Spinach, 4 oz	2.36	0.36	3.64	27.2
with butter, ⅓ oz	0.14	12.4	....	108.9
Broth	....	.....	....	....
Tea	....	.....	....	....
Breakfast				
1 egg	6.03	4.72	....	66.6
with butter, ⅓ oz	0.1	8.5	....	76.9
Cream, 1½ oz. (18%)	1.2	8.4	2.1	88.8
Broth	....	.....	....	....
Coffee	....	.....	....	....
Total	18.22	91.68	14.34	999.5

DIABETIC DIET No. 1. EXAMPLE 4

Dinner	Protein, Gm.	Fat, Gm.	Carbohyd., Gm.	Calories
Steak, 2 oz	9.31	8.67	....	115.7
with butter, ⅓ oz	0.1	8.5	....	76.9
Cabbage, 2 oz	0.9	0.18	3.18	17.8
with ground bacon, 1 oz	2.98	18.37	....	177.2
Tomatoes, 3 oz	1.02	0.18	3.49	19.2
Broth	....	.....	....	....
Supper				
Lettuce, 2 oz	0.60	0.18	1.64	10.8
with mayonnaise, 1⅓ oz	....	28.35	....	255.2
Asparagus, 3 oz	1.53	0.18	....	18.9
with butter, ⅔ oz	0.2	17.0	....	153.8
Tea	....	.....	....	....
Broth	....	.....	....	....
Breakfast				
Lettuce, 2 oz	0.68	0.18	1.64	10.8
with vinegar, salt and pepper.				
½ hard cooked egg	3.01	2.36	....	33.3
Broth	....	.....	....	....
Coffee	....	.....	....	....
Total	20.41	84.15	12.75	889.6

deren Schicksal verfolgt werden konnte, starben 24 (15,7%), davon 5 im Koma, angeblich nach Diätfehlern. Die anderen 19 Patienten starben nicht an den Folgen des Diabetes; auf das Coma diabeticum entfiel damit nur knapp ein Viertel aller Todesfälle, womit für Newburgh und Marsh die Unschädlichkeit der fettreichen Kost im Hinblick auf die Azidose außer Frage stand. Wiederum bot sich ein Vergleich mit dem Allenschen Verfahren an. Allen und Sherill (1922) veröffentlichten Zahlen aus dem Rockefeller Institute, bei denen aber Patienten mit schweren Vorerkrankungen, aber auch solche mit schwerster Azidose nicht in die Reihe der Todesfälle aufgenommen wurden. Die derart „bereinigte" Statistik wies eine Mortalität von 17,1

126

DIABETIC DIET No. 1. EXAMPLE 5

Dinner	Protein, Gm.	Fat, Gm.	Carbohyd., Gm.	Calories
Boiled ham, 1½ oz. (medium fat)..	8.41	8.35	....	113.2
Asparagus salad:				
Lettuce, 1 oz.	0.34	0.09	0.82	5.4
Asparagus, 3 oz.	1.53	0.18	2.8	18.9
Mayonnaise, 1⅓ oz. (oil, 1 oz.)...	....	28.35	....	255.2
String beans, 2½ oz.	1.6	0.22	5.2	29.5
with butter, ½ oz.	0.14	12.04	....	108.9
Broth	....	.....	....	....
Tea	....	.....	....	....
Supper				
Tomatoes, 3 oz.	1.02	0.18	3.39	19.2
Lettuce, 1 oz.	0.34	0.09	0.82	5.4
with mayonnaise, ⅔ oz. (oil, ½ oz.)	....	14.2	....	127.6
Broth	....	.....	....	....
Tea	....	.....	....	....
Breakfast				
Omelet: 1 egg.	6.03	4.72	....	66.6
Butter, ⅓ oz.	0.1	8.5	....	16.9
Cream, 1 oz. (18%), for coffee.	0.8	5.6	1.4	59.2
Broth	....	.....	....	....
Total	20.31	83.02	14.43	886.2

Prozent aus. Williams' (1921) Statistik zeigte eine 34prozentige Mortalität unter Berücksichtigung aller Todesfälle, Joslin (1924) legte eine Statistik vor, der zufolge in seiner Klinik die Mortalität 23 Prozent betrug.

Newburgh und Marsh überarbeiteten ihr Material so, daß es mit den Statistiken von Allen et al. und Williams vergleichbar war (die Statistik von Joslin erschien erst später). Der Vergleich mit Williams' Zahlen ging eindeutig zugunsten von Newburgh und Marsh aus, die Zahlen von Allen und Sherill waren nahezu identisch. Zumindest eine Gleichwertigkeit der neuen Diät war somit erwiesen.

„Der Vorteil einer Diät für den Diabetiker, die den Großteil ihrer Kalorien dem Fett entnimmt, ist offensichtlich, da sie ihm bei Kontrolle seines Zustandes eine Reihe von Aktivitäten gestattet und die chronische Invalidität infolge ernster Unterernährung vermeidet." Newburgh und Marsh konnten zeigen, daß die Furcht vor Azidose und frühem Tod durch eine fettreiche Diät unbegründet war; keiner ihrer Patienten verfiel dem Koma infolge Inanition; nur halb so viele Fälle wie bei Joslin starben im Koma. „Die Verbesserung in der Diabetes-Behandlung seit der Einführung der Unterernährung im Jahre 1914 ist unbestritten. Die fettreiche Dauerkost bietet dem Diabetiker nachweislich dieselbe Lebenserwartung wie Unterernährung. Da die fettreiche Diät den Vorteil der Unterernährung, nämlich die längere Lebensdauer, mit sich bringt, gleichzeitig aber die Schwächung, die systematische Unterernährung zwangsläufig hervorruft, vermeidet, muß man zwingend folgern, daß die Unterernährung durch dieses diätetische Verfahren ersetzt werden sollte" (Newburgh u. Marsh 1923).

Einen interessanten Fallbericht veröffentlichten Johnson und Rynearson (1951) fast dreißig Jahre nach der Empfehlung von Newburgh und Marsh. Sie sahen einen Patienten, der drei Jahrzehnte lang eine fettreiche, eiweiß- und kohlenhydratarme Kost genossen hatte. Eine genaue Untersuchung ergab keinerlei diabetische Spätkomplikationen.

DIABETIC DIET No. 2. EXAMPLE 1

Dinner	Protein, Gm.	Fat, Gm.	Carbohyd., Gm.	Calories
Chicken, 2 oz.	12.2	1.42	....	61.6
with butter, 1 oz.	0.28	24.09	....	217.9
Beets, 3 oz.	1.35	0.09	8.25	39.3
with butter, ½ oz.	0.14	12.04	....	108.9
String beans, 3 oz.	1.95	0.27	6.3	35.4
with ground bacon, ½ oz.	1.49	9.18	....	88.6
Broth	.....	.....	....	.....
Tea	.....	.....	....	.....
Supper				
Lettuce salad:				
Shredder lettuce, 2 oz.	0.68	0.18	1.64	10.8
Chopped onion, ½ oz.	0.22	0.04	1.4	6.9
Mayonnaise, 2 oz. (oil, 1½ oz.)..	.....	42.53	....	82.6
Tomato bisque:				
Tomatoes, 1 oz.	0.34	0.06	1.13	6.4
1 bouillon cube.	.....	.....	....	.....
Cream, (40%), 2 oz.	1.24	22.68	1.7	215.8
Hot water to fill bowl.	.....	.....	....	.....
Tea	.....	.....	....	.....
Breakfast				
Bacon, 1 oz.	2.98	18.37	....	115.7
Egg, 1	6.03	4.72	....	66.6
Cream (18%), 1 oz., for coffee	0.8	5.6	1.4	59.2
Broth	.....	.....	....	.....
Total	29.70	141.27	21.82	1,415.7

DIABETIC DIET No. 2. EXAMPLE 2

Dinner	Protein, Gm.	Fat, Gm.	Carbohyd., Gm.	Calories
Fish, 1⅔ oz.	8.41	4.86	....	52.5
with butter, ½ oz.	0.15	12.75	....	115.4
Cabbage, 2 oz.	0.90	0.18	3.18	17.8
with cream (18%), 1 oz.	0.80	5.60	1.4	59.2
Tomatoes, 3 oz.	1.02	0.18	3.39	19.2
with butter, ½ oz.	0.15	12.75	....	115.4
Broth	.....	.....	....	.....
Tea	.....	.....	....	.....
Supper				
Asparagus, 3 oz.	1.29	0.09	....	15.5
with mayonnaise, 2 oz. (oil, 1⅔ oz.)	.....	42.53	....	382.6
Lettuce, ⅔ oz.	0.68	0.17	....	10.8
with bacon, ½ oz.	1.49	9.18	....	86.6
Custard:				
Cream (18%), 2 oz.	1.60	11.2	2.8	118.4
2 egg yolks.	2.71	9.98	....	109.0
Tea	.....	.....	....	.....
Broth	.....	.....	....	.....
Breakfast				
1 egg	6.03	4.72	....	66.6
Spinach, 3 oz.	1.77	0.27	2.73	20.4
with butter, ½ oz.	0.15	12.75	....	115.4
Cream (18%), 2 oz., for coffee	1.60	11.2	2.8	118.4
Broth	.....	.....	....	.....
Total	28.75	138.42	20.31	1,423.0

Abb. 18 u. 19. Proteinarme, fettreiche Diät. 1400 Kalorien. Beispiele (Newburgh u. Marsh 1920)

3.5.3 Theoretische Grundlagen

Analog zu Petren sahen auch Newburgh und Marsh den Hauptvorteil ihrer Kost in der rigorosen Eiweißbeschränkung. Einerseits sei damit die Toleranz für Kohlenhydrate erhöht, andererseits komme es zu einer Verringerung der Fettsäuren, die aus Protein entstehen (nach Woodyatt sollen 46% des Eiweißes in den Fettstoffwechsel einmünden). Dafür könne dann die Menge des Fetts in der Kost erhöht werden, was wegen des Kalorienreichtums des Fetts ein entscheidender Vorteil sei.

DIABETIC DIET No. 3. EXAMPLE 1

Dinner	Protein, Gm.	Fat, Gm.	Carbohyd., Gm.	Calories
Trout, 2 oz	10.26	5.84	....	93.6
butter, ½ oz	0.14	12.04	....	108.9
Asparagus salad:				
Lettuce. 1 oz	0.34	0.09	0.82	5.4
Asparagus, 3 oz	1.29	0.09	2.37	15.33
Mayonnaise, 2 oz	.....	42.53	....	382.6
Celery, 3 oz	0.93	0.09	....	15.6
Watermelon, 3 oz	0.33	0.18	5.07	25.8
Tea	.....	.....	....	.....
Broth	.....	.....	....	.....
Supper				
Tomatoes, 4 oz	1.36	1.24	4.52	25.6
with butter, ½ oz	0.14	12.04	....	108.9
Egg salad:				
Shredded lettuce, 2 oz	0.68	1.18	1.84	10.8
1 hard cooked egg	6.03	4.72	....	66.6
Mayonnaise, 2 oz. (oil, 1½ oz.)..	.....	42.53	....	382.6
Diabetic jello	1.36	.....	4.1	21.8
with whipped cream, 2 oz	1.24	22.68	1.7	215.8
Broth	.....	.....	....	.....
Tea	.....	.....	....	.....
Breakfast				
Omelet, 1 egg	6.03	4.72	....	66.6
1 egg yolk	2.7	5.0	....	54.5
Butter, ½ oz	0.14	12.4	....	108.9
Cream (18%), 2 oz., for coffee	1.6	11.2	2.8	118.4
Broth	.....	.....	....	.....
Total	34.22	176.21	26.24	1,827.7

DIABETIC DIET No. 3. EXAMPLE 2

Dinner	Gm. Protein,	Gm. Fat,	Gm. Carbohyd.,	Calories
Chicken, 2 oz	12.2	1.42	....	61.6
creamed with egg	6.03	4.72	....	66.6
18% cream, 2 oz	1.6	11.2	2.8	118.4
Beets, 3 oz	1.35	0.09	8.25	39.3
with butter, ½ oz	0.14	12.04	....	109.8
String beans, 3 oz	1.95	0.27	6.2	34.5
with ground bacon, ½ oz	1.49	9.18	....	88.6
Walnuts, ½ oz	2.61	9.13	1.84	100.0
Broth	.....	.....	....	.....
Tea	.....	.....	....	.....
Supper				
Cabbage salad:				
Lettuce, ½ oz	0.17	0.04	0.41	2.7
Cabbage, 1½ oz	0.67	0.13	2.38	13.3
Onion, 1½ oz	0.22	0.04	1.4	6.9
Mayonnaise, 2 oz. (oil, 1½ oz.)	.....	42.53	....	382.6
Celery, 1 oz	0.3	0.04	0.92	5.2
Tomato bisque:				
Tomatoes, 2 oz	0.68	0.12	2.26	12.8
Cream (40%), 2 oz	1.24	22.68	1.7	215.8
Hot water to fill bowl.				
Tea	.....	.....	....	.....
Breakfast				
Bacon, 1 oz	2.98	18.37	....	177.2
Lettuce, 2 oz	0.68	0.18	1.64	10.8
with mayonnaise, 2 oz	.....	42.53	....	382.6
Broth	.....	.....	....	.....
Coffee	.....	.....	....	.....
Total	34.31	174.71	29.8	1,826.6

Abb. 20–23. Proteinarme, fettreiche Diät. 1700–1800 Kalorien. Beispiele (Newburgh u. Marsh 1920)

DIABETIC DIET No. 3. EXAMPLE 3

Dinner	Gm. Protein,	Gm. Fat,	Gm. Carbohyd.,	Calories
Trout, 2 oz..........................	10.26	5.84	....	46.8
with butter, 1 oz..................	0.28	24.09	....	217.9
Green onions, 1 oz.................	0.45	0.09	2.8	13.8
Sliced tomatoes, 4 oz..............	1.36	0.24	4.52	25.6
with mayonnaise, 2 oz. (oil, 1½ oz.)	....	42.53	....	382.6
String beans, 3 oz.................	1.95	0.27	6.2	35.4
with ground bacon, ½ oz.........	1.49	9.18	....	88.6
Broth	....	....	....	....
Tea	....	....	....	....
Supper				
Spinach, 3 oz......................	1.77	0.27	2.73	20.4
with butter, ½ oz................	0.14	12.04	....	108.9
Cabbage, 2 oz......................	0.9	0.18	3.18	17.8
with vinegar, salt and pepper.				
Diabetic custard:				
Cream (18%), 3 oz..............	2.4	16.8	4.2	177.6
Egg yolks, 2.....................	4.7	0.9	....	109.0
Broth	....	....	....	....
Tea	....	....	....	....
Breakfast				
Bacon, ⅔ oz.......................	1.98	12.24	....	118.1
1 egg	6.03	4.72	....	66.6
Butter, 1 oz.......................	0.28	24.09	....	217.9
Cream (18%), 1 oz................	0.8	5.6	1.4	59.2
Broth	....	....	....	....
Total	34.78	167.10	25.03	1,706.2

DIABETIC DIET No. 3. EXAMPLE 4

Dinner	Protein, Gm.	Fat, Gm.	Carbohyd., Gm.	Calories
Boiled ham, 2 oz. (medium fat).....	6.93	16.5	....	176.2
Tomato salad:				
Lettuce, 1 oz....................	0.34	0.09	0.82	5.4
Tomatoes, 3 oz..................	1.02	0.18	3.39	19.2
Mayonnaise, 2 oz. (oil, 1½ oz.)..	....	42.53	....	382.6
Onions, 3 oz.......................	1.35	0.27	8.4	41.4
with butter, ½ oz................	0.14	12.04	....	108.9
Celery, 1 oz.......................	0.31	0.03	0.93	5.2
Coffee	....	....	....	....
Tea	....	....	....	....
Supper				
Asparagus, 4 oz....................	1.72	0.12	3.16	20.4
with butter, 1 oz................	0.28	24.09	....	217.9
Spinach, 4 oz......................	2.86	0.36	3.04	27.2
with bacon, 1 oz.................	1.49	9.18	....	88.6
Diabetic junket:				
Milk, 5 oz.......................	2.82	3.39	4.23	58.8
with whipped cream (1⅓ oz.)....	0.83	15.12	1.15	143.8
Broth	....	....	....	....
Tea	....	....	....	....
Breakfast				
Spanish eggs:				
Butter, 1 oz.....................	0.28	24.09	....	217.9
Chopped onion, ½ oz.............	0.22	0.04	1.4	6.9
Tomatoes, 1 oz...................	0.34	0.06	1.13	6.4
Eggs, 2	12.06	5.44	....	133.2
Cream (18%), 1 oz., for coffee.....	0.8	5.6	1.4	59.2
Broth	....	....	....	....
Total	33.29	159.13	29.63	1,719.2

Schließlich werde auch die spezifisch-dynamische Wirkung der Proteine weitgehend vermieden. Wilder (1921) glaubte zusätzlich wie auch Falta an eine indirekte Behinderung der Assimilation von Kohlenhydraten durch Eiweiß.

Ein weiterer entscheidender Grundstein des Erfolgs war nach Newburgh und Marsh der Kalorienreichtum der Kost. Im Gegensatz zur Petren-Kost wurde auf Hungertage verzichtet. Je nach Bedarf wurden im Rahmen der Dauerkost 30–40 Kalorien pro Kilogramm Körpergewicht erlaubt. Schließlich verwendeten New-

burgh und Marsh im Gegensatz zu Petren eine unterkalorische Kost in der Phase der
diätetischen Einstellung.

Der abgemagerte Diabetiker müsse mehr Eiweiß oxidieren, da die Fettreserven
verbraucht seien. In dieser Phase schütze nun die 900-Kalorien-Fettkost das körpereigene Eiweiß.

Statt nun den Stoffwechsel − im Vergleich zum Fasten − zu aktivieren, drossele
die Fettkost ihn eher durch Schutz des Körpereiweißes und Vermeidung der spezifisch-dynamischen Wirkung. Außerdem kumuliere sich beim hungernden Diabetiker die aus dem Eiweiß entstehende Glukose, daraus entstehe wiederum eine
Hyperglykämie.

Demgegenüber beabsichtigte Allen, durch eine Reduktion der Stoffwechselaktivität die Vermeidung der unaufhaltsamen Progression der Erkrankung und eine
Steigerung der Kohlenhydrattoleranz des Patienten zu erzielen. Den Beweis für eine
solche Wirkung sahen Newburgh und Marsh als nicht erbracht an.

Die fettreiche Diät nach Newburgh und Marsh wurde in den USA bis in die dreißiger Jahre angewendet. Sie konnte die Allensche Methode nicht vollständig ver-
drängen; wurde aber ihrerseits durch die Einführung des Insulins in die Therapie des
Diabetes mellitus ihrer Grundlage beraubt. Schon 1926 schlugen Sansum et al. eine
kohlenhydratreiche Diät unter Insulinschutz vor, die in zunehmendem Maße Anhänger fand.

3.6 Die fettreiche Diät nach Petren

In Europa war die zentrale Frage seit Cantani die Zumessung der Eiweißnahrung. Naunyn (1889) und sein Schüler Weintraud (1893) hatten erstmals die Bedeutung der Eiweißzufuhr systematisch untersucht. Lenne (1900) und Kolisch (1902)
schlugen eine eiweißarme Kost vor. Kolisch baute auf dieser Grundlage eine vegetarische, für damalige Verhältnisse extrem eiweißarme und kalorienknappe Kost auf
(Kolisch 1909, 1920).

Lenne (1904) und Bondi und Rudinger (1906) kamen zu dem Ergebnis, daß
die Fettzufuhr in der Diabetesdiät unter geeigneten Bedingungen nicht nur nicht
azidosegefährdend sei, sondern sogar die Glykosurie mindern könne.

Insgesamt setzte sich die Ansicht durch, daß eher ein erhöhter Stickstoffumsatz
und eine negative Stickstoffbilanz für die Azidose verantwortlich seien als Zulagen
von Fett in der Kost (Blum 1911b; Minkowski 1911; Klemperer 1911; Rosenfeld
1912; Labbe 1913; Falta 1914c; Salomon 1916 u. v. a.).

Von Noordens Gemüse-Eier-Kost bzw. seine verschärften Gemüsetage wurden
der Ausgangspunkt für Petrens fettreiche Diät. Hatte von Noorden diese Tage als
Schonkost erster Ordnung bezeichnet (1921b), so lehnte er doch den gleichzeitigen
Ausschluß von Kohlenhydraten und Eiweiß für die Dauerkost ab (1921a). Bei einer
solchen Dauerkost leide der Kräftezustand des Patienten.

Petren baute von Noordens verschärfte Gemüsetage zur Dauerkost aus. Er erbrachte den Beweis, daß der Kräftezustand nicht zu leiden braucht, wenn die
Gesamtkalorienzahl durch eine erhöhte Menge Fett gesteigert wird. Dagegen ist die
häufig geäußerte Ansicht, die Petrensche Diät sei aus einer Abwehrhaltung gegenüber der Allen-Kost entstanden, falsch. Petren veröffentlichte seine Krankenge-

schichten, in denen Patienten mit der fettreichen Diät behandelt wurden, aus den Jahren 1914–1917 (Petren 1920) und gab später an, bereits seit 1912 mit diesem Verfahren zu arbeiten (Petren 1923).

3.6.1 Die Entwicklung der Petren-Diät

Die verschärften Gemüsetage, die Petren als reine Fett-Tage auffaßte, waren primär verschleierte Hungertage, die zur Senkung der Hyperglykämie verwendet wurden. Die günstige Wirkung auf die Ketoazidose blieb zwar nicht unbemerkt, wurde aber zunächst nur als wünschenswerte Begleiterscheinung gewürdigt. Unter dem Eifluß der Arbeiten Landergrens, der im Jahre 1910 das Vorhandensein gewisser Beziehungen zwischen der Menge des umgesetzten Stickstoffs und dem Grad der Azidose postulierte, richtete Petren seine Aufmerksamkeit auf die Wirkung eiweißarmer Kost auf die Azidose. Hatte Weintraud nachgewiesen, daß eine für damalige Verhältnisse eiweißarme Diät (1 g Eiweiß pro Kilogramm Körpergewicht) die Aufrechterhaltung des Stickstoffgleichgewichtes nicht gefährdet, so konnten später verschiedene Autoren (Siven, Hindhede, Landergren, Klemperer u. a.) beim Gesunden ein Stickstoffgleichgewicht mit nur 0,22–0,35 g Eiweiß pro Kilogramm Körpergewicht beobachten (Petren 1923).

Anläßlich der Kontroverse zwischen Falta und von Noorden um die Eiweißarmut der gemischten Amylazeenkost als Dauerkost veröffentlichte Petren (1920) Untersuchungen aus der Klinik in Lund (Schweden), über schwere Diabetesfälle mit Azidose, die er mit einer äußerst eiweißarmen Diät behandelt hatte. Mit einer Kost, deren Stickstoffzufuhr 2 g pro Tag kaum überstieg, konnte er die Azidose in den meisten Fällen beherrschen. Die Eiweißzufuhr betrug somit etwa 12–20 g (2–3 g N),

Tabelle 43. Aufrechterhaltung des N-Gleichgewichtes durch fettreiche, eiweißarme Diät (Petren 1920)

Nr.	Zahl der Tage, welche die Berechnung umfasst Tage	Durchschnittswert des N im Harne gr	Körpergewicht kg
12a	66	1,9	22,5—27,7
13a	35	2,65	35,4—37,5
15a	31	3,1	88,5—86,0
17	15	3,1	46,0—47,8
19	35	3,0	73,5—85,0
20	50	2,9	57,0—66,0
20b	35	3,1	55,0—59,0
23	40	2,8	51,0—57,2
23b	65	2,8	47,2—49,0
32	30	3,1	62,7—64,2
34	35	3,4	43,3—39,5
35	40	3,4	63,1—68,4
36	85	3.1	27,5—30,5
	(35	2,8)	
37	50	3,0	31,8—34,2
	(20	2,75)	
53	115	3,0	51,2—63,2
	(90	2,9)	
	(60	2,7)	
53b	48	3,4	48,4—55,0
	(15	2,8)	
54	45	3,6	48,4—52,5

was einer Relation von 0,3–0,5 g Protein/kg entsprach. Zugleich betonte Petren, daß die Kost kalorisch auskömmlich, keineswegs knapp gewesen sei. Zur Deckung des Kalorienbedarfes gebrauchte er Fett. Kohlenhydrate hätten in der benötigten Menge die Glykosurie in die Höhe getrieben.

Petren charakterisierte seine Diät daher auch nicht, wie es alle anderen Autoren tun, als fettreiche Kost, sondern vielmehr als „diätetisches Verfahren zur Behandlung schwerer Diabetesfälle, welches auf dem Prinzipe weitestgehender Beschränkung der Eiweißzufuhr aufgebaut ist, und ohne zu Unterernährung zu führen, sehr befriedigende Resultate gibt" (Petren 1923). Der Fettreichtum der Kost kam zwangsläufig zustande; unter den beschriebenen Prämissen gab es zu den Fetten und Füllstoffen mit geringem Kohlenhydrat- und Eiweißgehalt (Gemüse) keine Alternative. Die vielfach verwendete Bezeichnung „Petren-Kur" ist nicht korrekt. Von einem kurmäßigen Gebrauch einer Kost kann nur bei kurzfristigem Einsatz die Rede sein. Gerade in diesem Punkt lag aber der Unterschied zu den von von Noorden eingeführten Gemüsetagen. Petren wollte diese Art der Schonkost über längere Zeit durchführen, unterbrochen durch die periodische Einschaltung von Hungertagen.

Um langfristig einen Kranken und auch einen Gesunden mit einer Kost im Stickstoffequilibrium zu halten, die sich den Grenzen des sog. physiologischen Eiweißminimums stark nähert, ist eine kalorisch ausreichende Kost unabdingbare Voraussetzung. Diese Forderung fand bei Petren auch bei der Einschaltung der Hungertage ihre Berücksichtigung, da er an den vorherigen bzw. folgenden Tagen die Kalorienzufuhr so erhöhte, daß die mangelhafte Kalorienzufuhr der Hungertage ausgeglichen wurde.

3.6.2 Die Anordnung der Kost. Indikationen. Aufbau der Dauerkost

Die Zusammensetzung der zur Entzuckerung des Urins und zur Erzielung von Azidosefreiheit gebrauchten Kost ist relativ einfach. Petren gestattete Gemüse, die nur geringe Eiweiß- und Kohlenhydratbelastung mit sich brachten: Grünkohl, Weißkohl, Spinat, Blumenkohl, verschiedene Arten grüner Bohnen, Erbsenschoten, Gurken, Rhabarber, gelegentlich Topinambur (in kleinen Mengen wegen des Inulingehaltes); Früchte wie Äpfel, Erdbeeren und besonders Preiselbeeren (bis zu 500 g täglich).

Der Kohlenhydratgehalt dieser Gemüse und Früchte liegt zwischen fünf und acht Prozent. Die Menge der verzehrten Gemüse und Früchte erreichte pro Tag häufig ein Kilogramm. Die zugleich aufgenommene Kohlenhydratmenge ist absolut gesehen ziemlich hoch (ca. 100 g). Die damit erfolgte Zufuhr von Ballaststoffen muß beträchtlich gewesen sein.

Den Patienten wurde unter diesen Gemüsen die Auswahl gestattet; Petren selbst gab zu, daß anders die einförmige Kost nicht hätte durchgehalten werden können.

Hauptbestandteil der Kost war Fett in Form von Butter und Speck. Die Menge des zugeführten Fetts war lange Zeit in das Ermessen der Kranken gestellt. Zu dieser Zeit sollen häufig Mengen von über 300 g pro Tag verzehrt worden sein. Daraufhin schrieb Petren eine Menge von 200–250 g pro Tag vor. In Anbetracht der Befürchtungen von Noordens, bei einer kohlenhydratarmen Kost könne der Diabetiker unterernährt werden, weil der Genuß von Fett erschwert sei, ist diese Beobachtung für mitteleuropäische Verhältnisse nahezu unglaublich. Gerade in bezug auf die Verträglichkeit größerer Fettmengen wurden vielfach Bedenken geäußert. Lichtwitz

(1926) hielt die Durchführung einer solchen Kost nur bei den fettgewohnten Skandinaviern für möglich. Dennig (1928) behandelte in Heidelberg eine Anzahl von Diabetikern mit dieser Kost, fand aber seine Bedenken nicht bestätigt. Magnus-Levy (1944) fand, daß die Petren-Kost durch die Hungertage nicht unterbrochen, sondern „besser wohl gemildert" wurde. Auch Grafe fand, daß sich die Kost außerhalb Skandinaviens nicht durchsetzen konnte wegen der schlechten Verträglichkeit (1955).

„Die Schweden sind an ganz andere Fettmengen gewöhnt, als die Deutschen, und ein Anblick von 12 Diabetikern, von denen jeder mit Behagen zum 2. Frühstück Gurkenscheiben mit dickstem Butteraufstrich verzehrte, wie ich es in einem Saale der Petrenschen Klinik sah, wäre in einer deutschen Klinik undenkbar" (Grafe 1958).

Die Kost wurde ergänzt durch kleine Zulagen von Sahne (niemals Milch) in Mengen von 150 ccm. Sahne enthält etwa 30% Fett. Ferner wurden Fleischbrühe, Kaffee (in den häufig Butter eingerührt wurde!) und Tee, gelegentlich etwas Rotwein gewährt.

Alle Patienten erhielten ohne jede Ausnahme dreimal täglich 7–10 Tropfen Tinctura opii. Vielleicht war dieser Rückfall in Gewohnheiten des 19. Jahrhunderts ein Grund für die gute Verträglichkeit des Fetts.

Beim Auftreten einer Ketonurie wurde zur Alkalien-Behandlung gegriffen.

Die beschriebene Kost wurde von Petren anfangs nur bei azidotischen Diabetikern verordnet, später dann aber in jedem Fall, den er als schwer einstufte. In den ersten Jahren vollzog Petren die Umstellung der Patienten auf die eiweißarme, fettreiche Kost nur allmählich, setzte sie dann aber vom ersten Tag an ohne jede Vorbereitung des Patienten ein, nachdem er festgestellt hatte, „daß diese Diäteinschränkung niemals irgendwelche Gefahren in sich barg" (Petren 1923). Einmal pro Woche wurde ein Hungertag eingeschaltet, in schweren Fällen zwei Hungertage alle zehn Tage. Die Einführung längerer Perioden von Hungertagen (mehr als zwei hintereinander) ergab kein besseres Resultat. Häufig verschlechterte sich der Zustand des Patienten durch eine solche Maßnahme.

Petren verließ später auch die routinemäßige Einschaltung von Hungertagen. Er hielt sie nur noch während des Vorhandenseins einer Hyperglykämie indiziert. Die Hyperglykämie wurde dabei für damalige Verhältnisse mit 120 mg% streng definiert.

Die Indikation der Kost wurde von der Höhe des Blutzuckerwertes bei Einlieferung des Kranken abhängig gemacht. Lag dieser Wert oberhalb von 240 mg/100 ml, so wurde in jedem Falle die strenge Kostform angeordnet; unter 210 mg/100 ml nie. In dem Bereich zwischen den Grenzwerten ließ sich Petren durch die Beobachtung des Verlaufs der Behandlung leiten.

„Das Hauptprinzip meines diätetischen Verfahrens besteht nun darin, diese Diät so lange einhalten zu lassen, bis der Blutzucker normalen Wert erreicht hat, d.h. am besten 1,1 g (pro Liter, Anm. d. Verf.)... Ferner habe ich seit langem an dem Grundsatz festgehalten, genau dieselbe Diät weiterzugeben, bis die Kranken von der Hyperglykämie durch zwei Wochen völlig frei geblieben waren" (Petren 1923).

Der folgende Aufbau der Dauerkost sollte sehr langsam geschehen. Langsamer Aufbau war nach Schonkuren aller Art üblich, bei Petren zog sich diese Phase jedoch extrem lang hin. Dennig (1928) stellte fest, daß die Patienten nach der relativ

Datum	Butter g	Speck g	Sahne ccm	Weißkohl g	Blumenkohl g	Rosenkohl g	Topinambur g	Preißel- beeren g	Gurke g	Brot g
1917										
Nov.										
12. bis 15.	81,25	180,0	125	175,0	162,5	—	—	662,5	51,25	—
16. bis 19.	116,25	141,25	25	85,0	112,5	100,0	—	750,0	40,0	—
20. u. 21.	Hungertage									
22. bis 25	92,5	297,5	—	75,0	50,0	387,5	50,0	750,0	63,75	—
26. bis 29.	100,0	260,0	—	112,5	—	250,0	192,5	750,0	57,5	—
30.	Hungertag									
Dez.										
1.	Hungertag									
2. bis 5.	100,0	260,0	—	118,75	—	368,75	198,75	600,0	81,25	—
6. bis 9.	100,0	263,75	—	232,5	50,0	437,5	60,0	600,0	77,5	—
10. u. 11.	Hungertage									
12. bis 17.	98,3	455,0	—	91,7	—	476,7	379,2	595,0	77,5	·—
18. u. 19.	Hungertage									
20. bis 22.	43,3	56,7	—	—	—	83,3	216,7	166,7	20,0	16,7
										122 12.:
										50,0)

Abb. 24. Diätplan für die Behandlung eines Diabetikers mit der Petren-Diät. Die Ähnlichkeit mit von Noordens Gemüsetagen ist offensichtlich (Petren 1923)

langen Eiweiß- und Kohlenhydratkarenz sehr empfindlich gegen plötzliche Änderungen der Kost waren. Von Noorden und Isaac (1927) hielten insbesondere die Eiweißempfindlichkeit der Patienten für ein Kunstprodukt, das durch die eiweißarme Kost entstand.

Petren gab als Zulagen Brot, Eier und Fleisch, wobei er allerdings nie mit Fleisch begann. Die Wahl zwischen Brot und Eiern fiel in Abhängigkeit von der Stickstoffbilanz in der Entzuckerungsphase. War sie negativ, so begann der Aufbau der Kost mit einem Ei. 1923 gibt Petren übrigens erstmals zu, daß seine strenge Gemüse-Fettkost u. U. auch zu einem Stickstoffverlust führen kann. War die Stickstoffbilanz ausgeglichen, begann der Aufbau der Dauerkost mit 20–30 Gramm Brot. Die Vermehrung der Brotzulage ging in kleinsten Schritten vor sich: je 10 g Brot mehr alle vier Tage. Selbst Allen ging schneller vor. Eier wurden dann erst zugelegt, wenn die Patienten 30–70 g Brot vertrugen; bestand die erste Zulage aus einem Ei, so wurde Brot erst zugelegt, wenn zwei Eier vertragen wurden. Fleisch und Fisch wurden erst „viel später" zugelegt, maximal 100 Gramm.

Während des Aufbaus der Kost wurde der Blutzuckerspiegel ständig überwacht; sobald der Wert 130 mg/100 ml überschritt, wurde die Diät wieder eingeschränkt.

In den ganz schweren Fällen mit sehr niedriger Toleranz ging Petren über Monate nicht über die schärfsten Einschränkungen hinaus. Die Zukunft solcher Patienten sei traurig: „nur um den Preis der stärksten Entbehrungen können sie sich die Aufrechterhaltung ihres Zustandes, und damit auch ihr Leben, erkaufen" (dabei konnte Petren darauf verweisen, daß auch in der Phase der „Entzuckerung" des Urins die Patienten fast nie über Schwäche klagten).

„Nicht immer sind sie geneigt, diesen Preis zu bezahlen, und in diesem Falle gehen sie früher oder später dem Koma entgegen." (Dabei konnte Petren auf Fallberichte verweisen, bei denen Patienten aus dem Koma gerettet werden konnten und jahrelang bei subjektivem Wohlbefinden ohne weitere Zwischenfälle lebten.)

„Diese Beobachtung legt uns eindringlich nahe, bei der Behandlung der schwersten Fälle einen Grundsatz zu befolgen, der sich mit einem Wort ausdrücken läßt: Durchhalten" (Petren 1923).

3.6.3 Ergebnisse. Der Wirkungsmechanismus der Petren-Diät

Die erzielten Erfolge waren beträchtlich. Petren wartete mit Zahlenmaterial auf, das diese Einschätzung belegt.

Aus den Jahren 1917–1921 veröffentlichte Petren das Zahlenmaterial von 59 Fällen schwerer Glukosurie (mehr als 240 mg% Blutzucker). Zwei Patientengruppen wurden allerdings von der Untersuchung ausgeschlossen: Patienten mit leichter oder mittelschwerer Glukosurie (weil sie nicht mit so strengen Diätverfahren behandelt wurden) und Patienten, die in der Klinik starben; 17 Patienten starben im o. a. Zeitraum im Koma. Petren betonte, daß mehr als die Hälfte davon in einem dem Tode sehr nahen Zustand eingeliefert wurden, insgesamt 14 der 17 Patienten starben innerhalb der ersten Woche.

Als erste Schlußfolgerung bemerkte Petren, daß sein Verfahren bei genügend langer Anwendung (mehr als 14 Tage) fast sicher erfolgreich war.

Bei der Hälfte der überlebenden Patienten, die mit weniger als 300 mg/100 ml Blutzucker eingeliefert worden waren, wurde Normoglykämie erzielt, bei Fällen über 300 mg/100 ml in 44% der Fälle. Nur in einem der insgesamt 59 Fälle konnte der Blutzucker nicht gesenkt werden. Ähnlich wie Falta und Allen verläßt auch Petren die Glukosurie als Parameter für den Erfolg und bezieht sich auch auf die Blutzuckerwerte. Zum Vergleich mit älteren Angaben anderer Autoren gibt Petren an, 83 Prozent seiner Patienten seien im Zustand der Aglukosurie entlassen worden.

Die Ursache dieser großartigen Erfolge sieht Petren in der Eiweißbeschränkung der Kost. Die Stickstoffzufuhr besitze − abgesehen von den Kohlenhydraten − die größte Bedeutung für die Beeinflussung der Blutzuckerwerte beim Diabetiker. Schließlich habe der Ausschluß der Kohlenhydrate aus der Nahrung für sich allein keine solchen Erfolge vollbracht wie die eiweißarme Fettkost. Da das Fett nicht reduziert worden sei gegenüber anderen Kostformen, sei offensichtlich eine sehr starke Einschränkung der Eiweißzufuhr als notwendige Bedingung für die Verminderung des Blutzuckerwertes aufzufassen. Die Arbeiten von Falta erwähnt Petren nicht; allerdings lag bei der gemischten Amylazeenkost selbst als Dauerkost die Eiweißzufuhr noch höher.

In diesem Zusammenhang ging Petren später (1927) darauf ein, daß er Hungertage durch reine Fett-Tage ersetzt habe. Der Einfluß solcher Tage auf die Blutzuckerkurve sei identisch gewesen. Er zog daraus den Schluß, daß die Fettzufuhr innerhalb der relevanten Grenzen (200–250 g) für die Blutzuckerkurve völlig belanglos sei.

Tabelle IV.

Nr. des Falles	Geschlecht	Alter in Jahren	Dauer der Erkrankung	Dauer der Pflege in der Klinik (Tage)	Blutzuckerwert je Liter Blut — am 1. Tag (g)	Blutzuckerwert je Liter Blut — höchster Wert (g)	Blutzuckerwert je Liter Blut — am letzten Tag (g)	Azetonkörperwert — am 1. Tag (g)	Azetonkörperwert — höchster Wert (g)	Azetonkörperwert — am letzten Tag (g)	Kohlehydrattoleranz — bei der Aufnahme (g)	Kohlehydrattoleranz — beim Verlassen der Klinik (g)	Körpergewicht — bei der Aufnahme (g)	Körpergewicht — beim Verlassen der Klinik (g)	Nachrichten über den späteren Verlauf
89 1917	M	33	6 Woch.	58	3,1	3,1 am 1. Tag	2,1	3,6	4,9 am 2. Tag	0,69	14,9	45,3	55,0	59,0	
89b 1918				126	3,0	3,2 am 4. Tag	1,6	0,89	3,0 am 57. Tag	Gerh 0	D N: 5,4 3 Tage	75,5	55,8	56,2	
89c 1918				242	2,7	3,0 am 183. Tag	2,2	4,6	6,3 am 237. Tag	4,0	19,0	D/N: 0,1	50,6	55,0	Der Kranke nach einem Monat zu Hause gestorben. Diabetes als die Todesursache zu betrachten.
90 1917	M	31	3 Mon.	46	3,1	3,1 am 1. Tag	1,4	3,1	3,1 am 1. Tag	0,095	D/N: 4,0 3 Tage	140,2 + ?	59,5	58,5	
90b 1918				51	3,0	3,0 am 1. Tag	1,4	0,18	1,3 am 6. Tag	0,09	18,7	158,9 + ?	64,0	67,2	Sichere Nachrichten nicht bekommen.
91	M	26	22 Mon.	129	2,3	2,6 am 3., 8., 14., 16. Tage	1,1	4,0	4,0 am 1. Tag	0,74	21,3	108,0	56,8	61,0	Ist nach zwei Monaten, nachdem er die Klinik verlassen hatte, an doppelseitiger Pneumonie (vom Arzte diagnostiziert), verstorben.
92	M	29	3 Woch. (7½ Mon. seitd. Z. zufall. entdeckt wurde)	65	2,9	3,1 am 2. Tag	1,4	3,9	3,9 am 1. Tag	0,03	D/N: 2,5 3 Tage	93,7	86,4	61,8	Ist nach einem Monate, nachdem er die Klinik verlassen hatte, an Influenza gestorben (Diagnose vom Arzte, die Frau gleichzeitig erkrankt).
93 1918	M	17	2 Mon.	70	2,7	3,0 am 3. Tag	1,3	0,20	0,62 am 6. Tag	0,09	32,2	153,0 ÷ ?	57,5	57,0	
93b 1920				78	2,0	2,2 am 2. u. 4. Tage	1,2	0,97	1,6 am 12. Tag	0,35	10,4	85,9 + ?	57,3	62,0	Ist am 4. Februar 1922 an Influenza mit charakteristischer Bronchopneumonie verstorben (Autopsie). Wurde den 4. Februar in die Klinik aufgenommen.
94 1918	W	45	6½ Mon.	155	3,2	3,2 am 1. Tag	1,8	0,45	0,9 am 4. Tag	0,06	27,9	106,5 + ?	40,2	47,8	
94b 1919				75	2,1	2,2 am 4. Tag	1,6	0,625	1,2 am 3. Tag	0,39	42,65	87,2 ÷ ?	42,5	46,7	Die Kranke ist zu Hause an Koma gestorben, höchstens 1½ Monate nach ihrem Austritt aus der Klinik.
95	M	24	3 Jahr	87	2,9	4,1 am 4. Tag	1,4	2,6	8,0 am 3. Tag	0,12	D/N: 22,1 (7 Tage)	109,0 ÷ ?	52,0	52,5	Der Kranke zu Hause gestorben, offenbar an Koma, vier Monate nach dem Verlassen der Klinik.
96	M	64	15 Jahr Durst wurde nicht erwähnt.	84	2,55	2,55 am 1. Tag	1,3	0,025	2,6 am 8. Tag	0	D/N: 3,3 (3 Tage)	64,75 + ?	88,5	79,7	Der Kranke am 8. April 1922 in der Klinik an Carcinoma ventriculi gestorben. Fast azidosefrei.

138

Nr. des Falles	Geschlecht	Alter in Jahren	Dauer der Erkrankung	Dauer der Pflege in der Klinik Tage	Blutzuckerwert je Liter Blut			Azetonkörperwert			Kohlehydrattoleranz		Körpergewicht		Nachrichten über den späteren Verlauf
					am 1. Tag g	höchster Wert g	am letzten Tag g	am 1. Tag g	höchster Wert g	am letzter Tag g	bei der Aufnahme g	beim Verlassen der Klinik g	bei der Aufnahme g	beim Verlassen der Klinik g	
83 a	W	17	4 Mon.	87	2,5	2,5 vom 1. bis 3. Tag	1,2	2,5	3,7 am 2. Tag	0	D/N: 1,3 5 Tage	128,3 + ?	47,7	47,6	Die Kranke ist nach etwa einem halben Jahre in die Klinik wieder aufgenommen worden und nach zwei Tagen an Koma gestorben.
97 1918	M	29	2 Mon.	65	2,5	2,7 am 2. Tag	1,0	2,2	2,2 am 1. Tag	0	D/N: 4,1 4 Tage	169,3 + ?	54,5	64,0	
97 b 1919				30	2,1	2,1 am 1. Tag	1,0	0,035	0,28 am 10. Tag	0,04	21,05	111,95 + ?	63,0	65,2	Am 17. April 1920 bei poliklinischer Untersuchung Blutzucker von 1,0 g. Behauptet 210 g Brot, 125 g Kartoffeln usw. zu nehmen. Am 24. Februar 1922 festgestellt, daß er lebt (keine andere Antwort bekommen).
98 1918	M	16	2-3 Mon.	80	3,1	3,2 am 2. Tag	1,6	0,495	0,55 am 2. Tag	0	42,95	225,1 + ?	51,3	54,0	
98 b 1919				104	2,0	2,7 am 11. Tag	1,2	2,9	2,9 am 1. Tag	0,49	17,4	128,1 + ?	48,4	59,4	
98 c 1919				116	2,3	2,3 am 1. Tag	1,2	3,7am 2. Tag	4,2 am 7. Tag	2,4	67,4	68,4	55,0	59,0	
98 d 1920				102	2,6	2,7 am 9. u. 10. Tag	1,1	2,5	4,1 am 9. Tag	0,95	D/N: 3,9 6 Tage	82,6 + ?	51,2	58,0	Im Dezember 1922 in Behandlung in der Klinik (vergl. unten).
99 1919	M	27	10 Tage	50	2,5	2,5 am 1. Tag	1,2	1,3	1,3 am 1. Tag	Legal neg.	62,9	161,2 + ?	70,0	70,0	
99 b 1919				116	3,1	3,1 am 1. Tag	1,6	5,3	11,8 am 37. Tag	0,67	D/N: 4,1 5 Tage	74,0 + ?	60,0	67,8	Der Kranke an Koma (ärztlicherseits festgestellt) gestorben, drei Monate nachdem er die Klinik verlassen hatte.
100	M	46	3 Mon.	98	2,7	2,7 am 1. Tag	1,0	1,3	1,9 am 3. Tag	0	D/N: 2,5 5 Tage	180,5 + ?	56,0	63,0	Antwortet im März 1922, daß er aglykosurisch ist, 140 bis 130 g Brot genießt, sich gut befindet und arbeitsfähig ist.
101	W	56	10 Woch.	53	3,4	3,4 am 1. Tag	1,2	0,11	0,81 am 7. Tag	0,09	71,8	121,3 + ?	60,5	65,0	Sie berichtet uns im Juli 1922, daß sie aglykosurisch ist, arbeitsfähig, nicht müde, „alles ißt, nur nicht Zucker".
102	W	22	8 Mon.	71	2,9	2,9 am 1. Tag	1,7	0,29	2,9 am 71. Tag	2,9	D/N: 0,8 3 Tage	25,4	46,0	45,3	Die Kranke an Koma in einem Krankenhause gestorben, zwei Wochen nachdem sie die Klinik verlassen hatte.

Nr. des Falles	Geschlecht	Alter in Jahren	Dauer der Erkrankung	Dauer der Pflege in der Klinik Tage	Blutzuckerwert je Liter Blut			Azetonkörperwert			Kohlehydrattoleranz		Körpergewicht		Nachrichten über den späteren Verlauf
					am 1. Tag g	höchster Wert g	am letzten Tag g	am 1. Tag g	höchster Wert g	am letzten Tag g	bei der Aufnahme g	beim Verlassen der Klinik g	bei der Aufnahme g	beim Verlassen der Klinik g	
112	W	48	Etwas mehr als 1 Jahr	45	2,4	2,4 am 1. Tag	1,5	0,11	1,6 am 4. Tag (nach 2 Hungertagen)	0	27,5	29,8	62,3	56,7	Im Mai 1922 antwortet sie, daß es ihr jetzt ganz gut geht, sie leidet nicht an Durst, wohl aber an Müdigkeit. Soll aglykosurisch sein.
113 1920	W	32	1 Woch. (vor 1 Jahr 0 Zucker)	30	2,5	2,5 2 Tage vor der Aufnahme	0,7	0,27	1,5 am 20. Tag (nach Hungertag)	0,9	Keine Glykosurie in der Klinik	Keine Glykosurie in der Klinik	73,0	68,7	Vergl. unten.
114 1920	M	53	7 Mon.	65	2,9	2,9 am 1. Tag	1,6	0,19	1,7 am 7. Tag	0	4,2	98,0 + ?	93,0	93,8	Im Juli 1922 aufgenommen, leidet jetzt an Bronchiektasien und einer chron. Nephrose. Initial. Blutzucker 1,5 g, am 3. Aug. 0,9, ißt jetzt 70 g Brot + 75 g Kartoffeln. Blutzucker dabei normal. Alb. jetzt von anfängl. $10^0/_{00}$ auf $1^0/_{00}$ vermindert.
115	M	26	7 Mon.	119	2,7	2,7 am 1. Tag	1,1	0,15	0,99 am 35. Tag	0,02	17,4 3 Tage	114,1 + ?	60,2	66,5	Im März 1922 antwortet er, daß er aglykosurisch gewesen ist, sich ganz gut befindet, arbeitsfähig ist, 50 g Brot ißt.
116	M	19	1 Mon.	134	3,3	3,3 am 1. Tag	1,0	0,85	1,9 am 24. Tag	0,12	9,1	82,4 + ?	44,3	50,0	Es ist festgestellt worden, daß er am 27. April 1922 lebte. Keine andere Nachrichten.
117	M	52	5 Mon.	91	4,1	4,1 am 1. Tag (5,8 am vorhergehenden Tage aber nach einer Mahlzeit Brot usw.)	1,7	0,72	1,8 am 5. Tag	0,15	27,9 3 Tage	37,1	51,6	56,0	Bei einer späteren Aufnahme am 12. Dezember 1921 an acuter Lungentuberkulose in der Klinik gestorben.
118	W	48	1 Jahr	89	1,6	2,4 am 34. Tag	2,0	0,54	2,5 am 4. Tag	0,5	6,0	40,8	53,2	53,5	Die Kranke im zweiten Monat, nachdem sie die Klinik verlassen hatte, gestorben, wahrscheinlich an Koma.
121	W	24	2 Mon.	136	3,0	3,0 am 1. Tag	1,6	0,46	2,0 am 94. Tag	0,14	6,7	36,7	55,5	57,3	1/2 Jahr nach dem Austritt aus der Klinik an Koma in einem Krankenhause gestorben (3 Tage dort behandelt).
122	M	25	6 Woch.	121	2,9	2,9 am 1. Tag	1,9	1,9	4,8 am 2. Tag	3,4	D/N: 6,0 5 Tage	14,9	53,6	56,7	Ist am 6. Tage nach dem Austritt aus der Klinik gestorben — sicherlich an Koma.
98e 1921	M	19		100	3,0	3,0 am 1. Tag	1,2	3,2	4,4 am 3. Tage	1,3	D/N: 2,8 5 Tage	75,0	52,5	59,0	Vergl. oben. Gegenwärtig (Dez. 1922) in der Klinik behandelt. Jetzt frei von den Manifestationen der Stoffwechselstörung. Vergl. unten.
124 1921	W	17	14 Mon.	137	2,2	2,4 am 16. Tag	1,6	3,1	4,9 am 2. Tage	0,13	D/N: 0,6 4 Tage	89,5	51,7	57,2	

Nr. des Falles	Geschlecht	Alter in Jahren	Dauer der Erkrankung	Dauer der Pflege in der Klinik Tage	Blutzuckerwert je Liter Blut			Azetonkörperwert			Kohlehydrattoleranz		Körpergewicht		Nachrichten über den späteren Verlauf
					am 1. Tag g	höchster Wert g	am letzten Tag g	am 1. Tag g	höchster Wert g	am letzten Tag g	bei der Aufnahme g	beim Verlassen der Klinik g	bei der Aufnahme g	beim Verlassen der Klinik g	
109b 1921	M.	34		75	3,1	3,1 am 1. Tag	1,2	2,5	2,5 am 1. Tag	0,5	D/N: 0,4 5 Tage	50,0 + ?	52,1	54,0	Am 12. Jan. 1922 wieder in die Klinik aufgenommen. Blutzucker damals 3,1 g. Verläßt die Klinik 24. Mai ohne Hyperglykämie. Am 7. Juni Blutzucker von 1,0 g poliklinisch festgestellt. Stirbt plötzlich (auf der Straße) am 15. Juni — offenbar an Paralysis cordis.
113b 1921				79	2,8	2,8 am 1. Tag	1,2	1,5	1,7 am 4. Tag	0,82	9,6	43,5	59,8	59,9	Ist am 14. Sept. 1921 in der Klinik an Koma gestorben nach einer Behandlung von 3 Tagen.
129	M.	18	2 Jahre	172	3,6	3,6 am 1. Tag	1,0	0,78	3,0 am 7. Tag	0,81	D/N: 4,4 4 Tage	65,0	53,6	58,5	
107b 1921				62	3,6	3,6 am 1. Tag	1,0	8,7	8,7 am 1. Tag	0,085	D/N: 5,5 3 Tage	112,15	61,5	65,5	Antwortet im März 1922, daß er zeitweise keine Glykosurie hat, 60 g Brot und 60 g Kartoffel genießt, von Müdigkeit und Durst nicht ganz frei ist, leichtere Arbeit (Gärtner) verrichtet.
130	W.	16	1 Jahr	122	3,1	3,1 am 1. Tag	1,0	1,6	3,9 am 6. Tag	1,2	D/N: 3,5 3 Tage + ?	65,0	35,2	37,5	
131	W.	49	8 Mon.	43	3,6	3,6 am 1. Tag	0,8	0,15	1,7 am 8. Tag	0,72	,5,9	24,2	62,5 (Ödem) am 10. Tag: 57,0	57,5	
124b 1921				451	2,6	2,6 am 1. Tag	1,6	1,9	1,9 am 1. Tag	0,255	D/N: 1,4 3 Tage		55,0		Hat erst Aug. 1922 die Klinik verlassen.
150 1921	W.	26	6 Mon.	38	2,9	2,9 am 1. Tag	1,9	1,7	2,4 am 2. Tag	0,94	3,3 3 Tage	58,3	56,6	59,0	Im Jan. 1922 in die Klinik aufgenommen und am 2. Tag an Koma gestorben.
151	W.	71	18 Mon.	47	3,0	3,0 am 1. Tag	1,1	0,03	0,955 am 9. Tag	0,03	29,8 5 Tage	56,0 + ?	66,7	63,5	
152	W.	56	1 Jahr	34	3,0	3,0 am 1. Tag	1,3	0,11	1,0 am 4. Tag	0,25	11,4 3 Tage	66,0 + ?	70,0	67,5	
153	M.	52	10 Woch.	58	2,9	2,9 am 1. Tag	1,1	0,05	0,6 am 6. Tag	0,05	D/N: 0,2 4 · Tage	95,0 + ?	56,0	58,5	
154	W.	24	10 Woch.	51	2,9	2,9 am 1. Tag	1,4	0,63	0,76 am 3. Tag	0,08	D/N: 1,3 3 Tage	105,0 + ?	58,0	61,3	

Die Toleranz für Kohlenhydrate nahm in allen Fällen außer einem zu, teilweise sogar erheblich. Wiederum sieht Petren die Ursache für den Erfolg nicht allein in der Reduktion der Kohlenhydratzufuhr, sondern in der Einschränkung der Stickstoffzufuhr und dessen Umsatzes. Der Toleranzgewinn durch eine eiweißarme, fettreiche Dauerkost war in den folgenden Jahren äußerst umstritten. Von Noorden und Isaac (1927) gestanden Petren eine kurzfristige Toleranzsteigerung mit deutlicher Verminderung der Glykosurie zu, meinten aber, auf die Dauer werde die Kohlenhydrattoleranz stets durch eine solche Kost geschädigt.

Porges (1924) glaubte den Nachweis führen zu können, daß Fett die Toleranz schädigt. Er ersetzte im Rahmen einer reinen Eiweiß-Fett-Kost einen Teil des Fetts durch eine isokalorische Menge Eiweiß und sah einen Toleranzanstieg, der bei Rückkehr zur vorherigen, fettreicheren Kost wieder verloren ging. Die steigenden Azidosewerte zeigen in diesen Untersuchungen jedoch das Fehlen der Kohlenhydrate, die in Petrens Kost in geringem, aber offensichtlich ausreichendem Maße repräsentiert sind, so daß die Eiweiß-Fett-Kost von Porges nicht zum Vergleich herangezogen werden kann. Grote (1933a) sah demgegenüber durchaus Toleranzsteigerungen im Gefolge der Petren-Kost, macht aber keine Angaben zur Dauer der Kostverordnung.

Im Hinblick auf das Körpergewicht und den Allgemeinzustand der Patienten sah Petren ebenfalls offenbar nur Erfolge seiner Kost. Die Zunahme des Körpergewichtes ist nicht verwunderlich, da diese Kost selbst in ihrer strengsten Form 2000 Kalorien pro Tag lieferte. Beachtlich und auf den ersten Blick erstaunlich (wegen des hohen Fettanteils der Kost, 90% der Gesamtkalorien wurden durch Fett erbracht) war die Wirkung auf die Azidose. In 66 Fällen wurde die Azidose einmal gesteigert, dreimal blieb sie gleich, und in allen anderen Fällen wurde sie vermindert. Die Erklärung liefert für Petren wieder der geringe Stickstoffumsatz (ganz analog begründete Falta die Wirkung der Amylazeenkost auf die Azidose, wobei hier noch die Assimilation der Kohlenhydrate einen bedeutenden Beitrag lieferte). Interessanterweise sah Dennig (1928) bei seinen Versuchen mit der Petren-Kost stets initial ein

Tabelle 48. „Steigerung der Kohlenhydrattoleranz" durch die Petren-Kost. Der Quotient D/N bezeichnet die Menge ausgeschiedener Glukose in Relation zum mit der Nahrung aufgenommenen N in Fällen, in denen bei Behandlungsbeginn eine Kohlenhydratintoleranz festgestellt wurde (Petren 1923)

Tabelle VII.

Quotient D/N bei der Aufnahme	Toleranz am Schluß der Behandlung						Keine Toleranz nachweisbar
	>150 g	120 bis 150 g	90 bis 120 g	60 bis 90 g	30 bis 60 g	0 bis 30 g	
D N > 3 . . . . . Fälle	1	4	2	6	1	1	—
D/N < 3 . . . . . „	1	1	3	4	1	1	—
Toleranz bei der Aufnahme							
0 bis 30 g . . Fälle	1	2	5	6	8	2	1
30 bis 60 g . . „	2	1	1	2	1	—	—
> 60 g . . „	1	1	1	2	—	—	—

Tabelle 49. Zur antiazidotischen Wirkung der Petren-Kost; die Ketonurie bei Behandlungsbeginn wird verglichen mit den Befunden bei Entlassung des Patienten aus stationärer Behandlung (Petren 1923)

Tabelle VIII.

Anfängliche Azetonkörpermenge von	Zahl der Fälle	Menge der Azetonkörper beim Austritte aus der Klinik			
		< 1 g	1 bis 2 g	2 bis 3 g	3 bis 5 g
> 5 g	5	4	1	—	—
3 bis 5 g	16	12	1	1	2
2 bis 3 g	6	6	—	—	—
1 bis 2 g	12	11	1	—	—
< 1 g	27	26	—	1	—

Ansteigen der Azidose, was aber nur in zwei von 35 Fällen ein Eingreifen durch Insulinsubstitution erforderte.

Zur Frage des Stickstoffumsatzes bei Diabetikern stellt Petren fest, daß es gelingt, ebenso geringe Werte wie bei Gesunden unter Aufrechterhaltung des Stickstoffgleichgewichtes zu erzielen, und das bei einer positiven Stickstoffbilanz. Im Gegensatz zum Gesunden, der eine solche Einschränkung der Eiweißzufuhr nur bei großer Kohlenhydratzufuhr toleriere, könne dieses Ergebnis beim Diabetiker schon mit mäßigen Mengen Kohlenhydraten gesichert werden (manchmal nur 40 g/Tag, meist 50–70 g/Tag). Eine weitere Voraussetzung sei in jedem Fall die ausreichende Kalorienzufuhr.

Die Azidose entstehe bei Diabetikern durch die „besondere Empfindlichkeit gegenüber dem N-Umsatz..., welche die am meisten charakteristische Sondereigenschaft des diabetischen Organismus ... darstellt" (Petren 1923).

Petren erhebt damit die Eiweißempfindlichkeit des Diabetikers zum allgemeingültigen Gesetz (Grote 1933a; Brauchle 1937).

Die Eiweißkarenz bei Hungertagen und reinen Fett-Tagen begründet für Petren auch deren azidosehemmende Wirkung. Das körpereigene Eiweiß müsse geschützt werden; deshalb dürften keine längeren Hungerperioden verordnet werden.

Die reinen Fett-Tage könnten allerdings durchaus azidosesteigernd wirken, was durch die reichliche Gabe von Gemüse und Obst und die Beschränkung der Fettmenge auf 250 g täglich aber vermieden werde. „Die epikritische Bearbeitung meines ganzen Materials hat mir niemals Grund zu der Annahme gegeben, daß diese Fettmenge auf die Azidose schädlich gewirkt hätte... Der Frage nach der Quelle der Azetonkörper bin ich nicht nähergetreten. Von viel größerer Bedeutung ist nämlich m. E. die Frage, unter welchen Bedingungen eine Azidose zur Entwicklung kommt" (Petren 1923).

Die von Allen gefürchtete schädliche Wirkung des Fetts hielt Petren für eine Folge der starken Unterernährung.

3.6.4 Die Beurteilung der Petren-Diät

Nachuntersuchungen über die Wirkung einer fettreichen, eiweißarmen Kost wurden größtenteils unter völlig anderen Bedingungen gemacht als sie bei der Konzeption dieser Kostform geherrscht hatten, da im Jahre 1923 das Insulin in die Therapie des Diabetes mellitus eingeführt wurde. Die rigorose Einschränkung von Kohlenhydraten und Eiweiß wurde fortan nicht mehr im gleichen Maße betrieben wie in der Vorinsulinära. Die schweren Fälle und die mittelschweren Fälle mit ausgesprochener Azidoseneigung, zuvor Prüfsteine jeder neuen Diät, konnten durch Insulin leicht glykosurie- und azidosefrei gehalten werden.

Eine konkrete Nachuntersuchung wurde von Dennig mit positiven Ergebnis durchgeführt. Unter naturheilkundlich interessierten Ärzten erfreute sich die Petren-Kost auch nach Einführung des Insulins großer Beliebtheit, allerdings weniger aufgrund sachlicher Zwänge als vielmehr wegen ihrer Übereinstimmung mit dem diätetischen Konzept der Naturheilkunde. Die Gemüse wurden nicht gekocht, sondern durch Rohkost ersetzt; die Zufuhr von Proteinen sollte auch außerhalb der Diabetesdiät minimiert werden, so daß zur Deckung einer kalorienknappen Kost Fett in größeren Mengen verwendet wurde (Brauchle 1937). Grote (1933a) verwendete für kürzere Perioden die Petren-Kost ebenfalls mit gutem Ergebnis, vor allem in insulinfreien Intervallen, die er für jeden insulinpflichtigen Diabetiker empfahl. Im übrigen war auch Grote ein Anhänger vegetabilischer Kost, so daß ihm dieses Regime positiv erscheinen mußte.

Adler (1924) kam aufgrund experimenteller Versuche zu der Überzeugung, daß fettreiche Kost die Glkosurie mindern könne. Fett-Kohlenhydrat-Gemische sollten die Azetonurie senken, weshalb Adler Petrens Ansichten weitgehend teilte. Auch Umber und Rosenberg (1925) schrieben dem Fett nur eine geringe ketogene Wirkung zu. Für die Azidose seien in erster Linie die Proteine verantwortlich zu machen, für deren Beschränkung auf 0,75 g/kg die Autoren plädieren.

Grafe, der Fett für den Hauptkalorienträger auch in der Insulinära hielt (1937), sah in Falta und Petren extreme Vertreter der Forderung nach Reduktion des Eiweißumsatzes und sprach im Zusammenhang mit Petrens Vorschriften von „ultravegetarianischen Werten" (1958). Schließlich sahen Porges und Adlersberg (1929) in Petrens Diät eine Fortentwicklung von Ideen, die Kolisch geäußert hatte; die Analogie zu Falta wurde festgestellt. „Ist doch die Petrensche Kostform nichts anderes als ein mit äußerster Konsequenz durchgeführtes Regime dieser Art." Die Wirkung der Petrenschen Kost sehen Porges und Adlersberg in der ausgiebigen Einschaltung von Hungertagen und Tagen eingeschränkter Nahrungszufuhr. Adlersberg (1932) behauptet sogar, „daß die günstige Wirkung ... auf Hunger und Unterernährung und nicht auf die Kohlenhydrat- und Eiweißeinschränkung an sich zu beziehen ist." Porges und Adlersberg übersehen Petrens Anweisung, die Kost müsse auch bei Einbeziehung der Hungertage kalorisch auskömmlich sein; Dennig (1928) konnte nach Petrens Vorschriften 40 Kalorien/kg zuführen, also eine reichliche Kost.

Die fettreiche eiweißarme Kost nach Petren war durch die Einführung des Insulins ihrer Grundlage beraubt. Kurze Zeit nach der Veröffentlichung dieser Kostform wurde sie schon für obsolet erklärt (von Noorden u. Isaac 1927; Porges u. Adlersberg 1929; Grote 1933a; Falta 1944).

In Form einzelner Schontage wurde die Petren-Kost noch verwendet (von Noorden u. Isaac und Falta), boten aber gegenüber den von Noordenschen Gemüsetagen in dieser Hinsicht keine Neuerung.

Unabhängig voneinander waren Petren und Newburgh u. Marsh im wesentlichen zu identischen Kostformen gelangt. Die Ausgangsposition war vom theoretischen

Standpunkt her völlig verschieden. Petren dachte in erster Linie an eine Senkung des Eiweiß- bzw. Stickstoffansatzes; Newburgh und Marsh verfolgten den Gedanken, eine kalorisch ausreichende Kost unter Einbeziehung von Fett zu verwirklichen, um die Nachteile der Allen-Kost zu umgehen.

In beiden Fällen war das Resultat eine fettreiche, eiweiß- und kohlenhydratarme Kost. Die theoretische Begründung des Erfolgs weist trotz der völlig unterschiedlichen Ausgangspositionen weitreichende Parallelen auf.

4 Die Diabetesdiät nach der Entdeckung des Insulins

Seit Mitte 1920 forschte Frederic Grant Banting (1881–1941) am Physiologischen Institut der Universität Toronto nach Möglichkeiten, den bislang hypothetischen innersekretorischen Wirkstoff der Langerhansschen Inseln des Pankreas zu isolieren. Im Jahre 1921 gelang Banting unter Mitwirkung des Medizinstudenten Charles Best (1899–1978) und des Chemikers James Bertram Collip (1892–1965) die Gewinnung eines Insulin-Präparates und dessen therapeutischer Einsatz im Experiment. Am 11.1.1922 wurde Insulin erstmals bei der Behandlung eines Diabetikers eingesetzt.

Dieses Datum bedeutete eine Wende in der Diabetologie. Für die Diabetestherapie begann eine neue Ära. Hatte man aber anfänglich geglaubt, die Probleme der Diabetestherapie aus der sog. Vorinsulinära seien weitgehend gelöst, so zeigte es sich schon bald, daß trotz spektakulärer Erfolge eine Vielzahl neuer Fragen pathologischer, biochemischer und therapeutisch-klinischer Art auftraten (Levine 1967).

Zunächst interessierte die Insulinbehandlung im Rahmen der Behandlung des Coma diabeticum. Eine Ausdehnung der Insulintherapie auf weitere Indikationsbereiche war anfangs nicht möglich, da die industrielle Insulinproduktion nur schleppend in Gang kam.

Die schnelle Besserung des Zustandes komatöser Patienten beeindruckte die Kliniker am meisten, waren sie doch bislang gewohnt, nur in den seltensten Fällen einen Patienten aus dem Koma retten zu können. Umber und Rosenberg (1925) zählten vor Einführung des Insulins in die Therapie drei gerettete Patienten von 48 Koma-Fällen; 1925 hatten sie von 44 Patienten 32 aus dem Zustand eines diabetischen Komas gerettet. Der Anteil der Patienten, die im Koma starben, lag im Jahre 1922 bei 41% aller Todesursachen bei Diabetikern. Die Überlebenszeit für die Zeit nach der Diagnose eines Diabetes mellitus betrug etwa sechs Jahre. Nach 1922 sank die Koma-Mortalität schlagartig; bis 1944 trat das Koma nur noch in zwei Prozent aller Fälle als Todesursache auf (Marks u. Krall 1971).

Auch für die Dauerbehandlung ergaben sich völlig neue Perspektiven in dem Maße, wie Insulin dem Bedarf entsprechend bereitgestellt werden konnte. Nonnenbruch (1937) erklärte, das Insulin habe der Behandlung des Diabetes neue Möglichkeiten eröffnet, nämlich daß „Menschen, die früher in Bälde rettungslos gestorben wären, ... ein Leben lang voll leistungsfähig erhalten werden können". Solche Erfolge gingen mit einer grundlegenden Neuordnung der Kost einher.

Falta (1928) sah eine weitreichende Liberalisierung der Kost ermöglicht: „Da wir imstande sind, die diabetische Stoffwechselstörung durch Insulin zu kompensieren, so schien es von vornherein am zweckmäßigsten, dem Diabetiker dabei eine Kost zu geben, in der das Verhältnis von Kohlenhydrat zu Eiweiß zu Fett annähernd dasselbe ist, wie in der Durchschnittskost normaler Menschen. Die Ernährung des insulinierten Diabetikers muß sich nur in einem wesentlichen Punkt von derjenigen des normalen Menschen unterscheiden, nämlich in der Vermeidung willkürlicher Änderungen der Kost." Einige Jahre später meinte Falta (1944) sogar: „Von diesem Standpunkt aus kann die Diät ziemlich beliebig gewählt werden; sie *muß* aber Tag für Tag die gleiche Zusammensetzung haben und auch in der gleichen Weise über den Tag verteilt werden."

Die mögliche Liberalisierung der Kost wurde in verschiedenem Ausmaß von einer Vielzahl von Autoren vorangetrieben. Allgemein ging der Trend zur kohlenhydrat- und eiweißreicheren Diät. Extreme Verfechter kohlenhydratreicher Kostformen wie Stolte, Bertram u. a. kamen auch bei leichteren Formen des Diabetes ohne Insulin nicht aus, wenn sie die dabei auftretende Glykosurie verhindern wollten.

Bürger (1937) stellte die Frage, ob die diätetische Behandlung des zuckerkranken Menschen ohne Insulin überhaupt noch gerechtfertigt sei. Die Beantwortung dieser Frage zwang zum Abstecken der Indikationen der Insulinsubstitution. Dabei wurde wieder bewußter auf den Zustand des Patienten geachtet; die Unterscheidung adipöser Leichtdiabetiker und insulinpflichtiger Diabetiker, die zuerst aufgefüttert werden mußten, bahnte sich an. Über 50 Jahre waren seit Lanceraux' Unterscheidung des „diabète gras" vom „diabète maigre" vergangen, in der die Fettleibigkeit vieler Zuckerkranker toleriert wurde aus Furcht vor dem Bild des nahezu kachektischen schweren Diabetikers. Nonnenbruch plädierte dafür, „die Ernährungsbehandlung der Diabetiker, wenn notwendig unter Heranziehung von Insulin, möglichst so zu gestalten, wie es unabhängig vom Diabetes der jeweilige Gesamtzustand verlangen würde." Ebenso wie Bürger forderte Nonnenbruch die Aufgliederung der Diät in eine Aufbaukost, eine Erhaltungskost und eine Reduktionskost.

Zugleich wurde durch die Möglichkeit der Insulinbehandlung die diätetische Behandlung von Kindern von der allgemeinen Diabetes-Diät getrennt, da ziemlich schnell klar wurde, daß hier besondere Gesetzmäßigkeiten Beachtung finden mußten.

Mit der Einführung des Insulins wurden einige klassische Diäten der Vorinsulinära obsolet. Es waren dies in erster Linie die extremsten Kostformen wie die von Allen, Petren und Newburgh und Marsh. Die Umstellung auf neue Kostformen ging allerdings nicht von einem Tag auf den anderen vonstatten; mindestens bis in die Mitte der 30er Jahre sind die alten Kostformen noch als Gerüste der neuen Diäten zu erkennen. Noch heute hat man bisweilen das Gefühl, daß bestimmte besonders strenge Diätvorschriften in ihrer Kuriosität nur dadurch verständlich werden, daß man in ihnen Rudimente aus der rigiden Diättherapie der Vorinsulinära erkennt.

Grafe (1955): „Die stolzen Hoffnungen, mit dem Insulin allein zum Ziel zu kommen, haben sich aber leider nicht erfüllt; die diätetische Behandlung ist auch heute noch das Rückgrat der Diabetestherapie." In einem anderen Aufsatz ging Grafe (1958) sogar so weit zu behaupten, daß die durch Insulin mögliche Liberalisierung der Diät mit noch größeren Schwierigkeiten verbunden sei als die Diätetik der sog. Vorinsulinära.

Die Überleitung von den Diäten der Vorinsulinzeit zu den liberalen Kostformen der späteren Jahre ging von Porges und Adlersberg aus, deren Kost anfangs noch ohne Insulinsubstitution konzipiert wurde, sowie von Sansum, Gray und Geyelin.

146

Patient No. 1034

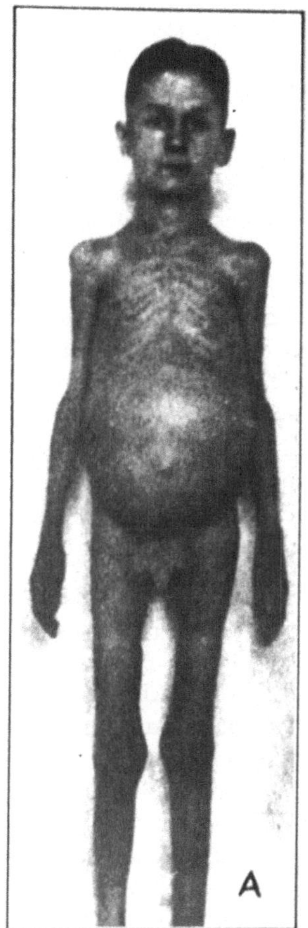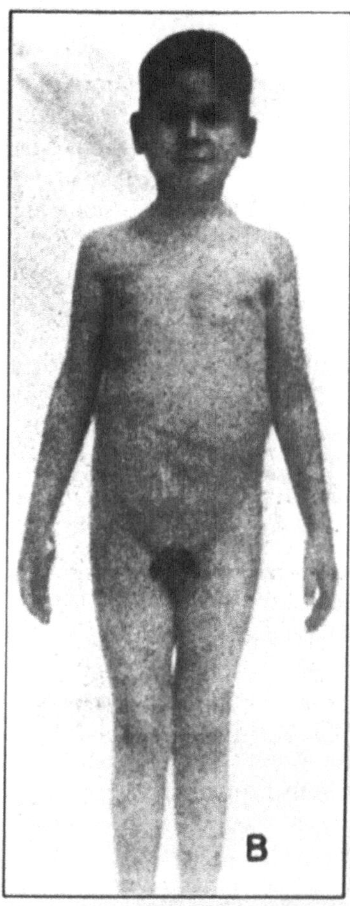

Abb. 25. Behandlung von Typ I-Diabetikern vor und nach der Einführung des Insulins in die Therapie (aus Allen u. Sherill 1922)

Grote und Priesel u. Wagner zeigten Modelle für die Anpassung alter Kostformen an die veränderte Situation, wobei mit Priesel und Wagner und auch Stolte und Fanconi erstmals Pädiater ein eigenes Konzept vorstellten. Zwischen nahezu freier Kost (John u. Tolstoi) und streng reglementierter Diät suchten viele Autoren Mittelwege, so Bertram, Kestermann, Brentano, Erkelentz, Müller, Nonnenbruch, Falta, Bürger u.v.a.

4.1 Die kohlenhydrat- und eiweißreiche Diät nach Adlersberg und Porges

Zur Zeit der Einführung des Insulins beherrschten die sog. Zweinährstoffsysteme die Diabetesdiät (siehe Kapitel 3). Eine kohlenhydrat- *und* eiweißreiche Kost war als einzige der möglichen Nährstoffkombinationen abgelehnt worden (Falta 1920; von Noorden 1921a, b).

Nach der Einführung des Insulins mußten die bestehenden Therapiekonzepte jedoch total revidiert werden:

Adlersberg und Porges schlugen in den Jahren 1924–1927 ein Vorgehen vor, „das damals völlig revolutionär wirkte, da es auf der ganzen Linie die Kostzusammensetzung verlangte, die bisher als verpönt galt" (Grafe 1958). Ausgangspunkt für die Experimente der beiden Autoren, die zur Empfehlung jener Diät führten, waren theoretische Überlegungen zur Schädlichkeit des Fetts.

Ähnliche Überlegungen wurden von Sansum, Blatherwick und Bowden (1926), Gray und Sansum (1931) sowie Geyelin (1934) angestellt.

4.1.1 Experimentelle und theoretische Grundlagen

Porges schlug erstmals 1924 eine neue Diätbehandlung vor; die Ausarbeitung war zu dieser Zeit noch unvollständig. Es wurden zunächst Fallbeobachtungen mitgeteilt. Die Diätbehandlung des Diabetes wurde von Porges in eine symptomatische und eine kurative Therapie untergliedert. Die symptomatische Therapie bezwecke eine Beseitigung oder eine Herabsetzung der Glykosurie und Azetonurie; die kurative Therapie habe die Heilung oder wenigstens die Besserung der Stoffwechsellage im Sinne einer Steigerung der Kohlenhydrattoleranz zum Ziel. Die bekannten Diätverfahren zeigten häufig gleichzeitig beide Wirkungen. Sie wurden aber überwiegend nach ihren symptomatischen Wirkungen beurteilt. Ziel der Arbeiten von Porges war die Untersuchung der Wirkungsweise der kurativen Diättherapie. Das Problem sei die Langfristigkeit solcher Untersuchungen, da sich Veränderungen der Toleranz erst nach längeren Zeiträumen deutlich darstellten.

„Meine Untersuchungen hatten nun ein paradoxes Ergebnis, das zu gewissen … diätetischen Lehren der letzten Zeit im schroffen Widerspruche steht… Um es gleich vorwegzunehmen: ich habe gefunden, daß die Fettnahrung trotz ihrer momentan günstigen symptomatischen Wirkung auf die Dauer die Toleranz des Diabetikers schädigt, daß die Ersetzung des Fettes durch Eiweiß dagegen trotz ihrer momentan die Glykosurie steigernden Wirkung auf die Dauer die Toleranz des Diabetikers bessert."

Grundlage der Untersuchungen waren also Versuche zum äquikalorischen Austausch von Eiweiß und Fett bei kalorisch ausreichender Nahrungszufuhr. Im Rahmen einer Eiweiß-Fett-Kost führte die Erhöhung des Eiweißanteils bei gleichzeitiger Fettreduktion zunächst zu einem Ansteigen der Glykosurie, dann aber zu einer Steigerung der Kohlenhydrattoleranz, die durch erneuten Kostwechsel mit einem Austausch zugunsten des Fetts wieder verloren ging.

Die Untersuchungen wurden zunächst am Stoffwechselgesunden durchgeführt, da kein prinzipieller Unterschied zwischen dem Stoffwechsel gesunder und diabetischer Personen angenommen wurde.

Tabelle 50. Abnahme der „Kohlenhydrattoleranz" bzw. Steigerung der Glykosurie nach kohlenhydratfreier Vorkost bei neun stoffwechselgesunden Probanden (Adlersberg 1932)

Fall	Belastet mit Glukose in g	Zuckerausscheidung im Harn in g		Anmerkung
		nach gemischter Kost	nach KH-freier Kost	
Wa.	100	Spur	Spur	
»	150	»	2,6	
Ba.	100	»	10,1	
Ra.	100	0	12,2	
Dos.	100	0	15,4	
Wa.	100	5,5	6,7	Basedow, Gravidität
He.	100	2,4	9,6	
Ad.	100	0	3,4	
Las.	100	0	4,0	
»	100	0	1,7	Geringere Azetonurie als im 1. Versuch. Kürzere Dauer der kohlehydratfreien Kost
Gra.	100	1,6	4,8	Gravidität

Es wurden eine nahezu kohlenhydratfreie Eiweiß-Fett-Kost, eine kohlenhydratarme, eiweißarme Fettkost und eine gemischte, kohlenhydratreiche Diät miteinander verglichen. Es zeigte sich, daß nach kohlenhydratreicher Diät eine höhere Toleranzgrenze für Kohlenhydrate bestand als nach einer kohlenhydratarmen Kost. Nach mehrtägiger kohlenhydratarmer Kost ergab sich sogar bei Nichtdiabetikern eine Glykosurie im standardisierten oralen Glukosetoleranztest; der Verlauf der Blutzuckerkurve bewies die verminderte Assimilationsfähigkeit.

Fettreiche Kost zeigte keine sofortige Wirkung, was aber nach den Erfahrungen mit der Petren-Kost nicht verwunderte; Langzeitversuche mit dieser Kost lehnten die Versuchspersonen fast ausnahmslos ab. Nur ein langfristiger Versuch konnte beendet werden, hier nahm die Toleranz signifikant ab. Diese Wirkung sahen Adlersberg und Porges keinesfalls durch die Kohlenhydratabstinenz bedingt, da letztere schon binnen eines Tages die Toleranz bei fettreicher Dauerkost minderte, die toleranzschädigende Wirkung aber erst nach längerer Zeit eintrat. „Wir sehen somit, daß unsere Arbeitshypothese durch die vorangehenden Versuche eine Bestätigung erfährt: kohlenhydratfreie bzw. fettreiche Kost beeinträchtigt die Kohlenhydrattoleranz, kohlenhydratreiche Kost steigert dieselbe" (Adlersberg u. Porges 1926).

Für Adlersberg und Porges war erwiesen, daß die Folge der kohlenhydratfreien Kost eine herabgesetzte Leistungsfähigkeit des Inselorganes sei; die Schonung führe nicht zur Kräftigung sondern zur Insuffizienz durch Inaktivität.

„Da man annehmen kann, daß zwischen dem Stoffwechsel des Gesunden und dem des Diabetikers nur graduelle Unterschiede bestehen, so wären diese Erfahrungen in der Diät des Diabetes mellitus nutzbar zu machen. Wenn wir unter den bisher beim Diabetes angewendeten Diätverfahren Umschau halten, so werden sie diesen Prinzipien nur teilweise gerecht" (Porges u. Adlersberg 1929).

Adlersberg und Porges hielten eine eiweißreiche, kohlenhydratreduzierte Diät für optimal, weil

Tabelle 51. Die Auswirkungen einer Fettzulage zu einer Standarddiät. Eine Zulage von 50 g Fett hat keine, eine Zulage von 150 g Fett eine deutliche Verschlechterung der Stoffwechsellage zur Folge (Adlersberg 1932)

Datum	Harn		Harnzucker		Azeton im Harn g	Blutzucker mg%	Körpergewicht kg	Diät in g			
	Menge ccm	spez. Gewicht	%	im Tag g				KH	Ei-weiß	Fett	
Jan.											
4	2700	1016	0,55	14,8	—	166	58,20	60	60	130	Standarddiät
5.	2100	1020	0,66	13,8	—		57,60	60	60	130	
6.	2600	1017	0,33	8,5	—		57,40	60	60	130	
7.	1750	1021	0,33	5,7	—		58,40	60	60	130	
8.	1450	1020	0,44	6,3	—		58,40	60	60	130	
9.	2800	1017	0,55	15,4	—	180	57,60	60	60	130	
10.	1550	1022	0,66	10,2	—	174	57,60	60	60	130	
11.	1700	1019	0,33	5,6	—		58,70	60	60	180	Fettzulage 50 g
12.	2550	1015	0,33	8,4	—		58,60	60	60	180	
13.	1900	1016	0,11	2,04	—		57,70	60	60	180	
14.	1500	1023	0,22	3,3	—		57,90	60	60	180	
15.	1700	1022	0,22	3,7	—		58,60	60	60	180	
16.	1600	1016	0,55	8,8	—		58,20	60	60	180	
17.	2200	1017	0,44	9,6	—		57,60	60	60	180	
18.	2000	1019	0,66	13,2	—	175	57,50	60	60	180	
19.	1600	1019	0,55	8,8	Spuren		57,40	60	60	180	
20.	2100	1017	0,99	20,7	»		57,50	60	60	180	
21.	2000	1013	0,55	11,0	»	185	57,50	60	60	130	Standarddiät
22.	1800	1021	0,55	9,9	—		58,00	60	60	130	
23.	1600	1018	0,66	10,5	—		57,90	60	60	130	
24.	1650	1020	0,55	9,07	—		58,20	60	60	130	
25.	1600	1018	0,33	5,2	Spuren	175	58,20	60	60	280	Fettzulage 150 g
26.	2200	1018	0,55	12,1	»		58,00	60	60	280	
27.	1900	1023	1,54	29,5	0,56		58,10	60	60	280	
28.	1700	1029	2,09	35,5	0,61		57,70	60	60	280	
29.	1350	1029	2,09	28,2	0,59		58,50	60	60	280	
30.	2400	1029	2,09	50,1	0,72	208	58,40	60	60	280	
31.	1900	1033	3,74	71,0	0,79		57,20	60	60	280	
Febr.											
1.	1150	1034	3,3	37,9	0,72		58,10	60	60	280	
2.	2200	1029	2,86	62,9	1,2		58,60	60	60	280	
3.	2800	1031	3,74	104,7	1,25	223	58,30	60	60	280	

- der aus Protein stammende Zucker nur allmählich geliefert werde; eine Überschwemmung des Stoffwechsels mit Glukose bleibe aus, daher sei die Verwertung besser;
- Eiweiß ein geringerer Zuckerbildner als Kohlenhydrate sei;
- bei adipösen Patienten bei einer unterkalorischen Kost die Eiweißzufuhr ausreichend sein müsse, da sonst eine negative Stickstoffbilanz entstehe;
- eine eiweißreiche Kost eine gute Sättigung des Patienten ergebe.

„Wenn also von einer spezifischen ketogenen und diabetogenen Wirkung der Eiweißnahrung gesprochen wird, so kann dies nur in dem Sinne sein, daß plötzliche Eiweißzufuhr nach eiweißarmer Kost vom unvorbereiteten Organismus nicht vertragen wird. Man kann daraus unmöglich die Konsequenz ableiten, jeden Diabetiker möglichst eiweißarm zu ernähren, im Gegenteil, man müßte die eiweißarme Kost fürchten, weil sie Eiweißüberempfindlichkeit hervorruft... Wir haben somit keinen Anlaß, bei der Ernährung des Diabetikers die Eiweißzufuhr aus besonderen Gründen einzuschränken, wir können, wenn nötig, große Eiweißmengen darreichen, ohne eine Verschlechterung des Diabetes befürchten zu müssen, zumal wir es in der Hand haben, eine starke Hyperglykämie durch Insulinanwendung hintanzuhalten" (Porges u. Adlersberg 1929).

Mit dem letzten Satz zeigten Adlersberg und Porges den entscheidenden Unterschied zu den Vertretern der eiweißarmen Kost auf: sie konnten die Assimilation von Kohlenhydraten (gleich welcher Herkunft) durch Insulin erzwingen, was Falta und Petren in der Vorinsulinzeit verwehrt blieb. Die Insulinsubstitution war aber auch im Rahmen des Behandlungskonzeptes von Adlersberg und Porges nur ausgewählten Fällen vorbehalten. Die Indikationen waren bei weitem noch nicht so klar gestellt wie dies schon wenige Jahre später bei anderen Autoren der Fall war (Bürger 1937; Nonnenbruch 1937; Feuchtinger 1943 u. a.). Nach 1922 war die Insulinbehandlung i. a. auf akute Stoffwechseldekompensationen beschränkt. Erst im Laufe der Jahre konnten ausreichende Mengen Insulin bereitgestellt werden, damit jeder Typ I-Diabetiker behandelt werden konnte. Zwischen 1922 und etwa 1930 war die Insulinbehandlung oft mangelhaft. Die Diät von Adlersberg und Porges war anfangs daher auch als insulinfreie Diättherapie konzipiert.

4.1.2 Kostformen

Grundsätzlich unterschieden Adlersberg und Porges zwei Kostformen; wovon die erste ohne Insulinsubstitution durchgeführt wurde.

Die Kostform Ia (ohne Insulin) wurde zur Behandlung aller leichten Fälle, eventuell auch mittelschwerer Fälle (mit hoher Toleranz) vorgeschlagen, sofern die Patienten übergewichtig waren. Der Grundsatz der Diätetik hieß, möglichst wenig Fett zu verwenden; der Kalorienbedarf sollte durch Eiweiß gedeckt werden; je nach Kohlenhydrattoleranz des Diabetikers wurde somit bald mehr, bald weniger Eiweiß zugeführt (Adlersberg u. Porges 1926). Wenig später erlaubten die Autoren soviel Kohlenhydrat, wie der Kranke ohne stärkere Glykosurie vertragen konnte (1929). Hier fällt auf, daß erstmals eine geringer Glykosurie gebilligt wurde; allerdings vermißt man eine präzise Angabe, bis zu welcher Höhe eine Glykosurie als „mäßig" zu bezeichnen ist.

Für adipöse Patienten verordneten Adlersberg und Porges eine unter dem Kalorienbedarf liegende Kost von 1000 bis 1500 Kalorien. Der Eiweißgehalt sollte 120–150 g betragen; Kohlenhydrate 50–150 g. Das Fett wurde auf 20–50 g reduziert, wobei anfangs (Adlersberg u. Porges 1926) die Zulage an Fett unter Vernachlässigung der sog. versteckten Fette gemeint waren, später (Adlersberg 1932) die Menge des Gesamtfetts inklusive der versteckten Fette.

Jeder weitere Gewichtsansatz des ohnehin übergewichtigen Patienten sollte vermieden werden. Aus diesem Grund mußten Fett- und Kohlenhydratgehalt der Diät herabgesetzt werden. Die hohe Eiweißmenge war bei dieser unterkalorischen Diät die Vorbedingung zur Erhaltung des Körperbestandes (keine negative Stickstoffbilanz); außerdem wurde der hohe Sättigungswert der eiweißreichen Kost genutzt. Als positive Eigenschaften dieser Kostform wurde der Verzicht auf Hungertage und die Arbeitsfähigkeit des Patienten vermerkt.

Tabelle 52. Einstellung eines Typ II-Diabetikers durch eine kohlenhydrat- und eiweißreiche Diät ohne Insulin (Adlersberg 1932)

Datum	Harn		Harnzucker		Azeton im Harn g	Blutzucker mg%	Körpergewicht kg	Diät: im Tag g			
	Menge ccm	spez. Gewicht	%	im Tag g				KH	Ei-weiß	Fett	
März											
9.	1700	1026	1,98	33,66	0		75,6	70	70	130	Probediät
10.	1500	1025	1,65	24,75	0		75,4	70	70	130	
11.	1150	1026	1,54	17,71	0		75,7	70	70	130	
12.	1000?	1031	1,54	15,4?	0		75,2	70	70	130	
13.	1800	1021	1,1	19,8	0		75,8	70	70	130	
14.	1150	1026	1,21	13,91	0		75,3	70	70	130	
15.	1950	1022	1,1	21,45	0	218	75,4	130	140	70	Diätform I b
16.	2000	1024	0,99	19,80	0		75,6	130	140	70	
17.	1850	1021	0,66	12,22	0		75,6	130	140	70	
18.	1700	1017	0,55	9,35	0		75,7	130	140	70	
19.	2000	1022	0,88	17,6	0		75,5	130	140	70	
20.	2000	1019	0,44	8,8	0		—	130	140	70	
21.	1900	1019	0,33	6,27	0	208	75,3	130	140	70	
22.	1900	1022	0,44	8,36	0		75,3	130	140	70	
23.	2250	1017	0,22	4,95	0			130	140	70	
24.	2000	1019	Spur	0	0			130	140	70	
25.	1900	1019	»	0	0			130	140	70	
26.	1700	1017	»	0	0	175		130	140	70	
27.	1600	1019	»	0	0			130	140	70	
28.	1550	1020	»	0	0		75,0	130	140	70	
29.	2200	1015	»	0	0			130	140	70	
30.	1500	1018	»	0	0		75,0	130	140	70	
31.	—	—	—	0	0	171		130	140	70	

Die Kostform Ib unterschied sich von der oben angegebenen durch ihren größeren Kaloriengehalt; sie wurde Patienten mit normalem Ernährungszustand verordnet.

Die Diät war als knappe Erhaltungskost ausgelegt; der Kaloriengehalt lag bei 1800–2500 Kalorien.

Die Diät sollte 120–150 g Eiweiß, 50–150 g Kohlenhydrate und 40–80 g Fett enthalten. Das Verhältnis von Eiweiß und Kohlenhydrat war allein abhängig von der Kohlenhydrattoleranz der Patienten. Die Diät wurde stets mit einer größeren Eiweißmenge begonnen, die nach Erzielung von Aglykosurie stufenweise durch Kohlenhydrate ersetzt wurde.

Nach Erreichen des Sollgewichtes durch die Kost Ia oder Einstellung durch die Kost Ib wurden Patienten mit ausreichender Kohlenhydrattoleranz mit einer Dauerkost versorgt, die einer modifizierten Kostform Ib entsprach. Adlersberg und Porges (1927) hatten nach längerer Erfahrung mit ihren fettarmen Kostformen festgestellt, daß sich innerhalb relativ kurzer Zeit (einige Wochen) eine beträchtliche Steigerung der Kohlenhydrattoleranz ergab; weitere Verbesserungen fanden nur noch sehr langsam statt. Namentlich bei schweren Diabetikern wurde dieses Phänomen beobachtet und damit erklärt, daß hier das höhergradig geschädigte Inselorgan nicht weiter regenerationsfähig sei.

Die Dauerkost Ib enthielt höhere Fettzulagen, geringere Eiweißmengen und wesentlich höhere Kohlenhydratmengen als die Einstellungsdiät Ib: 60–80 g Eiweiß, 60–80 g Fett und 250–350 g Kohlenhydrate. Der Kalorienbedarf sollte weiterhin nur knapp gedeckt werden. „In günstigen Fällen resultiert dann eine gemischte, aber fettärmere Kost, als die Patienten, ihren eigenen Neigungen überlassen, zu sich nehmen würden" (Adlersberg u. Porges 1927). In weniger günstigen Fällen sei im Vergleich zur Normalkost auch die Relation Kohlenhydrat/Eiweiß zugunsten des Eiweißes verschoben.

Bei Unverträglichkeit der Kost (in Form einer hochgradigen Glykosurie) wurde die Kost durch die Kostform IIb (mit Insulin) ersetzt.

Die Wirkung der Kostform Ib sah Adlersberg (1932) allein in der spezifischen Zusammenfassung der Diät; d. h. in der Reduktion des Fetts bei gleichzeitiger Steigerung der Eiweiß- und Kohlenhydratmenge. Diese Kostform war in seinen Augen besonders geeignet, um die Vorzüge der fettarmen Kost zu demonstrieren, da weder die Unterernährung (wie bei Ia) noch die Insulinwirkung (wie bei IIb) als Erklärung herangezogen werden konnten. Vorteile der Diät waren wiederum die ununterbrochene Arbeitsfähigkeit des Patienten und die besondere Eignung der Kost für die ambulante Behandlung von Diabetikern aufgrund leichterer Durchführung im Vergleich zu anderen Diäten.

Die Kostform II schloß den Gebrauch von Insulin ein. Sie wurde empfohlen für alle schweren Diabetesfälle, ferner für alle leichten Fälle mit unzureichendem Ernährungszustand. Außerdem sei auch die Behandlung von Fällen, die an für sich ohne Insulin im Rahmen der Diäten Ia und Ib behandelt werden könnten, mit dieser Kost möglich, da hiermit ein schnelleres Resultat möglich sei. Die Abgrenzung der Indikation zur Insulinierung wurde von Porges und Adlersberg (1929) noch nicht scharf durchgeführt.

Das Prinzip der Kostformen II ist die reichliche Gabe von Kohlenhydraten, mittleren Mengen Eiweiß „so viel Fett, als es dem Patienten zur Zubereitung der Nahrung unentbehrlich war" unter „Insulinschutz". Das Insulin sollte die Glykosurie beseitigen oder auf ein geringes Maß reduzieren (Adlersberg u. Porges 1927).

Die Diät IIa entspricht der Kost Ia, ist also eine unterkalorische Kost für adipöse Patienten. Durch Insulinierung sollte die Entzuckerung beschleunigt vorangetrieben werden. Schon 1932 merkte Adlersberg dann an, daß ein solches Vorgehen nur selten indiziert sei. Meist könne nach dem Übergang zur Dauerkost die Insulinsubstitution ausgesetzt werden, da schon die Unterernährung und die Reduktion auf das Sollgewicht allein erfolgreich seien. Bei entscheidender Besserung eigne sich als Dauerkost die modifizierte Kostform Ib.

Die Kostform IIb ist – analog zur Diät Ib – für normalgewichtige Diabetiker gedacht, welche aber ohne Insulin Glykosurie zeigen würden. Diese Diät mit normalen Eiweißmengen (60–80 g), minimalen Fettmengen und etwa 150–250 g Kohlenhydraten näherte sich der physiologischen Nahrung (Porges u. Adlersberg 1929). Die Kost sei nicht absolut, sondern nur relativ (im Vergleich zu anderen Diabetesdiäten) fettarm.

Meist war bei der Umstellung der Kranken auf die Diät IIb erhebliche Insulinzufuhr vonnöten; die hohen Insulindosen konnten aber im Laufe der Zeit bei gleicher Kost deutlich abgebaut werden. Oft wurden so starke Verbesserungen der

Tabelle 53. Einstellung eines Typ I-Diabetikers durch kohlenhydrat- und eiweißreiche Diät und Insulinsubstitution (Adlersberg 1932)

Datum	Harn		Harnzucker		Azeton im Harn g	Blutzucker mg%	Körpergewicht kg	Diät: im Tag g			Insulin Einheiten	
	Menge ccm	spez. Gewicht	%	im Tag g				KH	Ei-weiß	Fett		
1931												
27. I.	1200	1033	3,5	42,0	⊕		92,7	70	70	130	—	
28.	1150	1031	2,75	31,6	⊕		92,4	70	70	130	—	
29.	1600	1029	2,31	36,9	⊕		92,6	70	70	130	—	
30.	1400	1032	2,97	41,6	⊕		92,7	70	70	130	—	
31.	1500	1028	3,0	45,6	⊕		92,7	70	70	130	—	
1. II.	1400	1028	3,0	42,0	⊕		92,7	70	70	130	—	
2.	1400	1030	2,0	28,0	⊕	267	92,10	70	70	130	—	Probediät ohne Insulin
3.	1700	1028	2,5	42,5	⊕		92,10	70	70	130	—	
4.	1400	1030	2,8	39,2	⊕		92,10	70	70	130	—	
5.	1800	1022	1,3	23,4	⊕		91,90	70	70	130	—	
6.	1700	1027	1,4	23,80	⊕		91,50	70	70	130	—	
7.	1800	1030	1,6	28,80	⊕		91,80	70	70	130	—	
8.	1500	1026	2,0	30,0	⊕		92,0	70	70	130	—	
9.	1900	1026	2,42	24,2	⊕		91,60	70	70	130	—	
10.	1600	1025	2,0	32,0	⊕		91,50	70	70	130	—	
11.	1700	1023	2,0	34,0	⊕		91,10	70	70	130	—	
12.	1600	1030	2,6	41,6	⊕		91,10	70	70	130	—	
13.	1750	1026	2,2	28,5	⊕		91,10	70	70	130	—	
14.	1700	1026	1,8	30,0	⊕		91,40	70	70	130	—	
15.	1600	1030	2,7	43,2	⊕		91,50	70	70	130	—	
16.	1400	1029	2,0	28,0	⊕	300	91,50	70	70	130	—	
17.	1400	1016	0,4	5,6	⊕		91,30	270	60	50	90	
18.	1500	1019	⊕	⊕	⊕		91,20	270	60	50	90	
19.	2100	1016	0,2	4,2	⊕		92,50	270	60	50	80	
20.	1800	1015	⊕	⊕	⊕		92,80	270	60	50	75	
21.	2400	1014	⊕	⊕	⊕		93,20	270	60	50	70	Diätform II b mit Insulin
22.	2200	1013	⊕	⊕	⊕		93,10	270	60	50	60	
23.	1800	1016	⊕	⊕	⊕		92,90	270	60	50	60	
24.	2300	1014	⊕	⊕	⊕		93,40	270	60	50	56	
25.	1800	1015	⊕	⊕	⊕		93,0	270	60	50	48	
26.	1700	1016	⊕	⊕	⊕		93,0	270	60	50	45	

Stoffwechsellage festgestellt, daß ein Übergang zur Kostform Ib und Absetzen des Insulins möglich wurde.

„Wird dann das Kohlenhydrat auf das normale Ausmaß reduziert, die Fett- und Eiweißquote etwas erhöht, das Insulin dementsprechend abgebaut, so resultiert die Dauerkost für den betreffenden Kranken" (Adlersberg u. Porges 1927).

Die Wirkung der Kost führte Adlersberg wiederum auf die Fettarmut der Kost und den Reichtum an „zuckerbildendem Material" zurück: der hohe Eiweißgehalt der Kostform Ib sei nur ein Notbehelf gewesen, der unter Insulinschutz unnötig sei.

Es fände tatsächlich eine Besserung der Stoffwechsellage statt, indem das Blutzuckerniveau gesenkt und die Kohlenhydrattoleranz gesteigert würden.

Eine Steigerung des sog. Glukoseäquivalentes des Insulins (d. i. die Menge Glukose, die pro Einheit Insulin assimiliert werden kann, mit anderen Worten: der Insulinempfindlichkeit) wurde von Adlersberg (1932) kategorisch abgelehnt, obwohl fast alle anderen Autoren hierin einen entscheidenden Wirkungsmechanismus der kohlenhydrat- und eiweißreichen Kost sahen (Priesel u. Wagner 1932; Kestermann 1932; Grote 1933a; Ercklentz 1935; Geyelin 1934; Himsworth 1935, 1936; Bertram 1937; Falta 1944).

Schließlich schlugen Adlersberg und Porges eine dritte Diät vor, die der Auffütterung unterernährter Kranker dienen sollte. Die Kostform IIc überschritt deshalb den Kalorienbedarf erheblich (Gesamtkalorienzufuhr 3000–4000 Kalorien). Normale Mengen Eiweiß (60–80 g) und mittlere Mengen Fett (70–80 g) wurden durch reiche Kohlenhydratzufuhr ergänzt (500–750 g). Die Kost war als fettarme Kohlenhydrat-Mastkur anzusehen, die selbstverständlich nur bei exogener Insulinzufuhr möglich wurde. Auf eine Fettmastkur verzichteten Adlersberg und Porges wegen der vermuteten Schädigung der Kohlenhydrattoleranz durch Fett. Nach Erreichen des Sollgewichtes wurden die Patienten daher auf die Diät IIb oder – in günstigen Fällen – auf die Diät Ib gesetzt. Die enormen Insulinmengen (120–150 E pro Tag) konnten i. a. schnell reduziert werden.

Die theoretische bzw. experimentelle Begründung für die Meinung, Überernährung an sich sei noch nicht toleranzschädigend, wohl aber eine Überernährung mit Fett, lieferten Adlersberg und Porges 1927. Eine hochgradige Steigerung der Fettzufuhr über den Kalorienbedarf hinaus führte zu erheblichen Störungen in der Verwertung der Kohlenhydrate; im Gegenversuch mit Austausch des Fetts gegen Kohlenhydrate blieb eine solche Wirkung aus.

Aus diesen Versuchen schlossen die Autoren weiterhin, die Progredienz des Diabetes mellitus bei selbstgewählter Kost beruhe nicht zuletzt auf dem gesteigerten Fettgehalt der Kost; im Rahmen der allgemeinen Überfütterung sei namentlich die Überernährung mit Fett für die Verschlechterung verantwortlich.

Die allgemeine Meinung unter den Diabetes-Spezialisten ging dagegen seit Jahrzehnten dahin, eine Überernährung mit Kohlenhydraten als primäres schädigendes Agens anzusprechen. Die auf dieser Hypothese basierenden Kostformen wirkten nach Ansicht von Adlersberg und Porges (1927) in erster Linie nicht durch die Einschränkung der Kohlenhydratzufuhr, sondern durch die Reduktion der Gesamtkalorienzahl.

4.1.3 Die Annäherung der Diabetesdiät an die Normalkost. Das Prinzip der Übung des Pankreas

In diesem Zusammenhang wiesen Adlersberg und Porges immer wieder auf die Annäherung ihrer Kost an die physiologische Kost (Normalkost) hin. Ausgangspunkt solcher Überlegungen waren Vergleiche zwischen den Ernährungsgewohnheiten verschiedener Bevölkerungsschichten, die Adlersberg und Porges in Relation zu den Morbiditätszahlen in diesen Kollektiven setzten. Sie behaupteten, daß die Landbevölkerung und die sozial schwächeren Schichten der Stadtbevölkerung eine fettärmere, aber kohlenhydratreiche Kost im Vergleich zu den sozial besser gestellten Kreisen zu sich nähmen. Trotzdem sei die Diabetes-Morbidität in der erstgenannten Gruppe geringer. Nach König enthalte die Normalkost Stoffwechselgesunder 62% Kohlenhydratkalorien; 20% Eiweißkalorien und nur 18% Fettkalorien (angegeben bei Porges und Adlersberg 1929). Untersuchungen ähnlicher Zielsetzung veröffentlichte auch Himsworth (1935). Im Vergleich der Kostformen verschiedener Kulturvölker blieb das Eiweißquantum stets gleich, während sich die Relation von Kohlenhydrat und Fett je nach Ernährungsgewohnheiten verschob. Wiederum war die Diabetes-Morbidität bei den Völkern am höchsten, die den höchsten Fettverzehr aufwiesen.

Unumstritten blieben erstaunlicherweise die Beweise von Adlersberg und Porges, daß die aus den Zeiten der Vorinsulinära tradierte, bei vielen Diabetologen tief eingewurzelte Furcht vor der Kohlenhydraternährung des Diabetikers unbegründet war.

„Wir messen der Kohlenhydratnahrung nicht nur keine diabetogene, sondern eine heilsame Wirkung auf die Zuckerkrankheit zu, vorausgesetzt natürlich, daß eine starke Hyperglykämie und Glykosurie durch entsprechende Insulinapplikation kompensiert wird. Nach dem Gesagten ist es unnötig zu begründen, daß die Kohlenhydrattoleranz des Zuckerkranken immer voll ausgenützt werden soll... Unsere Versuche zeigen nun, daß es nicht die Überernährung als solche ist, welche die Stoffwechselstörung steigert, sondern nur die Überernährung mit Fett. Die Überernährung mit Kohlenhydraten hat sogar, wenn gleichzeitig die Fettzufuhr eingeschränkt wird, eine ausgesprochen günstige Wirkung auf die Stoffwechsellage... Offenbar ist ein Teil der diabetischen Stoffwechselstörung auf Inaktivierung des Inselorganes zurückzuführen, und diese Komponente läßt sich durch geeignete Behandlung wieder rückgängig machen. Ein Teil der Störung dürfte aber auf anatomischen Veränderungen des Inselorgans beruhen... Die bisherige Therapie hatte die Intention einer Schonungstherapie. Man wollte die Bildungsstätten der Hormone und auch die Stoffwechselorgane möglichst wenig belasten und damit ihre Leistungsfähigkeit restituieren. Demgegenüber ist unsere Behandlung eine Übungstherapie" (Porges u. Adlersberg 1929).

Die Annäherung der Diabetesdiät an die Normalkost war auch das Ziel von Sansum et al. (1926). Sie hoben hervor, daß unter Insulinsubstitution eine wesentlich liberalere Handhabung der Diät als bislang üblich möglich sei. Die Kohlenhydrat-Fett-Relation, die bisher nach den in Amerika gängigen Formeln bei 1:2 (2,5) lag, wurde umgekehrt. Insgesamt waren Sansum et al. in der Zumessung der Kohlenhydrate großzügiger als Adlersberg und Porges. Sie gewährten zwischen 200 und 300 Gramm pro Tag, in einzelnen Fällen auch noch mehr. Die erforderlichen Insulinmengen waren entsprechend höher. Bei einem Gewichtszusatz über das Sollgewicht hinaus wurde immer zuerst der Fettanteil der Nahrung reduziert. Hierin lag auch die Begründung für den Kohlenhydratreichtum der Kost; es wurde allgemein angenommen, daß 90% der zugeführten Fette und 46% des Nahrungseiweißes im Stoffwechsel Fett liefern. Die Erfahrungen von Adlersberg und Porges über den möglichen isokalorischen Austausch von Fett und Kohlenhydraten ohne Steigerung des Insulinbedarfes wurde bestätigt. An 150 Patienten wurde die neue Kostform mit gutem Ergebnis überprüft. Über die Ursachen des Erfolges kohlenhydratreicher Kost waren sich Gray und Sansum (1931) nicht im klaren. In Anlehnung an Adlersberg und Porges dachten aber auch diese Autoren an eine Glykogenanreicherung der Leber, die möglicherweise direkt oder indirekt die Insulinsekretion stimulieren sollte. Geyelin (1934) verglich fettreiche, kohlenhydratarme Diäten mit der neuen kohlenhydratreichen, fettarmen Kost. Er verwendete eine Kost, die viermal mehr Kohlenhydrate als Fett enthielt und fand sie für jugendliche, zurückgebliebene Diabetiker geeignet. Auch erwachsene Diabetiker fühlten sich besser und stärker als bei fettreicher Kost. Außerdem beseitigte die kohlenhydratreiche Diät in allen Fällen eine bestehende Hypercholesterinämie, deren Bedeutung im Hinblick auf diabetische Gefäßkomplikationen aber offensichtlich noch nicht erkannt wurde.

4.1.4 Die Bewertung der Diät

Die Wirkung von Zweinährstoffsystemen war mehrfach Gegenstand von Nachprüfungen. Hoppe (1931) untersuchte in erster Linie praktische Belange wie küchentechnische Beherrschung und Verträglichkeit der verschiedenen Kostformen. Schloss (1932) stellte fest, daß Kohlenhydrat-Fett-Kost schneller, Kohlenhydrat-Eiweiß-Kost dauerhafter die Toleranz für Kohlenhydrate bessert. Drigalski (1935) bemerkte schließlich, daß Zweinährstoffsysteme nur zu Beginn der Diabetesdiät Vorteile bieten, in der Dauerkost aber der gemischten Kost gegenüber gleichwertig sind. Beide Untersuchungen bestätigten letzten Endes die von Adlersberg und Porges eingeschlagene Linie der Ernährungsbehandlung des Diabetes.

Für von Noorden und Isaac (1927) war der Erfolg der Kohlenhydrat-Eiweiß-Kost insofern zwanglos zu erklären, als sie sich in das Prinzip der Zweinährstoffsysteme einordnete. Eine Steigerung der Toleranz mußte daher nicht verwundern. Für die Dauerkost hielten diese Autoren die Kost von Adlersberg und Porges in ihrer Annäherung an gemischte Kost für unzweckmäßig. Auch in der Dauerkost brächten die Zweinährstoffsysteme bessere Ergebnisse. Das Prinzip der Wechselkost wurde weiterhin bevorzugt.

Obwohl Vertreter der traditionellen Diabeteskost der Vorinsulinzeit, standen von Noorden und Isaac der Kost nach Adlersberg und Porges aufgeschlossener gegenüber als manch anderer Vertreter der „alten Schule". So fanden sie, die Eiweißarmut der Kost, die von Noorden schon immer bekämpft hatte, werde durch Insulin noch weiter in ihrer Indikation eingeschränkt. Die Steigerung der Kohlenhydratmenge sahen die Autoren erst durch den Einsatz von Insulin ermöglicht, da ihre Einschränkung unter dem Zwang der Erzielung der Aglykosurie zustande gekommen war. Die Zielsetzung der Therapie änderte sich jedoch nicht. Auch weiterhin bleibe die Aglykosurie condition sine qua non. Von Noorden und Isaac vertraten eine mittlere Linie in der Frage des Fettgehaltes zur Kost und beschränkten die Kohlenhydratmenge auf 100 Gramm zur Vermeidung der Ketonkörperbildung.

R. Schumacher (1963) sah die Parallelen zur von Noordenschen Haferkur, die für von Noorden selbst die Anerkennung der neuen Kostform sicher erleichterte. Die neuen, für Vertreter der alten Schule revolutionären Ideen waren
— die Annahme einer prinzipiellen Unterschiedslosigkeit zwischen dem Stoffwechsel von Diabetikern und Gesunden;
— das Konzept zur kombinierten Diät-Insulin-Behandlung;
— die Aufgliederung der Kost in Erhaltungs-, Aufbau- und Reduktionskost (auch wenn diese wenige Jahre später gängigen Begriffe noch nicht erwähnt werden);
— das erstmalig vertretene Prinzip der Übung des Pankreas anstelle der Schonungsbehandlung.

Ein weiterer Punkt, nämlich die Steigerung der Kohlenhydratmenge über das übliche Maß hinaus, war zunächst umstritten. Brentano (1935) und andere faßten offensichtlich die Argumentation von Adlersberg und Porges so auf, daß die Erfolge allein auf die Fettarmut der Kost zurückgeführt werde. Diesem Eindruck traten Porges und Adlersberg (1935) energisch entgegen. Gerade diese Erhöhung der Kohlenhydratmenge wurde in der Folgezeit von zahlreichen Klinikern übernommen; auch die „Scheu vor Hyperglykämie und Glykosurie" verlor sich allmählich (Ercklentz 1935); wobei aber die Vorgaben von Adlersberg und Porges immer wieder beträchtlich überschritten wurden (Brentano 1935; Ercklentz 1935; Bertram 1937). Andere Autoren sahen nicht im Kohlenhydratreichtum der Kost die Vorbedingung für den Erfolg, sondern in der initialen Erzielung der Glykosuriefreiheit durch Insulin, die Adlersberg und Porges trotz ihrer Billigung einer geringen Hyperglykämie und Glykosurie letzten Endes anstrebten (von Noorden u. Isaac 1927; Müller 1936; Bürger 1937; Grafe 1958).

Die Pädiater nahmen anfangs ziemlich unterschiedliche Standpunkte zu diesem Regime ein. Während Stolte (1931) bemängelte, die Anwendung der kohlenhydratreichen Dauerkost werde nicht konsequent genug betrieben, war sie für Priesel und Wagner (1932) schon zu weitreichend. Auch Fanconi (1935 u. 1937) berichtete über schlechte Erfahrungen der Kost nach Adlersberg und Porges bei Kindern. Ähnlich wie in der Behandlung erwachsener Diabetiker ging auch hier die Tendenz zu einer noch weit liberaleren Kost; unter Verwendung von Insulin bahnte sich die Trennung der bisher gleichen Behandlung von Kindern und Erwachsenen an, da in zunehmendem Maße erkannt wurde, daß der wachsende Organismus andere Ansprüche an die Kost stellt als der erwachsene. Das Prinzip der Übung des Pankreas wurde weitgehend von anderen Autoren übernommen und zur Grundlage der kohlenhydratreichen Kost gemacht. Grote warnte allerdings, man könne kaum die Grenze vorhersehen, die Übung des Pankreas und Überlastung der geschädigten Organfunktion trenne.

Himsworth (1935, 1936) unterschied insulinempfindliche von nicht insulinempfindlichen Diabetikern. Letztere waren i. a. adipös; der Insulinmangel stellte sich später als relativ heraus wegen der schon von Himsworth postulierten peripheren Insulinresistenz. In solchen Fällen war eine Übung des Pankreas von vornherein zwecklos. Himsworth schlug vor, die Entscheidung über die Verwendung einer kohlenhydratreichen Kostform von der Feststellung der Insulinempfindlichkeit des Falles abhängig zu machen (1936). Damit wurde endlich auf die Notwendigkeit einer zweigleisigen Behandlung für Typ I- bzw. Typ II-Diabetiker hingewiesen, die in dem Behandlungskonzept von Adlersberg und Porges noch nicht zum Ausdruck kam. Himsworth' Forderung nach einer kohlenhydratreichen Diät für insulinabhängige Diabetiker wies den Weg zu einer entscheidenden Liberalisierung der Diätetik bei Typ I-Diabetikern, wie sie konsequent von Stolte und Bertram durchgeführt wurde (siehe Kapitel 4.3 und 4.6). In der Frage der Fettarmut der Kost spalteten sich die Diabetologen in zwei Lager; die den traditionellen Kostformen verhafteten Ärzte hielten die Fettarmut für extrem, die Anhänger der neuen Richtung feierten sie als Fortschritt.

Für Grafe (1937) blieb das Fett der Hauptkalorienträger in der Diabetesdiät. Falta (1937) forderte ebenfalls einen höheren Fettgehalt. Die Argumentation, eine fettarme Normalkost sei mit einer niedrigeren Diabetesinzidenz verknüpft, fand er nicht stichhaltig. Die Ursache der günstigen Wirkung sah Falta im Kohlenhydratreichtum der Kost und nicht in ihrer Fettarmut. Genau umgekehrt argumentierte Bertram (1937). Er bezog den Erfolg der Diät von Adlersberg und Porges gerade auf deren Fettarmut.

Im gleichen Maße umstritten war die angeblich übermäßig hohe Eiweißgabe. Der Vorwurf der überzogenen Eiweißgabe ging jedoch völlig an der Tatsache vorbei, daß mit Ausnahme der Diäten Ia und Ib „normale Mengen" von Eiweiß, nämlich 1 g/kg Körpergewicht gegeben wurden.

Insgesamt bleibt festzustellen, daß die Angst vor der Eiweißempfindlichkeit des Diabetikers durch die Erfahrungen von Adlersberg und Porges ausgeräumt werden konnte. „Grundsätzliche Bedenken gegen eine proteinreiche Ernährung des Diabetikers können sich heute kaum noch erheben... Die Zuckerbildung aus Eiweiß kann in der Ära der kohlenhydratreichen Regime als unschädlich hingenommen werden" (Wenderoth 1953).

Die Diskussionen um die Zweckmäßigkeit der vorgeschlagenen Nährstoffrelationen in den 30er Jahren zeigt, wie wenig die Möglichkeiten der Insulinbehandlung erkannt und berücksichtigt wurden. Faltas Gedanke (1928), bei einer kombinierten Diät-Insulin-Behandlung sei es möglich, die Diabetesdiät der Normalkost wesentlich anzunähern, sofern nur die Zusammensetzung der Kost konstant bleibe, geriet in Vergessenheit — auch bei Falta selbst. Statt dessen gab es zahlreiche Spekulationen über den Wirkungsmechanismus einer kohlenhydrat- und eiweißreichen Diät, die stark an die Diskussionen der Vorinsulinära erinnern.

Adlersberg und Porges stellten erstmals Bedingungen für den routinemäßigen Gebrauch des Insulins vor und nutzten die Tatsache, daß die Insulinsubstitution ganz andere Möglichkeiten der Diätetik eröffnet. Sie verließen auch als erste die üblichen Ein- und Zweinährstoffsysteme für die Dauerkost. Völlig neu war der Gedanke einer Belastung der gestörten Pankreasfunktion im Sinne einer Übung. Vorbedingung waren hierfür zum einen die Unterscheidung der kurzfristigen symptomatischen Wirkung und der langfristigen „kurativen" Wirkung einer Diätform, zum anderen die Verwendung von Insulin, um die akute Stoffwechseldekompensation zu Beginn der Therapie zu beheben.

Die Kost nach Adlersberg und Porges leitete ein neues Kapitel in der Diätetik des Diabetes mellitus ein, indem sie den Wegbereiter für kohlenhydratreichere Kostformen darstellte.

Zugleich wurde bewiesen, daß eine Annäherung der Diabetikerkost an die Normalkost möglich ist und die Diätetik wesentlich erleichtern kann.

4.2 Die Behandlung des Diabetes mellitus bei Kindern und Jugendlichen nach der Einführung der Insulintherapie. Die kohlenhydratarme Diät nach Priesel und Wagner

Die Prognose eines jugendlichen Diabetikers war in der sog. Vorinsulinära so schlecht, daß man innerhalb von zwei Jahren den Tod des Patienten erwarten konnte (Joslin 1924). „Es ist daher durchaus zu verstehen, daß manche verantwortungsbewußte Kinderärzte in jener Zeit auf jegliche Behandlung verzichteten, weil sie in der Überzeugung, das Schicksal solcher Kinder doch nicht abwenden zu können, ihren kleinen Patienten keine unnötigen Qualen auferlegen mochten. Und eine Qual war die damalige Behandlung" (Stolte 1931). Eine diätetische Einstellung der juvenilen Diabetiker war nahezu unmöglich, da nur größte Nahrungseinschränkung (fast im Sinne der Allenschen Fastenkur) Erfolge brachte; die Kinder waren aktionsunfähig und kannten nur Entbehrungen. Bei Einhaltung der strengen Kohlenhydrat- und Kalorien-Restriktion war stets die Gefahr des Todes durch Inanition gegeben. Die strenge Kost leistete „Diätfehlern" Vorschub; diese wiederum führten ins Koma und damit ebenfalls zum sicheren Tod (Hirsch-Kauffmann 1933; Stolte u. Wolff 1939; Fanconi 1955). „Daß Kinder am Diabetes starben, galt als selbstverständlich" (Stolte u. Wolff 1939).

Auf diese erste Epoche der Behandlung kindlicher Diabetiker folgte eine zweite Epoche, die durch Verwendung des Insulins in der Therapie gekennzeichnet war, hinsichtlich der diätetischen Behandlung der Kinder sich kaum von der Vorinsulinzeit unterschied (Fanconi 1955).

Die Diät von Priesel und Wagner stellt den Prototyp der in den ersten Jahren nach der Entdeckung des Insulins in der Pädiatrie verwendeten Kostformen dar. Zwar wurde die kombinierte Diät-Insulin-Behandlung als Regelfall angesehen; die Sonderkostformen der Vorinsulinzeit blieben jedoch noch sichtbar bzw. beherrschten teilweise sogar das Vorgehen. Die Anforderungen, die Priesel und Wagner (1932) an die Diabetesdiät stellten, waren:

- die Kost muß der diabetischen Stoffwechsellage entsprechen;
- die Kost soll schmackhaft und bekömmlich sein;
- hypoglykämische Zwischenfälle müssen vermieden werden, und
- die Kost muß physiologisch sein, d. h. Wachstum und normale körperliche und seelische Entwicklung müssen gewährleistet sein.

Bis auf den letzten Punkt entsprechen die Anforderungen vollständig jenen an die Diät für erwachsene Diabetiker. In der Sicherstellung von Wachstum und Entwicklung des diabetischen Kindes lag jedoch die Problematik der Behandlung.

Die wesentlichen Determinanten der Kost waren für Priesel und Wagner die Größe der Gesamtkalorienzufuhr und vor allem die Nährstoffverteilung.

Die Anpassung der Gesamtkalorienzufuhr an den Bedarf ist äußerst problematisch, da der Bedarf wegen ständig wechselnder körperlicher Aktivität und wegen des Wachstums keine konstante Größe ist. An und für sich wurde durchaus angestrebt, den Bedarf zu decken; wegen der Stoffwechselstörung glaubten Priesel und Wagner jedoch die Kalorienzufuhr einschränken zu müssen. Zur Ermittlung des

Bedarfes wurden tabellarische Richtwerte nach Benedict und Talbot empfohlen, die den Grundumsatz aufgrund des Sitzhöhenquadrates ermittelten. Priesel und Wagner empfahlen eine Kalorienzufuhr, die etwa 75% über dem ermittelten Grundumsatz lag; Joslin (1928) riet zur Beschränkung auf 50% über dem Grundumsatz, während der Bedarf des stoffwechselgesunden Kindes auf Grundumsatz plus 100% geschätzt wurde. Für Fanconi (1935) war die vorgeschlagene Kost allenfalls eine „Minimalernährung".

Hinsichtlich der Nährstoffverteilung blieben Priesel und Wagner den Zweinährstoffsystemen der Vorinsulinära verhaftet: sie strebten eine Wechselkost nach dem Muster von Noordens an. Das Eiweißminimum der Diät wurde mit 10% der Gesamtkalorienzufuhr angegeben. Aufgrund der äußerst knappen Kohlenhydratzufuhr (im Durchschnitt maximal 60 g pro Tag) mußte die Fettzufuhr eher reichlich gewählt werden. Die Möglichkeiten, die sich aus der Insulintherapie für die Kohlenhydrate ergaben, wurden nicht genutzt. Zwar hieß es, kohlenhydratreiche Kostformen seien modern, für Kinder jedoch aufgrund der Labilität des Stoffwechsels nicht geeignet. Mit steigenden Insulindosen steige nämlich auch das Risiko hypoglykämischer Reaktionen. Der Kohlenhydrattoleranz als absoluter Größe wurde nur noch untergeordnete Bedeutung beigemessen; die Höhe der Gesamtkalorienzufuhr hielten Priesel und Wagner für wichtiger. Allerdings wurde der sog. Zuckerwert der Kost nach der Faltaschen Formel berechnet. Kohlenhydratreichere Perioden wurden innerhalb eines Systems von vier Dauerkostformen im Rahmen der Wechselkost gelegentlich angeboten.

Die Dauerkost A war eine Diät mit mittleren Kohlenhydrat- und Eiweißmengen; die Dauerkost B entsprach in etwa der Diät von Adlersberg und Porges; sie war also relativ kohlenhydrat- und eiweißreich bei geringer Fettzufuhr. Die sog. Stärkekost als kohlenhydratreichste Diät wurde nur bei insgesamt reduzierter Gesamtkalorienzahl verabreicht. Als letzte Kostform gab es die sog. Hungerkost als Einstellungskost oder als antikomatöse Kost.

Als mittlerer Kohlenhydratgehalt der Dauerkost A wurde eine Menge von 60–120 g (entsprechend 20–25%) bezeichnet. Bei 10–15% Eiweißgehalt bestand die Kost zu 60–70% aus Fett. Da die drei restlichen Dauerkostformen nur in Sonderfällen zur Anwendung kamen, ist die Dauerkost A repräsentativ für die Diät von Priesel und Wagner, die damit als kohlenhydratarme, fettreiche Diät charakterisiert werden muß.

Das Hauptproblem dieser Diät − wie auch jeder anderen Form einer strengen Diät beim diabetischen Kind − war die ausgeprägte Azidoseneigung der Patienten, die auch Priesel und Wagner selbst beschrieben. Vor allem aber die Anhänger einer kohlenhydratreicheren Kost (Stolte 1931; Fanconi 1935; Müller 1936, 1937) wiesen immer wieder auf diesen Punkt hin.

Ebenso schwierig war die Erzielung vollständiger Glykosuriefreiheit, zumal die Kinder wie auch die Erwachsenen ein derart strenges Kostregime nicht immer einhalten konnten (Hirsch-Kauffmann 1933; Stolte u. Wolff 1939). Daher urteilte Grote (1933b), eine strenge Diät im klassischen Sinne sei bei diabetischen Kindern unmöglich. Grote selbst propagierte eine kontrollierte, aber vergleichsweise kohlenhydratreichere Diät mit etwa 30% Kohlenhydraten. Während er für Erwachsene grundsätzlich die klassischen Zweinährstoffsysteme bevorzugte (1933a), sah er für

Kinder einige Anhaltspunkte, „eine gewisse Annäherung an die ‚normale' gemischte Ernährung eintreten zu lassen" (1933b).

Obwohl es nach der Entdeckung des Insulins offensichtlich wurde, daß der Diabetes der Kinder sich bezüglich der Stoffwechselstörungen grundsätzlich nicht vom Diabetes des Erwachsenen unterschied, wohl aber im Verlauf regelmäßig schwerer war, dafür aber in jedem Falle durch Insulinsubstitution therapierbar (Grote 1933b), wurde dem Insulin in den ersten zehn Jahren nicht die gebührende Stellung eingeräumt. Im Gegenteil, viele Pädiater sahen in der Insulinzufuhr erst das allerletzte Mittel, dessen Anwendung so lange wie möglich herausgeschoben werden mußte.

4.3 Die freie Kost nach Stolte, Guest und Lichtenstein

„Wir brachen ... bewußt mit der alten Anschauung, daß man knapp ernähren müsse, und daß die Kohlenhydratzufuhr der Toleranz anzupassen sei. Wir stellten die Forderung auf, daß nicht der Patient sich irgendeinem Ernährungsregime zu unterwerfen habe, sondern daß die Insulingabe sich den Bedürfnissen des Patienten anpassen müßte" (Stolte 1937).

Neben den Problemen mit der bei konventioneller Diät auftretenden Azidose und der Entwicklungsstörung des diabetischen Kindes durch die kalorisch unzureichende Ernährung trat als weitere Schwierigkeit das Problem der Einstellung des Blutzuckers auf ein konstantes Niveau auf. Man begann einzusehen, daß die Funktion des Pankreas durch Fremdinsulin nur unvollkommen ersetzt werden konnte.

Es wurde beobachtet, daß selbst bei einer Kost, die pro Tag oder sogar pro Mahlzeit bis auf das Gramm genau dosierte Kohlenhydratmengen enthielt und mit absolut gleichmäßiger Insulinzufuhr kombiniert wurde, keine Sicherheit vor Hyperglykämie und Hypoglykämie gegeben war (Stolte 1931). Die vielfach unerwarteten Schwankungen des Blutzuckerwertes sowie eigene Untersuchungen zur Frage der Kohlenhydrattoleranz bei Fettreduktion führten Stolte − parallel zu Adlersberg und Porges − zu einer allmählichen Steigerung der Kohlenhydratzufuhr. „Wir konnten den Gedanken nicht loswerden, daß es doch möglich sein mußte, mit Hilfe des Insulins den Stoffwechsel der Kinder in normalen Bahnen verlaufen zu sehen" (Stolte 1931).

Die Einstellung diabetischer Kinder wurde zunächst versuchsweise durch freigewählte Kost während drei Tagen angestrebt. Das arithmetische Mittel der Nahrungszufuhr in diesen Tagen diente zur Ermittlung der Durchschnittskost. Anfangs wurden bei hoher Zuckerausscheidung die reinen Kohlenhydrate verboten; nachdem die Kinder sich aber nach toleranzverschlechternden Infekten oder nach Diätfehlern mit Süßigkeiten usw. infolge angepaßter Insulindosis stets prächtig erholten, verließ Stolte immer mehr die konventionelle Diabetesdiät: „Wir brachen somit bewußt mit der alten Anschauung, daß man knapp ernähren müsse, und daß die Kohlenhydratzufuhr der Toleranz anzupassen sei. Wir stellten die Forderung auf, daß nicht der Patient sich irgendeinem Ernährungsregime zu unterwerfen habe, sondern daß die Insulingabe sich den Bedürfnissen des Patienten anpassen müßte" (Stolte 1937). Ferner konnte Stolte einen positiven Effekt einer günstigen emotionalen Situation auf die Stoffwechsellage beobachten. Freudige Erregung führte bei konventioneller Diät zu Hypoglykämien, eine schlechte Stimmungslage verschlechterte sofort die Stoffwechsellage. Die Tatsache, daß unberechenbare psychische Momente jederzeit den

Stoffwechsel aus dem Gleichgewicht bringen können, stellte für Stolte die Durchführung einer kontrollierten Diät im herkömmlichen Sinne von vornherein infrage. Unter nahezu völlig freigewählter Kost fühlten sich die Kinder freier. Stolte (1931) betonte nach diesen unerwarteten Erfahrungen, seines Erachtens gehöre zur Gesundheit der Kinder auch eine gewisse psychische Gleichgewichtslage.

Gleichzeitig reagierten die Kinder hinsichtlich der Stoffwechsellage auf recht erhebliche Kohlenhydratmengen vorteilhaft; die mitunter deutlichen Schwankungen in der Kohlenhydrataufnahme stabilisierten sich nach Befriedigung des Kohlenhydrathungers.

Die Rolle der Kohlenhydrate wurde Anfang der 30er Jahre neu überdacht. Die verblüffenden Erfolge der freien Kost nach Stolte bei Kindern wurden parallel zu gleichgerichteten Bemühungen bei erwachsenen Diabetikern beobachtet; sei es, daß Bertram und Brentano als Wortführer der sog. neuen Schule eine verstärkte Gabe von Kohlenhydraten vorschlugen, sei es, daß Ercklentz und Kestermann eine frei Kost für Erwachsene ausprobierten. Die besonderen Aspekte der Diätbehandlung in der Pädiatrie stellten Bürger (1937) und Müller (1936, 1937) heraus.

Bürger bemerkte, „für den kindlichen Baustoffwechsel spielt ... das reagible Kohlenhydrat ein unentbehrliches Material. Der Zucker ist in erster Linie ein idealer Baustoff."

Auf dem Gebiet des Eiweißstoffwechsels gebe es zahlreiche Untersuchungen zur Frage der biologischen Wertigkeit der einzelnen Eiweißkörper. Auf dem Gebiete des Kohlenhydrathaushaltes würden bislang die Fragen nach der biologischen Wertigkeit der verschiedenen Kohlenhydratträger noch nicht gestellt. Die Steigerung der Kohlenhydratzufuhr ist für Bürger naturgemäß eng mit der Notwendigkeit der Insulinsubstitution verbunden. „Der kindliche Diabetiker leidet als ‚hormoneller Krüppel' an einer Diskrepanz zwischen verwendungsbereitem Insulin und zu versorgender Körpersubstanz... Die Berücksichtigung der Tatsache, daß beim Kinde neben dem Betriebsstoffwechsel der Baustoffwechsel sich vollziehen muß und der angeborene Insulinmangel für beide Aufgaben auszugleichen ist, rechtfertigt den Standpunkt der Pädiater, den hormonalen Defekt durch chronische Insulinmedikation auszugleichen. Die Kunst des Therapeuten besteht darin, die Größe des Defektes richtig abzuschätzen und aus einem hormonalen Krüppel einen normalen Menschen zu machen. Wenn ihm das gelingt, stehe ich nicht an, dem individuellen Nahrungstrieb des Kindes ... grössere Freiheit zu lassen, als unsere dogmatischen Ernährungsregeln bisher zuließen."

Auch Müller (1936) sieht die Probleme des Baustoffwechsels beim kindlichen Diabetiker im Vordergrund. Seines Erachtens ging die aus rein symptomatischer Betrachtungsweise entstandene strenge Kost gerade für Kinder am wichtigsten Punkt der Frage vorbei: „Wie vermag ich die Glykogensynthese in Leber und Körperzellen wieder zu steigern, um auf diese Weise nicht nur ein regelrechtes Wachstum zu gewährleisten, sondern auch alle anderen sekundären Symptome zu beseitigen? Bei dieser Auffassung des diabetischen Symptomkomplexes wird ohne Zweifel dem Insulin diejenige Stellung in der Behandlung des kindlichen Diabetes eingeräumt, die ihm als mangelnde oder fehlende Substanz im zuckerkranken Organismus zukommt... War die symptomatisch wirksame kohlenhydrat-, eiweiß- und kalorienarme Kost geeignet, das Hauptübel des Kranken, den Zuckerhunger der Zelle zu beseitigen? Die aus rein praktischer Erfahrung heraus erwachsenen kohlenhydratreicheren oder sogar freigewählten Ernährungsformen ... haben deutlich gezeigt, daß nur in einer geeigneten Kohlenhydrat- und Insulinzufuhr der Weg gelegen sein kann, auf dem wir bei unseren kindlichen Diabetikern erfolgreich weiterkommen können."

Die Erfahrungen in der Pädiatrie im allgemeinen und Stoltes im besonderen über die Notwendigkeit einer ausreichenden Kohlenhydratzufuhr stellten nach Bürgers Meinung das Rubnersche Prinzip der isodynamischen Vertretbarkeit der Nährstoffe infrage, das bislang Grundlage jeder Kostverordnung gewesen war. Die Diät müsse innerhalb gewisser Grenzen bestimmte Korrelationen respektieren. Gerade bei Kindern sei eine weitgehende Beschränkung der Kohlenhydrate unzweckmäßig: „Das Nahrungskohlenhydrat hat im Baustoffwechsel andere prospektive Potenz als das aus anderen Stoffen (Fett und Eiweiß) transformierte Kohlenhydrat."

Stolte und Wolff (1939) sahen das Rubnersche Prinzip in der Therapie des Diabetes ohnehin als überbewertet an. Der Organismus könne weder von Kohlenhydraten allein noch ohne Kohlenhydrate existieren; diese Erkenntnis setzte sich allmählich auch bei den Diabetestherapeuten durch.

Zwei Umfragen unter Pädiatern von Bürger (1937) und Soederling (1936) zeigten, daß in der Therapie ein Umdenken eingesetzt hatte. Die Pädiater plädierten einhellig für eine kohlenhydratreiche Kost (Bürger); eine Behandlung mit Diät allein wurde nur noch in Ausnahmefällen versucht, da die Erfahrung zeigte, daß spätestens nach zwei Jahren eine Insulin-Behandlung erforderlich wurde (Soederling).

Ziel der Behandlung war nicht wie bei der strengen Diät oder der Allen-Methode das magere Kind. Gleichwohl bemerkte Stolte, daß seine Patienten keineswegs übergewichtig seien, sondern eher zu dünn. Nach massiver Kritik gerade hinsichtlich der Bewertung der Selbstregulation der Nahrungszufuhr betonte Stolte immer wieder, Kohlenhydrat- oder Kalorienexzesse würden in keinem Falle toleriert: „Jede Übertreibung ist falsch; ich hielt die Betonung solcher Tatsachen eigentlich für überflüssig" (Stolte 1937). „Um von vornherein aber einem Mißverständnis zu begegnen, ist unter dieser Freiheit und Unbeschränktheit nur eine Freiheit zu verstehen, die

Tabelle 54. Insulinverbrauch bei diabetischen Kindern unter freier Kost. Die von vielen Diabetologen gefürchtete Steigerung des täglichen Insulinbefundes tritt nicht ein (Stolte 1937)

Insulinverminderung trotz freier Diät.

Alois F.	in 5 Jahren von	24 auf 18 Einheiten
Erich G.	„ 4 „ „	126 „ 84 „
Wilh. G.	„ 4 „ „	60 „. 50 „
Christa H. ...	„ 4 „ „	40 „ 20 „
Delli L.	„ 4 „ „	76 „ 60 „
Erich M. ...	„ 4 „ „	60 „ 32 „
Friedr. Fr. ..	„ 3 „ „	54 „ 12 „
Hans G.	„ 3 „ „	40 „ 10 „
Wolf B.	„ 3 „ „	46 „ 38 „
Heinz L. ...	„ 3 „ „	54 „ 46 „
Rudi H.	„ 2 „ „	90 „ 58 „
Lydia P. ...	„ 2 „ „	92 „ 60 „
Irene F.	„ 2 „ „	34 „ 28 „
Georg G. ...	„ 1 „ „	44 „ 26 „
Hans Sch. ..	„ 1 „ „	24 „ 16 „
Maria B. ...	„ 1 „ „	82 „ 36 „

auch anderen Kindern im gleichen vernünftigerweise zugebilligt wird" (Stolte und Wolff 1939).

Die freie Kostwahl war für Stolte und Wolff die einzige Möglichkeit, sich allen Ernährungsregeln, die den Patienten willkommen waren oder aus familiären Gründen zweckmäßig erschienen, anzupassen. Bei richtiger Dosierung des Insulins bleibe ein sehr breiter Spielraum für die Zusammensetzung der Nahrung — immer vorausgesetzt, daß sich die Appetenz der Patienten als der sichere Führer erwies, für den Stolte sie hielt. Auch Hirsch-Kauffmann (1933) sah die Gefahr von Diätfehlern im häuslichen Milieu auf ein Minimum reduziert, da eine freie Kost im Gegensatz zur vorgeschriebenen Diät nicht milieugebunden sei. Die Erleichterung der Behandlung ermögliche es auch dem praktischen Arzt, diabetischer Kinder zu behandeln.

Der entscheidende Punkt für die langfristige Durchführbarkeit der freien Kost war also neben der Kontrolle der Insulinwirkung die sichere Führung der Nahrungsaufnahme durch den Appetit des Kindes. „Dieser übernimmt die Führung der Behandlung aus den Händen des Arztes, welcher damit zu seinem Handlanger wird. Die Frage über Zulässigkeit oder Unzulässigkeit dieses Verfahrens spitzt sich also dahin zu, ob der Nahrungstrieb oder Instinkt des zuckerkranken Kindes gesund geblieben ist" (Bürger 1937).

Ob die „diätetische Führung" durch den Appetit der Kinder bei der freien Kost tatsächlich ausreichend ist, wurde bis vor kurzem noch diskutiert. Guest (1947) und Lichtenstein (1945) gaben ihrer Überzeugung Ausdruck, daß der Appetit die Nahrungsaufnahme in die richtigen Bahnen lenken würde, solange ein quantitativ und qualitativ ausreichendes Nahrungsangebot bestehe. Beide Autoren meinten, daß die Regulation des Eßverhaltens beim diabetischen Kind der des stoffwechselgesunden Kindes entspreche. Lichtenstein (1945, 1949) forderte wie Stolte, die diabetischen Kinder sollten in dem Maße die Freiheit der Kostwahl erhalten, wie sie jedem Kind gewährt würden; Guest hielt jedoch eine Überwachung der Patienten zur Vermeidung der Adipositas für unumgänglich. In die gleiche Richtung zielt die Kritik von Mehnert, der noch 1975 postulierte: „Der Appetit versagt als Regulans erfahrungsgemäß schon bei zahlreichen fettsüchtigen nichtdiabetischen Kindern. Daran kann man erkennen, wie es mit dieser ‚Regulation' bei diabetischen Kindern aussehen muß. Hier kommt als zusätzlicher Faktor die gelegentliche Insulinhypoglykämie hinzu, die bei fehlender Abstimmung von Nahrungszufuhr und Insulininjektion besonders häufig zu erwarten ist."

Der Beweis für diese Behauptung wurde bis dato nicht erbracht. Man weiß seit Jahrzehnten, daß der Typ I-Diabetes im Gegensatz zum Typ II-Diabetes nicht durch Überernährung und Adipositas verursacht wird.

Das Problem der Abstimmung der Insulinsubstitution auf die Nahrungszufuhr (und vice versa) löste Stolte durch Kontrollen der Glykosurie, die regelmäßig vor den Hauptmahlzeiten durchgeführt werden sollten. An der Notwendigkeit der bedarfsgerechten Insulinzufuhr als Voraussetzung der freien Kost hatte Stolte nie Zweifel gelassen; die mehrfachen Injektionen hielt er für weniger lästig als die Einschränkung der Kostwahl durch eine kontrollierte Diät.

Die Forderung nach mehrmaliger Kontrolle des Urins am Tag durch Fehlingsche Lösung ergab sich aus der Unmöglichkeit, ein festes Glukoseäquivalent des Insulins zu errechnen (Stolte u. Wolff; Hirsch-Kauffmann). Das tägliche, mehrmalige injizieren von Normal-(Alt-)Insulin wurde von Stolte als Grundlage der Behandlung angesehen, weil nur so die Insulinzufuhr den Schwankungen der Nahrungszufuhr und der körperlichen Aktivität anzupassen sei. White (1959) bemängelte hinsichtlich dieser dauernden „Neueinstellung", man trachte danach, die bestehende Glykosurie nachträglich zu korrigieren; besser sei jedoch die Vermeidung einer Glykosurie durch eine kontrollierte Diät. White konnte diese Behauptung jedoch nicht durch eigenes Zahlenmaterial belegen.

In der Diskussion mit konservativen Diabetologen in Deutschland, die vor postprandialer Hyperglykämie bei freier Kost warnten, räumte Stolte ein, dies sei „vielleicht ein Schönheitsfehler" (Stolte 1937). Allerdings habe inzwischen achtjährige Erfahrung gezeigt, daß nachteilige Folgen der Hyperglykämie nicht zu erwarten seien; im Gegenteil, der klinische Erfolg belege die Unschädlichkeit. Die Kinder wüchsen bei uneingeschränktem Wohlbefinden; jedes Zeichen einer Azidose fehle.

Stolte und Wolff forderten zeitweise sogar eine geringe Glykosurie (5–10 g/ 24 Std.) als Schutz gegen hypoglykämische Zwischenfälle. War der Urin bei einer Kontrolluntersuchung völlig zuckerfrei, so wurde die Insulindosis reduziert, um wieder die gewünschte Glykosurie zu erreichen (Hirsch-Kauffmann). Bestätigung für sein Vorgehen sah Stolte in dem Vorgehen von Bertram u. a.

Die für den Erwachsenen gefürchtete Konsequenz einer weiteren Schädigung des Inselapparates lehnte Stolte ab, da Kinder i. a. sowieso einen „Totaldiabetes" (d. h. absoluten Insulinmangel) zeigten. Die gleiche Argumentation führten auch Söderling (1936) und Müller (1937) an.

Mißerfolge der Behandlung diabetischer Kinder mit freier Kost führte Stolte (1937) auf mangelndes Verständnis oder sogar „böswillige Unachtsamkeit" zurück. Auch bei den ihm bekannten, negativ verlaufenden Nachuntersuchungen sei die Stoffwechselkontrolle nicht gewährleistet gewesen. In der Breslauer Klinik erwies sich die Mortalitätsstatistik für diabetische Kinder im Vergleich mit den Statistiken anderer Autoren als überaus günstig. Während Stolte eine Mortalität von etwa 10% beklagte, beliefen sich die Werte anderer Kliniken auf 6–60 Prozent (meist im Rahmen von 30–60%). Die „unüberbrückbaren Gegensätze" der freien Kost zur strengen Diät (Stolte) mögen wohl ein Grund für die anfangs totale Ablehnung der neuen Behandlung gewesen sein (Müller 1936). Positive Kommentare und Beurteilungen fand Stolte zunächst nur bei Hirsch-Kauffmann (1933), der allerdings unter Stolte Oberarzt an der Breslauer Kinderklinik war, und bei Söderling (1936). Selbst vergleichsweise liberale Kliniker wie Grote (1933b), der von sich aus den Weg zu einer kohlenhydratreicheren Diabetesdiät für Kinder suchte, lehnten die freie Kost mit der dogmatischen Begründung ab, daß sie „im eigentlichen Sinne keine Diät mehr" sei. Sehestedt warf 1934 Stolte vor, er stütze sich zu sehr auf die „einfache Form der Krankenbeobachtung" und vernachlässige darüber die Berücksichtigung wissenschaftlicher Erkenntnisse wie etwa das Verhalten des Blutzuckers.

Müller (1936) versuchte, experimentell zu zeigen, wie schwierig die von Stolte geforderte Anpassung der Insulindosierung an den tatsächlichen Bedarf ist. Das Fazit aus Müllers (1937) Untersuchungen war: solange die Insulinzufuhr groß genug sei, würden die zugeführten Kohlenhydrate verwertet; in dem Moment, in dem die Insulinzufuhr unzureichend sei, bestehe die Gefahr eines „katastrophalen Zusammenbruchs des Stoffwechsels".

„Wir sehen also, wie wichtig es ist, daß wir bei unseren kindlichen Diabetikern die Insulinzufuhr der kohlenhydratreichen Ernährung derart anpassen müssen, daß

166

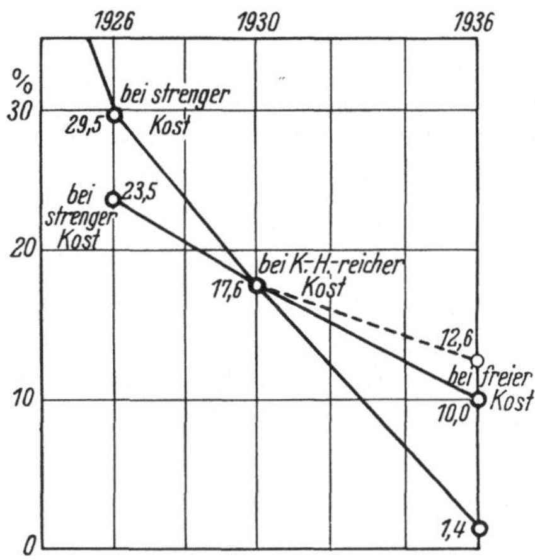

Abb. 26. Mortalität diabetischer Kinder in der Breslauer Kinderklinik unter verschiedenen Diätformen (Stolte 1937)

Tabelle 55. Vergleich der Mortalitätsstatistik der Breslauer Kinderklinik mit Statistiken anderer Kliniken (Stolte 1937)

Name	Zeit	Zahl der Patienten	Gesamt-Sterblichkeit vom Hundert
Grafe	1924—1936	—	43,0
Walenta und Trusen . . .	1923—1931	50	46,7
Schwarzkopf	1935	—	64,3
Reinwein	1035	—	42,7
Büttner	1935	—	48,0
Wallgren	1923—1932	63	31,8
Utheim-Toverud	1927—1932	47	50,0
Forssell	1922—1935	123	63,4
Landabure	1924—1932	30	6,68
Baumritter	1923—1933	30	40,0
Fleming	1923—1932	30	43,0
Joslin	1922—1928	337	10,7
Blaschek	1926—1930	35	17,5
Breslau	bis 1926	strenge Kost:	29,5
	bis 1930	KH.-reiche Kost:	17,6
	bis 1936	freie Kost:	10,0

Glykosurien überhaupt vermieden werden" (Müller 1936). „Mit zunehmender Empfindlichkeit der Toleranzgrenze gegenüber Kohlenhydratsteigerungen wird aber auch die Anpassung des Insulins immer schwieriger. Auf der einen Seite ist es bei sehr kohlenhydratreicher oder gar freigewählter Kost sehr leicht, daß ein plötzliches Hochschnellen des Blutzuckers eine beträchtliche Glykosurie auslöst . . . Ist aber mit der erneuten Steigerung des Insulins eine Entzuckerung und damit eine Besserung der Toleranz wieder eingetreten, so wird der jetzt vorhandene Überschuß an Insulin zu zeitweiligen hypoglykämischen Phasen führen" (Müller 1937). Bei mangelhafter Anpassung der Insulindosis an die Kost fürchtet Müller Dauerverschlechterungen der Stoffwechsellage, wie sie sonst nur nach Infekten auftreten. Vor allen Dingen warnte Müller vor einer ambulanten Durchführung solcher Kostformen, da seines Erachtens die ausreichende Kontrolle nicht gewährleistet sein konnte, während Stolte (1931) gerade die Praktikabilität der freien Kost im häuslichen Milieu hervorhob. Für die Klinik befürwortete Müller die freie Kost durchaus.

Bürger (1937) hob hervor, die Opposition, welche die Stolteschen Vorschläge bisher gefunden hätten, stütze sich in erster Linie auf „Katastrophen", die dadurch eingetreten wären, daß die „Insulinprothese" (Bürger) unbrauchbar geworden wäre. Dennoch zeige sich der Trend zur kohlenhydratreichen Kost, nachdem selbst Priesel (1935) für eine liberalere Kohlenhydratzufuhr plädiere und mit der Fanconi-Kost eine weitere kohlenhydratreiche Diät in die Diskussion gebracht worden sei. Bürger sah den von Stolte erzielten Fortschritt darin, daß bei einer besseren Ausnutzung des Insulins die Kohlenhydratbeschränkung zurückgenommen werden konnte und dem wachsenden Organismus das geeignete Substrat zur Verfügung gestellt werden konnte. Auch Müller (1937) und Fanconi (1937) sehen in der effektiveren Anwendung des Insulins beim kindlichen Diabetes das eigentliche Verdienst Stoltes.

Während Lichtenstein (1945, 1949) neu in Behandlung tretende Diabetiker mit normaler Krankenhauskost einstellte und sie dann auf die familienübliche Kost umstellte, wurde von Guest (1947) stets als erstes eine strenge Diät verordnet. Die Zusammenhänge zwischen Änderungen der Nahrungszufuhr einerseits und der Insulindosis andererseits waren dadurch vor der Umstellung auf die freie Kost hinlänglich bekannt. Ferner beobachtete Guest nach dieser Vorbehandlung konstantere Eßgewohnheiten. Schließlich konnten die Patienten die Reaktionen ihres Körpers auf eine eventuelle Insulinüberdosierung besser einschätzen. Zusätzlich forderte Guest zwei- bis dreimal im Jahr ein über sieben Tage geführtes Ernährungsprotokoll, das in der Klinik von einem „Diätspezialisten" überprüft wurde.

Die Kontrolle des Urins wurde von Guest wie auch von Lichtenstein analog zu Stolte zwei- bis dreimal täglich gefordert, wobei Lichtenstein durch den Gebrauch eines Depotinsulins (Hagedorn-Protamin-Insulin) mit nur einer Injektion täglich die Möglichkeit einer schnellen Reaktion auf starke Schwankungen der Zuckerausscheidung verwehrt war. Stolte war demgegenüber stets beim Altinsulin geblieben und konnte daher entsprechend schnell bei Veränderungen der Stoffwechsellage reagieren.

Eine Glykosurie von „einigen 10 Gramm" wurde toleriert, solange weniger als zehn Prozent der zugeführten Kohlenhydratmengen wieder ausgeschieden wurden. Die ständige Hyperglykämie wurde für unbedeutend und unschädlich erklärt. Viel gefährlicher sei das Auftreten einer Ketonurie bzw. einer Ketoazidose (Guest, Lichtenstein). Eine zehnjährige Verlaufsstudie an 169 diabetischen Kindern erbrachte Lichtenstein (1945) unter anderem einen Überblick über die tatsächlich zugeführte Kost bezüglich Kalorienausstattung und Nährstoffverteilung. Nach der ersten Phase des Heißhungers stabilisierte sich die Kalorienzufuhr:

    ca. 80–100 Kal./kg   unter 5 Lebensjahren
    ca. 60– 80 Kal./kg   zwischen 5. und 10. Lebensjahr
    ca. 40– 60 Kal./kg   zwischen 10. und 15. Lebensjahr

Die Kinder nahmen 6–7 g Kohlenhydrate pro Kilogramm Körpergewicht zu sich, Kinder unter 10 Jahren sogar bis zu 10 g/kg. Der Proteinanteil der Kost entsprach 2–

3 g/kg, der Fettanteil 2,5–3,5 g/kg. Die Kost enthielt demnach ca. 45–50% Kohlenhydrate und 20–30% Fett; für Lichtenstein eine ausgewogene Kost, die sich der Normalkost in wünschenswerter Weise annäherte. Im Vergleich mit kontrollierten bzw. quantitativ und qualitativ bemessenen Diäten fand Lichtenstein große Differenzen, allerdings in der Form, daß die freie Kost eher eine Mittelstellung einnahm. Die extremen Werte wurden durch bemessene Diät vorgegeben. Demnach mußte sich die Diskussion um die freie Kost in erster Linie um deren Wirkung auf den diabetischen Organismus über lange Zeit betreffen. „A priori ist es nicht sehr wahrscheinlich, daß die Behandlung mit freier Kost sich der diätetischen Behandlung als deutlich überlegen erweisen wird, was die Häufigkeit von Komplikationen betrifft" (Lichtenstein 1949).

Bei einer Häufigkeit von Spätkomplikationen von 92% nach 20jähriger Krankheitsdauer (White 1948; White u. Waskow 1948) bzw. 100% nach 25 Jahren (Dolger 1947) war die Gefahr einer Verschlechterung der Langzeitprognose durch freie Kost praktisch nicht gegeben. Demgemäß betonte Lichtenstein, nach 10jähriger Beobachtungszeit gebe es keine signifikanten Differenzen zwischen den Ergebnissen der beiden konkurrierenden Verfahren. Ähnlich war auch die Mortalitätsrate nach zehn Jahren verglichen mit den besten Ergebnissen der traditionellen Diäten. Allerdings sei eine 10jährige Beobachtungsperiode noch zu kurz, was später auch von Wilson, Root und Marble (1951a, b) hervorgehoben wurde.

Nachdem 1950 das Problem der vaskulären Schäden in den Vordergrund gerückt war, und die Schuld daran vielfach dem Verhalten der Patienten zugeschrieben wurde (Rosenbusch 1945; White u. Waskow 1948; Wilson et al. 1951a, b; Constam 1949; Keiding et al. 1952), legten Larsson, Lichtenstein und Ploman (1952) eine Studie über 15 Jahre vor, die diese These widerlegen sollte. Breiten Raum nahm hierin die Diskussion um die Vergleichbarkeit der Ergebnisse ein, da i. a. in den o. a. Untersuchungen „keine Diät ohne Kontrolle" der freien Kost gleichgesetzt wurde. Dieses verfälschende Vorgehen hatte schon Stolte (1937) seinen Kritikern vorgeworfen. Larsson und Mitarbeiter erkannten eine fehlende ärztliche Kontrolle bei Nichteinhaltung einer Diät nicht als „freie Kost" an. Die Ergebnisse von Larsson et al. hinsichtlich Mortalitätsrate, Vorkommen von Retinopathie, Nephropathie und arteriosklerotischen Veränderungen waren durchweg gleich gut oder besser als die Resultate von White, White und Waskow, Dolger und Wilson und Mitarbeiter. „Unsere Erfahrung mit dieser Gruppe diabetischer Kinder, die ohne Diätvorschriften behandelt wurden, und den Vergleichen, die zwischen dieser Gruppe und diätbehandelten Kollektiven angestellt wurden, führten uns zu dem Schluß, daß der Gebrauch kontrollierter Diäten die Patienten nicht mehr vor degenerativen vaskulären Komplikationen schützt als die Behandlung mit einer freien und normalen Kost, die mit einer adäquaten Insulintherapie und regelmäßiger Überwachung kombiniert ist" (Larsson et al. 1952).

Insgesamt hatte sich bis 1950 in der Pädiatrie die freie Kost durchgesetzt, obwohl sie ständig umstritten war wie kaum eine andere Behandlungsmethode bei Diabetes mellitus. In den 50er Jahren setzte schließlich eine Welle der Kritik ein, die zur Abkehr von der freien Kost führte. In den USA gingen die Impulse von Joslin und seinen Mitarbeitern aus, die aufgrund der über Jahrzehnte währenden Dokumentation Material über Langzeiterfolge bzw. -mißerfolge zusammenstellen konnten. Im deutschsprachigen Raum wandte sich v. a. Constam gegen die freie Kost. Schon 1949 glaubte Constam, die Prognose eines konsequent behandelten Zuckerkranken sei entschieden besser als die eines mit freier Kost behandelten Patienten, v. a. bei Jugendlichen: „Diabetestherapie ist eine Behandlung auf lange Sicht. Um optimale Resultate zu erzielen, sind exakte Diäten erforderlich und nötigenfalls auch richtige Insulindosierung notwendig. Zu hohe Insulindosierung kann sehr früh dauernde Schädigungen hervorrufen, zu geringe Insulindosierung ... zeitigt, wenn auch oft erst recht spät, nicht minder unangenehme Folgen." „Den Gegenbeweis, daß freie Kost ebenso gute Erfolge hat, haben wir ... in der Literatur nur einmal gefunden" (Constam u. Reich 1960). Gute Resultate bei freier Kost und schlechter Kontrolle seien wohl in Einzelfällen zu sehen; i. a. handele es sich dabei um Fälle mit auffallend geringer Neigung zur Progression oder um „Insulinvirtuosen" (Constam u. Reich), also um Patienten, die über alle Maßen gut mit der ständigen Insulin-Dosisanpassung zurechtkommen. Zahlreiche eigene Untersuchungen über lange Jahre führten Constam (1965, 1975) zu dem endgültigen Schluß, daß „freie Kost" gleichzusetzen sei mit schlechter Kontrolle und deshalb abzulehnen sei.

Irrtümlicherweise werden auch heute noch der freien Kost Beeinträchtigung des Blutzuckertagesprofils, größere Glykosurie und schlechtere Abstimmung von Nahrungszufuhr und Insulinsubstitution zugeschrieben (Jahnke 1971; Mehnert 1975; Hungerland u. Möllering 1975). „Bereits diese Gesichtspunkte stellen wichtige Gründe dar, die eine mehr oder weniger freie Kost beim kindlichen und jugendlichen Diabetiker ablehnen lassen. Hinzu kommen in Zusammenhang mit der Spätprognose folgende Erwägungen: Die freie Kost fördert zwangsläufig eine instabile Stoffwechsellage... Außerdem ist zu erwarten, daß mit freier Kost einer undisziplinierten Lebensweise des Diabetikers Vorschub geleistet wird. Erfahrungsgemäß muß man immer damit rechnen, daß Diätverordnungen nur zum Teil beachtet werden. Wenn man aber von vornherein dem Patienten nur minimale Beschränkungen der Kost auferlegt, kann man sicher sein, daß überhaupt keine Diät eingehalten wird... Die Vorstellung, daß man − nach der freien Kost im Kindesalter − dann im Erwachsenenalter mit der Diät beginnen sollte, ist absurd. Niemand kann im Ernst erwarten, daß Diabetiker, die zehn Jahre ihres Lebens keine Diät gehalten haben und darin ärztlicherseits auch noch bestärkt werden, nun plötzlich vom Wert einer Diabetesdiät zu überzeugen sind" (Mehnert 1975).

4.4 Die eiweißarme Früchte-Gemüse-Dauerkost (e.F.G.K.) nach Fanconi

Die Erkenntnis, daß der kindliche Diabetes mellitus hinsichtlich des Insulinbedarfes „den reinsten Typus der einseitigen Defektkrankheit darstellt" (Grote 1933b), setzte sich erst mit Einführung der sog. freien Diät oder freien Kost nach Stolte durch. Eine kohlenhydratreiche Kost führte unter der gleichen Überlegung Fanconi mit seiner sog. eiweißarmen Früchte-Gemüse-Dauerkost ein.

Den Arbeiten von Adlersberg und Porges gleichgerichtete Untersuchungen über den Hungerdiabetes (sog. Kohlenhydratmangelhyperglykämie und -glykosurie) weckten immer größere Zweifel, ob die extrem kohlenhydratarmen Diäten in der Behandlung des kindlichen Diabetes mellitus zweckmäßig seien: „Wenn das gesunde

Kind auf eine starke Kohlenhydratreduktion vorübergehend diabetisch wird, warum sollte eine solche beim Zuckerkranken gerade umgekehrt wirken?" (Fanconi 1931).

Aus diesem Grund kam Fanconi bei der Einstellung und Behandlung zuckerkranker Kinder im Zürcher Kinderspital zu immer größeren Kohlenhydratmengen, wobei anfangs von „großen" Mengen nur im Vergleich zur traditionellen Diät mit 30 g Kohlenhydraten pro Tag gesprochen werden kann.

In diesem Zusammenhang wurde auch mehrfach die kohlenhydrat- und eiweißarme Diät nach Adlersberg und Porges ausprobiert, die primär jedoch für erwachsene Diabetiker konzipiert gewesen war. Der Erfolg bei Kindern war wechselhaft, meistens jedoch schlecht. Eventuelle Erfolge wurden auf die starke Fettreduktion zurückgeführt; auf Dauer gab es allerdings fast immer einen erheblichen Verlust an Kohlenhydrattoleranz (Fanconi 1935).

Die eiweißarme Früchte-Gemüse-Dauerkost entstand nach positiven Erfahrungen in der Behandlung präkomatöser und komatöser Kinder mit Hafer- oder Obsttagen, wie sie von von Noorden und seinem Schüler Grote (1933a, b) empfohlen worden waren. Die endgültige Besserung wurde i. a. durch reichliche Gabe von Obstsaft und Obst bei gleichzeitiger Reduktion des animalischen Eiweißes erzielt; ein Verfahren, das demonstriert, in welchem Maße Fanconi noch den alten Diätvorschriften der Vorinsulinzeit folgte.

Die Kohlenhydrate wurden hauptsächlich in Form von Obst und Gemüse gegeben; niedermolekulare Zucker waren verboten. Zerealien waren anfangs untersagt, wurden im Laufe des Kostaufbaus in Form von Brot wieder gestattet. Angeblich sollte die Wirkung von Obst und Gemüse günstiger sein als die von Zerealien. Das Kohlenhydratminimum der Diät lag bei 100 g pro Tag (Fanconi 1935); in der Dauerkost wurden i. a. 120–200 g Kohlenhydrate verabreicht (Fanconi 1937). Der Kohlenhydratgehalt der Gemüse wurde allerdings (im Gegensatz zu den meisten anderen Diäten) mitgerechnet. Hinsichtlich des Eiweißgehaltes der Diät richtete sich Fanconi nach eigenen Untersuchungen der Zürcher Klinik (Feer 1929; Fanconi 1930), in der ein Eiweißminimum von zehn Prozent der Gesamtkalorienzufuhr angegeben wurde. Auch Frank (1933) hielt diesen Anteil für ausreichend. „Bis das Gespenst des chronischen Eiweißhungers endgültig verscheucht ist, wollen wir vorsichtshalber dem Diabetiker, nachdem er gut eingestellt ist, ein- bis zweimal pro Woche 30–100 g Kalbsleber, Fisch oder Fleisch bewilligen, eine Feiertagszugabe, die von den Kindern sehr geschätzt wird" (Fanconi 1935).

Die Ausstattung der Diät mit Fett richtete sich nach dem Stadium der Einstellung und nach der gewünschten Gesamtkalorienzufuhr. Anfangs wurden die Kinder völlig fettfrei ernährt; nach wenigen Tagen mußte Fett in steigenden Mengen zugeführt werden, damit die Kost kalorisch ausreichend war. Zwar sollte die Dauerkost möglichst knapp gehalten werden, aber Fanconi folgte weniger festen Richtwerten als vielmehr der Gewichtskurve und dem Hungergefühl der Kinder, wodurch teilweise bis zu 80 Kalorien pro 100 Kilogramm Körpergewicht aufgenommen wurden. Trotzdem beklagte Fanconi (1955), die Kinder hätten bei langfristiger Anwendung der e.F.G.K. schlecht ausgesehen und seien mager gewesen.

In den ersten Jahren kam Fanconi (1935) jedoch noch zu einer sehr positiven Beurteilung der von ihm vorgeschlagenen Kostform: „Die eiweißarme Früchte-Gemüse-Dauerkost (e.F.G.K.) bedeutet in der Behandlung sowohl der Früh- als auch der Spätfälle des Diabetes mellitus einen großen Fortschritt."

Speisezettel von Paul B., 14jährig:
2 Monate nach Ausbruch des Diabetes,
1 Monat nach dem Präkoma.

morgens:	150 g Milch ein Drittel von 100 g Rahm	oder 200 g Mandelmilch
	Kaffee	
	50 g Grahambrot	
9 Uhr:	Obst (100 g Apfelwert)	
mittags:	100 g Rohgemüse mit 10 g Öl	
	300 g Blattgemüse	
	ein Drittel von 100 g Rahm oder 10 g Speck	
	100 g Kartoffeln	
	1 Eigelb	
4 Uhr:	Obst (100 g Apfelwert)	
	20 g Nüsse	
abends:	300 g Blattgemüse	
	1 Eigelb	
	ein Drittel von 100 g Rahm oder 10 g Speck	
	Obst (100 g Apfelwert)	

Im ganzen Tag 100 g Butter.

Eiweiß	Fett	Kohlehydrat	Kalorien
34.0	136,5	115,5	1915
(animalisch 14,5)			

Am Donnerstag statt 1 Eigelb und 100 g Kartoffeln 50 g Leber.
Am Sonntag statt 1 Eigelb und 100 g Kartoffeln 100 g weißes Fleisch.

Abb. 27. Die eiweißarme Früchte-Gemüse-Dauerkost (Fanconi 1935)

Im Vergleich zur freien Kost nach Stolte wird offensichtlich, daß die e.F.G.K. eine überaus unphysiologische Diät war. Nach zwei bis drei ausschließlichen Obsttagen (400–600 g Apfelwert) wurden gedämpfte Gemüse, mit Butter und Öl zubereitet, gereicht. Nach weiteren Tagen wurden ein bis zwei Eigelb, 100–400 g Mandelmilch oder 30–100 g Rahm hinzugefügt, später noch 10–50 g Mandeln oder Nüsse und 5–10 g Speck. Die Kohlenhydratgabe wurde ergänzt durch 30–100 g Kartoffeln und 20–50 g Vollkornbrot. Die Kohlenhydrate wurden nach einer stark vereinfachten Äquivalenttabelle ausgetauscht, die statt des üblichen Brotwertes einen „Apfelwert" als Einheit führte (100 g Apfel entsprechen x g anderem Obst). Zusätzlich zur oben beschriebenen Kost gab es ein- bis zweimal wöchentlich eine Eiweißzulage.

Insulin wurde gegeben, sobald die Kohlenhydrattoleranz 100 g Kohlenhydrat unterschritt; damit stellte Fanconi die Indikation zur Insulinsubstitution strenger als fast alle anderen Pädiater, die nach einer Umfrage von Bürger (1937) eine ständige exogene Insulinzufuhr bei jedem diabetischen Kind für erforderlich hielten.

Im Jahre 1948 mußten Fanconi, Botsztejn und Kousmine im Rahmen einer Nachuntersuchung der mit der e.F.G.K. behandelten jugendlichen Diabetiker feststellen, daß unter der Insulintherapie das Leben des diabetischen Kindes zwar um Jahrzehnte verlängert werden konnte, aber daß sich zugleich zwangsläufig eine tödliche

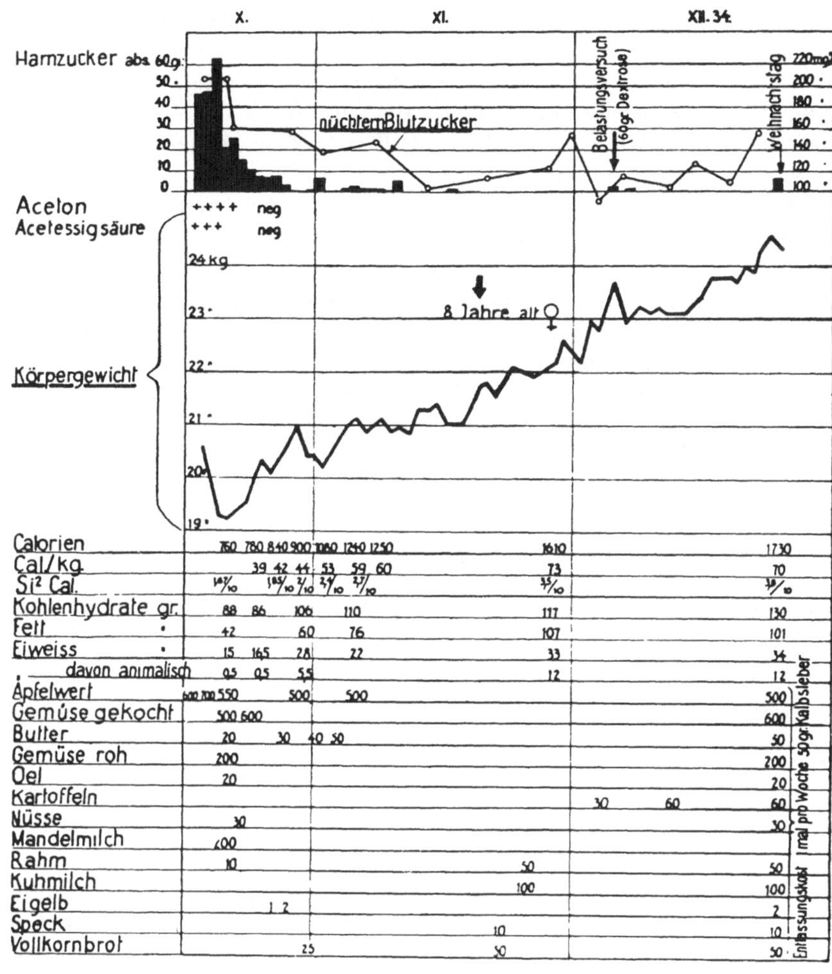

Kurve 1.

Abb. 28. Behandlung eines diabetischen Kindes mit e.F.G.K. über 3 Monate (Oktober, November, Dezember 1934): Kalorien in absoluten Zahlen, bezogen auf das Kilogramm Körpergewicht und das Sitzhöhenquadrat, und die Analyse der Diät sind in Relation zur Urinzuckerausscheidung, dem Nüchternblutzucker, der Ketonurie und dem Körpergewicht aufgetragen (Fanconi 1935)

diabetische Nephropathie einstellte. 16 Jahre nach Beginn der Therapie mit der e.F.G.K. war kein Patient mehr frei von Symptomen der Nephropathie, nach 21 Jahren waren alle Patienten tot. Fanconi und Mitarbeiter mußten jedoch feststellen, daß ihre Statistik hinsichtlich der Langzeitprognose unvergleichlich schlechter war als die anderer Autoren (Joslin und White 1946). „Unsere deprimierende Erfahrung steht im Widerspruch zu den Angaben anderer Autoren, die über ein viel größeres Krankengut verfügen als wir."

Die Vermutung lag nahe, daß ein Zusammenhang zwischen der Art der Behandlung und der Langzeitprognose bestehen mußte. „Wir vermuten, daß die von

Fanconi 1934 eingeführte, eiweißarme Früchte-Gemüse-Dauerkost, die auf die momentane Stoffwechsellage ausgezeichnet wirkt, auf die Dauer wegen ihrer Eiweißarmut und ihres Fettreichtums die Nephropathie begünstigt."

Infolgedessen verordnete Fanconi seit 1948 die freie Kost im Sinne Stoltes und Lichtensteins und widerrief — ein seltener Fall in der Geschichte der Diabetesdiät — die von ihm begründete e.F.G.K.

Zusammenfassend muß die sog. eiweißarme Früchte-Gemüse-Dauerkost als Versuch gewertet werden, die diätetische Behandlung des zuckerkranken Kindes den Möglichkeiten der Insulinierung anzupassen und die verschiedenen Nachteile der traditionellen Diät zu vermeiden. Sie trat damit in Konkurrenz zu der freien Kost, ohne jemals auch nur annähernd deren Bedeutung zu finden oder auch nur auf nennenswerte Beachtung zu treffen. Die freie Kost schien den Traum aller Diabetestherapeuten zu verwirklichen, die ungeliebte, weil meist strenge Diät zu verlassen, während die e.F.G.K. als Alternative wiederum nur eine völlig unphysiologische Kost anbot (Hungerland u. Möllering 1975).

4.5 Die sog. freie oder liberale Diät für adulte Diabetiker

In Deutschland wurde eine sogenannte „freie Diät" oder auch „freigewählte Kost" erstmals 1931 von Stolte für diabetische Kinder (und später auch für Erwachsene) vorgeschlagen. 1932 wurden von Kestermann erste Ergebnisse einer freigewählten Kost bei Erwachsenen veröffentlicht. Dic frcic Kost trat in direkte Konkurrenz zu der gleichzeitig von Bertram (1932 und 1934) vorgeschlagenen liberalen Kostform der „neuen Schule".

4.5.1 Versuche mit freigewählter Kost in Deutschland

Kestermann (1932) gewährte die freie Kost nicht als Dauerkost, sondern als periodisch anzuwendendes Einschiebsel in die „normale" Diabetesdiät (4–10 Wochen). Die Indikation sollte auf „geeignete Sonderfälle" wie komplizierende Sekundärerkrankungen, akute und fieberhafte Infekte und Patienten, die mit strenger Kost und Insulin nicht eingestellt werden konnten (Kestermann 1936), beschränkt bleiben. Nach anfänglich abundantem Kohlenhydratgenuß stabilisierte sich die tägliche Kohlenhydratmenge fast immer bei 300–400 g. Der Gesamtkalorienbedarf wurde zu etwa 60 Prozent durch Kohlenhydrate gedeckt. Zur Einstellung der Kranken benötigte Kestermann relativ hohe Insulindosen (90–150 E., in Einzelfällen bis zu 300 E.).

Kestermann beklagte, daß bei der Einstellung auf Aglykosurie der Patient stets in der Gefahr war, in eine Hypoglykämie zu geraten; wegen dieses sehr geringen Spielraumes wollte Kestermann die freie Kost nur unter klinischen Bedingungen anwenden.

Ercklentz (1935) berichtete über die Erprobung der freien Kost nach Stolte bei Erwachsenen in einer modifizierten Form. Er sah bei etwa 100 Patienten gleichartige Erfolge im Hinblick auf das Allgemeinbefinden der Patienten. Ein Versagen der freien Kost konnte er nicht beobachten; dennoch hielt er für ältere Patienten die strengere konventionelle Diät für geeigneter. Wie Kestermann beschrieb auch Ercklentz eine Stabilisierung des täglichen Kohlenhydratverzehrs nach dem Stillen des „Heißhungers auf Kohlenhydrate". Seine Patienten sollen schließlich nur noch 150–200 g Kohlenhydrate zu sich genommen haben. Da im Gegensatz zur Stolte-Kost die Eiweiß- und Fettmengen von vornherein limitiert waren, folgte Ercklentz in der Dauerkost der „neuen Schule", zumal er im Gegensatz zu Kestermann Hyperglykämie und Glykosurie tolerierte.

Ercklentz hielt die freie Kost auch für geeignet, bei ambulanten Patienten angewendet zu werden, sofern die ärztliche Aufsicht gewährleistet war.

Mit dem Vorgehen Ercklentz' wird die Analogie zu Vertretern der neuen Schule deutlich, da Ercklentz nach demselben Muster wie Brentano vorging. Analog zur intermittierenden Insulinbehandlung („Insulinkur" n. Brentano) kam die freie Kost beim Erwachsenen intermittierend zur Anwendung.

Schon bald stieß die freie Kost auf allgemeine Ablehnung: „Die Ausnutzung des steigenden Glukoseäquivalentes bei vergrößerter Zuckerzufuhr erscheint zwar verlockend, aber gegenüber der Allgemeingültigkeit der günstigen Erfahrungen der Autoren bei schweren Diabetikern haben wir Zweifel" (Grote 1933a). Grote beklagte den *Verlust der Kontrolle des Arztes über den Diabetiker;* die großen Insulinmengen führten seines Erachtens mit Sicherheit immer wieder zu stärkeren Hypoglykämien. Ferner bestehe die Gefahr der überkalorischen Ernährung. Bertram (1937) bemängelte in erster Linie, daß bei einem derartigen Vorgehen die Indikation zur Insulinsubstitution nicht streng genug gestellt wurde; die Gefahr der Insulinüberdosierung und der nachfolgenden hypoglykämischen Reaktionen wurde in späteren Jahren betont (Bertram 1949a,b; 1951).

Auch Gutzeit (1944), selbst Verfechter einer kohlenhydratreichen Kost, kritisierte die Anwendung der freien Kost beim Erwachsenen. Während nämlich die freigewählte Kost beim diabetischen Kind tatsächlich kohlenhydratreich sei, wählten Erwachsene im allgemeinen eine fett- und eiweißreiche Kost. Diese Aussage fand zumindest teilweise eine Bestätigung bei Forsyth et al. (1951), die die freie Kost bei solchen Patienten abbrechen mußten, bei denen anamnestisch Fettsucht nachzuweisen war, weil diese unter freier Kost stets eine fettreiche, überkalorische Kost wählten. Kötschau (1942) brachte in Deutschland die freie Kost erstmals mit den degenerativen Gefäßerkrankungen in Verbindung. Dem Gedanken Kötschaus, es käme eben doch auf die Zusammensetzung der Nahrung an, folgte auch Steigerwald (1946), für den sich sowohl aus den Überlegungen der alten Schule als auch aus denen der neuen Schule eine feste Nährstoffrelation anbot, die nur hinsichtlich der Kohlenhydrat-Fett-Relation umstritten war. Demzufolge wurde jede andere Kostform, insbesondere eine freigewählte Kost, die möglicherweise diesem Kostgerüst nicht entsprach, strikt abgelehnt.

4.5.2 Freie Kost als Dauerkost

Konnte sich in Deutschland die freie Kost für Typ II-Diabetiker aufgrund ihrer Konkurrenz zur schon relativ liberalen Kostform der sog. neuen Schule (siehe Kapitel 4.6) nicht durchsetzen, so fand sie in der englischsprachigen Welt, vor allem in den Vereinigten Staaten, eine größere Zustimmung.

In den USA waren die Ablehnung bestehender Kostformen (Diäten nach Allen, Newburgh und Marsh) – und vielleicht auch eine gewisse Gleichgültigkeit gegenüber der Notwendigkeit diätetischer Maßnahmen − der Boden für eine liberalere Diabetesdiät. Grafe (1955) gibt eine Umfrage der American Diabetes Association aus dem Jahre 1942 an, nach der nur 54% der befragten Ärzte Aglykosurie forderten, während 22% eine leichte Glykosurie gestatten und 24% diese Frage nach Lage des Einzelfalles entscheiden wollten. Zu dieser Zeit gab es in Deutschland eine heftige Kontroverse um die Notwendigkeit der Einstellung eines Patienten auf Glykosuriefreiheit (Bürger 1937; Grafe 1937a; Bertram 1934 u. 1937; Brentano 1935).

Die Entwicklung neuer, liberalerer Diätformen wurde außerdem begünstigt durch die Weiterentwicklung der Insulinpräparate. Seit 1923 hatte man ausschließlich Normalinsulin (regular insulin) verwendet. Normalinsulin besitzt eine Wirkungsdauer von sechs bis acht Stunden; das Wirkungsmaximum wird nach ein bis zwei Stunden erreicht. Bei insulinpflichtigen Diabetikern waren drei Injektionen pro Tag erforderlich; bei extrem hohen morgendlichen Nüchternblutzuckerwerten wurde sogar eine vierte Injektion in der Nacht gefordert (Bertram 1947).

Diätetische Maßnahmen mußten sich hinsichtlich des Zeitpunktes der Nahrungsaufnahme und der Verteilung der Kohlenhydrate nach dem Zeitpunkt und der Größe der Dosis der Injektion richten. Die Höhe der Tagesdosis lag i. a. zwischen 20 und 50 Einheiten.

Seit der Einführung des Insulins galt die Forschung der Entwicklung von Insulinen mit verlängerter Wirkung, um die Zahl der täglichen Injektionen vermindern zu können. Die Entwicklung eines brauchbaren Depot-Insulins gelang Hagedorn und Mitarbeitern 1936. Sie konnten durch Zusatz von Protamin die Resorption des Insulins verzögern. Scott konnte durch Zusatz von Zink die Wirkung und vor allem die Haltbarkeit der Depot-Insuline deutlich verbessern. Das Protamin-Zink-Insulin (PZI) war in den 40er Jahren das meistverwendete Depot-Insulin. Neben der verlängerten Wirkungsdauer ergab sich jedoch auch ein verzögerter Wirkungseintritt. PZI wirkt 22 bis 26 Stunden; das Wirkungsmaximum tritt fünf bis acht Stunden nach der Injektion auf. Später wurden auch sog. Intermediär-Insuline entwickelt, deren Wirkungsdauer etwa 12 bis 16 Stunden beträgt bei einer maximalen Wirkung drei bis sechs Stunden nach der Injektion.

Vorteile der Verwendung von Depot-Insulin waren die Herabsetzung der Zahl der Injektionen und gelegentlich die Einsparung von Insulin. Man glaubte ferner, ein gleichmäßigeres Blutzuckerniveau und eine erhebliche Erleichterung der Diät im Hinblick auf die Verteilung der Kohlenhydrate erzielen zu können.

Die Verwendung derartiger Insulinpräparate mußte notwendigerweise eine Neuorientierung der diätetischen Therapie gemäß der Wahl des jeweiligen Insulinpräparates zur Folge haben. Die Diät mußte sich den unterschiedlichen Charakteristika der Insulinpräparate anpassen und wurde damit immer mehr zu einem Adjuvans der Insulintherapie, die bei Typ I-Diabetikern die Behandlung dominierte. Eine Unterteilung in Typ I (absoluter Insulinmangel-Diabetes) und Typ II (relativer Insulinmangel-Diabetes) fehlte um diese Zeit noch vollständig. Stolte hatte nur Typ I-Diabetiker (Kinder) behandelt; bei sämtlichen Verfechtern der freien Kost für Erwachsene vermißt man aber die Differenzierung der Diät für insulinpflichtige und nicht insulinpflichtige Diabetiker.

Tolstoi (1950) definierte die freie Kost als eine Kost, die weder abgewogen noch abgemessen ist. Die übliche Wahl der Nahrung bezüglich Art und Menge der einzelnen Nahrungsmittel sollte nicht eingeschränkt werden. Tolstoi legte großes Gewicht auf die Feststellung, die Nahrung des Diabetikers dürfe sich nicht von derjenigen der Familie und sogar der gesamten Gesellschaft unterscheiden. Überfütterung und übermäßiges Süßen von Speisen sollten ausdrücklich vermieden werden. „Bestimmte Beobachtungen bei der Behandlung von Diabetikern mit Protamin-Insulin, ferner experimentelle Untersuchungen und schließlich ein Studium der verfügbaren Literatur führten uns zu dem Schluß, daß es keinen Anhaltspunkt für die Schädlichkeit einer Hyperglykämie und Glykosurie ... gab" (Tolstoi 1950).

„Certain observations, while treating patients with protamine insulin, then experiments, and finally a study of the available data in the literature led us to the conclusion that there was no evidence that a hyperglycemia or a glycosuria in a diabetic patient, treated with protamine insulin or a mixture of protamine and regular insulin, was deleterious... It seemed logical and certainly more practical to permit the patient a normal dietary and enough protamine insulin or a mixture of insulin ... to keep him feeling well and free from all symptoms of diabetes. The glycosuria was disregarded" (Tolstoi 1950).

„If adequate protection can be furnished, such a regimen should be beneficial to patients. If it cannot, the procedure should be condamned regardless of the patient's adverse reaction to dieting" (John 1948).

Dementsprechend sahen Tolstoi und Mitarbeiter keine Veranlassung, Hyperglykämie und Glykosurie zu vermeiden. Unter dieser Voraussetzung fand Tolstoi: „Es erschien logisch und sicherlich praktischer, dem Patienten Normalkost und soviel Protamin-Insulin oder eine Insulin-Mischung (Altinsulin und Protamin-Zink-Insulin) zu gewähren, daß das Wohlbefinden und die Freiheit von diabetischen Symptomen gewährleistet war. Die Glykosurie wurde vernachlässigt." Neben der Überzeugung, neue Kriterien zur Einstellung des Diabetes verwenden zu dürfen (Tolstoi et al. 1942; Tolstoi 1950), führten praktische Erfahrungen mit PZI auf diesen Irrweg. Die verzögert einsetzende Wirkung des PZI führte zwangsläufig zu einer Hyperglykämie nach dem Frühstück, solange das PZI der herkömmlichen Methode entsprechend vor dem Frühstück injiziert wurde. Die postprandiale Hyperglykämie wurde von Tolstoi nicht etwa beseitigt, sondern zur Grundlage der Behandlung gemacht, indem dieses Phänomen als unabänderliche Folge der Verwendung von PZI hingenommen wurde.

Tolstoi bestand auf dem Festhalten an einer einzigen, morgendlichen Insulininjektion. Allerdings mußte er beim Auftreten diabetischer Symptome infolge der morgendlichen Hyperglykämie häufiger zu einer Mischung von PZI und Normalinsulin greifen, die er jedoch nicht so dosierte, daß eine Einstellung auf Normoglykämie zustande gekommen wäre. Die Einstellung erfolgte dergestalt, daß allein auf die Freiheit von diabetischen Symptomen und die Vermeidung hypoglykämischer Zwischenfälle geachtet wurde. Ferner wurde die Gewichtskonstanz der Patienten als Parameter für eine ausreichende Kontrolle des Diabetes angesehen. Bei Einhaltung dieser Anforderungen bei freier Kost sprach Tolstoi vom „optimalen Niveau" der Einstellung. In einer 10jährigen Studie stellte Tolstoi (1950) einen Vergleich zwischen zwei Patientenkollektiven vor, von denen eines (28 Patienten) mehr als 10 Jahre mit freier Kost behandelt wurde, das andere (20 Patienten) weniger als 10 Jahre. Eine Kontrollgruppe von Diabetikern, die im gleichen Zeitraum nach dem herkömmlichen Diätplan behandelt wurden, gab es nicht. Parameter für degenera-

Tabelle 56. Behandlung erwachsener Diabetiker mit freier Kost nach mehr als 10jähriger Dauer der Krankheit: Untersuchung auf diabetische Spätkomplikationen anhand der Parameter Albuminurie, Retinopathie und Hypertonie (Tolstoi 1950)

TABLE 1.—*Patients with Diabetes of Over Ten Years' Duration*

Age	Dura-tion diabe-tes, years	Psnl. care, years	Dura-tion of glyco-suria, years	Insulin dosage		Albumin	Retin-opathies	Hyper-tension	Weight	
				Then	Present				Beg.	Now
22	10	2	10	P40+R30	R40+P20	V.F.T.	0	122/80	112	131
28	18	2	18	P60+R20	R46+P23	V.F.T.	1+	110/70	160	178½
38	14	12	12	P20+R15	R25+P12	0	0	110/70	111	133
28	19	2	19	R40+P20	R36+P18	0	0	120/80	162	165
47	12	7	12	P40	P35	0	0	110/70	126	138
25	15	6	15	P50	P30+R30	V.F.T.	0	120/88	114	114
23	18	1	?	P54+R7	R30+P15	0	0	118/80	130	140½
29	23	2	22	30–0–30	R32+P14	V.F.T.	0	120/70	132	130
29	24	3	?	P65	P45	0	0	110/70	143	138
21	12	4	12	P55	R50+P25	4+	4+	110/70	134½	139
40	24	10	15	P30+R18	R28+P14	V.F.T.	2+	120/80	158	178
34	10	4	5	P25–30	P40	0	0	110/70	144½	148
42	10	4	10	P45	P40	0	0	110/70	126	134½
39	14	10	10	P35	R20+P20	V.F.T.	0	120/80	133	134
30	19	6	10	P85	R60+P30	0	0	110/70	164	175
25*	10	10	10	P60	R30+P15	V.F.T.	1+	120/70	106	130
46	19	5	19	P50+10	R40+P20	0	0	90/60	161	158½
47	12	12	12	P25	P30+R5	0	0	140/84 120/74	117	120
38	12	10	10	P40	P40	0	2+	114/68	162	168
23	10	6	6	P40	P40	0	0	90/60	131	127†
31	13	13	13	P50	P40	0	0	?	144	147
28	14	2	10	P70	R40+P20	0	0	110/70	134	138
19	8	8	8	P50	P60	0	0	80/60	81	132
24	8	3	6	P40+R40	R50+P50	0	cataracts	110/70	136	136
40	29	10	10	20–0–15	R35+15	V.F.T.	2+	110/70	133	144
43	8	7	7	40–0–15	R40+P20	4+	4+	140/80	149	154
33	10	3	10	P30	P35	0	0	90/60	117	129
25	9	9	9	P45	P40	0	cataracts snow	100/60	99	106

tive Veränderungen waren Blutdruck, Albuminurie und ophthalmologische Läsionen. In der ersten Gruppe (mehr als 10 Jahre mit freier Kost behandelt) zeigten 7 Patienten eine Retinopathie, 8 Patienten eine „geringe" Albuminurie, also insgesamt etwa 25 Prozent des Patientenkollektivs zeigten Veränderungen im Sinne einer Mikroangiopathie.

In der zweiten Gruppe (weniger als 10 Jahre mit freier Kost behandelt) wies nur 1 Patient Veränderungen am Augenhintergrund auf, 3 Patienten zeigten wiederum eine „geringe" Albuminurie. Kein Patient litt an Hypertonie. Eine Untersuchung zwischen spezifischer diabetischer und nicht diabetischer Angiopathie wurde zu dieser Zeit noch nicht vorgenommen. Akute Dekompensationen des Stoffwechsels wurden durch Insulin verhindert. Eine Schädigung der Inselzellen durch permanente Hyperglykämie, die tierexperimentell von Dohan und Lukens (1947) nachgewiesen worden waren, hielt Tolstoi nicht für möglich. Er verwies darauf, daß 1950 nur bei 25% aller sezierten Diabetiker pathomorphologische Befunde des Inselapparates zu erheben seien.

178

TABLE 2.—*Patients with Diabetes of Less than Ten Years' Duration*

Age	Dura-tion diabe-tes, years	Dur. of glyco-suria, years	Psnl. care, years	Insulin		Complications			Weight	
				Then	Now	Albumin	Ret-nops.	Hyper.	Beg.	Now
23	8	8	8	P50	R40+P20	3+	2+	100/60	146	153
32	8	8	7	P40	R35+P35	0	0	100/60	123	133
39	5	5	5	P15	R24+P12	0	0	100/70	138	147
45	10	5	5	P15	R30+P26	0	0	90/60	140	147
28	5	5	5	P40	P40	0	0	100/60	160	164
31	5	5	5	P30	R25+P25	1+	0	110/60	107	118
18½	6	6	6	P25+R12	R44+P22	0	0	90/70	99	124
37	4	4	4	P15	P15	0	0	110/70	154	158½
20	6	6	3	P46+R23	R40+P20	0	0	110/64	121	124
32	7	3	3	P32+R25	R40+P20	0	0	100/60	163	162
15	5	5	5	P20+R20	R60+P30	0	0	118/80	77	132
9	5	5	3	P18	P25	0	0	80/50	50	60
19	5	5	5	P25	R44+P22	0	0	100/60	101	145
40	4	4	4	P15	P30	0	0	100/60	123	132
26	8	8	6	P60	R48+P24	1 to 3+	0	108/70	142	156
29	7	3	3	P40	P45	0	0	110/70	169	174
9	3	3	3	P20	R28+P14	0	0	70/50	42	59
30	6	3	3	P30	P60	0	0	110/70	128½	141
20	8	8	8	P15	R35+P17	0	0	90/54	81½	130
4	3	3	3	P10	P20	0	0	?	27	50

Eine Schädigung in Form einer Progression des Diabetes mellitus hätte sich seines Erachtens in Form eines stetig steigenden Insulinbedarfs äußern müssen; dies sei im Rahmen seiner Studie über Jahre jedoch nicht der Fall gewesen. Hier bleibt natürlich die Frage nach dem Bewertungsmaßstab offen, da Tolstoi ja nicht auf einen fest definierten Zustand wie Aglykosurie einstellte, sondern relativ ungenau definierte Kriterien zur Diabeteseinstellung heranzog. Als maßgeblichen Faktor für das

Auftreten vaskulärer Läsionen sah Tolstoi allein die Dauer des Diabetes an, nicht aber die Qualität der Einstellung. Hier bezog sich Tolstoi auf die Untersuchungen von White und Waskow (1948), denen zufolge nach 20jähriger Dauer des Diabetes bei Behandlung mit einer herkömmlichen Diät 92% aller Diabetiker Gefäßveränderungen aufwiesen. „Unter solchen Umständen ist es nur logisch zu fragen, ob es eine Rechtfertigung für ein Regime gibt, das den Patienten mit zahlreichen diätetischen Vorschriften belastet, mit häufigen Urinanalysen und Blutuntersuchungen. Eine klinische 10-Jahres-Studie hat mich davon überzeugt, daß das Leben für den Patienten viel einfacher ist, daß er nicht von anderen Menschen abgesondert wird und daß seine Zukunft im Hinblick auf vaskuläre Störungen sicherlich nicht schlechter sein wird als unter vermeintlich idealen Bedingungen des chemischen Verfahrens." Der Begriff „chemisches Verfahren" stand bei Tolstoi für die Einstellung auf Normoglykämie.

Selbst unter den Anhängern dieser Art der freien Kost in den USA waren Tolstois Kriterien der Diabeteseinstellung umstritten. John sah in den Versuchen mit freier Kost „das zur gewöhnlich geübten Praxis entgegengesetzte Extrem". Zwar konzedierte er, die Patienten fänden nach kurzer Zeit extremen Nahrungsgenusses zu relativ stabilen Eßgewohnheiten zurück, befand aber: „Der Schwachpunkt des Verfahrens war, daß man nicht auf guter therapeutischer Überwachung der Patienten bezüglich der Hyperglykämie bestanden hat mit entsprechender Anpassung der Insulindosis" (John 1948). Die exzessive Hyperglykämie würde nur deshalb toleriert, weil man annehme, eine exakte Anpassung sei nicht möglich. Zu Tolstois Überzeugung, die permanente Hyperglykämie sei unschädlich, verwies John auf langfristigere Untersuchungen, die erst nach einigen Jahrzehnten Klarheit über die Auswirkungen bringen könnten. „Wenn eine adäquate Insulinsubstitution gewährleistet werden kann, sollte ein solches Vorgehen günstig für die Patienten sein. Wenn nicht, sollte das Verfahren verdammt werden ohne Rücksicht auf den Widerwillen des Patienten gegen die Diät."

Dieser Widerwille gegen eine reglementierte Kost spielte in Johns Begründung einer freien Kost, die er selbst „liberale Diät" nannte, eine zentrale Rolle. Zunächst sei schon die Verteilung der täglichen Nahrungsmenge in drei gleiche Teile als Anpassung an die Insulinsubstitution (drei Injektionen pro Tag) unphysiologisch und damit belastend für den Patienten. Solch eine drastische Veränderung der diätetischen Gewohnheiten der Patienten sei unnötig, zumal die Entwicklung von Depotinsulinen mit verzögertem Wirkungseintritt die Einnahme eines *leichten* Frühstücks (im Gegensatz zur üblichen Methode) ermöglichten — und damit eine Anpassung an die Eßgewohnheiten gesunder Menschen. „Der Punkt, den ich herausheben möchte, ist, daß die Erfahrung uns gelehrt hat, daß das Einbinden eines Diabetikers in ein künstliches und unangenehmes Verfahren der Quadratur des Kreises gleicht und eine wenig gefühlvolle Maßnahme ist. Je mehr wir den Patienten seinen normalen Lebensgewohnheiten überlassen, um so leichter hält sich der Patient an das Verfahren und desto kooperativer ist er."

John bezog sich auf Untersuchungen des Physiologischen Institutes der Universität Minnesota, bei denen die psychischen Veränderungen von Probanden als Reaktion auf eine Diät studiert wurden. Man beobachtete schwerste psychische Veränderungen durch den Diätzwang.

Die rein begriffsmäßige Abgrenzung der sog. „liberalen Diät" von John gegenüber der sog. „freien Kost" nach Tolstoi ist neben den Kriterien für die Einstellung
des Diabetes auch durch die diätetischen Einschränkungen gerechtfertigt. Die freigewählte Kost nach John war wie die meisten anderen Kostformen dieser Art nicht
absolut frei (Constam 1949), da Zucker, Gebäck und Limonaden verboten waren,
die Menge des Brotes auf maximal zwei Scheiben pro Mahlzeit begrenzt war und
auch der Austausch des Brotes gegen andere Kohlenhydratträger eingeschränkt war.
Das Körpergewicht sollte normal sein. John bemerkte, daß bei Beachtung dieser
Anweisungen durchschnittlich eine Kost von 200 g Kohlenhydraten, 100 g Fett und
100 g Eiweiß mit insgesamt 2100 Kalorien resultierte, eine Kost, die annähernd der
Normalkost des Nichtdiabetikers entspräche.

Die Einstellung der Diabetiker nahm John unter ambulanter Behandlung vor.
Zunächst wurde dreimal täglich vor den Mahlzeiten der Blutzucker bestimmt.

Die Freiheit von der „diätetischen Zwangsjacke" (John) wurde hoch bewertet.
Fortschrittliche Vertreter reglementierter Diäten wie Joslin behaupteten, das gleiche
Ziel anzustreben: „Die Diabetesdiät ist viel einfacher als allgemein angenommen
und gelehrt wird. Es sollte eine positive und nicht eine negative Diät sein. Man sagt
dem Patienten, was er essen *darf,* statt ihm zu sagen, was er meiden sollte. Der oberste Grundsatz ist das Vermeiden einer Überfütterung" (Joslin 1952).

4.5.3 Erfahrungen mit freigewählter Kost

Forsyth, Kinnear und Dunlop veröffentlichten 1951 eine 5-Jahres-Studie über
ihre Erfahrungen mit freier Kost. 50 Patienten, die seit ihrer Entdeckung des Diabetes mit freier Kost behandelt wurden, wurden einer Vergleichsgruppe von 40 Patienten gegenübergestellt, die zuverlässig die auferlegten Diätvorschriften einer „geplanten" Diät einhielten. Die freie Kost gestattete freie Wahl der Nahrungsmittel, nur
Zucker und Süßigkeiten waren verboten. Extrem wechselnder Kohlenhydratgehalt
der Kost sollte vermieden werden, da möglichst Hypoglykämien vermieden werden
sollten. Ziel waren Gewichtskonstanz und Azidosefreiheit − die Zielsetzung ähnelt
derjenigen der 10-Jahres-Studie von Tolstoi. Die Gewichtskonstanz wurde weitgehend aufrechterhalten; nur solche Patienten, die vorher adipös waren, tendierten
unter freier Kost wieder zur Fettsucht. Vier Patienten mußten aus diesem Grund auf
kontrollierte Diät umgestellt werden. Die Glykosurie betrug 50–75 g täglich, die
Hyperglykämie 300–400 mg/100 ml, aber auch bei der Kontrollgruppe traten schon
präprandiale Werte von 200 mg/100 ml auf, was die Problematik einer exakten Einstellung auf Normoglykämie aufzeigte. 7 Typ I-Diabetiker wurden im Laufe der
Studie auf kontrollierte Diät umgestellt, weil sie mehr als 80 E. Insulin pro Tag
benötigten und die Gefahr hypoglykämischer Reaktionen zu groß wurde.

Diabetische Spätschäden konnten die Autoren nicht feststellen, verwiesen aber
auf den zu kurzen Beobachtungszeitraum. Hinsichtlich anderer typischer diabetischer Symptome konnten keine Unterschiede zur Kontrollgruppe festgestellt
werden, so daß die Autoren die „freie Kost" als universell anwendbare Kostform
empfahlen, sofern adipöse und heranwachsende Diabetiker ausgeschlossen wurden.

Nur drei Jahre später mußte Dunlop (1954) jedoch zugeben, daß die freie Kost
nicht zur Behandlung adulter Diabetiker geeignet ist:

„Glücklicherweise betonten wir die Tatsache, daß fünf Jahre eine zu kurze Zeit für Schlußfolgerungen über die Qualität des Verfahrens sind. Denn die Ergebnisse dieser Patientengruppe waren während der folgenden vier Jahre katastrophal... Keine Gruppe von 50 Diabetikern, die mit kontrollierter Diät behandelt werden, wie immer sie auch gewählt sein mag, hat in einem vergleichbaren Zeitraum so ungünstige Ergebnisse gezeigt."

Hatten um die Mitte der 40er Jahre die meisten Autoren das Auftreten der degenerativen vaskulären Läsionen als Folge der Dauer der Stoffwechselstörung gesehen (Lichtenstein 1949; Dolger 1947; Mirsky 1946; in Deutschland Bertram 1937 u. 1949; Katsch 1950 u. a.), so mehrten sich zu Beginn der 50er Jahre die Stimmen, die einen Zusammenhang zwischen der Qualität der Einstellung und dem Auftreten der Spätkomplikationen sahen. Der Feststellung Mirskys und Tolstois, es sei gleichgültig, wie der Diabetiker behandelt werde, da er letzten Endes doch seine Gefäßveränderungen erwerbe, wenn er nur alt genug werde, hielten in den USA vor allem Joslin und seine Schüler entgegen, die Kontrolle des Diabetes entscheide über das weitere Schicksal der Patienten. In Deutschland traten in erster Linie Grafe und Constam für eine gute Blutzuckereinstellung ein. Renold und Marble (1949) wiesen darauf hin, die Stoffwechselkontrolle zu intensivieren, auch wenn White und Waskow (1948) bei 92% aller Diabetiker 20 Jahre nach der Manifestation degenerative Veränderungen gefunden hatten. Ausgedehnte statistische Untersuchungen am Patientengut der Joslin-Klinik veröffentlichten Wilson, Root und Marble (1951a,b). In einer Studie an 300 meist jugendlichen Diabetikern konnte eine Korrelation zwischen dem Grad der Stoffwechselkontrolle und dem Auftreten bzw. der Schwere der Gefäßschäden nachgewiesen werden (Wilson et al. 1951a). In einer weiteren Studie wurden diese Patienten in drei Gruppen aufgeteilt, welche die Qualität der Behandlung dokumentieren sollten. Eine sog. „Koma-Gruppe" faßte die Patienten zusammen, die akute Stoffwechselentgleisungen bis hin zum Koma erlitten hatten, als Ausdruck einer schlechten Diabetesbehandlung. Die zweite Gruppe umfaßte die Patienten, die mit kontrollierter Diät ohne Zwischenfälle gelebt hatten, als Ausdruck einer guten Diabetesbehandlung. Die dritte Gruppe war eine Vergleichsgruppe von Patienten, die mit „freier Kost" nach Tolstoi behandelt worden waren. Wilson und Mitarbeiter stellten fest, daß es bis zu 20jähriger Dauer der Behandlung keine signifikanten Differenzen zwischen den drei Gruppen gab. Zeigten sich nach etwa 15jähriger Behandlung in allen Gruppen erste diabetische Spätschäden, so war die Rate der Schädigung nach 20 Jahren bei schlechter Behandlung und „freier Kost" doppelt so hoch wie nach fortgesetzter Stoffwechselkontrolle und guter Blutzuckereinstellung. Untersuchungen, die nicht mindestens 20 Jahre umfassen, wurden infolgedessen als unzureichend bezeichnet. Das gleiche Ergebnis stellten Keiding und Mitarbeiter 1952 bei einem Kollektiv von über 450 Patienten heraus.

Joslin selbst konnte schon 1952 über ein Patientengut von 40000 Fällen berichten, das er seit 1897 verfolgte. Gestützt auf dieses immense Material, innerhalb dessen er einige wenige Fälle nun schon seit 54 Jahren verfolgte, vertrat Joslin die Ansicht, eine exakte Einstellung des Diabetikers zahle sich in Form zusätzlicher beschwerdefreier Lebensjahre aus.

Neben diesen Untersuchungen an der Joslin-Klinik (Wilson, Root, Marble, White und Renold sind Schüler Joslins) kamen unabhängig voneinander immer mehr Ärzte zu gleichen Untersuchungsergebnissen. Matthews (1954) und Dunlop

182

(1954) sahen den Zusammenhang von schlechter Kontrolle des Diabetes und dessen Spätkomplikationen als erwiesen an. Constam und Reich (1960) wiesen an ihrem Krankengut diesen Zusammenhang nach.

Lundbaek (1953) prägte den Begriff der „diabetischen Angiopathie". Unter Einbeziehung weiterer Alterationen, die als Folge des langdauernden Diabetes anzusehen sind, wurde der Begriff „diabetisches Spätsyndrom" (Bertram u. Otto 1963) gebraucht.

Der Deutung sämtlicher vaskulärer Komplikationen als Ergebnis eines dem Diabetiker zugeordneten pathogenetischen Faktors (Lundbaek 1953) widersprachen Engleson (1954) und Mulholland (1955).

Joslin betonte 1954 und 1959 die Notwendigkeit einer „aggressiven Behandlung" des Diabetikers. „Wir können es uns nicht leisten, daß bei 85% unserer Patienten nach nur 15jähriger Krankheitsdauer Krankheiten der Nieren, des Herzens und des Gehirns beginnen und die Patienten anfangen, blind zu werden" (Joslin 1954).

„Alle sind sich darin einig, daß die bequeme Behandlungsweise ... von katastrophalen Ergebnissen gefolgt war, und daß eine Rückkehr zu strenger Kontrolle des Diabetes angezeigt ist."

Als ein Ergebnis von 18000 Todesfällen unter insgesamt 52600 Fällen kam Joslin (1959) zu dem Schluß, daß in fast allen Fällen die Todesursache auf eine schlechte Diabeteseinstellung zurückzuführen war. „Im Jahre 1948 kannten wir nur einen einzigen Patienten, der 25 Jahre an Diabetes litt und perfekt war. Dieser Sachverhalt qualifizierte ihn für die Quarter Century Victory Medal ... Heute haben wir 82 solcher Patienten. Und wir haben noch immer keinen Patienten gesehen, der 25 Jahre an der Krankheit ohne Kontrolle litt und die Anforderungen erfüllte ... Es sollte die Zeit kommen, in der Diabetiker sogar länger leben als ihre Zeitgenossen ... wegen der engeren medizinischen Überwachung, durch die Krankheiten, die nicht im Zusammenhang mit dem Diabetes stehen, früher erkannt und behandelt werden" (Joslin, Root, White u. Marble 1959).

Den Erfolg Joslins gibt eine Umfrage der American Diabetes Association aus dem Jahre 1951 an. Schon zu diesem frühen Zeitpunkt forderten 70% der Ärzte Normoglykämie, 23% Aglykosurie, und nur noch 7% tolerierten eine geringe Glykosurie. Die strengere Zielsetzung der Diabetestherapie wird im Vergleich mit der o. a. Umfrage des Jahres 1942 deutlich (Grafe 1955). Das Ergebnis dieser Entwicklung, die im weiteren Sinne auch die Theorie und Praxis der sog. neuen Schule beinhaltet, war die Einsicht, daß die frühere Kohlenhydratfurcht zwar nicht mehr angebracht, nach wie vor aber eine Regulierung und Beschränkung der Kohlenhydratzufuhr und vor allem eine exakte Einstellung des Diabetes vonnöten ist (Jahnke 1977).

„An die Schädlichkeit einer geringen Hyperglykämie und einer gewissen Glykosurie glauben wir nicht. Wir können Fälle zeigen, die über länger als 10 Jahre bei Werten kaum unter 0,300% voll arbeitsfähig geblieben sind" (Bertram 1937).

4.6 Die „alte Schule" und die „neue Schule" in der diätetischen Behandlung des Diabetes mellitus in Deutschland

In Deutschland fiel auf, daß auch Vertreter der alten Grundsätze der Kohlenhydratbeschränkung offenbar von der Entwicklung mitgerissen wurden (Brentano 1937).

Bürger umriß auf dem Kongreß der Deutschen Gesellschaft für innere Medizin 1937 die Richtlinien der „alten Schule" für die Ernährungsbehandlung des Diabetes, eingeteilt in eine Aufbaukost, eine Erhaltungskost und eine Reduktionskost. Die Indikation zur Insulinsubstitution wollte Bürger möglichst eng gestellt sehen. Bei leichtem Diabetes sollte nur bei komplizierenden Erkrankungen (febrile Infekte, TBC, chirurgische Eingriffe) insuliniert werden. Für mittelschwere Diabetesfälle sollte eine Insulinierung bei Untergewicht im Rahmen der Aufbaukost, bei Azetonurie und einer Kohlenhydrattoleranz kleiner als 100 g im Rahmen der Dauerkost durchgeführt werden. Schwere Fälle sollten wegen der dauernden Azetonurie ebenfalls durch kombinierte Insulin-Diät-Therapie behandelt werden.

Bei insulinierten Patienten empfahl Bürger, Kohlenhydrate als Hauptkalorienträger der Kost zu verwenden. So sollte die Aufbaukost 2–3 g Kohlenhydrate, 3 g Fett und 1 g Eiweiß pro Kilogramm Körpergewicht enthalten. In schweren Fällen wurde für die Dauerkost die Fettmenge auf 1–2 g/kg reduziert; der Vorteil der kohlenhydratreichen Kost plus Insulin war für Bürger deren antiketogene Wirkung.

Für rein diätetisch zu behandelnde Patienten (Typ II-Diabetes) stellte Bürger jedoch das Prinzip der kohlenhydratreichen Diäten infrage. Zwar gestattete auch er bis zu 150 g Kohlenhydrate pro Tag; diese Menge deckte aber nur ein Drittel des erforderlichen Kalorienbedarfes. Hauptkalorienträger mußte auch weiterhin das Fett sein. Die Erhaltungskost enthielt 1–1,5 g Kohlenhydrate, 2 g Fett und 1 g Eiweiß pro Kilogramm, dazu Gemüse und Salate bis zur Sättigung des Patienten. Die variable, d. h. nach oben offene Größe war der Fettgehalt der Kost. Da Eiweiß- und Kohlenhydratmenge durch die Kohlenhydrattoleranz des jeweiligen Patienten begrenzt blieben, war die Deckung eines erhöhten Kalorienbedarfes stets an eine Steigerung des Fettanteils geknüpft. Bürger stellt hier erstmals zwei verschiedene Diätformen vor: für insulinierte Patienten wird eine andere, kohlenhydratreichere Diät vorgeschlagen als für rein diätetisch behandelbare (Typ II-) Diabetiker. Die Reduktionskost sollte in Anlehnung an Adlersberg und Porges eine eiweißreiche, kohlenhydrat- und fettarme Diät sein.

Bürger betonte die Übereinstimmung mit den Vertretern der neuen Schule bezüglich des Behandlungszieles (siehe Kapitel 4.6.1 und 4.6.3): das Erreichen eines normalen Ernährungszustandes, der Arbeitsfähigkeit und der geistigen, seelischen und körperlichen Leistungsfähigkeit der Patienten. Differenzen gebe es allerdings hinsichtlich der Vertretbarkeit einer Hyperglykämie und Glykosurie, die von Betram in Kauf genommen wurde, von Brentano u. a. sogar angestrebt wurde. „Ich habe auch ... in der neuesten Literatur keinen überzeugenden Beweis dafür finden können, daß die dauernde Überschwemmung des Organismus mit Zucker eine harmlose Angelegenheit sei" (Bürger 1937). Zustimmung fand Bürger mit seinen Leitsätzen zur Ernährungsbehandlung vor allem bei Falta (1937) und Grafe

(1937a, b). Die Diskussion entfachte sich zunächst auch nicht so sehr an der Menge der Kohlenhydrate, sondern vielmehr an der Frage der Schädlichkeit der Nahrungsfette und vor allem an der Frage, ob eine geringe Hyperglykämie und Glykosurie unbedingt beseitigt werden sollten. Damit verknüpft war die Frage, in welchem Maße Insulin zur Anwendung kommen sollte.

4.6.1 Die Entwicklung neuer theoretischer Grundlagen

Ausgangspunkt für die theoretischen Grundlagen der neuen Schule waren Beobachtungen in der Therapie des diabetischen Komas.

Bertram (1932) fand in Übereinstimmung mit zahlreichen anderen Autoren, daß nicht die Einstellung auf Glykosuriefreiheit und Normoglykämie die entscheidende Besserung brachte, sondern die Freiheit von Ketonkörpern. Insulin erwiese sich erst als wirksam, — so glaubte man — wenn die Ketoazidose beseitigt war: „Die Wirkung des Insulins verpufft an der Azidose." Vorbedingung für die Insulinwirkung war außerdem die Gabe von Kohlenhydraten. Hierin waren sich alle namhaften Autoren zu Beginn der dreißiger Jahre einig. Die diätetische Behandlung sollte demgemäß kohlenhydratreich sein, ferner eiweißarm (wegen der ketoplastischen Wirkung des Eiweißes) und fettarm (wegen der toleranzschädigenden Wirkung des Fetts). Die antiketogene Kost Bertrams waren Hafer- bzw. Obsttage. Die reine Kohlenhydraternährung wurde für zwei bis drei Tage durchgeführt. Danach folgte der Aufbau der Standarddiät.

Aus den Beobachtungen über die Insulinwirkung im Koma und beim Stoffwechselgesunden entwickelte Brentano (1935) die theoretische Begründung für die Diabetesbehandlung der neuen Schule. Die Glykogenreserven des Organismus standen im Mittelpunkt dieser Betrachtungen. Die Leber wurde als Hauptglykogenspeicher und Bildungsort des Glykogens angesehen, der alle anderen Gewebe mit Glykogen versorgt. Hauptverbraucher ist die Skelettmuskulatur. Das als Glukose transportierte Kohlenhydrat wird in der Peripherie wiederum zur Glykogensynthese verwendet. Die „Assimilation" sei die Glykogensynthese unter Mitwirkung des insulinabhängigen Enzyms Diastase. Für die chemische Gleichung

$$\text{Traubenzucker} \rightleftharpoons \text{Glykogen}$$

gelte das Massenwirkungsgesetz, d. h. durch Verschiebung der Konzentrationen lasse sich das Gleichgewicht der Reaktion zu der einen oder anderen Seite hin verschieben. Der relative oder absolute Insulinmangel beim Diabetes mellitus führe in erster Linie zu einer Störung der Glykogensynthese und zu einer Verarmung der Peripherie an Glykogen. Die Glykogenarmut der Leber beruhe dagegen auf mangelhafter Glykogenfixation, da das neugebildete Glykogen sofort „verzuckert" werde. Beim nichtazidotischen Diabetes liege kein vollständiges Sistieren der Glykogenproduktion vor. Die Synthese sei nur erschwert, würde aber dennoch zur Glykogenverarmung der diabetischen Zelle führen, wenn dies nicht durch bestimmte Kompensationsmaßnahmen des Organismus verhindert würde. Brentano erklärte einen großen Teil des klinischen Bildes des Diabetes als Folge derartiger Kompensationsmaßnahmen. Die Polyphagie des Diabetikers sei Ausdruck des Kohlenhydrathungers der einzelnen Zelle. Die Hyperglykämie sei nicht ein rein passives Geschehen, sondern vielmehr ein aktiver, gesteuerter Mechanismus. Träte die Hyperglykämie allein als Folge der Verwertungsstörung in der Peripherie auf, so würde bei intakter Blutzuckerregulation die Leber als Quelle des Blutzuckers auf den scheinbar vermindertern Verbrauch mit einer verminderten Zuckerausschüttung reagieren. Dies sei aber nicht der Fall; durch die mangelhafte Glykogenfixation in der Leber werde der Blutzuckerspiegel immer weiter gesteigert. Der Organismus versuche mit Erfolg, im Sinne des Massenwirkungsgesetzes die Glykogensynthese vor allem in den Muskelzellen zu kompensieren. Das erhöhte Angebot auf der Seite der niedermolekularen Kohlenhydrate (Blutzucker) sollte durch das erhöhte Konzentrationsgefälle zur Glykogenbildung führen. Ähnliche Gedanken hatte schon Minkowski 1893 geäußert. Auch für den Stoffwechselgesunden gebe es eine minimale Zuckerkonzentration; die optimale Zuckerverwertung finde bei Blutzuckerwerten von 90 mg% statt. „Kommt es aber zu einem Insulinmangel, dann ist bei dieser Zuckerkonzentration eine Glykogenbildung nicht mehr möglich. Der Blutzucker reguliert sich auf eine neue, höhere Stufe ein, deren Höhe direkt proportional ist der Größe des Insulinmangels. Je weniger Insulin, desto höher der Blutzucker! ... Wir kommen damit zu der Überzeugung, daß die diabetische Hyperglykämie nicht etwa unter allen Umständen ein schädlicher Vorgang sein muß, wie man bisher annahm, sondern daß sie wahrscheinlich ein sinnvoller und heilsamer Regulationsmechanismus ist, mit dem der Körper versucht, die Störung der Glykogenbildung mit Erfolg zu verhindern. Es handelt sich also ... bei der Hyperglykämie um eine Kompensationserscheinung, die man wohl in gewissen Grenzen unterstützen, nicht etwa um eine schädliche Abwegigkeit des Stoffwechsels, die man unter allen Umständen bekämpfen muß" (Brentano 1935).

Den Erfolg so verschiedener Maßnahmen wie Hungertage oder Hafertage konnte Brentano auf dieser Grundlage erklären. Auch der Hungertag wirke durch Verschiebung der chemischen Gleichung im Sinne des Massenwirkungsgesetzes, nämlich durch eine Aufzehrung der vorhandenen Glykogenvorräte, wodurch der Konzentrationsgradient gesteigert werde. Naturgemäß sei dieser Effekt durch die Menge des präformierten Glykogens begrenzt. Hafer- oder Mehlfrüchtetage dagegen erhöhen das Konzentrationsgefälle durch Steigerung der Zuckerkonzentration.

Als eine der Hyperglykämie gleichgerichtete Kompensationserscheinung sah Brentano die Ketonkörperbildung. Ursache sei wiederum der Kohlenhydratmangel; die Ketonkörper stellten die Übergangsstoffe bei der Umwandlung von Fett in Kohlenhydrate dar. Im übrigen sei die Ketogenese kein spezifisches diabetisches Phänomen, sondern zeige ausnahmslos eine Verarmung der Skelettmuskulatur an Glykogen an, auch beim Stoffwechselgesunden.

Während Umber (1925) die Ursache des Komas in einer Überfütterung der Patienten sah, stellten Brentano und von Keiser (1937) die Unterernährung mit Kohlenhydraten als ursächlichen Faktor dar. „Die enge ursächliche Beziehung zwischen Hunger, besonders Kohlenhydrathunger, und Koma geht ... besonders überzeugend aus der Komatherapie hervor... Gibt es doch heute nur noch wenige Ärzte, die nicht schon das Präkoma mit reichlicher Kohlenhydratzufuhr behandelten und die nicht im Koma selbst neben Insulin mehr oder weniger große Zuckermengen verabfolgten... Wäre aber das Koma wirklich im Sinne Umbers die Folge einer Überfütterung, dann dürfte es logischerweise nur mit Hungern erfolgreich behandelt werden können" (Brentano u. von Keiser 1937).

4.6.2 Die Bilanzierung der Kohlenhydratzufuhr

Brentano sah seine Theorien durch klinische Erfahrungen bestätigt. Er forderte als Voraussetzung jeder Diabetestherapie einen ausreichend hohen Kohlenhydratgehalt der Diät. Die Aufgabe des Arztes sei es, dem Diabetiker die Verwertung der zugeführten Kohlenhydrate zu ermöglichen. „Man entzieht sich dieser Aufgabe in sehr billiger Weise, wenn man dem Kranken die Kohlenhydrate der Nahrung auf längere Zeit mehr oder weniger radikal beschränkt. Man erreicht damit nur, daß man zu der Grundkrankheit, dem Insulinmangel, noch einen zweiten Stoffwechselschaden hinzufügt, nämlich einen Hungerdiabetes." Statt der gewünschten Schonung der gestörten Funktion erziele man eine Inaktivitätsatrophie des Inselorganes. Einziges Ziel bei der Behandlung des Diabetes müsse es sein, eine möglichst große Menge von Kohlenhydraten zur Verwertung zu bringen: „Es soll bei möglichst großem Kohlenhydratgehalt der Nahrung möglichst wenig Zucker ausgeschieden werden" (Brentano 1935). Damit war der Begriff der Kohlenhydratbilanz eingeführt. Zur Erzielung einer hohen Bilanz war in erster Linie eine hohe Kohlenhydratzufuhr erforderlich. Die absolute Höhe der Zuckerausscheidung war daher in gewissen Grenzen gleichgültig. In der Erzielung einer hohen Bilanz sahen Brentano und Bertram eine Unterstützung der körpereigenen Regulationsmechanismen zur Steigerung der Glykogenbildung. „Um dieses Ziel zu verwirklichen, müssen wir aber den Kult, den man bisher mit der Kohlenhydrattoleranz getrieben hat, ersetzen durch die Pflege der Kohlenhydratbilanz ... Ebenso wie vor der Hyperglykämie haben wir nämlich auch die bedingungslose Furcht vor der Glykosurie verloren. Eine Glykosurie ist nur dann von Schaden, wenn sie so groß ist, daß darunter die Bilanz Not leidet... Wir haben die Kohlenhydrattoleranz als Grundlage für die Festsetzung der Diät um so leichteren Herzens fallen gelassen, als ja die Toleranz eine in kurzen Zeiträumen außerordentlich stark schwankende Größe ist, keineswegs in erster Linie von der Leistungsfähigkeit des Inselapparates abhängig, sondern in sehr hohem Maße auch durch rein extrainsuläre Faktoren bestimmt ist" (Brentano 1936). Die angestrebte Bilanz soll bei 100–250 g Kohlenhydrat liegen. „Es ist natürlich sehr erfreulich, wenn dieses Ziel ohne Glykosurie zu gewinnen ist. Wenn aber ein Teil der zugeführten Kohlenhydrate, nicht mehr als etwa 10–15%, den Körper mit dem Harn wieder verlassen, so erscheint uns eine solche Glykosurie bedeutungslos" (Brentano 1937).

„Es soll bei möglichst großem Kohlenhydratgehalt der Nahrung möglichst wenig Zucker ausgeschieden werden" (Brentano 1935).

„Wenn aber ein Teil der zugeführten Kohlenhydrate, nicht mehr als etwa 10–15%, den Körper mit dem Harn wieder verlassen, so erscheint uns eine solche Glykosurie bedeutungslos" (Brentano 1937).

„Um dieses Ziel zu verwirklichen, müssen wir aber den Kult, den man bisher mit der Kohlenhydrattoleranz getrieben hat, ersetzen durch die Pflege der Kohlenhydratbilanz ... Ebenso wie vor der Hyperglykämie haben wir nämlich auch die bedingungslose Furcht vor der Glykosurie verloren. Eine Glykosurie ist nur dann von Schaden, wenn sie so groß ist, daß darunter die Bilanz Not leidet" (Brentano 1936).

Bertram bezweifelte, daß bei Einstellung der Patienten auf Normoglykämie und Glykosuriefreiheit das Wohlbefinden des Patienten sichergestellt sei: „Die Gefahren einer forcierten Insulinbehandlung werden von manchen Seiten unterschätzt; psychi-

sches Trauma durch häufige Injektionen, Schwierigkeiten der Beschaffung durch minderbemittelte Patienten, hypoglykämische Zustände mit all ihren wechselvollen Symptomen, Lockerung des diätetischen Regimes durch das Bewußtsein, daß man bei Vernachlässigung mehr Insulin injizieren kann" (Betram 1932). Er befürwortet eine kohlenhydratreiche Kost, weil
– die Kohlenhydratverwertung bei größerem Angebot besser sein sollte als bei geringerem,
– die Gefahr komatöser Zustände nur minimal sei,
– das Auftreten hypoglykämischer Zwischenfälle seltener sei,
– das Wohlbefinden des Patienten besser sei als bei kohlenhydratärmerer Kost,
– der Diabetiker „von den Fesseln einer auf die Dauer unerträglichen und undurchführbaren Diätetik" befreit wäre (Bertram 1937).

4.6.3 Die praktische Durchführung der Diät gemäß der „neuen Schule"

Voraussetzung einer kohlenhydratreichen Kost ist die gleichzeitige Fettarmut der Nahrung.

Bertram unterstützte Joslins Auffassung, daß fettreiche Kost eine Erhöhung des Cholesterinspiegels und das Auftreten degenerativer Gefäßerkrankungen begünstige (Bertram 1937).

Allerdings gab Bertram (1934) nur 120 g Kohlenhydrate bei 70–80 g Eiweiß und 100–120 g Fett (etwa 55% der Gesamtkalorien durch Fett). Im Zuge des allgemeinen Trends zur kohlenhydratreicheren Kost und dem von Brentano eingeführten Bilanzdenken erhöhte Bertram den Kohlenhydratgehalt in seiner Standardkost fast von Jahr zu Jahr. 1937 enthielt die Standardkost schon 150 g Kohlenhydrate bei maximal 100 g Fett und unverändertem Eiweißgehalt. Die Standarddiät sollte gemäß den Bedürfnissen des Einzelfalles modifiziert werden. In ihrer Grundform enthielt sie 1800 Kalorien. Bertram (1937) schrieb: „Wir geben oft viel größere Kohlenhydratmengen; aber nur wenn unbedingt nötig, überschreiten wir die Fettmenge von 100 g." Unter dem Einfluß der extrem kohlenhydratreichen Kost der Kriegs- und Nachkriegszeit forderte Bertram (1947, 1949) noch höhere Kohlenhydratzulagen: „Die besten Resultate sind zu erwarten, wenn man die Ernährung des Zuckerkranken nach Möglichkeit der des gesunden Menschen anpaßt... Beim Gesunden beträgt in unseren Breiten das Verhältnis von Kohlenhydrat : Fett : Eiweiß 350 g : 100 g : 80 g (2700 Kalorien). Bei Zuckerkranken sollte man die Relation Kohlenhydrat : Fett bestehen lassen, aber sie je nach Lage des Falles auf 60% bis 80% erniedrigen unter Belassung der Eiweißmenge" (Bertram 1947).

Die Annäherung an Normalkost wollte Bertram nicht als Plädoyer für eine freie oder freigewählte Kost verstanden wissen: „Die erste Forderung jeder Diabetesdiät ist die einer genauen Durchführung der Diät. Ohne Diätbehandlung nützt auch Insulin auf die Dauer nichts."

Diese Aussage scheint im krassen Widerspruch zu Bertrams Erwartung zu stehen, man könne den Diabetiker durch eine kohlenhydratreiche Diät „von den Fesseln einer ... unerträglichen Diätetik" befreien (siehe Kapitel 4.6.2). Bertram versuchte jedoch, jeden Diabetiker mit der gleichen kohlenhydratreichen Diät einzustellen, völlig unabhängig davon, ob es sich um einen Typ I- oder einen Typ II-Diabetiker handelte. Ganz anders Brentano (1935): Er bediente sich zum Zwecke der Steigerung der Bilanz „in größtem Maße" des Insulins. Mit Ausnahme der ganz leichten Fälle bekam jeder Diabetiker so viel Insulin, daß er bei von ihm bezüglich des Kohlenhydratgehaltes freigewählter Kost (Eiweiß- und Fettgehalt vorgeschrieben) glykosuriefrei wurde. War der Kranke in dieser Weise 10–14 Tage mit Kohlenhydraten gemästet worden (Brentano), wurden Kohlenhydrat und Insulin langsam abgebaut, wobei 120–150 g pro die als Minimum angesehen wurden. Dieses Verfahren nannte Brentano „Insulinkur". Die verbesserte Stoffwechsellage sollte über Monate stabil bleiben. Die zwei bis dreimalige Wiederholung dieser Insulinkur innerhalb eines Jahres wurde empfohlen. Angaben über die im Rahmen der „Insulinkur" und Dauerkost benötigten Insulinmenge und die Abstimmung der Insulindosis machte Brentano nicht.

Für die Dauerkost bestand Brentano trotz eines vergleichsweise liberalen Regimes auf exakter Befolgung der Diätvorschriften, vor allem im Hinblick auf die Gesamtkalorienzahl und die Eiweißmenge.

Bertram (1935) stellte den prinzipiellen Unterschied zu Brentano in der Strenge der Indikation zur Insulinbehandlung deutlich heraus. „Nur dann, wenn man mit der diätetischen Behandlung allein nicht zum Ziele kommt, darf Insulin gegeben werden. Trotz der Insulinbehandlung muß unter allen Umständen die diätetische Versorgung eine ebenso strenge bleiben wie vorher." Die Indikationen zur Insulinierung wurden von Bertram in absolute und relative Indikationen unterteilt. Für seine Therapie des Diabetes mellitus ließ Bertram nur die absoluten Indikationen gelten: Koma, Präkoma, allein diätetisch nicht einstellbare Fälle, Aufbaukost bei extrem untergewichtigen Patienten, beginnender Diabetes mellitus bei Jugendlichen (hier im Sinne einer Schonung des Inselorganes!) und Komplikationen wie febrile Infekte, chirurgische Eingriffe usw. Die sog. Insulinkuren lehnte Bertram lange Jahre ab, empfahl sie dann aber doch 1947 mit der Begründung: „Wir schicken die Bauchspeicheldrüse für eine gewisse Zeit (4–6 Wochen) in Urlaub."

Für Brentano stand das Bilanzdenken im Vordergrund der Diabetesbehandlung, bei Bertram dagegen die Furcht vor einer allzusehr forcierten Insulinbehandlung:

„Das Ziel der Behandlung erblicken wir nicht in der Erzwingung normaler Laboratoriumsbefunde, sondern in der Erhaltung der Arbeitsfähigkeit und Lebensfreude unserer Diabetiker. An die Schädlichkeit einer geringen Hyperglykämie und einer gewissen Glykosurie glauben wir nicht. Wir können Fälle zeigen, die über länger als 10 Jahre bei Werten kaum unter 0,300% voll arbeitsfähig geblieben sind. Selbstverständlich trachten auch wir danach, den erhöhten Blutzucker soweit zu senken, wie es mit dem Wohlbefinden der Kranken zu vereinbaren ist. Wir lehnen es aber ab, unsere Diabetiker ... durch Hyperinsulinismus zu Krüppel zu machen" (Bertram 1937).

Mit dem Begriff „Hyperinsulinismus" meinte Bertram die Überdosierung von Insulin, die von einigen Autoren (v. a. Sansum et al. 1926) propagiert wurde.

Die Abstimmung der Insulinzufuhr auf die Diät nahm Bertram zunächst recht schematisch vor: Für die Einstellung eines Patienten mit Altinsulin legte Bertram ein Glukoseäquivalent von 2 g Glukose pro Einheit Insulin zugrunde; ein Diabetiker, der bei der Standarddiät 70 g Zucker täglich ausscheidet, bekommt zunächst 30 E. Insulin (dreimal täglich 10 Einheiten). Bei Depot-Insulin wurde ein Glukoseäquivalent von 3 g Glukose pro Einheit Insulin angenommen; hier bekäme der betreffende Patient also nur 20 E. Insulin täglich. Eine „Restglykosurie" von 10 g wurde in jedem Falle toleriert. Die Insulinabstimmung bezog sich stets auf die Standarddiät; Ziel war die Einstellung auf eine Restglykosurie von 20–30 g (Bertram 1949). Die Insulindosen betrugen 20–50 E. pro Tag; bei Dosen größer als 70–80 E. sah Bertram den Patienten als nicht optimal eingestellt an.

Bezüglich der absoluten Höhe von Hyperglykämie und Glykosurie vertraten Bertram und Brentano übereinstimmende Positionen. Beide Autoren gestatteten Nüchternblutzuckerwerte um 180–200 mg/100 ml (als Idealwert, der nicht unterschritten, wohl aber geringfügig überschritten werden durfte). Die Glykosurie sollte zwischen 10 und 30 Gramm/Tag liegen.

Die Kostformen der neuen Schule wurden von zahlreichen anderen Autoren übernommen bzw. in ähnlicher Weise propagiert. Bertram und Brentano waren zwar die Wortführer in der Diskussion um die neuen Wege in der Diabetesdiät; der Anstoß zum Beschreiten der neuen Wege ging jedoch zunächst von Adlersberg und Porges aus, deren Regime trotz des relativen Kohlenhydratreichtums noch zu den konventionellen Diäten gerechnet werden kann, wenn auch hier erstmals auf die vollständige Beseitigung von Hyperglykämie und Glykosurie verzichtet wurde (allerdings nur temporär im Rahmen der symptomatischen Verschlechterung zu Beginn der kohlenhydratreichen Kost: für die Dauerkost wurde in jedem Falle Aglykosurie angestrebt!). Den entscheidenden Schritt machte erst Stolte (1931) mit der Empfehlung der sog. „Freien Kost" für die Pädiatrie, deren versuchsweise Anwendung in der Diätetik bei erwachsenen Diabetikern von ihm vorgeschlagen wurde. Die freie Kost schien endlich zu bieten, was man sich von der Einführung des Insulins erhofft hatte: die Befreiung von diätetischen Einschränkungen. Verschiedene Autoren experimentierten mit freier Kost bei Erwachsenen, kamen aber für die Dauerkost regelmäßig zu einer Diätform, die derjenigen von Bertram sehr nahe kam (Kestermann 1932; Ercklentz 1935; Nonnenbruch 1935 u. 1937; Lauritzen 1939; Feuchtinger 1943).

Der entscheidende Punkt der kohlenhydratreichen Kost der neuen Schule, die weder zwischen Typ I- und Typ II-Diabetes unterschied, noch Normoglykämie und Aglykosurie anstrebte, war das Prinzip der „Übung des Pankreas". Ebenso wie Bertram hielten Ercklentz u. a. das Wohlbefinden und die Leistungsfähigkeit des Patienten für die wichtigsten Kriterien in der Beurteilung des Therapieerfolges. Hierin bestand weitgehende Einigkeit bei allen Vertretern der neuen Schule und auch bei zahlreichen ausländischen Autoren, die alle (Nonnenbruch 1935; Lauritzen 1939; Feuchtinger 1943; Dyke 1932; Flynn 1936; Harris 1939; Soskin 1950) eine Schädigung der Diabetiker durch die permanente Hyperglykämie ignorierten.

Allein Nonnenbruch (1937) forderte, der Blutzuckerspiegel sollte im Tagesprofil Werte von 160 mg% nicht überschreiten und passte die Insulindosis den zugeführten Kohlenhydraten an: „Vom rein medizinischen Standpunkt bekommt jeder Patient Insulin, der es braucht, um die von uns gewünschte Kost zu tolerieren." Nonnenbruch schrieb 1,0–1,5 g Eiweiß und 1–2 g Fett pro Kilogramm Sollgewicht vor, der Kalorienbedarf sollte durch Kohlenhydrate abgedeckt werden; das entsprach einer Menge von 150–200 g täglich. Ähnlich verfuhr Lauritzen (1939): Ständig insulinierten Diabetikern mit Neigung zur Ketoazidose erlaubte er eine kohlenhydratreiche Kost (bis 250 g Kohlenhydrate pro Tag). Eine „im Verhältnis zur Kost gemäßigte Glykosurie und Hyperglykämie" sollte den Diabetiker vor hypoglykämischen Zwischenfällen schützen. Zur Beurteilung der Hyperglykämie sei die Kenntnis des

Tagesprofils von Bedeutung. Eine nur Stunden anhaltende Hyperglykämie sei im Gegensatz zu einer länger dauernden Hyperglykämie ungefährlich. Lauritzen verwies auf mehr als 10jährige Erfahrungen mit dieser Kost, bei der er unter den beschriebenen Bedingungen keine vermehrten diabetischen Komplikationen gesehen habe. Er postulierte sogar: „Im Laufe der Jahre muss die Kohlenhydratmenge der Kost durch allmähliche, vorsichtige Steigerung erhöht werden, selbst wenn hierdurch eine ... gemässigte Glykosurie und Hyperglykämie entsteht. Auf diese Weise scheint man die chronischen degenerativen Veränderungen am besten zu bekämpfen und die Lebenszeit des Diabetikers zu verlängern" (Lauritzen 1939).

4.7 Diabetesdiät und Kriegskost in Deutschland (1940–1945)

Die Frage des Kohlenhydratanteils der Diät erfuhr in Deutschland und Österreich zwangsweise eine Lösung, die den Vertretern der neuen Schule entgegenkam. Die Versorgungslage während des zweiten Weltkriegs und in der Nachkriegszeit ließ bei der diätetischen Behandlung wenig Raum für Variationen im Rahmen verschiedener Diätkonzepte.

Schon 1942 verglich Falta die Kriegskost mit der Schonungskost der alten Schule in Friedenszeiten. Die Kriegskost enthielt zu diesem Zeitpunkt 300–400 g Kohlenhydrate, 50 g Fett und 80 g vorwiegend tierisches Eiweiß. Die Zusammenstellung einer Diabetesdiät im Rahmen der bislang üblichen Nährstoffrelationen war bei rationierter Kost auch mit Hilfe der sog. Zubußen (das waren besondere Lebensmittelrationen, die über die allgemeine Markenkost hinausgingen) nicht möglich. Diabetiker, die insuliniert waren, konnten ohne Schwierigkeiten auf rationierte Kost umgestellt werden, zumal ihre Diabetesdiät von vornherein kohlenhydratreicher gewesen war. In den mittelschweren Fällen wurde die kohlenhydratreiche Kost durch Erweiterung der Indikation zur Insulinsubstitution anwendbar.

Für die leichten Fälle mit vergleichsweise hoher Kohlenhydrattoleranz forderte Falta anstelle der Insulinierung Zubußen.

Die Vertreter der neuen Schule sahen in der Behandlung des Diabetikers mit rationierter Kost kein Problem. Im Gegenteil, sie wurde sogar als optimale Diabetesdiät hingestellt (Nonnenbruch 1943; Feuchtinger 1943; Gutzeit 1944).

Nonnenbruch (1943) sah sowohl in der Eiweißeinschränkung einen Vorteil im Sinne der alten Forderungen von Naunyn, Falta und Kolisch, als auch in der Fettarmut, die durch den Kohlenhydratreichtum der Kriegskost gegeben war. „Die allgemeine Durchführung dieser Einstellung auf die eiweißarme und fettarme und dabei kohlenhydratreiche Markenkost liegt im Interesse dieser Kranken... Dieses Vorgehen entspricht nur dem, was im Prinzip von den namhaftesten deutschen Diabeteskennern schon lange gehandhabt und gelehrt wurde." Ein Schüler Nonnenbruchs, Feuchtinger, stellte die Parallelen der Nonnenbruchschen Schule zur Markenkost heraus. Die Leitsätze zur Diabetesbehandlung sah Feuchtinger (1943) durch die Kriegsführung eher bestätigt denn in Frage gestellt. Feuchtinger lehnte auch jegliche Zubußen ab, die Schenck im Auftrag des Reichsgesundheitsamtes empfohlen hatte. Schenck billigte jedem Diabetiker pro Woche 500 g Fleisch, 400 g Fett zuzüglich 250 g Käse und 5 Eiern zu. Erst wenn diese Zubußen zusammen mit der Markenkost für Normalverbraucher nicht ausreichten, sollten Zulagen von Kohlenhydraten gewährt werden. Diese Zubußen entsprachen pro Tag 28 g Eiweiß, 60 g Fett und 3 g Kohlenhydrat (700 Kalorien). Demgegenüber stellte Feuchtinger fest: „Die Markenkost des Normalverbrauchers im Kriege stellt für das Gros der Diabetiker eine ideale Kostform dar." Hinsichtlich der Stoffwechseleinstellung nahm Feuchtinger eine mittlere Position ein: eine Glykosurie „in mittleren Grenzen" wurde toleriert; sie allein gebe die Sicherheit, daß keine Hypoglykämie („Peitsche der Gegenregulation") auftrete. Eine länger andauernde Glykosurie, wie sie von Bertram und Brantano vertreten wurde, lehnte Feuchtinger jedoch entschieden ab.

Auch Gutzeit (1944) befürwortete die Anwendung der Markenkost für Normalverbraucher bei Diabetikern. Er befand, eine individuelle Einstellung des Kranken, die den von Schenck vorgeschlagenen Zubußen Rechnung tragen sollte, sei nicht erforderlich. Nicht die Kost solle den Bedürfnissen des Kranken angepaßt werden, sondern der Kranke müsse mit einer Kost zurecht kommen, die einer bestimmten Tagesdosis Insulin angepaßt sei. In der Notlage der knappen Kriegsernährung sah Gutzeit sogar den Vorteil, daß Diätüberschreitungen nicht mehr möglich waren.

Hyperglykämie und Glykosurie tolerierte Gutzeit analog zu Bertrams und Brentanos Auffassung. Der Notwendigkeit einer Anpassung der Diabetikerkost an den Ernährungszustand des Kranken taten Feuchtinger und Gutzeit durch die Verordnung der sog. Langarbeiterzulage Genüge; der Kohlenhydratreichtum der Kost bei konsumierenden Infekten und bei im Wachstum zurückgebliebenen Jugendlichen wurde durch die Verordnung der sog. Schwerarbeiterzulage gewährleistet.

Kritische Anmerkungen zu den Auswirkungen der Kriegskost machten Oberdissc und Bcucl (1944). Sie bemerkten, daß erhöhte Blutzuckerspiegel die Gefahr von Komplikationen in sich bergen. Die Gabe normaler Markenkost wie von Feuchtinger und Nonnenbruch empfohlen könne nur durch gesteigerten Insulinverbrauch kompensiert werden, was angesichts der kriegsbedingten Insulinverknappung unzweckmäßig sei. Mellinghoff (1947) berichtete dann über die Probleme der Diabetestherapie bei der extremen Insulinknappheit in der Nachkriegszeit. Er wunderte sich darüber, daß bei 20 Prozent der insulinierten Diabetiker die Insulintherapie völlig abgesetzt werden konnte, was er weniger auf eine vorherige Insulinüberdosierung zurückführte (wie es Katsch 1947 und Bertram 1949 taten) als vielmehr auf die Auswirkungen der extrem kalorienknappen Kost. Das Resultat war allerdings, daß zwei Drittel aller Patienten dekompensiert waren mit Blutzuckerwerten um 300 mg% und einer Glykosurie von 50–150 g. „Das Kernproblem der Diabetestherapie, die Frage, ob auf optimale Toleranz oder auf optimale Bilanz eingestellt werden soll, hat unter den derzeitigen Gegebenheiten für den Schwerdiabetiker an praktischer Bedeutung verloren. Wir können beide Behandlungsziele ... nicht erreichen."

Bemerkenswert sind zwei Ergebnisse der Untersuchung von Mellinghoff:

die Arbeits- und Leistungsfähigkeit blieb auch bei dekompensierten Kranken in erstaunlichem Maße erhalten: „Wir ersehen aus dieser Klassifizierung, daß die Leistungsfähigkeit der Zuckerkranken erstaunlich wenig von der Güte der Stoffwechseleinstellung abhängt. Auch der grobdekompensierte Diabetiker hat ein hohes Leistungsvermögen, sofern nur eine ausreichende Kohlenhydratassimilation sichergestellt ist" (Mellinghoff 1947). Diese Feststellungen stehen im Widerspruch zur „neuen Schule", deren Vertreter glaubten, allein das Wohlbefinden und die Leistungsfähigkeit des Diabetikers könnten als Maßstäbe für die Qualität der Stoffwechselführung herangezogen werden.

die Zahl der Komplikationen, vor allem der putriden Entzündungen und der Tuberkulosefälle erreichte den achtfachen Wert gegenüber Zeiten ausreichender Insulinzufuhr. Schwere Organstörungen infolge vaskulärer Veränderungen wurden nicht beobachtet.

Katsch (1947) machte aus der Not der rationierten Kost und der Insulinknappheit eine Tugend (Grafe 1955), indem er knappe kohlenhydratreiche Kost und Insulineinsparung forderte. Er stellte der alten strengen Kost einerseits und der „freien Kost" andererseits die „elastische Diät" gegenüber. „Elastisch" sollte heißen: Anpassung der Nahrung und der Insulindosis an den Wechsel äußerer Beanspruchung (physischer und psychischer Natur) durch gut geschulte Diabetiker. Hauptkalorienträger der Kost sollten Kohlenhydrate sein. Die exakte Einstellung auf Zuckerfreiheit sei nicht nur schwer zu erreichen, sondern sie dürfe eben wegen der Gefahr der Hypoglykämie nicht einmal angestrebt werden (Katsch).

4.8 Die Diabetesdiät der unmittelbaren Nachkriegszeit (1946–1950): Die Rückkehr zur konventionellen Diät

Bertram veröffentlichte 1949 im Auftrag des neuen Deutschen Insulinkomitees ein „Merkblatt für die Behandlung Zuckerkranker" mit Richtlinien für die Insulintherapie. Unter dem Zwang der damaligen Ernährungssituation glaubte Bertram, die Lehren der neuen Schule könnten sich endgültig durchsetzen. Der Leitsatz blieb, das Ziel der Behandlung bestehe nicht unter allen Umständen in der Normalisierung von Glykosurie und Hyperglykämie. Diese Forderung wurde im wesentlichen mit der Prävention von Hyperglykämien begründet. Mäßige Hyperglykämie und Glykosurie hielt Bertram weiterhin für ungefährlich bzw. als „Puffer" gegen hypoglykämische Zwischenfälle (Steigerwald 1946) sogar für zweckmäßig; die Mehrzahl der ärztlichen Praktiker greife noch immer zu überhöhten Insulindosen. Den Erfahrungen der Kriegszeit folgend, empfahl Bertram 250–350 g Kohlenhydrate bei einem „Fettminimum" von 40 g und einer Eiweißmenge von 1 g/kg Sollgewicht.

Grafe (1949) als Vertreter der „alten Schule" widersprach diesen Richtlinien entschieden. „Da zu befürchten ist, daß viele Ärzte sich ... die Richtlinien zum Schaden zahlreicher Zuckerkranker zu eigen machen, so fühle ich mich ... verpflichtet, zu den Anweisungen von F. Bertram kritisch Stellung zu nehmen."

Schon Anfang der 30er Jahre hatte Grafe als Vertreter der traditionellen Behandlungsmethode sich gegen die Erhöhung der Kohlenhydratmenge auf Kosten des Fettanteils der Nahrung gewandt. Trotzdem steigerte auch er den Kohlenhydratgehalt der Kost auf bis zu 2 g/kg. Größere Mengen überschritten nach seiner Meinung den notwendigen Bedarf (1937a). Auch bei liberalerer Zumessung der Kohlenhydrate blieben für Grafe die Fette der Hauptkalorienträger der Kost (1937a, 1949, 1958). Die Unbedenklichkeit von Hyperglykämie und Glykosurie griff Grafe von Anfang an scharf an (1937a, 1949). „Bertram und andere halten die Erzielung einer möglichst hohen Kohlenhydratbilanz ... für am wichtigsten. 100–150 soll sie mindestens betragen. Dem letzteren ist durchaus zuzustimmen. Ist das diätetisch bei normalem Blutzucker nicht zu erreichen, so muß aber zum Insulin gegriffen werden, denn der Kohlenhydratstoffwechsel muß kompensiert werden. Tatsächlich gibt es

keinen plausiblen Grund, mit der Therapie auf halbem Wege stehen zu bleiben und
Glykosurie und Hyperglykämie nicht zu beseitigen... Beim Diabetes ist eine totale
Therapie unter allen Umständen anzustreben, weil das Heil der Kranken davon
abhängt, und sie, richtig geleitet, fast immer durchführbar ist" (Grafe 1955).

Grafe strebte Blutzuckerwerte von maximal 150 mg% an. Nach seiner Auffassung erlitten Bertrams Patienten das gleiche Schicksal wie unbehandelte Kranke,
nämlich eine stetige Verschlechterung der Stoffwechsellage und eine Progredienz
des Diabetes. Die von Bertram geschilderten Todesfälle infolge Unterzuckerung
hielt Grafe für Raritäten; er warf Bertram vor, eine Insulinfurcht zu schüren, zumal
es auch die angebliche Überinsulinierung der meisten Kranken nicht gebe. Leichte
Hypoglykämien hielt Grafe für ungefährlich.

Auch in der Frage der Kohlenhydrat-Fett-Relation blieben die Differenzen;
mehr als 250 g Kohlenhydrat pro Tag seien „gefährlich und auf lange Sicht nicht zu
verantworten". Die geringste Belastung sei immer noch bei fettreicher Kost gewährleistet.

Die Frage des Zusammenhangs von degenerativen Gefäßerkrankungen, insbesondere der Arteriosklerose, und einer permanenten Hyperglykämie war für Grafe
(1949) noch nicht ausreichend geklärt. Allein die mögliche Schädigung durch Hyperglykämie verpflichte jedoch zu exakter Diabetes-Einstellung.

Dazu seien ggf. auch die Insulindosen anzupassen.

Übereinstimmend fürchteten alle Kliniker die Azidose mehr als jedes andere
Zeichen einer Entgleisung des Stoffwechsels. In der entscheidenden Frage, nämlich
der Belassung einer Hyperglykämie, gab es erhebliche Differenzen. Eine möglichst
tiefe Einstellung strebten alle Kliniker an, was aber keineswegs für alle hieß, möglichst Normoglykämie zu erzielen. Während Katsch, Lapp und Bertram eine Rest-
hyperglykämie sogar für wünschenswert hielten, sahen Martini, Grote und Jores die
Hyperglykämie als ein unvermeidliches Übel an. Reinwein forderte erstmals, nicht
allein den Nüchternblutzuckerwert als Maßstab zu verwenden, sondern ein Tagesprofil zu erstellen. Spitzenwerte sollten nicht über 200 mg% liegen. Grafe (1950)
stellte fest, daß bei einer Einstellung des Nüchternblutzuckerwertes auf 160–
180 mg% die Spitzenwerte um 250 mg% lägen. Eine Einigkeit in diesem Punkt war
wohl auch deshalb nicht zu erzielen, weil die Frage der prognostischen Bedeutung
der Hyperglykämie im Hinblick auf vaskuläre Schäden nicht beantwortet werden
konnte. Infolgedessen schwankte die Strenge in der Beurteilung des Blutzuckerwertes analog zum Glauben an die eventuellen Folgeschäden einer Einstellung auf ein
höheres Niveau.

In Anbetracht der kontroversen Diskussion zwischen Grafe und Bertram führte
Steigerwald als Präsident des Deutschen Insulinkomitees bei bekannten deutschen
Klinikern eine Umfrage durch, in welcher Weise die unklaren Fragen von verschiedenen Kliniken behandelt würden. In der Bilanz der Umfrageergebnisse stellte Steigerwald (1950) wie schon zuvor Bertram (1949b) fest, die Unterschiede zwischen der
alten und der neuen Schule seien nicht so groß, wie es zunächst den Anschein habe.

Sämtliche Autoren lehnten eine freie oder freigewählte Kost ab. Es wurde eine
kohlenhydratreiche Kost (im Vergleich mit den klassischen Diätformen) angestrebt,
wobei allerdings die Differenz zwischen den Vertretern beider Schulen relativ groß
war. Bürger (1950) und Reinwein (1950) waren hier am konservativsten mit der Zumessung von 150–200 g pro Tag; Grote (1950) und Lapp (1950) erlaubten 300 g. Nur

Tabelle 58. (Veröffentlicht vom Deutschen Insulin Komittee 1950)

Ergebnisse der Umfrage von F.STEIGERWALD zu dem "Merkblatt
über die Behandlung Zuckerkranker" von F.BERTRAM

	Hyperglykämie (mg%)	Glykosurie (in g)	KH/Tag (in g)	Fett/Tag (in g)	Azidose	Insulin-dosis	vaskuläre Schäden durch Hyperglykämie
BERTRAM	160 - 180	20 - 30	250 - 350	max. 40	muß verhindert werden	max.80 E	nein
GRAFE	max. 150	keine	max. 250	90 - 150	dito	kein Maxi-malwert	ja
BÜRGER	Einstellung auf Normoglyk.	keine	150 - 250	70 - 140	dito	kein Maxi-malwert	ja
GROTE	180 - 200	10 - 20	200 - 300	max. 60	dito	max.80 E	unklar
JORES	180 - 200	20 - 30	mind. 200	"wenig"	dito	max.100E	nein
KATSCH	"gering"	"gering"	250 - 350	max. 40	?	kein Maxi-malwert	unklar
REINWEIN	max. 200	max. 30	200 - 250	max. 90	dito	40 - 80 E	unklar
MARTINI	"mäßig"	kein Maxi-malwert	200	70 - 90	?	kein Maxi-malwert	unklar
LAPP	"gering"	"gering"	300	60 - 80	dito	kein Maxi-malwert	ja

Bertram gestattete noch größere Mengen. Die anderen Kliniker (Katsch, Martir
Jores; alle 1950) sahen 250 g als obere Grenze an.

Einigkeit herrschte in der Überzeugung, eine kohlenhydratreiche Kost müs:
fettarm sein, wobei naturgemäß die Fettmenge um so größer sein mußte, je wenig(
Kohlenhydrate die Diät enthielt.

Im Nachkriegsdeutschland waren die neue Schule und die freie Kost für Erwacl
sene zunächst gescheitert. Nur noch Kaeding und Moeller (1952) schlugen eine kol
lenhydratreiche Kost im Sinne Bertrams vor (350–450 g Kohlenhydrat/Tag), ve
langten im Gegensatz zu Bertram aber die völlige Kompensation des Stoffwechse
durch Insulin. Diese für Typ I-Diabetiker heutzutage als optimal zu bezeichnenc
Diätform blieb im Deutschland der Nachkriegszeit weitgehend unbeachtet. Unt
dem Einfluß von Grafe kehrten die westdeutschen Diabetologen zu einer konventi(
nellen Kostform zurück; die gleiche Entwicklung war in den USA unter dem Einflt
Joslins als Reaktion auf die freie Kost zu beobachten.

5 Die Entwicklung der Diabetesdiät seit 1950

Zumindest bei den Klinikern, die überwiegend erwachsene Diabetiker behandelten, waren es nun insulinabhängige (Typ I-) oder insulinunabhängige (Typ II-) Diabetiker, war im großen und ganzen eine Rückkehr zu einer kontrollierten Kost festzustellen.

Hauptvertreter der konventionellen Diabetesdiät waren in Deutschland Grafe und in den USA Joslin. Grafe (1955) sah den einzigen Unterschied zur Diättherapie der Vorinsulinzeit darin, daß das Insulin es gestattete, die Diät „zweckmäßiger, individueller, liberaler und für den Kranken erträglicher" zu gestalten. Diese Auffassung umriß zugleich das Konzept von Grafes Diätverordnung. Als Vertreter der „alten Schule" bevorzugte Grafe nach wie vor eine relativ fettreiche Diät, wie sie von von Noorden und Falta im Rahmen der sog. Zweinährstoffsysteme bzw. der sog. intermittierenden Behandlung angewendet worden waren. Unter Einbeziehung der Erkenntnisse von Adlersberg und Porges, Bertram, Brentano u. a. hatte Grafe die Diät allerdings zu einer Dreinährstoffdiät erweitert, die man als kohlenhydratreduzierte, fettreiche Mischkost bezeichnen muß.

Die einzige Modernisierung lag in der Neugliederung der Diätvorschriften. So wurde die Dreiteilung der Diät im Hinblick auf die Kalorienzahl gemäß dem Ernährungszustand des Patienten übernommen, wie sie erstmals von Adlersberg und Porges gefordert worden war. Ferner wurde auch die zeitliche Abstufung im Aufbau der Diät übernommen, wie sie von Bertram (in Form sog. Einstellungsdiät) vorgeschlagen worden war. Das Vorgehen der diätetischen Behandlung gliederte sich in

a) Beseitigung von Zucker und Azetonkörpern (Einstellungsdiät),
b) Toleranzbestimmung,
c) Festsetzung und Erprobung der Dauerkost und
d) Durchführung der Dauerkost.

Die Einstellungsdiät sollte der Beseitigung der wichtigsten objektiven Diabetessymptome dienen, indem eine minimale Ernährung gereicht wurde: eine starke Herabsetzung von Kohlenhydrat- und Kaloriengehalt der Kost sollte schrittweise erfolgen. Die Entscheidung über die Insulinierung des Patienten fällte Grafe spätestens am zweiten Tag der Behandlung. Lag der Blutzucker über 300 mg/100 ml, wurde sofort Insulin substituiert; wurden am zweiten Tag der Einstellungskost 200 mg/100 ml überschritten, sah Grafe ebenfalls die Indikation zur Insulinierung. Der Ernährungszustand des Kranken blieb unberücksichtigt.

Die Bestimmung der Kohlenhydrattoleranz wurde mit Hilfe einer Standardkost durchgeführt.

Tabelle 59. Beispiel für die Behandlung eines Typ II-Diabetikers mit konventioneller Diabetesdiät (Standardkost) nach Grafe (1958)

Datum	Gewicht kg	Diät												Blut-zucker %
		g Kh in Brot (Menge)	Kh in Kartoffel (Menge)	Kh in Milch (Menge)	Kh in Gemüse	Extra Kh	Gesamt Kh	Eiweiß animal	Gesamt-Eiweiß	Fett g	Alkohol	Besondere Zulagen	Brutto Calorien	
23.—24.4		Nacht (keine Nahrungsaufnahme)												
24.—25.4.	70,5	30	20	9,4	21,2	—	80,6	27,5	33,7	111	—	—	1510	0,187
25.—26.4.		15	—	4,7	30,5	—	50,2	26,6	33,8	126	—	—	1517	
26.—27.4.		—	—	—	30,7	—	30,7	—	20,3	87	—	—	1023	0,178
27.—28.4.	70	—	—	—	40,2	—	40,2	40,3	49,8	89	—	—	1196	
28.—29.4.		30	20	9,4	47,8	—	107,2	57	64,5	87	—	—	1521	
29.—30.4.		30	20	9,4	47,4	—	106,8	56,1	75,6	77	—	—	1468	
30.4.—1.5.		30	20	9,4	45,3	—	104,7	56,4	66,4	118	—	—	1800	0,099
1.5.—2.5.	70	30	20	9,4	44,6	—	104	55,7	70,6	120	—	—	1836	
2.—3.5.		—	—	—	30,5	—	30,5	—	25,0	88	—	—	1050	
3.—4.5.		30	20	9,4	38,5	—	97,9	50,2	63,5	109	—	—	1680	
4.—5.5.	70	30	20	9,4	45,1	—	104,5	60,8	75,2	119	—	—	1850	0,105

Urin									Kh-Bilanz	Insulin-menge (Einh.)	Andere Medika-mente	Bemer-kungen
Menge	Spez. Gewicht	Reaktion	Eiweiß	% Zucker	Gesamt-Zucker g	Aceton	Acetessig-säure	Gesamt-Aceton-Körper				
800	1032	s	0	4,0	32	Spur	0	—	—	—	—	—
1000	1032	,,	0	3,7	37,0	—	0	—	+ 43,6	keine	keine	keine
1000	1032	,,	0	2,7	27,0	+	0	—	+ 23,2	,,	,,	,,
500	1033	,,	0	9,8	4,0	Spur	Spur	—	+ 26,7	,,	,,	,,
600	1035	,,	0	Spur	—	+	0	—	+ 40,2	,,	,,	,,
800	1027	,,	0	0,7	5,6	Spur	0	—	+101,6	,,	,,	,,
600	1031	,,	0	1,3	4,8	,,	0	—	+102,0	,,	,,	,,
700	1030	,,	0	1,4	9,8	,,	0	—	+ 94,9	,,	,,	,,
800	1026	,,	0	1,0	8,0	,,	0	—	+ 96	,,	,,	,,
900	1024	,,	0	0	—	,,	0	—	+ 30,5	,,	,,	,,
1000	1023	,,	0	0	—	0	0	—	+ 97,9	,,	,,	,,
1100	1023	,,	0	0	—	0	0	—	+104,5	,,	,,	,,

Die Standardkost enthielt 100 g Kohlenhydrate und 1 g Eiweiß pro Kilogramm Körpergewicht. Die Fettmenge sollte so bemessen werden, daß die Kost kalorisch ausreichend war.

Da sich der Diabetiker hinsichtlich seines Kalorienbedarfes wie ein Stoffwechselgesunder verhalte, sei das Hunger- und Sättigungsgefühl „ein untrügliches, ungeheuer fein eingestelltes Regulativ" (Grafe 1955). Dem widerspricht noch heute Mehnert (1984): „Wichtigstes Gebot der Diabetesdiät ist nach wie vor die Einhaltung einer kaloriengerechten Ernährung, die der Arzt je nach Körpergewicht des Patienten verordnen soll." Und: „Der Appetit versagt als Regulans erfahrungsgemäß" (Mehnert 1975); der Beweis für die Richtigkeit dieser These steht allerdings noch aus (Morley u. Levine 1983; Smith 1983).

Der Kohlenhydratgehalt der Dauerkost sollte die individuelle Kohlenhydrattoleranz um etwa 20 Prozent unterschreiten. Durchschnittlich 150–200 g Kohlenhydrate pro Tag wurden angestrebt; das Minimum betrug 100 g, das Maximum 250 g.

Der Eiweißgehalt der Diät wurde in Anpassung an Rubners Werte auf 1,3 g/kg festgesetzt; Fett wurde entsprechend dem dann noch fehlenden Kalorienbetrag gewährt. Mit diesen Richtlinien war Grafe bezüglich des Fettanteils der liberalste Kliniker in Deutschland.

Tabelle 60. (Aus Grafe 1958)

Tabelle 96. *Basale diabetische Standarddiät nach* JOSLIN *(etwas gekürzt)*

Nahrungs-mittel	Gewicht in g	tägliche Portionen	Gesamtgehalt		
			Kh g	Eiweiß g	Fett g
Brot	3 × 30	3	54	9	—
Hafermehl.	1 × 30 (trocken)	1	20	5	2
Orangen.	3 × 150	3	45	—	—
Gemüse (3—5%ig) .	4 × 150	4	20	10	—
Milch	1 × 120	1	6	4	4
Creme (20%). . . .	1 × 120	1	4	4	24
Eier	1 × 60	1	—	6	6
Fleisch	2 × 60	2	—	32	20
Butter	3 × 10	3	—	—	25

Gesamtmenge an Nährstoffen etwa Kh 150 g, Eiweiß 70 g, Fett 80 g,

Calorien pro 1 g   4 Cal   4 Cal   9 Cal

Totalcalorien: 600 Cal + 280 Cal + 720 Cal

= 1600 Totalcalorien.

Anders als Grafe begann Joslin die Behandlung nicht mit einer Einstellungsdiät von 1000 Kalorien, sondern von vornherein mit einer sog. Basisdiät von etwa 1600 Kalorien. Die Basisdiät enthielt 150 g Kohlenhydrate, 70 g Eiweiß und 80 g Fett. Sie war ausgerichtet auf einen Kaloriengehalt von 25 Kal./kg, den auch Joslin für einen bettlägerigen Patienten für ausreichend hielt (Joslin 1952). Auffällig ist die Differenz der Joslinschen Basisdiät zu Grafes Standardkost bezüglich des Kohlenhydratgehaltes. Wurde der Patient mit dieser Diät nicht glykosuriefrei, erfolgte Insulinsubstitution. Grafe (1958) bemängelte daher auch, Joslin sei „sehr rasch mit dem Insulin bei der Hand".

Eine weitere Differenz zeigt sich im Hinblick auf den Gesamtkaloriengehalt. Während für Grafe eine kalorisch normale Kost das Optimum darstelllte, forderte Joslin eine kalorienknappe Kost. Das fundamentale Prinzip seiner Kostverordnung war die Reduktion der Gesamtkalorien. Die angestrebte Dauerkost enthielt ungefähr 30 Kal./kg bei 165–200 g Kohlenhydraten, 65–100 g Eiweiß und 75–115 g Fett.

Die Dauerkost unterschied sich von derjenigen Grafes demnach hauptsächlich durch den geringeren Kaloriengehalt. Die Abneigung Joslins gegen einen höheren Fettgehalt der Diät war nicht mit der Forderung nach einer Diät, die Gewichtskonstanz gerade garantiert, in Übereinstimmung zu bringen, solange Kohlenhydrat- und Proteingehalt auf die o. a. Werte fixiert waren. Auch Mellinghoff und Schenck (1960), die aus grundsätzlichen Erwägungen heraus eine Beschränkung der Fettzufuhr anstrebten (wegen der höheren Kohlenhydrattoleranz bei fettarmer Kost und wegen einer möglichen Beziehung zwischen dem Fettgehalt der Nahrung und vaskulären Läsionen), wiesen darauf hin, daß es falsch sei, „unter allen Umständen dogmatisch an einem niedrigen Fettquantum festzuhalten". Bei einem hohen Kalorienbedarf könne man nicht auf erhebliche Mengen von Fett verzichten.

Mellinghoff und Schenck sahen Joslins Diät noch als zu fettreich an und tendierten zu einer eiweißreicheren Kost, wie sie von Adlersberg (1947) und Wenderoth (1953) vorgeschlagen worden war. Adlersberg hatte bis zu 2 g Eiweiß pro Kilogramm Sollgewicht verabreicht; dieser Wert wurde von Mellinghoff und Schenck übernommen. Eine Furcht vor zu reichlichen Eiweißgaben hielten sie ebenso für ungerechtfertigt wie Bedenken gegen die zur Auffüllung des Gesamtkalorienbedarfes erforderliche Fettmenge, solange die Diät nicht überkalorisch war. Auch Hölzer (1964), Jahnke (1971) und Mehnert (1975) gaben an, die Eiweißmenge sollte eher etwas höher als zu niedrig gewählt werden. Dem hielten Sauer und Nassauer (1976) entgegen, eindeutige günstige Effekte einer gesteigerten Proteinzufuhr ließen sich weder für die Stoffwechselführung noch im Hinblick auf die Angiopathieprophylaxe nachweisen. Die Problematik einer eiweißreicheren Kost läge dagegen in der Praktikabilität einer solchen Diät, da bei erhöhter Proteinzufuhr die Menge der versteckten Fette stetig ansteige.

Insgesamt zeigen die verschiedenen Diätvorschläge mehr Gemeinsamkeiten als Differenzen. Die von der American Diabetes Association 1950 veröffentlichten Richtlinien, in denen sich Joslins Zahlen letztlich widerspiegeln, waren für alle Diabetologen akzeptabel:

- Kohlenhydrate: 150–200 g
- Fett: 80–115 g
- Eiweiß: 90–110 g
- Gesamtkalorien: 25– 35/kg

Mellinghoff und Schenck griffen aber immer noch regelmäßig auf die von Noordenschen Hafertage, die Faltaschen Amylazeentage, auf Obsttage nach Grote und Bertram sowie auf Gemüsetage nach von Noorden zurück. Diese Schontage kamen bei allen dekompensierten Diabetikern vor der Umstellung auf die „Einstellungsdiät" zur Anwendung.

Die Aufteilung der Kohlenhydrate in verschiedene Gruppen wurde wieder stärker betont. Sie ging ursprünglich auf Külz (1874) zurück. Von Noorden (1895, 1904) erstellte erstmals die bis heute vom Prinzip her unveränderten Austauschtabellen, welche die Berechnung des Kohlenhydratgehaltes der einzelnen Kohlenhydratträger und eine größere Variation der Kost ermöglichen sollten. Die sog. Weißbrötcheneinheit (20 g Weißbrot = 12 g Kohlenhydrat) stammte ebenfalls von von Noorden. Nach einem Vorschlag von Katsch wurde die Einheit in „Broteinheit" umbenannt, um in didaktischer Hinsicht (Vermeidung gerade des Weißbrotes in der Diabetesdiät) Vorteile zu gewinnen. Die Austauschtabellen wurden in immer wieder abgewandelter Form im Rahmen jedes Diätvorschlages, der die Zufuhr von Kohlenhydraten gestattete, verwendet. Allein die Vertreter der freien Kost verzichteten auf den Austausch von Kohlenhydraten; allerdings schlossen sie niedermolekulare, konzentrierte Kohlenhydrate größtenteils aus. Im Vergleich zu den Vertretern der sog. neuen Schule legten Grafe, Mellingshoff und Schenck sowie Joslin besonderen Wert auf die Verwendung von Austauschtabellen. In der Praxis der Diabetikerernährung wurden die kohlenhydrathaltigen Nahrungsmittel nach Maßgabe ihres Kohlenhydratgehaltes in gewissen Grenzen gegeneinander ausgetauscht, weil eine täglich gleichbleibende Zufuhr der einzelnen Kohlenhydratträger die Kost auf die Dauer zu eintönig gemacht hätte − ein Problem, mit dem schon die Verfechter der Kohlenhydratkuren bis zu Faltas Arbeiten im Jahre 1914 zu kämpfen hatten. Im allgemeinen wurden fünf Gruppen kohlenhydrathaltiger Nahrungsmittel unterschieden:

1. Brot, bzw. Zucker und Mehle,   4. Gemüse,
2. Milch,   5. Obst.
3. Kartoffeln,

Tabelle 61. (Aus Grafe 1958)

Tabelle 97. *Schema der ärztlichen Verordnungen für die Dauerkost zu Hause*

Ärztliche Verordnungen
für

... .

Alter............. ....   Größe ....   Gewicht.. ....

Nahrungsbedarf..................Calorien

Nahrungsmittel bzw. Medikamente	1. Tag				2. Tag				3. Tag			
	Früh-stück	Mit-tag-essen	Nach-mit-tag	Abend-essen	Früh-stück	Mit-tag-essen	Nach-mit-tag	Abend-essen	Früh-stück	Mit-tag-essen	Nach-mit-tag	Abend-essen
1. Brot oder Brötchen												
2. Kartoffeln												
3. Reis, Grieß, Hafer, Mondamin usw.												
4. Milch												
5. Rahm												
6. Eier												
7. Fleisch, Fisch, Wurst, Geflügel usw.												
8. Gemüse Gruppe:												
9. Obst Gruppe:												
10. Fett												
11. Getränke Wein, Kognak, Bier												
12. Besondere Zulagen												
13. Medikamente Insulin:												

Sonstige Verordnungen:

Diese Einteilung findet sich bei Bertram (1947), Grafe (1958), Mellinghoff und Schenck (1960).

In der Bemessung des Kohlenhydratanteils behielten nicht alle Diabetesthera-peuten die klassische Broteinheit als Maßstab bei. Joslin riet zur Abmessung der Nahrungsmittel durch haushaltsübliche Maße (eine Tasse, ein Eßlöffel usw.). Grafe

201

berechnete die Menge der Kohlenhydratträger so, daß die angegebene Menge 10 g Kohlenhydrat entsprach. In gleicher Weise ging Constam (1950) vor. Man versprach sich davon eine Vereinfachung der Berechnung des Kohlenhydratgehaltes der Kost. In Deutschland konnte sich die auf das Dezimalsystem ausgerichtete „neue" Broteinheit jedoch nicht durchsetzen. Gleichzeitig äußerten sich Grafe (1958) und Mellinghoff und Schenck kritisch zu den Austauschtabellen:

„Eine solche Gleichwertigkeitstabelle darf aber nicht dem Irrtum Vorschub leisten, als ob qualitativ zwischen Kohlenhydrat und Kohlenhydrat kein Unterschied besteht. Wie die in den einzelnen Nahrungsmitteln enthaltenen Kohlenhydrate chemisch sehr verschiedenartig sind, so wechselt erst recht ihre biologische Wertigkeit... Am richtigsten wäre natürlich eine biologische Äquivalenttabelle, aber leider besitzen wir noch keine umfassende in Deutschland..." (Grafe). „Der Austausch verschiedener Kohlenhydrate bringt zusätzliche Ungenauigkeiten, weil die Kohlenhydrate der einzelnen Nahrungsmittel für den Organismus nicht gleichwertig sind" (Mellinghoff u. Schenck). Dementsprechend wurde 1963 in der Verordnung über diätetische Lebensmittel die Broteinheit als diejenige Menge eines Lebensmittels definiert, die auf den Stoffwechsel des Diabetikers die gleiche Wirkung ausübt wie 12 g D-Glukose (Jahnke 1977). Dabei wurde als Parameter der Wirkung auf den Stoffwechsel das Verhalten des *Blutzuckers* gewertet. Verschiedene Zuckerstoffe sind in dieser Hinsicht unterschiedlich stoffwechselwirksam (Mehnert 1970).

5.1 Veränderungen der Problemstellung bei der Diabetesdiät

Die Prävalenz des Diabetes mellitus ist im Laufe der letzten 100 Jahre stetig gestiegen. Von Schätzungen einer Prävalenz von 0,7% zwischen 1900 und 1946 und dem Ergebnis epidemiologischer Studien der Jahre 1947–1961 mit Werten von 1–2% schnellte die Häufigkeitsrate nach 1962 auf etwa zwei bis drei Prozent (Jarrett u. Keen 1975). Im gleichen Zeitraum veränderte sich die Ernährung in den westlichen Ländern erheblich, und zwar in qualitativer Hinsicht weniger als in bezug auf die Gesamtkalorienzufuhr. Der Zusammenhang zwischen qualitativen bzw. quantitativen Modifikationen der Normalkost und der Prävalenz und Inzidenz des Diabetes ist offensichtlich (B. Knick u. J. Knick 1976). Die Fehlernährung im Sinne einer Überernährung wurde wichtigster Manifestationsfaktor für eine Reihe von Krankheiten, die Mehnert (1977) als „Wohlstandssyndrom" zusammenfaßte: Adipositas, Hyperlipidämie, Hyperurikämie, Diabetes mellitus, Hypertonie und Fettleber.

Unter diesen Vorbedingungen erfüllte sich die Erwartung von Mellinghoff und Schenck (1960), daß unter den derzeitigen Zivilisationsverhältnissen die Diabetes-Morbidität zwangsläufig steigen müsse und daß die Merkmalsträger für Diabetes in zunehmendem Maße manifest diabetisch würden. Schon 1973 bemerkte Laube, die Anzahl der übergewichtigen Altersdiabetiker sei in den letzten Jahren derart angestiegen, daß tatsächlich von einer Volkskrankheit gesprochen werden müsse. In der Tat sind 90% aller Diabetiker übergewichtige Typ II-Diabetiker (B. u. J. Knick 1976). Darüber hinaus bestimmte das diabetische Spätsyndrom immer mehr das Bild der Krankheit. Palumbo und Mitarbeiter stellten im Rahmen der Olmsted County-Studie (1976) fest, daß die Inzidenz des Diabetes mit steigendem Alter kontinuierlich ansteigt und daß die Lebenserwartung gegenüber nichtdiabetischen Personen deutlich vermindert ist. Garcia und Mitarbeiter (1974) kamen bei der Auswertung der Framingham-Studie zu dem Ergebnis, daß das Risiko kardiovaskulärer Erkrankungen bei Diabetikern gegenüber Nichtdiabetikern um das Drei- bis Vierfache erhöht ist. Die Gefährdung der Diabetiker durch kardiovaskuläre Erkrankungen wurde auch in der Therapiestudie des University Group Diabetes Program (UGDP 1970) herausgestellt. Ein weiteres bedeutsames Ergebnis der UGDP-Studie wurde nur am Rande diskutiert: zwar konnte in der Gruppe der insulinbehandelten Patienten das Blutzuckerniveau gegenüber den Ausgangswerten gesenkt werden; diesem Therapieerfolg war im Vergleich zu Diabetikern, die mit Diät allein therapiert worden waren, keine Verminderung der Mortalität zuzuordnen. In Kombination mit der Kritik an der Behandlung mit oralen Antidiabetika warf die UGDP-Studie die Frage auf, ob nicht für einen Großteil der erwachsenen Diabetiker Diät allein die optimale Diabetestherapie darstellt (Greiser 1977).

Schließlich wurde in den 50er Jahren das Instrumentarium der Diabetestherapie um die oralen Antidiabetika erweitert. Im Jahre 1929 wurden erstmals Behandlungsversuche mit Diguanidderivaten (Synthalin) durchgeführt. Die erste blutzuckersenkende Wirkung bestimmter Sulfonamide wurde um 1942 bei tierexperimentellen Studien durch den französischen Diabetologen Loubatieres beobachtet. Therapeutische Konsequenzen für die Behandlung des Diabetes mellitus beim Menschen wurden jedoch nicht daraus gezogen. Den entscheidenden Schritt unternahmen erst Franke und Fuchs im Jahre 1954, nachdem Fuchs im Selbstversuch die hypoglykämische Wirkung eines Depotsulfonamids (BZ 55 − Carbutamid) festgestellt hatte (Gutsche 1974). Strötter und Creutzfeldt führten das Tolbutamid in die Therapie ein. Versuche mit Biguaniden wurden erst wieder 1953 in den USA von Shapiro und Freedman unternommen; Ungar führte die pharmakologischen Untersuchungen durch. Erst 1956 begann die klinische Erprobung (Otten 1966).

Die Hamburger Diabetologen Bertram, Bendfeldt und Otto stellten 1955 Indikationen und Kontraindikationen für die „orale Diabetesbehandlung" auf. Seit einigen Jahren wird vor übermäßiger Verordnung oraler Antidiabetika immer wieder gewarnt. Die UGDP-Studie gab Anlaß, den „Wildverbrauch" dieser Substanzen kritisch zu überdenken (Berchtold u. Berger 1983).

Erst 1983 konnte sich die Deutsche Diabetes-Gesellschaft zu einer Stellungnahme entschließen, die vor dem weitverbreiteten Mißbrauch dieser Pharmaka warnt (Abb. 29).

5.2 Diabetesdiät bei übergewichtigen Typ II-Diabetikern

Das Prinzip der Reduktionskost für adipöse Patienten war seit den Anfängen der systematischen Diabetestherapie (Rollo 1801) bekannt, geriet aber nach der Entdeckung des Insulins und besonders später nach der Einführung der oralen Antidiabetika in die Therapie vorübergehend in Vergessenheit.

In der Zeit während und nach dem zweiten Weltkrieg stellte sich das Problem der chronischen Überernährung bei der Masse der Bevölkerung in Europa nicht.

Erste Hinweise auf die Möglichkeit, übergewichtige Diabetiker mit Diät allein zu behandeln statt − wie zu jener Zeit in den USA üblich − mit einer kombinierten Diät-Insulin-Therapie kamen von Fetter, Durkin und Duncan (1938) aus den USA.

Orale Diabetestherapie mit Medikamenten vom Typ der Sulfonylharnstoffe

Eine Stellungnahme der Deutschen Diabetes-Gesellschaft (1983)

In der Bundesrepublik Deutschland werden orale Antidiabetika vom Typ der Sulfonylharnstoffe (SH) häufiger verordnet als in anderen vergleichbaren Ländern.

Allgemein gelten SH bei weniger als einem Drittel der älteren Patienten mit „Typ-II-Diabetes" als indiziert. Hierzulande werden jedoch fast alle Typ-II-Diabetiker mit SH behandelt. Diese Situation ist unbefriedigend, weil mit der freizügigen Verordnung von SH der kausale Therapieansatz bei Typ-II-Diabetes – Diät und Gewichtsabnahme – vernachlässigt wird. Die Medikation von Sulfonylharnstoffen ist häufig eine „Therapie der Bequemlichkeit", die anstelle einer konsequenten Diätbehandlung verordnet wird.

Orale Antidiabetika vom Sulfonylharnstoff-Typ stimulieren die endogene Insulinsekretion und können außerdem die Insulinempfindlichkeit peripherer Gewebe erhöhen. Dadurch kann bei Diabetikern mit noch partiell erhaltener Inselzellfunktion (Typ-II-Diabetes) die Blutglukosekonzentration gesenkt werden. Der vor Jahren geäußerte Verdacht, daß die langfristige Medikation von SH negative Auswirkungen auf das kardiovaskuläre System haben könne (UGDP-Studie), hat sich bislang nicht bestätigt.

Im Therapiespektrum des Typ-II-Diabetes haben die oralen Antidiabetika vom Typ der Sulfonylharnstoffe ihren fest umrissenen Platz.

Für die praktische Durchführung der oralen Diabetestherapie mit SH gelten unverändert folgende Regeln:

❶ Ziel der Behandlung des Typ-II-Diabetes ist das Wohlbefinden des Patienten und die Vermeidung von Komplikationen. Beides erfordert für die Mehrzahl der Patienten eine Einstellung auf Blutglukosewerte unter 180 mg/dl im Tagesprofil. Die HGA$_1$-Konzentration soll im Normbereich oder nur gering darüber liegen. Der Harn soll glukosefrei sein.

❷ Die Verordnung von SH ist nur dann indiziert, wenn es unter intensiver Vorbehandlung mit Diät nicht zu einer befriedigenden Senkung der Blutglukose gekommen ist. Bei übergewichtigen Patienten muß die Diättherapie das Gewicht deutlich reduziert haben.

Notwendigkeit und Nutzen einer exakten Diätbehandlung des Typ-II-Diabetes stehen außer Zweifel. Die Ärzteschaft ist daher aufgerufen, sich verstärkt um die diätetische Information und Motivation der Diabetiker zu bemühen. Dabei sollten neben dem ärztlichen Einzelgespräch und der Aushändigung einer individuellen schriftlichen Diätverordnung vermehrt auch weitere Möglichkeiten der Diätinstruktion – wie Gruppenschulung und Mitarbeit praxis-assoziierter Diätassistentinnen – geschaffen und genutzt werden.

❸ Stark wirksame SH können – vor allem bei alten Menschen, bei hoher initialer Dosierung, bei ungenügender Kohlenhydratzufuhr und gleichzeitigem Alkoholkonsum – zu schweren, protrahierten Hypoglykämien führen. Daher sollen Diabetiker mit leichter Stoffwechselstörung, mit eingeschränkter Nierenfunktion, mit unzuverlässiger Diäteinhaltung so-

wie in höherem Alter (über 70 Jahre) besonders vorsichtig und bevorzugt mit anderen SH-Präparaten behandelt werden.

❹ Ist mit Diät und SH eine optimale Einstellung des Diabetes nicht zu erreichen, muß der Patient frühzeitig mit Insulin behandelt werden.

❺ Nach längerdauernder optimaler Diabetes-Einstellung unter Diät und SH soll die SH-Tagesdosis schrittweise reduziert und ein Auslaßversuch durchgeführt werden. Viele Patienten bleiben danach allein mit Diät gut einreguliert.

❻ Auch bei zunächst gutem Erfolg der oralen Diabetestherapie ist im weiteren Verlauf eine nachlassende Wirkung der SH zu erwarten. Bei den meisten Patienten entwickelt sich nach Jahren ein „Spätversagen" der SH, das rechtzeitige Umstellung auf Insulin erforderlich macht.

❼ Eine Kombination mehrerer oraler Antidiabetika vom Sulfonylharnstoff-Typ ist sinnlos. Die Kombination eines SH-Präparats mit einem Biguanid (Glucophage®) kann – unter strenger Beachtung der Kontraindikationen und Auflagen für eine Biguanid-Medikation – manchmal nützlich sein. Die kombinierte Therapie mit SH und Insulin kann kurzfristig zu einer besseren Einstellung des Diabetes führen. Der längerdauernde Nutzen einer solchen kombinierten Behandlung ist nicht bewiesen.

Deutsche Diabetes Gesellschaft
Der Vorstand
i. A. Prof. Dr. A. Hasselblatt,
Vorsitzender

(Ausschuß für dieses Statement: M. Berger, F. A. Gries, A. Hasselblatt, K. D. Hepp, H. Otto ([federführend]), K. Schöffling, E. Standl)

Korrespondenzadresse:
Professor Dr. H. Otto
Klinikum für Innere Medizin
Zentralkrankenhaus Bremen-Nord
Hammersbecker Straße 228
2820 Bremen 70

Abb. 29

Joslin gab zu dieser Zeit an, daß etwa 80% seiner Diabetiker übergewichtig seien; die Indikation zur Insulinierung wurde ohne Berücksichtigung des Ernährungszustandes allein nach der Höhe des Nüchternblutzuckers gestellt (Joslin 1937). Eine Insulinsubstitution erwies sich bei Befolgung dieses Kriteriums in 60% der Fälle als nötig. Fetter et al. beobachteten Steigerungen der Kohlenhydrattoleranz und Senkung des Blutzuckerniveaus nach Gewichtsreduktion ohne zusätzliche Insulinbehandlung. Nur 33% der Patienten brauchten schließlich Insulin. Gleiche Erfahrungen machte Newburgh (1942). Auch hier wurde unter Vernachlässigung der bestehenden Glykosurie die erforderliche Gewichtsreduktion durchgeführt. Nachdem in 80% der Fälle die Gewichtsreduktion zur Normalisierung der gestörten Glukosetoleranz sich als ausreichend erwiesen hatte, schloß Newburgh, die Hyperglykämie sei eher eine Folge der Adipositas gewesen als Ausdruck eines Diabetes.

5.2.1 Notwendigkeit der Gewichtsreduktion und Erfolg von Reduktionsdiäten bei adipösen Typ II-Diabetikern

Die Syntrophie von Fettsucht und Diabetes mellitus ist seit vorigem Jahrhundert bekannt und wird seither immer wieder erwähnt (Bouchardat 1875; Seegen 1893; Naunyn 1898; von Noorden 1895). Die Manifestation des Diabetes mellitus ist derart eng mit der Fettsucht als statistisch bedeutsamsten Manifestationsfaktor verknüpft, daß ein gleichsinniges Verhalten in der Morbiditätsziffer beider Erkrankungen festzustellen ist (Adlersberg 1958; Joslin et al. 1959; Knick 1973b; Mehnert 1974; Gries et al. 1975; Jahnke 1975b).

Bei Adipositas ist der Insulinspiegel basal und nach Stimulation mit Glukose erhöht; die Kinetik der Insulinsekretion ist gestört (Yalow u. Berson 1960). Der Diabetes mellitus vom Typ II bei Adipositas ist nicht Folge eines absoluten Insulinmangels, sondern eines relativen Insulinmangels bei peripherer Insulinresistenz (Gries et al. 1975).

Zahlreiche Beobachtungen bewiesen, daß ein großer Teil der bei Diabetes mellitus und Fettsucht gleichermaßen gefundenen metabolischen Störungen des Kohlenhydrat- und Fettstoffwechsels bei Reduktion des Körpergewichtes reversibel ist (Hölzer 1964; Liebermeister u. Mitarb. 1968; Kunkel et al. 1972; K. Jahnke, K. A. Jahnke u. Reis 1976; Savage et al. 1979; Wilson et al. 1980). Mit der Rückbildungsfähigkeit der Stoffwechselstörungen durch Gewichtsreduktion ist eine Erholung der B-Zell-Funktion erwiesen. Voraussetzung ist eine frühzeitige Gewichtsreduktion.

Von vielen Autoren wird eine Insulinbehandlung des adipösen Diabetikers als unzweckmäßig und unnötig abgelehnt (Fetter et al. 1938; Newburgh 1942; Gries, Berger u. Berchtold 1975; Gries u. Toeller 1977; Jahnke, Miss u. Drost 1974). Das gleiche gilt für die Anwendung β-zytotroper Substanzen (Kunkel u. Mitarb. 1972; Weinges 1972; Laube 1973; Liebermeister 1975; B. u. J. Knick 1976; Petrides 1977; Mehnert 1977). Für Laube ist die medikamentöse Behandlung des adipösen Diabetikers ein Kunstfehler.

Damit bleibt für die Behandlung des übergewichtigen Altersdiabetikers allein die diätetische Therapie, die primär in jedem Falle eine Reduktionsdiät sein muß, da die Voraussetzung der Fettsucht immer eine absolute und relative Überernährung ist (Jahnke u. Mitarb. 1963; Gries u. Mitarb. 1975; Ensinck u. Biermann 1979). Eine Reduktionsdiät stellt in Anbetracht der engen Beziehungen von Fettsucht und Zuckerkrankheit eine kausale Therapie dar (Liebermeister 1975; Jahnke et al. 1976). Die Empfehlung der Reduktionskost zur Behandlung fettsüchtiger Diabetiker ist allgemeingültig (Adlersberg 1947; Mellinghoff u. Schenck 1960; Hölzer 1964; Cole u. Camerini-Davalos 1970; Jahnke 1971; American Diabetes Association 1971; Kunkel et al. 1972; Knick 1973a,b; Laube 1973; Liebermeister 1975; B. u. J. Knick

1976; Jahnke et al. 1976; Sauer u. Nassauer 1976; Gries u. Toeller 1977; Mehnert 1974, 1977; Ensinck u. Bierman 1979; Willms 1980; Toeller et al. 1980; Wilson et al. 1980). Nach einer Umfrage über die Kriterien bzw. die Bewertung der Qualität der Diabetestherapie wurde mehrheitlich der Standpunkt vertreten, man könne heute nur dann von einer guten Diabeteseinstellung sprechen, wenn eine vorbestehende Fettleibigkeit beseitigt wurde: „Die einzig adäquate Einstellung ... fettleibiger Diabetiker ist ... die diätetische Beseitung der Fettleibigkeit" (Jahnke, Miss u. Drost 1974).

Hölzer (1964) und Jahnke (1971) bringen die Zielsetzung auf die einfache Formel, Überernährung steigere den Insulinbedarf, Unterernährung senke ihn dagegen.

5.2.2 Formuladiäten

Die ersten Vorschläge zur Gestaltung von Reduktionsdiäten sahen kalorienreduzierte Mischkost mit hohem Eiweißgehalt vor.

In Anlehnung an die alte Banting-Kost, die schon von Noorden verwendete (von Noorden u. Isaac 1927) schlug Adlersberg (1947, 1958) eine Diät von 1000 bis 1500 Kalorien vor, die 100–150 g Eiweiß enthalten sollte.

Diesen Empfehlungen standen Publikationen gegenüber, die bei Nachuntersuchungen durchweg zu wenig befriedigenden Ergebnissen kamen. Für die Mißerfolge wurden Uneinsichtigkeit, mangelnde Selbstdisziplin und fixierte Gewohnheiten im Sinne eines „Eßfehlverhaltens" (Gries et al. 1975) verantwortlich gemacht. Ungenügende Waren- und Küchenkenntnisse, unzweckmäßige diätetische Führung waren weitere Ursachen (Jahnke, Engelhardt, Jung u. Pilger 1963; Hölzer 1964).

Diese Probleme suchte man durch Einführung sog. Formuladiäten zu umgehen. Der vollständige Ersatz der natürlichen Nahrung durch eine Nährstofflösung wurde schon 1866 von Karell in Form einer Milchkur propagiert. Moritz (1908) griff den Gedanken der Entfettung durch eine Milchkur erneut auf; Harrop (1934) modifizierte das Verfahren zu einer Milch-Bananen-Kur. Feinstein, Dole und Schwartz (1958) setzten Formuladiäten erstmals zur ambulanten Behandlung fettsüchtiger Patienten ein.

Die Formuladiät wurde in Form einer gebrauchsfertigen Nährstofflösung von definierter und konstanter Zusammensetzung verabreicht. Es handelte sich um eine 900-Kaloriendiät mit 85 g Kohlenhydraten, 52 g Fett und 22 g Protein (38:52:10%). Die Nährstofflösung enthielt Kondensmilch, Maisöl, Dextrose und Vitaminzusätze.

Einige Jahre später gab es nach den „erstaunlichen therapeutischen Erfolgen" (Jahnke et al. 1963) kommerzielle Präparate in flüssiger und pulverisierter Form. Die von Feinstein, Dole und Schwartz veröffentlichten Ergebnisse der Formuladiät waren besser als die Ergebnisse irgendeines anderen Verfahrens. Die Patienten paßten sich den Problemen der Durchführung der Kost in befriedigender Weise an. Anhaltspunkte für eine qualitative Fehlernährung konnten nicht festgestellt werden.

Eine vergleichende Untersuchung von Jahnke und Mitarbeitern (1963) stellte Vor- und Nachteile der Formuladiät heraus.

Die beschriebenen herkömmlichen Formuladiäten wurden bald verlassen zugunsten der kalorienreduzierten Mischkost. Trotzdem werden weiterhin analoge Nährstoffgemische angeboten, deren Kaloriengehalt noch weiter (auf ca. 400 Kalorien täglich) eingeschränkt ist. Solche Präparate sind ohne ärztliche Anweisung im freien

Verkauf erhältlich, teilweise sogar in Supermärkten. Der Käuferkreis rekrutiert sich aus übergewichtigen Personen, die einen bequemen Weg zur Gewichtsreduktion suchen.

Mirkin und Shore (1981) wiesen anhand der sog. Beverly Hills-Diät (Mazel 1981) auf die fragwürdigen „wissenschaftlichen Grundlagen" solcher „modifizierter" Formuladiäten hin sowie auf mögliche Gefahren bei der Anwendung solcher Diäten. Bei längerfristiger Anwendung (sechs bis acht Wochen) kann es zum hypovolämischen Schock infolge Diarrhoe und zu ventrikulären Arrhythmien infolge Mineralverlustes kommen. Bis Ende 1977 traten bei ca. 100000 Patienten, die eine solche Diät als alleinige Nahrung zu sich nahmen, 60 Todesfälle auf (Felig 1984). Isner und Mitarbeiter (1979) und Sours und Mitarbeiter (1981) konnten in 17 Fällen nachweisen, daß der Gebrauch der Nährstofflösungen die alleinige Todesursache war. Warnungen der amerikanischen Food and Drug Administration führten zu einem Verschwinden *dieser* Formuladiäten. Neue Präparate sind seit Beginn der 80er Jahre auf dem Markt; allein die sog. Cambridge-Diät wurde von ca. 5 Millionen Amerikanern gekauft. Auch hier waren binnen zwei Jahren schon sechs Todesfälle zu beobachten (Felig 1984).

5.2.3 Reduktionsdiäten in Form kalorienreduzierter Mischkost

Bei der kalorienreduzierten Mischkost, die an und für sich die konventionelle Reduktionsdiät darstellt, herrschte für lange Jahre Uneinigkeit, in welchem Rahmen die Energiezufuhr reduziert werden sollte. Grafe (1958) schlug vor, den auf das Ideal- oder Sollgewicht bezogenen Kalorienbedarf um so viel Prozent zu unterschreiten, wie das Gewicht des Fettsüchtigen über dem Sollgewicht liegt. Mellinghoff und Schenck (1960) empfahlen in Anlehnung an Lichtwitz eine Reduktion der Kalorienzahl (bezogen auf das Sollgewicht) von 40 Prozent.

In den 60er Jahren ging der Trend zur 1000-Kalorien-Mischkost. Jahnke und Mitarbeiter (1963) betonten, eine 1000-Kalorien-Diät sei der schnelleren Entfettung wegen der vielfach geübten 1500-Kalorien-Kost vorzuziehen, zumal die Kooperation der Patienten mit steigender Dauer der diätetischen Behandlung immer schlechter werde. Die Verordnung einer Mischkost setzte ausführliche Unterweisung und Beratung der Patienten voraus. Die Behandlung begann mit vorbereiteten Diätschemata; im Laufe der Zeit lernten relativ viele Patienten den Umgang mit Nährwerttabellen. In einer Untersuchung der Spätergebnisse einer ambulanten Behandlung mit einer 1000-Kalorien-Mischkost kamen Liebermeister, Jahnke, Voss, Engelhardt und Probst (1968) zu dem Schluß, daß intensive diätetische Schulung und vor allem die Selbstberechnung der Kost von entscheidender Bedeutung für den Langzeiterfolg einer Gewichtsreduktion seien. „Alle diätetischen Behandlungsmethoden beruhen auf dem unzweifelhaft richtigen Prinzip, daß der Adipöse an Gewicht verliert, wenn die Kalorienzufuhr hinreichend eingeschränkt wird. Die unbefriedigenden therapeutischen Ergebnisse gehen also nicht zu Lasten dieses Prinzips. Die Schwierigkeiten liegen vielmehr ausschließlich darin, den Adipösen zu einer konsequenten und genügend langen Einhaltung einer solchen Diät zu bringen" (Jahnke 1971).

5.2.4 Totalfastenkuren (sog. Nulldiäten)

Totalfastenkuren, d. h. absolute Kalorien- bzw. Nahrungskarenz, waren nach den Erfahrungen mit der Allenschen Methode seit der Einführung des Insulins in die Therapie nahezu verpönt. Nach 1960 lehnten Mellinghoff und Schenck das absolute Fasten wegen der vermeintlichen Azidosegefahr für den Diabetiker ab.

Für die Behandlung des adipösen Nichtdiabetikers setzten Hartmann und Schmid (1967) Totalfastenkuren erneut ein.

Für Ditschuneit (1973) ergab sich die Verwendung der Nulldiät aus der Notwendigkeit, die Behandlung eines Fettsüchtigen über viele Wochen durchzuführen. „Die hohe Versagerquote bei der Fettsuchtbehandlung ist im wesentlichen auf die mangelnde Dramatik in der Therapie zurückzuführen, was Therapeuten und Patienten in gleicher Weise oft erlahmen läßt." Die Entfettungskur leitete Ditschuneit daher mit einer Periode des kompletten Fastens ein, der eine Periode der reduzierten Kalorienzufuhr mit ein bis zwei Fastentagen pro Woche nachfolgte. Die Durchführung der Nulldiät sollte unter stationären Bedingungen erfolgen. Neben Ditschuneit machten eine Reihe weiterer Diabetologen Gebrauch von der Nulldiät, so daß man mit Knick (1973a) von einer Renaissance der Totalfastenkur sprechen kann. Knick selbst (1973b, 1976) verfolgte einen Stufenplan, der mit einem initialen Totalfasten begann. In dieser Phase erfolgten Instruktion und diätetische Edukation des Patienten. Die zweite Stufe sah eine sog. „Kohlenhydrat-Null-Diät" mit 400 Kalorien vor, gefolgt von einer kohlenhydratarmen Reduktionskost (Kohlenhydratgehalt unter 50 g pro Tag). Eine Nulldiät oder alternativ eine 200-Kalorien-Eiweißkost hielten auch Sauer und Nassauer (1976) für geeignet, Entfettungskuren einzuleiten.

Sie bemängelten aber − wie auch Gries, Berger und Berchtold (1975) − wegen der Notwendigkeit einer längerfristigen stationären Behandlung sei die Nulldiät nicht empfehlenswert. Berger, Granz, Berchtold, Krüskemper und Zimmermann (1976) sahen bei einer Nachuntersuchung an 42 Patienten, die mit einer Nulldiät behandelt worden waren, bei nur 14 Patienten eine weitere Gewichtsabnahme; die restlichen Patienten hatten wieder zugenommen und teilweise sogar ihr Anfangsgewicht überschritten. Angesichts des Mißverhältnisses zwischen Kostenaufwand und Langzeiterfolg erschien die Durchführung der Nulldiät in der bis dahin praktizierten Form allenfalls in Ausnahmefällen indiziert.

5.3 Die diätetische Behandlung des normgewichtigen Diabetikers in den siebziger Jahren

Seit der Veröffentlichung der UGDP-Studie (1970) wurde besonderes Gewicht auf die Bedeutung der Diät-Therapie gelegt; sie hatte gezeigt, daß alleinige diätetische Behandlung von Typ II-Diabetikern nicht nur erfolgreich, sondern vor allem weniger riskoreich als andere Verfahren (in erster Linie hinsichtlich der kardiovaskulären Mortalität bei Behandlung mit Tolbutamid) zu sein schien (Jahnke et al. 1974; Liebermeister 1975; Gries u. Toeller 1977).

Das Unbehagen, dem Patienten eine Diät vorzuschreiben, die seine individuellen Lebensgewohnheiten empfindlich berührt (Liebermeister 1975), ja sogar seine

Lebensinstinkte trifft (Krall 1978), wird bei den Verfechtern der modernen Diabetesdiät zwar deutlich, dieses Unbehagen scheint jedoch bei den Vertretern einer konventionellen Diabetesdiät geringer ausgeprägt zu sein als bei den Vertretern einer freien Kost in früheren Jahren. Die Notwendigkeit einer Diätvorschrift wurde allgemein anerkannt; Diätvorschriften wurden aber fallweise liberal gehandhabt. „Eine Diät unterscheidet sich von der spontanen Nahrungsaufnahme dadurch, daß bestimmte Regeln eingehalten werden, mit dem Ziel, anders nicht zu erreichende Gesundheitsvorteile zu erlangen. Eine Diät soll sich von der Ernährung der Allgemeinheit nur dort unterscheiden, wo es zur Erreichung des Ziels von Therapie und Vorbeugung unvermeidlich ist" (Grüneklee 1977). Minimale Restriktionen und Angleichung der Diabetesdiät an die Normalkost wurden allenthalten gefordert (Cole u. Camerini-Davalos 1970; American Diabetes Association 1971; Liebermeister 1975; Krall 1978). Für Mehnert (1975, 1977) ist die Diabetesdiät „nichts Besonderes". B. u. J. Knick (1976) nennen sie eine „variierte Normalkost". Ziel der Therapie ist in jedem Falle die Gleichstellung des Diabetikers mit dem Stoffwechselgesunden (Sauer u. Nassauer 1976; B. u. J. Knick 1976); ein weiterer Aspekt ist die Verringerung artherogener Risikofaktoren bzw. die Prävention vaskulärer Läsionen (Laube 1973; Sauer u. Nassauer 1976; Mehnert 1977; Ensinck u. Biermann 1979; Podolsky u. El-Beheri 1980).

Tabelle 62. (Aus Jahnke, Miss u. Drost 1974)

Beurteilung der Qualität der Diabeteseinstellung nach Parametern des Glucosestoffwechsels (Mittelwerte und Bereich) nach Antworten einer Umfrage im Auftrag der Deutschen Diabetesgesellschaft

Behandlung	Nüchtern-blutzucker (mg/100 ml)	postprandialer Blutzucker (mg/100 ml)	Harn-zucker (g/24 h)
Diät allein			
»gut«	108 (90–150)	150 (120–180)	0–10
»schlecht«	149 (120–200)	191 (141–250)	0–20
orale Antidiabetika			
»gut«	113 (80–150)	154 (120–200)	0–10
»schlecht«	155 (120–220)	198 (160–250)	0–20
Insulin			
»gut«	125 (100–180)	173 (140–200)	0–30
»schlecht«	171 (120–250)	218 (180–270)	über 30
bei kindlichem, jugendlichem, labilem Diabetes			
»gut«	131 (70–200)	183 (130–250)	bis 30
»schlecht«	186 (140–250)	232 (150–300)	über 30

Der Zusammenhang zwischen der Qualität der Einstellung bzw. der Kontrolle des Diabetes mellitus ist heute sichergestellt (Jahnke, Miss u. Drost 1974; Pirart 1978; Podolsky u. L'Esperance 1980; Toeller u. Mitarb. 1980). Aber: jede Qualifikation der Diabeteseinstellung bezeichnete nach Marble (1965) verschiedene Grade einer im Grunde inadäquaten Kontrolle des Diabetes. Der Spielraum, innerhalb dessen von einer guten Einstellung gesprochen wurde, war relativ groß (siehe Tabelle 62), wie aus einer Umfrage von Jahnke et al. (1974) im Auftrag der Deutschen Diabetes Gesellschaft hervorging.

Als ernährungsabhängige Krankheit ist der Typ II-Diabetes der Diätbehandlung in besonderem Maße zugänglich (Mehnert 1977; Gries u. Toeller 1977). Möglichkeiten der diätetischen Einflußnahme auf den Stoffwechsel wurden in der gesteuerten Zufuhr der Nahrungskohlenhydrate gesehen (Grüneklee 1977); das Prinzip der diätetischen Behandlung blieb die Schonungsbehandlung (Jahnke 1971; Petrides u. Mitarb. 1976). Die Möglichkeiten, die sich aus der verschiedenartigen Genese des Diabetes mellitus bei Typ I- bzw. Typ II-Diabetikern ergeben, wurden in den siebziger Jahren nicht genutzt. Alle Diabetiker wurden hinsichtlich der Diät mehr oder weniger gleich behandelt. Von einer freien Kost im Sinne Stoltes nahmen fast alle Diabetologen Abstand. Abraira et al. publizierten 1980 in den USA eine Untersuchung an zwei Kollektiven insulinpflichtiger, normalgewichtiger Patienten, von denen das eine mit einer nichtbemessenen Kost, das andere mit einer konventionellen Diät gemäß der Empfehlungen der American Diabetes Association (1979) ernährt wurde. Es wurden keine signifikanten Differenzen hinsichtlich des Körpergewichtes und der Parameter für Kohlenhydrat- und Fettstoffwechsel gefunden.

In Deutschland orientierte sich die Diätetik bei Diabetes mellitus in den letzten 15 Jahren schwerpunktmäßig an folgenden Gesichtspunkten:

- Kalorienbedarf
- Nährstoffverteilung
- Frage der Fettzufuhr
- Verteilung der Kohlenhydrate über den Tag (praktisches Vorgehen) und Austausch von Kohlenhydraten
- Diätberatung

Die am wenigsten umstrittene Frage schien die Bemessung der Kalorienzufuhr zu sein. Das Schlagwort für die Gesamtkalorienzahl hieß „kaloriengerechte" oder „bedarfsgerechte" Kost (Petrides et al. 1976; Mehnert 1977; Ensinck u. Biermann 1979; Willms 1980).

Für Mehnert (1975) bedeutete kaloriengerechte Kost kalorienknappe Kost; auch bei Willms war nur ein Maximalwert angegeben (30 kcal/kg Sollgewicht), der im Vergleich zu den klassischen Diabetesdiäten durchaus als knapp zu bezeichnen ist. Neben der Vermeidung einer chronischen Überernährung stand die Anpassung der Nahrungszufuhr an ein knappes Insulinangebot als Grundprinzip der modernen Diabetesdiät im Vordergrund (Gries u. Toeller 1977; Willms 1980), ohne das Extrem der systematischen Unterernährung anzustreben. Die körperliche Leistungsfähigkeit des Diabetikers sollte erhalten bleiben (Hölzer 1964; Cole u. Camerini-Davalos 1970; Jahnke 1971).

Ziel war stets das Idealgewicht, welches i. a. gemäß der Broca-Formel ermittelt wird. Die angegebenen Kalorien pro Kilogramm beziehen sich immer auf das Sollgewicht (Idealgewicht). Darüber hinaus fanden Alter, Geschlecht, physiologische Situation (z. B. Schwangerschaft), Beruf und körperliche Aktivität Berücksichtigung (Cole u. Camerini-Davalos 1970; Mehnert 1975; Gries u. Toeller 1977; Willms 1980).

Der individuelle Kalorienbedarf wurde abgeschätzt, was sich gegenüber der aufwendigeren exakten Berechnung nach Ermittlung des Grundumsatzes hervorragend bewährt hatte (Jahnke 1971; Liebermeister 1975), da zwar der individuelle Grundumsatz eine relativ konstante Größe ist, nicht aber der Energiebedarf bei körperlicher Belastung. Zur Kontrolle reiche die Überwachung des Körpergewichtes aus.

Die nach dem Grad der körperlichen Aktivität gestaffelten Bedarfstabellen, wie sie zuletzt bei Grafe (1958) angegeben waren, wurden verlassen. Am Anfang der überschläglichen Kalorienberechnung stand die Ermittlung des Idealgewichtes aufgrund tabellarischer Werte oder der Broca-Formel. Der Ausgangswert des Kalorienbedarfes lag bei etwa 25 kcal/kg für den Grundumsatz. Hölzer (1964) schlug Zuschläge von 30, 50 und 100% je nach dem Ausmaß der körperlichen Aktivität vor; für Diabetiker über 30 Jahre gab es von dieser Summe Abschläge von 3% pro Dekade im Alter von 30–50 Jahren, von 7,5% pro Dekade im Alter von 50–70 Jahren und bei mehr als 70jährigen Patienten 10% pro Dekade. Nach dem gleichen Verfahren ermittelten Ensinck und Biermann (1979) den Nährstoffbedarf ihrer Patienten. Im Gegensatz dazu ging von Jahnke (1965, 1971) davon aus, daß sich der individuelle Kalorienbedarf zusammensetzt aus

– dem Grundumsatz,
– dem Arbeitsumsatz,
– der spezifisch-dynamischen Wirkung der Nahrung und
– den physiologischen Ausnutzungsverlusten der Nahrung.

Dem Soll-Grundumsatz gemäß Sollgewicht schlug Jahnke bei Erwachsenen unter 30 Jahren vier Prozent zu, bei Erwachsenen über 30 Jahren wurden pro Dekade vier Prozent abgezogen. Die Bestimmung des Arbeitsumsatzes in Prozent des Soll-Grundumsatzes erfolgte nach Schätzung der körperlichen Aktivität (20–100%) analog zu Hölzers Verfahren. Die Umsatzsteigerung durch Verstoffwechselung der Nahrung sowie die Ausnutzungsverluste sollten durch einen Zuschlag von 15% auf die Summe von Soll-Grundumsatz und Arbeitsumsatz kompensiert werden.

Insgesamt ermittelt man bei beiden Verfahren ähnliche Werte; die endgültige Korrektur erfolgt in der praktischen Anwendung durch Kontrolle des Körpergewichtes.

Hinsichtlich der Nährstoffverteilung bestand weitgehende, wenn auch nicht völlige Übereinstimmung. Streitpunkte waren hier – wie eigentlich schon seit Beginn des Jahrhunderts – die Frage des Ausmaßes der Kohlenhydratrestriktion und der Höhe der Fettzufuhr.

Die relativ kohlenhydratreiche Diabetesdiät der 70er Jahre geht in Deutschland letzten Endes auf Bertram, Brentano und Katsch zurück (Knick 1973a). In den USA jedoch näherten sich Joslin und seine Mitarbeiter bzw. Nachfolger immer mehr der damals üblichen Normalkost an. Wie schon zuvor üblich, übernahm die American Diabetes Association (ADA) die Richtlinien der Joslin-Klinik. „Es scheint keine Notwendigkeit mehr für die übermäßige Einschränkung der Kohlenhydratzufuhr in der Diät der meisten Diabetiker zu geben. Steigerung der Nahrungskohlenhydrate, selbst zu extremen Werten, ohne Steigerung der Gesamtkalorienzahl, scheint nicht den Insulinbedarf insulinsubstituierter Patienten zu erhöhen" (ADA 1971). Auch Hölzer (1964) und Jahnke (1965, 1971) betonten, die Frage der Kohlenhydratmenge trete auf lange Sicht hinter das Problem einer Beschränkung der Gesamtkalorienzahl zurück. „Die moderne Diabetes-Diät ist also nicht mehr durch einen Kohlenhydrat-Entzug gekennzeichnet; ihr Kohlenhydrat-Anteil liegt nur wenig niedriger als der der Normalkost. Er sollte allerdings möglichst konstant gehalten werden" (Liebermeister 1975). Der Anteil der Kohlenhydrate an der Nahrung sollte in den siebziger Jahren zwischen 40 und 45% der Gesamtkalorien liegen (Cole u. Camerini-Davalos 1970; Jahnke 1971; ADA 1971; Mehnert 1975; Liebermeister 1975; Sauer u. Nassauer 1976; B. u. J. Knick 1976; Gries u. Toeller 1977; Mehnert 1977; Krall 1978; Wilson et al. 1980; Willms 1980; Toeller et al. 1980; de Bont et al. 1981).

In absoluten Zahlen betrug die verordnete Kohlenhydratmenge zwischen 150 und 300 Gramm pro Tag. Bei insulinbedürftigen Diabetikern tolerierte man eine Glykosurie bis zu 5% der zugeführten Kohlenhydrate (Jahnke 1971), damit ergab sich die Notwendigkeit der Bilanzierung der Nahrungskohlenhydrate (Jahnke, Miss und Drost 1974; Liebermeister 1975; Grüneklee 1977). Die Belassung einer Restglykosurie bei insulinpflichtigen Diabetikern wurde — der Umfrage von Jahnke u. Mitarb. (1974) zufolge — von allen befragten Klinikern gebilligt (Tabelle 63). In direkter Beziehung zur Menge der Kohlenhydrate in der Diät steht ihr Fettanteil. In früheren Jahren hatte man die Bedeutung der Fettzufuhr in erster Linie im Hinblick auf die Wirkung der Fette im Rahmen des Kohlenhydratstoffwechsels gesehen. Nach 1950 wurden die Nahrungsfette zur Erklärung der vaskulären Diabeteskomplikationen herangezogen. Mellinghoff und Schenck (1960) hatten zwar behauptet, das Ausmaß der Fettzufuhr sei für das Auftreten und die Entwicklung der Angiopathie „weder kausal noch konditionell entscheidend"; dennoch wurde der Höhe der Fettzufuhr in bezug auf diese Fragestellung zunehmende Bedeutung beigemessen. So empfahlen Mellinghoff und Schenck eine Einschränkung der Gesamtnahrungsmenge unter Berücksichtigung eines ausreichenden Anteils hochungesättigter Fettsäuren, um die Serumlipide zu senken. Die o. g. Umfrage von Jahnke, Miss und

Tabelle 63. (Aus Jahnke, Miss u. Drost 1974)

Tab. 7. Kriterien und Richtwerte zur Beurteilung der Diabeteseinstellung

Art der Behandlung	Blutzucker		Harn-zucker g/d	Ketokörper im Harn	Cholesterin im Serum mg/100 ml	Neutralfett im Serum mg/100 ml	Gewicht nach Broca % Soll
	nüchtern mg/100 ml	postprandial 2 h					
Diät							
orale Antidiabetika							
gut	< 120	< 160	neg.	negativ	< 250	< 150	< 110
schlecht	> 150	> 200	> 10	neg./+	> 300	> 200	> 120
Insulin							
gut	< 140	< 180	< 15	negativ	< 250	< 150	< 110
schlecht	> 170	> 230	> 25	neg./+	> 300	> 200	> 120
Insulin							
kindlicher Diabetes mellitus							
gut	< 160	< 200	< 20	negativ			< 110
schlecht	> 190	> 250	> 30	neg./+			> 110

212

Drost (1974) zeigte, daß die befragten Kliniker das Verhalten der Serumlipide (Neutralfette und Cholesterin) als wichtiges Kriterium zur Beurteilung der Qualität der Einstellung des Erwachsenendiabetes heranzogen. Infolgedessen beschäftigten sich in den letzten 10–15 Jahren zahlreiche Untersuchungen mit den Auswirkungen verschiedener Kostformen auf die Blutzucker- und Blutfettwerte. Weinsier et al. (1974) zeigten im Vergleich zweier Diäten, die sich bei konstantem Eiweißgehalt im Kohlenhydrat- bzw. Fettgehalt erheblich unterschieden (60/40% Kohlenhydrate, 25/45% Fett), daß kohlenhydratreiche Kost die Hyperlipidämie nicht fördern muß; Stone und Connor (1963) waren erheblich früher zu den gleichen Resultaten gelangt. Gegenteilige Befunde publizierten Ginsberg et al. (1976) und Sims et al. (1974); Mehnert (1974, 1975), die American Diabetes Association (1979), West (1980) und Podolsky u. El-Beheri (1980) warnen vor kohlenhydratinduzierter Hyperlipidämie. Von der Lösung dieses Problems ist man offensichtlich noch weit entfernt, denn auch in jüngster Zeit wurden zu diesem Thema völlig divergierende Ergebnisse mitgeteilt (Reaven 1979; Simpson et al. 1979; de Bont et al. 1981; Jellish et al. 1985).

Die Begrenzung der Fettmenge wird von Petrides und Mitarbeitern (1976) als das wesentliche Prinzip der modernen Diabetesdiät beschrieben. Ein einseitig überhöhter Fettverzehr wird wegen der damit verbundenen Überernährung am meisten gefürchtet (B. u. J. Knick 1976). Der angestrebte Fettanteil an der Gesamtkalorienzahl liegt heute zwischen 25 und 40 Prozent. Diese Diät ist damit heute relativ fettarm im Vergleich zur Normalkost des Stoffwechselgesunden. Ideal soll angeblich eine Diät mit nur 25% Fettgehalt sein (Hölzer 1964); dieser Wert ist aber in der Praxis keinesfalls zu verwirklichen (Liebermeister 1975; Willms 1980). Die Mehrzahl der Autoren empfiehlt einen Fettgehalt von 30–35% (Cole u. Camerini-Davalos 1970; Jahnke 1971; Laube 1973; Mehnert 1974; Liebermeister 1975; Petrides et al. 1976; Ensinck u. Biermann 1979; Podolsky u. El-Beheri 1980; Toeller et al. 1980; Willms 1980). In absoluten Zahlen bewegen sich die Empfehlungen zwischen 60 und 130 Gramm Fett pro Tag. Der Cholesteringehalt der Nahrung soll auf 500 mg/Tag eingegrenzt werden (Gries u. Toeller 1977).

So einleuchtend die Forderung nach Reduktion des Fettgehaltes in der Kost sein mag, so schwierig ist sie durchzusetzen. Der Fettgehalt der Kost setzt sich zusammen aus den versteckten Fetten und den Streich- bzw. Kochfetten. Der Anteil der versteckten Fette wird auf etwa 50% der gesamten Fettmenge geschätzt. Der Anteil des Fetts an den Gesamtkalorien von 30–35 Prozent bedeutet bei niedriger Kalorienzahl eine Menge von maximal 70 g Fett; davon dürfen nach Abzug der versteckten Fette etwa 30 g als Streich- und Kochfett Verwendung finden (Liebermeister 1975). Zur praktischen Durchführung der Fettreduktion bieten Petrides und Mitarbeiter (1976) daher Fettaustauschtabellen an, in denen angegeben wird, wieviel Gramm eines bestimmten Lebensmittels jeweils 10 g reinem Fett entsprechen. Mit dem tierischen Eiweiß nimmt der Diabetiker stets gleichzeitig (verstecktes) Fett auf. Jahnke (1971) gab an, mit einem Gramm Eiweiß würden etwa 0,4 g Fett aufgenommen. Willms (1980) empfahl die bevorzugte Auswahl fettarmer Eiweißträger und bot Austauschtabellen an, die Fett- und Eiweißgehalt der Lebensmittel berücksichtigen. Aus dem gleichen Grund warnte Liebermeister vor einer eiweißreichen Kost (mehr als 1,0 g/ kg Sollgewicht). Küchentechnisch sind die Probleme der Fettreduktion nur zu lösen, wenn Öl und Mayonnaise bei Salaten durch Joghurt oder Essig ersetzt werden und bei der Zubereitung der Speisen kunststoffbeschichtete Pfannen, Grillvorrichtungen, Römertopf und Aluminiumfolien bei sparsamster Verwendung von Kochfett zur Anwendung kommen. Da mangelhafte Kochkenntnisse häufig durch reichlichen Einsatz von Fett verdeckt werden, böte sich hier der Schulung des Diabetikers ein wichtiges Aufgabengebiet (Liebermeister 1975).

Neben der umstrittenen Möglichkeit, den Spiegel der Serumtriglyzeride durch Variationen der Kohlenhydratzufuhr zu senken, wurde der Zufuhr hochungesättigter Fettsäuren eine entscheidende Rolle zugemessen (Jahnke 1971; ADA 1971; Laube 1973; Ohlson 1976; Sauer u. Nassauer 1976).

Nach einer Empfehlung von Jahnke (1971) sollte die Relation von Polyensäuren und gesättigten Fettsäuren größer als 1,0 sein. Krall (1978) war sich unschlüssig, inwieweit Cholesterin und gesättigte Fettsäuren für die Entwicklung vaskulärer Schäden bei Diabetikern verantwortlich sind.

Bezüglich der Eiweißmenge der modernen Diabetesdiät gibt es nur geringe Differenzen. Allgemein wird 1 g Protein pro Kilogramm Sollgewicht empfohlen (Cole u. Camerini-Davalos 1970; Liebermeister 1975; Krall 1978); geringere Mengen von 0,8 g/kg verordnen Sauer u. Nassauer (1976) und Ensinck u. Biermann (1979). Gemessen an der Gesamtkalorienzahl soll der Anteil des Proteins bei 15–20 Prozent liegen (Toeller et al. 1980 u. v. a.). Nur Jahnke (1971) befürwortete eine erhöhte Zufuhr von 1,2–2,0 g/kg. Zwar entspreche der Eiweißbedarf des Diabetikers dem des Stoffwechselgesunden; aber der Diabetiker zeige sich empfindlicher gegen Stickstoffverluste, weil anabole Mechanismen insulinabhängig seien. Die Proteinutilisation sei bei Insulinmangel gestört, weshalb ein gewisser Ausgleich in Form gesteigerter Zufuhr mit der Nahrung erforderlich sei.

Neben dem Gebrauch der herkömmlichen Austauschtabellen, die isokalorische Mengen verschiedener Kohlenhydratträger in fünf bis sechs Gruppen einander gegenüberstellen, wurden wiederholt Versuche unternommen, sog. biologische Austauschtabellen zu erstellen und in die Diätetik einzuführen. Hatte Jahnke (1971) nur

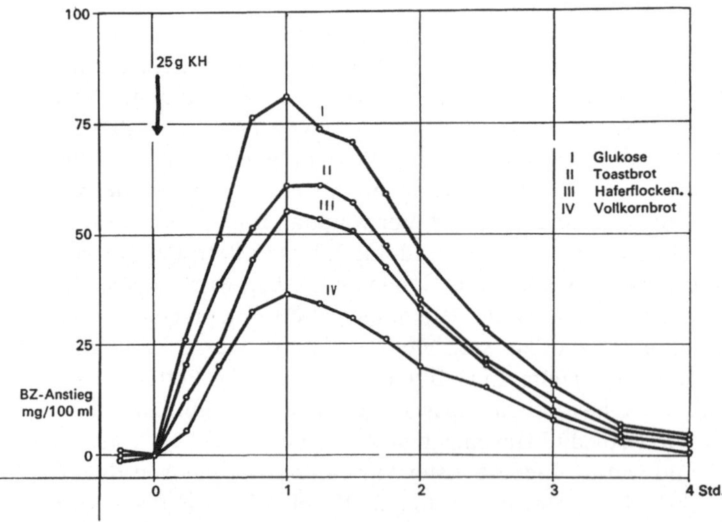

Abb. 30. Blutzuckerverlauf nach Verabfolgung von 25 g Kohlenhydraten (zehn Personen mit latentem Diabetes mellitus) (aus Otto et al. 1973)

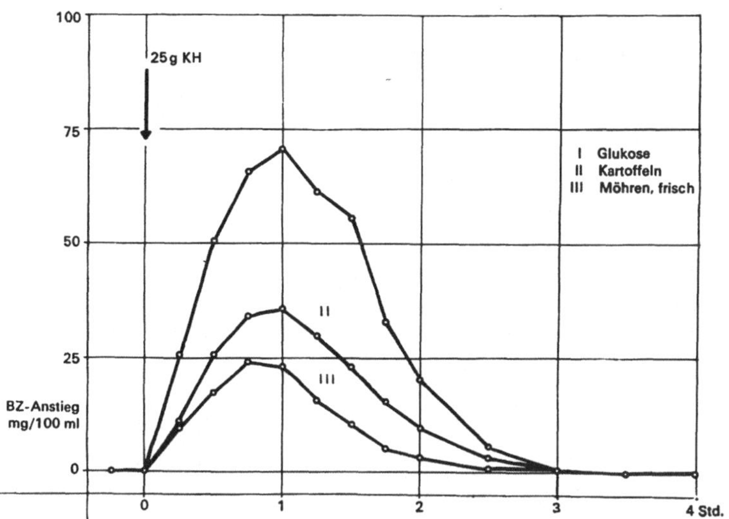

Abb. 31. Blutzuckerverlauf nach Verabfolgung von 25 g Kohlenhydraten (zehn Personen mit latentem Diabetes mellitus) (aus Otto et al. 1973)

Tabelle 64 u. 65. (Aus Otto et al. 1973)

Tab. 1. Äquivalente Nahrungsmittelmengen bei konventionellem und bei biologischem Austausch.

Konventioneller Austausch			Biologischer Austausch
25 g KH =	54 g	Vollkornbrot	54 g = 25 g KH
25 g KH =	48 g	Graubrot	31 g = 16 g KH
25 g KH =	43 g	Toastbrot	25 g = 14 g KH
25 g KH =	32 g	Knäckebrot	20 g = 16 g KH
25 g KH =	38 g	Haferflocken	25 g = 16 g KH
25 g KH =	35 g	Reis	28 g = 20 g KH
25 g KH =	35 g	Nudeln	29 g = 21 g KH
25 g KH =	125 g	Kartoffeln	107 g = 21 g KH
25 g KH =	370 g	Möhren, frisch	485 g = 33 g KH
25 g KH =	45 g	Erbsen, getrocknet	82 g = 45 g KH
25 g KH =	280 g	Apfelsinen	222 g = 20 g KH
25 g KH =	120 g	Bananen	110 g = 22 g KH

Tab. 2. Beispiel eines begrenzten, mahlzeitengebundenen biologischen Kohlenhydrataustausches bei einer Diabetesdiät mit 200 g KH.

1. Frühstück

	80 g	Vollkornbrot	+10 g Fett (= 38 g KH = 156 Cal)
oder	45 g	Graubrot	+10 g Fett (= 23 g KH = 96 Cal)
oder	30 g (31 g)	Knäckebrot	+10 g Fett (= 24 g KH = 98 Cal)
oder	35 g (38 g)	Toastbrot	+10 g Fett (= 20 g KH = 95 Cal)
oder	35 g (38 g)	Haferflocken	+10 g Fett (= 23 g KH = 82 Cal)

Mittagessen

	150 g	Kartoffeln	+10 g Fett (= 29 g KH = 119 Cal)
oder	40 g (41 g)	Nudeln	+10 g Fett (= 29 g KH = 119 Cal)
oder	40 g (38 g)	Reis	+10 g Fett (= 28 g KH = 115 Cal)
oder	115 g	Trockenerbsen, püriert	+10 g Fett (= 63 g KH = 258 Cal)

zwischen belastenden und nicht belastenden Kohlenhydraten (Pentosen, Pentosane, Pectine, Lignine, Zellulose) unterschieden, so untersuchten Otto und Mitarbeiter (1973) die Auswirkung verschiedener Kohlenhydrate auf den Blutzucker und versuchten, äquivalente Mengen einander gegenüberzustellen. Der Gebrauch von Austauschtabellen sollte primär diejenigen Mengen der einzelnen Nahrungsmittel angeben, die „bei täglichem Austausch täglich gleichartige Blutzuckerverläufe ergeben, getreu der fast vergessenen, aber vernünftigen biologischen Definition der sog. Broteinheit" (Otto u. Mitarb. 1973). Angesichts stark divergierender Werte im Vergleich herkömmlicher Austauschtabellen mit den Äquivalenztabellen der eigenen Untersuchungen schlossen Otto und Mitarbeiter, der bislang gebräuchliche Austausch nach Gramm Kohlenhydrat sei nicht länger sinnvoll. „Nach unserer Auffassung ist der Kohlenhydrataustausch nach biologischen Äquivalenten bei aller unbestreitbaren Ungenauigkeit immer noch um ein Vielfaches besser als der herkömmliche kaloriengleiche Austausch, der auf den unterschiedlichen Blutzuckereffekt der Nahrungsmittel praktisch keine Rücksicht nimmt... In der praktischen Anwendung bietet der Kohlenhydrataustausch nach biologischen Äquivalenten in der Diabetesdiät den Vorteil, dass die postprandialen Blutzuckersteigerungen von Tag zu Tag nur geringe Unterschiede aufweisen. Im Gegensatz dazu können beim konventionellen, kaloriengleichen Austausch unkontrollierte Hyperglykämien auftreten." Vergleichbare Untersuchungen legten auch Reaven (1979) und vor allem Jenkins et al. (1981) und Crapo (1981) vor. Jenkins und Mitarbeiter versuchten als Basis des Kohlenhydrataustausches einen sog. „glycemic index" zu ermitteln, der die Beurteilung der Auswirkung bestimmter Kohlenhydrate auf den Blutzucker erleichtern sollte. Die Methodik der Untersuchungen entsprach derjenigen von Otto und Mitarbeitern. Zwei Hypothesen bieten sich zur Erklärung dieser Phänomene an: entweder sollten Differenzen im Gehalt an pflanzlichen Faserstoffen verantwortlich sein für die unterschiedliche Wirkung auf den Blutzucker, oder die unterschiedliche Aufschließbarkeit durch hydrolytische Enzyme sollte die Ursache sein. O'Dea, Snow und Nestel (1981) konnten nachweisen, daß die Kohlenhydrat-Aufschließbarkeit in vitro eine Voraussage für das Verhalten des Blutzuckers nach Ingestion der betreffenden Kohlenhydrate zuläßt.

Trotz vielfältiger Bemühungen um die Einführung der Äquivalenztabellen in die Diätetik findet die unterschiedliche Blutzuckerwirksamkeit der einzelnen Kohlenhydratträger nur Beachtung in dem Hinweis, schnell resorbierbare, niedermolekulare Kohlenhydrate seien zu vermeiden, und der Austausch solle innerhalb der fünf oder sechs angegebenen Gruppen stattfinden (Liebermeister 1975; Mehnert 1975; B. u. J. Knick 1976; Toeller et al. 1980). Biologische Austauschtabellen werden zwar begrüßt, aber als unpraktisch angesehen, da sie eine Komplizierung der Diätberechnung mit sich brächten (Liebermeister 1975). Für den täglichen Kohlenhydrataustausch wurde ein Merksatz geprägt, der dem Diabetiker die unterschiedliche Wirkung der Kohlenhydrate auf den Blutzucker vereinfachend erklären soll: „Aus den Gemüsen sickert der Zucker ins Blut, aus Milch und Obst fließt er und aus Brot strömt er."

Bei der Verteilung der erlaubten Kohlenhydrate auf die einzelnen Mahlzeiten sollen überhöhte postprandiale Blutzuckerspitzen vermieden werden, d.h. ein gleichmäßiges Blutzuckertagesprofil wird angestrebt (Mehnert 1975; Liebermeister 1975; Toeller et al. 1980; Willms 1980). Weiterhin soll die Verteilung der Kohlenhydrate in kleine Mengen eine Anpassung der Kohlenhydratzufuhr an den Tagesablauf (berufliche Belastungen, körperliche Aktivität) ermöglichen. Vor allem bei insulinpflichtigen Diabetikern spielt die Verteilung in Anpassung an die Wirkungskinetik des Insulins eine entscheidende Rolle (Jahnke 1971; Mehnert 1975; Toeller et al. 1980; Willms 1980). Schließlich ist eine Anpassung an individuelle Ernährungsgewohnheiten des Patienten geboten.

Das praktische Vorgehen der Diätbehandlung begann i. a. mit der diätetischen Ersteinstellung. Anfänglich wurde stets eine rein diätetische Einstellung versucht; die Verabreichung blutzuckersenkender Medikamente sollte erst bei deren Versagen erfolgen. Kontraindiziert ist dieses Verfahren bei jugendlichen Diabetikern, bei schwer dekompensierten Diabetikern und beim Vorliegen einer Ketoazidose, d. h. bei Typ I-Diabetikern und bei Typ II-Diabetikern, deren endogene Insulinproduktion nicht mehr ausreichend ist.

Eine Basisdiät war bei rein diätetischer Behandlung das Standardverfahren. Jahnke (1965, 1971) und Liebermeister (1975) benutzten als Basisdiät eine 1800-Kalorien-Kost mit 180 g Kohlenhydraten, 80 g Eiweiß und 80 g Fett für normgewichtige Diabetiker. War ein neu einzustellender Diabetiker binnen einer Woche mit Hilfe der Basisdiät nicht so einzustellen, daß nicht mehr als 10% (Jahnke, Liebermeister) bzw. 20% (Petrides u. Mitarb. 1976) der zugeführten Kohlenhydrate wieder mit dem Harn ausgeschieden wurden, war die Verordnung blutzuckersenkender Medikamente indiziert.

Die Dauer- oder Erhaltungskost für normgewichtige Diabetiker wurde nach folgenden Grundprinzipien aufgebaut (Jahnke, Liebermeister):
1) knappe Kalorienzufuhr;
2) Vermeidung schnellresorbierbarer Kohlenhydrate;
3) Vermeidung fettreicher Nahrungsmittel;
4) abwechslungsreiche Kost unter Einbeziehung von Brot, Milch, Gemüse und Obst;
5) regelmäßige Nahrungszufuhr (keine kalorischen Exzesse, keine wechselnden Essenszeiten);
6) Verteilung auf 5–6 Einzelmahlzeiten;
7) zweckmäßige Abstimmung von Kohlenhydratzufuhr und Wirkungsoptimum von Fremdinsulin;
8) Anpassung an individuelle Ernährungsgewohnheiten.

Die quantitative Bemessung der Diabetesdiät erfolgte durch den Arzt oder die Diätassistentin entsprechend der approximativen Bestimmung des individuellen Nährstoffbedarfes.

Die aus den Berechnungen des individuellen Nährstoffbedarfes ermittelte Kohlenhydratmenge (in Gramm KH/Tag) wird auch heute noch in Broteinheiten umgerechnet, und die BE-Anteile für die einzelnen Mahlzeiten werden vom Arzt oder der Diätassistentin festgelegt. Es folgt die Aufteilung der errechneten Fettmenge in Streich- und Kochfett unter Berücksichtigung der versteckten Fette. Auf eine quantitative Eiweißverordnung wird von Jahnke und Liebermeister verzichtet; in einigen Diabeteskliniken ist sie aber noch heute üblich.

Die Diät bei insulinpflichtigen und sog. labilen Diabetikern unterscheidet sich nach dem Verständnis vieler zeitgenössischen Diabetologen grundsätzlich nicht von der des allein diätetisch zu behandelnden Diabetikers. Die diätetische Führung des

Patienten sei in jedem Fall von besonderer Bedeutung, besonders die konstante zeitliche Abstimmung von Insulin und Kohlenhydratzufuhr. Als häufigste Ursache eines labilen Diabetes werden unzweckmäßige diätetische Einstellung, eine unzureichende diätetische Schulung, eine ungenügend kontrollierte Kost, unregelmäßige Nahrungsaufnahme, falsche körperliche Betätigung und Insulininjektion angegeben (Jahnke 1971; Knick 1973b; Mehnert 1974).

Die Diabetesdiät hat allerdings nur dann Aussicht auf Erfolg, wenn sie für den Patienten attraktiv und realistisch ist (Toeller et al. 1980). Dazu ist die individuelle Diätverordnung Voraussetzung. Die Einhaltung der verordneten Diabetesdiät ist im wesentlichen von zwei Faktoren abhängig: einmal wird die Qualität der Diätverordnung durch Zeit und Mühen bestimmt, die der behandelnde Arzt auf die Unterweisung verwendet. Zum anderen ist der Wille zur Mitarbeit von Seiten des Patienten unerläßlich, um zu einem therapeutischen Erfolg zu gelangen (Mehnert 1975). Auch Liebermeister (1975) betont, über den Erfolg der Diättherapie entscheide die Intensität der Beratung und der praktischen Schulung und nicht eine starre Auslegung gewisser Prozentrelationen der Grundnährstoffe. Ziel der Diätberatung muß es sein, Verständnis für Umstellungen und Einschränkungen zu wecken und das nötige Sachwissen zu vermitteln. Die Diätberatung soll die Aushändigung des individuellen Diätplanes und einer Diätbroschüre beinhalten; es folgt Unterricht über allgemeines Diätwissen, Ernährungslehre, diätetische Warenkunde, ergänzt durch Übungen in Kostberechnung und Gebrauch von Austauschtabellen. Häufige Kontrollen in der Sprechstunde und „Nachschulung" für „Diätversager" runden die Instruktionen ab (Jahnke 1971; Mehnert 1975; Liebermeister 1975). Der Patient soll positiv motiviert werden, d. h. Kritik an Diätfehlern soll hinter Informationen und Beratung des Patienten zurückstehen (Grüneklee 1977). Die technische Durchführung der Diätberatung gliedert sich auf in das ärztliche Gespräch, die technische Individualberatung durch die Diätassistentin, Gruppenunterricht, Gruppenübungen und eventuell auch regionale Schulungsveranstaltungen (Jahnke 1971).

Trotz dieses anscheinend ausgefeilten Systems der Diätberatung ist der Erfolg gering. Nur ein geringer Prozentsatz der Patienten sieht sich in der Lage, diesen detaillierten Verordnungen zu folgen. Daneben ist eine noch so gute Diätdisziplin bei ungenügender Insulintherapie nicht geeignet, die Stoffwechseleinstellung des Typ I-Diabetikers entscheidend zu verbessern. Diese Auffassung geht allerdings über die Meinung hinaus, die Diät an sich sei im wesentlichen unumstritten; vielmehr müsse die Übermittlung des diätetischen Wissens an den Patienten verbessert werden (Mehnert 1975). Während Mehnert die Ausbildung der Ärzte in dieser Hinsicht für ausreichend hielt, beklagte West (1973) in einer Analyse des Versagens der Diabetesdiät die häufig grundsätzlich falsche Konzeption und Technik der Diätetik. Außerdem werde meist die Problematik der Aufstellung, Durchführung und Befolgung einer Diätvorschrift, die akzeptabel und zugleich wirksam für einen längeren Zeitraum ist, unterschätzt. Aus diesem Grunde sei ein Großteil der Bemühungen um Diät und Diätberatung ineffektiv oder sogar vergebens.

5.4 Neue Trends in der Diabetesdiät: kohlenhydrat- und faserstoffreiche Kostformen

Kohlenhydratreiche Kostformen waren schon vor 40–50 Jahren von Sansum et al. (1926), Rabinowitch (1932, 1935) und anderen mit Erfolg verwendet worden. Diese Diäten enthielten etwa 40 Kalorienprozent Kohlenhydrate.

Einen Zusammenhang zwischen dem Auftreten verschiedener degenerativer Erkrankungen („Zivilisationskrankheiten") und der Beschränkung der Ernährung auf eine faserstoffarme Diät sahen Burkitt (1969) und Trowell (1976). Die Verwendung von Diäten mit hohem Gehalt an pflanzlichen Faserstoffen soll speziell das Vorkommen des Diabetes mellitus mindern (Trowell 1978). Der Wert der dieser Hypothese zugrundeliegenden Untersuchungen war jedoch lange Zeit umstritten.

Bestätigung fanden Burkitt und Trowell durch die „fiber supplemented diet" nach Jenkins und Mitarbeitern 1976 bzw. die „high fiber diet" nach Anderson und Ward 1978. Erste klinische Erfahrungen sammelten Kiehm, Anderson und Ward bereits 1976 mit der sog. HCF-Diät (high fiber-high carbohydrate-diet). Die routinemäßige Verwendung der HCF-Diät empfahlen Anderson u. Ward (1978, 1979) nach fünfjähriger Erprobung der neuen Kostform.

Anderson (1981) behauptete, das Vorkommen des Diabetes mellitus und die Ernährung mit nichtraffinierter Stärke und pflanzlichen Faserstoffen verhielten sich umgekehrt proportional. Pflanzliche Faserstoffe sind Pektine, Hemizellulose, verschiedene Polysaccharide, Zellulose und Lignin (Eastwood u. Passmore 1983). Im Hinblick auf die Wirkung auf den Kohlenhydrat- und Fettstoffwechsel unterscheidet man wasserlösliche (Pektine, verschiedene Polysaccharide, Hemizellulosen) von nicht wasserlöslichen Faserstoffen wie Zellulose und Lignin (Ray et al. 1983).

Der langfristige Gebrauch einer faserstoffreichen, mäßig kohlenhydratreichen Diät (55–60% Kohlenhydrate) ging einher mit deutlichen Verbesserungen des Kohlenhydrat- und Fettstoffwechsels (Anderson u. Sieling 1981). Kohlenhydratreiche oder faserstoffreiche Diäten scheinen keinen nachteiligen Einfluß auf die Gesundheit der Patienten auszuüben. Anderson und Ward (1978, 1979) sowie Ricardi, Rivellese und Mitarbeiter (1984) konnten zeigen, daß die Verbesserungen des Kohlenhydratstoffwechsels unter einer kohlenhydratreichen Diät nur dann auftraten, wenn es sich um eine faserstoffreiche Diät handelte. Kohlenhydratreiche, faserstoffarme Diäten brachte im Vergleich mit kohlenhydratärmeren Diäten (45% Kohlenhydrate) keine Vorteile. Bezüglich des Fettstoffwechsels wurde die gleiche Beobachtung gemacht (Anderson, Chen u. Sieling 1980; Ricardi et al. 1984): Serumcholesterin und -triglyzeride konnten nur durch eine HCF-Diät gesenkt werden.

Allgemein wird heute eine kohlenhydratreiche, faserstoffreiche Diät empfohlen (Podolsky u. El-Beheri 1980; Anderson u. Sieling 1981; Jarrett 1981; Lewis et al. 1981; Almy 1981; Potter et al. 1981). Gemäß der American Diabetes Association (1979): „Wann immer für den Patienten möglich, sollten hochraffinierte Kohlenhydrate mit geringem Gehalt an Faserstoffen durch natürliche Nahrungsmittel ersetzt werden, die nichtraffinierte Kohlenhydrate mit Faserstoffen enthalten."

Intensive Conventional Therapy

Abstract

Plasma glucose concentrations in patients with insulin-dependent diabetes mellitus (IDDM) can be maintained in the near-normal range with continuous subcutaneous insulin infusion (CSII). The present chapter considers whether comparable control can be obtained using intensive conventional therapy (ICT). A variety of forms of ICT have been used. All are designed to produce an increase in circulating insulin concentration at mealtime (by injection of rapidly absorbed insulin before each meal) and to maintain a "basal" insulin concentration overnight (by injection of an insulin with an intermediate or slow absorption rate). All forms of ICT require home glucose monitoring to allow appropriate adjustments in insulin dosage.

The kinetics of subcutaneous insulin absorption predict that comparable postprandial insulin concentrations, and therefore comparable postprandial glucose control, will be achieved using either ICT or CSII since regular insulin is administered in both instances. On the other hand, absorption kinetics suggest that greater variation in basal insulin concentrations will be observed after injection of intermediate and long-acting insulin preparations than during continuous infusion, resulting in greater variability of control with ICT. In contrast, the lack of a subcutaneous insulin depot during CSII implies a potentially greater risk of rapid insulin deficiency, accompanied by severe hyperglycemia and ketoacidosis.

Studies to date indicate that both ICT and CSII result in comparable marked improvement in glycemic control in patients with IDDM.

Abb. 32. (Aus Schade, Santiago, Skyler u. Rizza 1983)

5.5 Neue Trends in der Diabetesdiät: Liberalisierung der diätetischen Behandlung bei Intensivierung der Insulintherapie

Die konventionelle Diabetesdiät differenzierte nicht zwischen der Behandlung eines Typ I-Diabetikers und der eines Typ II-Diabetikers.

Während aber für einen Typ II-Diabetiker im allgemeinen die alleinige Diätbehandlung die Therapie der Wahl darstellt, ist für einen Typ I-Diabetiker die lebenslange Hormonsubstitution zur Grundlage des Überlebens geworden. Insofern ist die Insulinbehandlung die entscheidende Basis jeder Therapie des Typ I-Diabetes. Die bis Ende der siebziger Jahre im Vordergrund stehende Diätbehandlung und auch die körperliche Bewegung stellen letztlich nur die Konsequenz aus der — im Vergleich zur physiologischen Situation beim Stoffwechselgesunden — unvollkommenen Substitution des Insulins dar. Bestünde die Möglichkeit, die exogene Insulinzufuhr dergestalt zu regulieren, daß die Funktion des Inselorgans exakt imitiert würde, wäre eine Diätbehandlung für Typ I-Diabetiker nicht länger erforderlich.

Bis in die siebziger Jahre hinein sahen die meisten Diabetologen zwar die Notwendigkeit einer Einstellung der Patienten auf Normoglykämie und Glykosuriefreiheit ein, konnten dieses Ziel aber aus verschiedenen Gründen praktisch nicht erreichen (Jahnke, Miss u. Drost 1974), weil die Insulinsubstitution überwiegend mit Verzögerungsinsulinen vorgenommen wurde. Die starre Fixierung des Zeitpunktes und des Kohlenhydratgehaltes von fünf bis sechs Mahlzeiten pro Tag ist ein wesentliches Problem der konventionellen Diabetesdiät bei Patienten, die mit langwirkendem Insulin behandelt werden (Mann 1980). Die Befolgung einer derart rigiden Diät bedeutet eine ernste Beeinträchtigung der Lebensqualität der Patienten. In der Tat scheint die Notwendigkeit, zu festgesetzten Zeiten essen zu müssen, selbst wenn man nicht hungrig ist, für die Mehrheit der Typ I-Diabetiker eine größere Belastung zu sein. Dementsprechend ist die Adhärenz der diabetischen Patienten zur konventionellen Diabetesdiät eher als schlecht zu bezeichnen (Mann 1980; Mehnert 1977).

Zur Durchführung einer effektiven, bedarfsgerechten Insulintherapie verwendet man zweckmäßigerweise kurz- und langwirkende Insuline, die miteinander mischbar sein sollten; in der modernen Therapie v. a. jüngerer Typ I-Diabetiker hat sich das Mischen von Normal- und Verzögerungsinsulin auch in Deutschland als Standardverfahren durchgesetzt.

Aus der Reihe der sich anbietenden Strategien der Insulinsubstitution (Berger u. Jörgens 1983; Schade, Santiago, Skyler u. Rizza 1983) seien zwei kurz angesprochen:

Injektion von kurzwirkendem Insulin vor den Hauptmahlzeiten mit Verzögerungsinsulin als Ersatz des basalen Insulinspiegels (bei Injektionen von kurzwirkendem Insulin vor der Mahlzeit können die Patienten lernen, entsprechend der geplanten Nahrungsaufnahme und dem aktuellen Blutzuckerwert die Dosierung des kurzwirkenden Insulins präventiv anzupassen).

Injektion einer Mischung von kurzwirkendem Insulin und Verzögerungsinsulin zweimal pro Tag (diese Behandlungsstrategie erfordert ein pünktliches Einhalten des Zeitpunktes der Mittagsmahlzeit und besonders der Zwischenmahlzeiten, bedingt durch die Hyperinsulinämie durch Verzögerungsinsulin; die Menge an Kohlenhydrat zur Mittagszeit und den Zwischenmahlzeiten kann bei dieser Art der Insulinsubstitution kaum variiert werden).

Bei Verfolgung der erstgenannten „Strategie" der Insulinbehandlung ist die Freiheit, die der Diabetiker hinsichtlich der Gestaltung seiner Diät gewinnt, offensichtlich. Die Diät als einer der Grundpfeiler der Diabetesbehandlung tritt für den Typ I-Diabetiker in den Hintergrund. Nur die auch jetzt noch relativ unphysiologische Insulinsubstitution zwingt den Diabetiker zur Einhaltung gewisser Kostvorschriften:

— Vermeidung schnell resorbierbarer Kohlenhydrate (nach Möglichkeit),
— Verteilung der Kohlenhydrate über den Tag auf Zeiten, die auf die Pharmakokinetik des verabreichten Insulinpräparates abgestimmt sind;
— bei Patienten, die vor den Mahlzeiten kurzwirkendes Insulin spritzen, ist durch die Möglichkeit der Anpassung der Insulindosis im vorhinein eine Variation des Kohlenhydratgehaltes und des Zeitpunktes der Mahlzeit gegeben;
— schlanke Diabetiker können Fett und Eiweiß ohne Befolgung spezieller Vorschriften essen, solange Gewichtskonstanz gewahrt bleibt und die Regeln einer vernünftigen Ernährung eingehalten werden (Chantelau et al. 1985).

Der Austausch von Kohlenhydraten entfällt; Kohlenhydrate werden nur noch unterteilt in:

„ungünstige" Kohlenhydrate: sie steigern den Blutzucker schneller, als subkutan appliziertes Insulin wirken kann;

„freie kohlenhydrathaltige Nahrungsmittel": sie können in üblichen Portionen gegessen werden (alle Gemüsesorten);

„anzurechnende kohlenhydrathaltige Nahrungsmittel": das sind im wesentlichen die Kohlenhydratträger wie Getreideprodukte, Kartoffeln und Milch; sie sollten quantitativ mit der Insulindosis abgestimmt sein.

„Es gilt also bei der Kost des schlanken mit Insulin behandelten Diabetikers lediglich, die kohlenhydrathaltigen Nahrungsmittel, die zu einem relevanten Blutzuckeranstieg führen, in Menge und Zeitpunkt der Nahrungsaufnahme mit der Insulinsubstitution abzustimmen" (Berger u. Jörgens 1983). Dies ist nur bei einer regelmäßigen Blutzuckerselbstkontrolle möglich.

Eine weitere Liberalisierung der Diabetesdiät ist durch die Behandlung von Typ I-Diabetikern mittels kontinuierlicher subkutaner Insulininfusion (CSII) erreicht worden. Mit Hilfe sog. Insulinpumpen wird dem Diabetiker ständig Insulin infundiert, um die physiologische Sekretion der Basalrate zu imitieren. Vor Mahlzeiten kann der Patient von Hand die Abgabe einer Zusatzrate auslösen, die hinsichtlich ihrer Größe den aktuellen Blutzuckerwert und die Menge der Kohlenhydrate der Mahlzeit berücksichtigt. Unabdingbare Voraussetzung für eine Behandlung mit CSII ist die ständige Blutzuckerselbstkontrolle der Patienten und die Fähigkeit, entsprechend dem Gehalt einer Mahlzeit an blutzuckersteigernden Kohlenhydraten Insulin zu verabreichen. Die Zusatzrate wird 15 Minuten vor der jeweiligen Mahlzeit abgegeben; das Insulin und der Blutzucker erreichen günstigenfalls etwa zur gleichen Zeit maximale Werte.

Tabelle 66. Vergleich zwischen konventioneller und liberalisierter Diät bei CSII (Chantelau et al. 1982)

Actual differences between conventional diabetes diet (CDD) and the "less restricted diabetes diet" (LRDD) during 16 patient days each

	CDD	LRDD
Meal planning	yes	no
Number of meals per day	5–6	3–4
Postponing of meals (min)	no	breakfast 94 ± 55
		lunch 48 ± 43
		supper 83 ± 90
CHO intake (g per day)	183 ± 60	149 ± 50
Percent of total caloric intake	approximately 42%	34 ± 5%
CHO intake (g per meal)		
Breakfast	39 ± 11	40 ± 12
Lunch	42 ± 12	51 ± 21
Supper	42 ± 16	53 ± 24
Snacks (each)	26 ± 16	12 ± 36

Data obtained from six type I diabetic patients on CSII during 2–3 days on each of the diets.

Tabelle 67. Vergleich zwischen intensivierter konventioneller Insulintherapie (ICT) und kontinuierlicher subkutaner Insulininfusion (CSII)
(aus Schade et al. 1983)

TABLE II. Results obtained with ICT and CSII regimens in outpatient settings.

	N Subjects		ICT Regimen				Mean Treatment Duration (mo.)		Mean Blood Glucose (mg/dl)		M-Value		Glycosylated Hemoglobin (%)		Mean Hypoglycemic Episodes/Week	
	ICT	CSII	Breakfast	Lunch	Supper	Bed-time	ICT	CSII	ICT	CSII	ICT	CSII	ICT	CSII	ICT	CSII
Champion et al[23]	8	8	NPH + R	–	NPH + R	–	2	3	168 ± 26	101 ± 4	–	–	–	–	–	–
Nathan et al[25]	5	5	NPH + R	R	NPH + R‡	R	2–3	2–3	160 ± 8	109 ± 4	–	–	7.4 ± 0.7*	5.4 ± 0.2*	2.5	1.0
Reeves et al[26]	10	10	Lente + R	–	Lente + R	–	2	2	106 ± 1	115 ± 7	25 ± 10	20 ± 8	9.0 ± 0.4†	9.0 ± 0.4†	2.7 ± 0.6	1.7 ± 0.7
	10	10	Ultra-lente + R	R	Ultra-lente + R	R	2	2	112 ± 7	115 ± 7	21 ± 7	20 ± 8	9.0 ± 0.5†	9.0 ± 0.4†	3.1 ± 0.8	1.7 ± 0.7
Schiffrin, Belmonte[27]	16	16	R	R	R	NPH	6	6	117 ± 10	114 ± 10	9 ± 3	8 ± 4	8.4 ± 0.1†	8.2 ± 0.1†	8.0	8.0

* HbA_{1c}.
† HbA_1.
‡ See text.

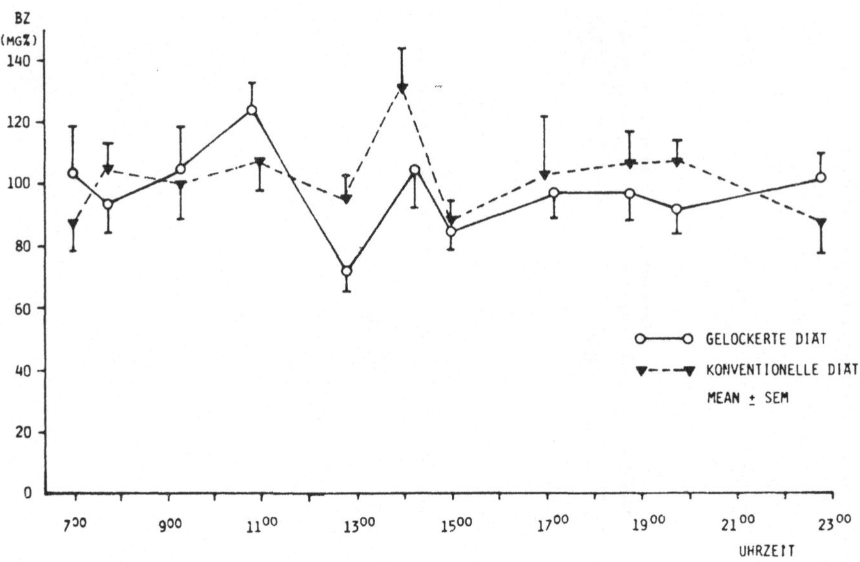

Abb. 33. Blutzuckerwerte im Tagesprofil bei 6 Diabetikern unter CSII (Sonnenberg, Chantelau et al. 1982)

Zur Infusion wird ausschließlich Normalinsulin verwendet. Eine Untersuchung, die das diätetische Verhalten und die Stoffwechselkontrolle von Typ I-Diabetikern erfaßte, verglich unter einer CSII-Behandlung die o. a. Parameter bei einer konventionellen Diabetesdiät und bei einer „weniger eingeschränkten Diabetesdiät", die freie Wahl der Anzahl, der zeitlichen Verteilung der Mahlzeiten und der Menge der Kohlenhydrate gestattete (Chantelau et al. 1982). Die nahezu normalisierten mittleren Blutzuckerwerte veränderten sich unter der weniger eingeschränkten Diät nicht; Serumlipide und Körpergewicht blieben nach einer Beobachtungsperiode von vier bis sechs Monaten konstant, obwohl die Patienten eine durchschnittliche Fettzufuhr von ca. 50% bevorzugten. Chantelau und Mitarbeiter kommen zu dem Schluß, daß bei einem der Normoglykämie andauernd angenäherten Blutzuckerniveau – erzielt durch CSII – eine teilweise Liberalisierung der Diabetesdiät keine kurz- oder langfristigen stoffwechselbezogenen Risikofaktoren für cardiovaskuläre Erkrankungen mit sich bringt (1982 u. 1983, 1985b).

Das unter der konventionellen Insulinspritzentherapie erforderliche strikte Einhalten eines Diätplanes mit mindestens sechs Mahlzeiten und der der jeweiligen Insulintherapie entsprechenden Kohlenhydratverteilung über den Tag kann gelockert werden (Berger u. Jörgens 1983; Chantelau u. Berger 1985).

6 Die Gewichtung der diätetischen Therapie und der Insulintherapie von der Entdeckung des Insulins bis heute

Die Diätbehandlung des Diabetes mellitus wird seit Beginn des 19. Jahrhunderts als Grundlage der antidiabetischen Therapie betrieben, und zwar in Form verschiedenster Therapie-Systeme. Seit den Veröffentlichungen Rollos galt die diätetische Therapie unter den Diabetologen als einzig erfolgversprechender Weg der Behandlung. Die Einführung des Insulins weckte manche Hoffnungen, die Diät könne durch Substitution des fehlenden Hormons überflüssig werden.

Zunächst schien die Insulintherapie endlich die Möglichkeit zu eröffnen, die Patienten von den Zwängen einer Nahrungseinschränkung quantitativer und qualitativer Art zu befreien. Trotzdem stand die Diättherapie bis vor wenigen Jahren noch im Vordergrund der Behandlung des Diabetes mellitus; sie wurde als Grundstein jeder Diabetesbehandlung dargestellt, die sich seit Mitte der dreißiger Jahre kaum noch wesentlich verändert hat. Zu den Fortschritten der letzten Jahrzehnte zählt die Annäherung an die Normalkost, die mit den relativ kohlenhydratreichen Diäten nach Adlersberg und Porges bzw. Sansum und Mitarbeiter, Geyelin und Rabinowitch begann.

Diesen Diäten war gemeinsam, daß sie zwar fettärmer und kohlenhydratreicher waren als die herkömmlichen Diäten, da mit Hilfe des Insulins die auftretende Glykosurie beseitigt werden konnte. Von ihrer Anlage her waren aber alle diese Diäten der Vorinsulinära so sehr verhaftet, daß die Möglichkeiten der Insulintherapie nicht genutzt wurden. Die Insulinsubstitution diente als Hilfsmittel, um die gewünschte Diät unter Beibehaltung des Therapiezieles Glykosuriefreiheit zu ermöglichen.

Konsequent in der Ausschöpfung der Möglichkeiten der Insulintherapie war zunächst Joslin. Schon 1924 nahm er die Einstellung der Patienten mit drei bis vier Injektionen Normalinsulin pro Tag vor. Er bezog die Patienten in die Kontrolle des Diabetes ein, indem er die Anpassung der jeweiligen Insulindosis an den jeweiligen Bedarf aufgrund von Stoffwechselselbstkontrollen (Urinzuckerkontrollen) forderte. Sein Programm zur Ausbildung von Patienten und medizinischem Hilfspersonal war der Zeit weit voraus. Besser als Adlersberg und Porges bzw. Sansum und anderen amerikanischen Diabetologen gelang Joslin eine exakte Stoffwechselkontrolle.

Einen Schritt weiter ging Stolte mit der Einführung der freien Kost (einschließlich des Genusses von niedermolekularen Kohlenhydraten) und versuchte, die Insulindosis drei bis vier Mal pro Tag an den Bedarf anzupassen. Wiederum sollten die Patienten die Kontrolle ihres Stoffwechsels durch Urinzuckeruntersuchungen selbst übernehmen.

Daß Stolte mit seinem Versuch letzten Endes scheiterte, lag nicht in einer fehlerhaften Zielsetzung begründet, sondern in der Unzulänglichkeit der für eine solche

Behandlung unabdingbaren praktischen Voraussetzungen. Die Möglichkeiten der Stoffwechselselbstkontrolle waren ebenso unzureichend wie die Ausbildung der Patienten.

Einer physiologischen Insulinsubstitution stand seit Ende der dreißiger Jahre auch die vorzugsweise Verwendung von Depot- oder Verzögerungsinsulinen im Wege. Ziel der Einführung dieser Präparate war die Verringerung der Zahl der täglichen Injektionen. Hatten Stolte und Joslin kurzwirkendes Normalinsulin benutzt, und sich die Möglichkeit eines schnellen Eingreifens bei Schwankungen des Blutzuckerniveaus geschaffen, wurde in den folgenden Jahren die Einstellung der Patienten überwiegend durch Depotinsulin vorgenommen. Damit war die Möglichkeit eines raschen Eingreifens nicht mehr gegeben; der permanente Hyperinsulinismus zwang zu permanenter Kohlenhydratzufuhr zur Verhinderung von Hypoglykämien.

Der Einsatz der Depotinsuline war im Hinblick auf eine physiologischere Insulinsubstitution und damit auf eine flexiblere Stoffwechselführung ein Rückschritt. Es gibt in der Tat Hinweise darauf, daß vor der Einführung der Depotinsuline die Diabetiker besser eingestellt waren und weniger Komplikationen entwickelt haben als dies danach der Fall war.

Hinsichtlich der Behandlung von Typ I-Diabetikern setzte erst in den letzten Jahren ein Umdenken mit einer anderen Gewichtung von Diät- und Insulinbehandlung ein. Die Fehlentwicklungen der Behandlung durch Verzögerungsinsuline sind erkannt worden. Die Diätbehandlung des Typ I-Diabetikers ist letztlich nur eine Konsequenz der Unvollkommenheit der Insulinsubstitution. Bei einer physiologischen Zufuhr von Fremdinsulin wären diätetische Einschränkungen vollkommen unnötig. Die Verwendung von kurzwirkendem Insulin ist daher in den letzten Jahren immer mehr in den Vordergrund gerückt; von der alleinigen Anwendung von Depotinsulinen rückt man allmählich ab. Besonders bedeutsam für eine flexible, d.h. dem aktuellen Bedarf angepaßte Insulinsubstitution ist die Einbeziehung des Patienten in die Behandlung: Der Patient muß die Behandlung selbständig durchführen, ihren Erfolg überprüfen und die Insulindosierung der jeweiligen Stoffwechsellage und der geplanten Mahlzeit anpassen. Unter diesen Umständen ist eine weitgehende Liberalisierung der Diabetesdiät für Typ I-Diabetiker möglich. Die Behandlungserfolge mit der kontinuierlichen subkutanen Insulininfusion (CSII) unterstreichen dies allzu deutlich: Vorbedingungen sind allerdings die Bereitschaft des Patienten zur Mitarbeit im Sinne der Selbstkontrollen und seine Edukation im Hinblick auf die Einschätzung der selbst erhobenen Befunde und im Hinblick auf ein korrektes Einschätzen des Kohlenhydratgehaltes der Mahlzeiten.

Heute hat die intensivierte Insulintherapie des Typ I-Diabetes mellitus den Stellenwert, den ihr Stolte schon 1931 beigemessen hatte (Schade, Santiago, Skyler u. Rizza 1983). Mit seinen Vorschlägen zur Diabetestherapie erwies sich Stolte als einer der weitblickendsten Diabetologen der vergangenen Jahrzehnte. Er selbst scheiterte allein an der Unvollkommenheit seiner Hilfsmittel; seine Idee hat sich nach 50 Jahren als richtungsweisend erwiesen.

Literaturverzeichnis

Abraira C, de Bartolo M, Myscofski J (1980) Comparison of unmeasured versus exchange diabetic diets in lean adults. Body weight and feeding patterns in a 2-year prospective pilot study. Am J Clin Nutr 33:1064–1070

Adlersberg D (1932) Fettreiche oder fettarme Ernährung des Diabetikers? Zbl inn Med 53:401–431 und 433–440

Adlersberg D (1947) Use of high protein diets in treatment of diabetes mellitus. Proc Am Diabetes Assoc 6:407–423

Adlersberg D (1958) Obesity, fat metabolism and diabetes. Diabetes 7:236–242

Adlersberg D, Porges O (1926) Zur Theorie und Praxis der kurativen Diabetesbehandlung. Klin Wochenschr 5:1451–1455 und 1508–1513

Adlersberg D, Porges O (1927) Weitere Erfahrungen über die Behandlung des Diabetes mellitus mit fettarmer Diät. Klin Wochenschr 6:2371–2376

Albu A (1907) Diätkuren. Dtsch med Wochenschr 33:2073–2076

Albu A (1908) Grundzüge der Ernährungstherapie. Verlag F Enke, Stuttgart

Albu A (1912) Grundzüge der Ernährungstherapie des Diabetes nebst praktischem Kochbuch. Halle a d S

Allen FM (1914) Studies concerning diabetes. JAMA 63:939–943

Allen FM (1915) Prolonged fasting in diabetes. Am J Med Sci 150:480–485

Allen FM (1917) The role of fat in diabetes. Am J Med Sci 153:313–371

Allen FM (1920) Protein diets and undernutrition in treatment of diabetes. JAMA 74:571–577

Allen FM, Sherill JW (1922) Clinical observations on treatment and progress in diabetes. J Metabolic Research 1:377–434

Allen FM, Stillman E, Fitz R (1919) Total dietary regulations in the treatment of diabetes, Monograph No 11. The Rockefeller Institute for Medical Research, New York

Almy TP (1981) The dietary fiber hypothesis. Am J Clin Nutr 34:432–433

American Diabetes Association (Hrsg) (1950) Diabetes Guide Book for the Physician. New York

American Diabetes Association (1971) Special report: principles of nutrition and dietary recommendations for patients with diabetes mellitus. Diabetes 20:633–634

American Diabetes Association (1979) Special report: principles of nutrition and dietary recommendations for individuals with diabetes mellitus. Diabetes 28:1027–1030

Anderson FJ (1965) John Rollo's patient. J Hist Med 20:163–164

Anderson JW (1981) The role of dietary carbohydrate and fiber in the control of diabetes. Arch int Med 26:67–96

Anderson JW, Ward K (1978) Long-term effects of high carbohydrate, high fiber diets on glucose and lipid metabolism: a preliminary report on patients with diabetes. Diabetes 1:77–82

Anderson JW, Ward K (1979) High carbohydrate, high fiber diets for insulin-treated men with diabetes mellitus. Am J Clin Nutr 32:2312–1321

Anderson JW, Chen WJ, Sieling B (1980) Hypolipidemic effects of high carbohydrate, high-fiber diets. Metabolism 29:551–558

Anderson JW, Sieling B (1981) High-fiber diets for diabetics: unconventional but effective. Geriatrics 36:64–72

Arany SA (1914) Benötigt der Diabetiker Kohlenhydrate? Z phys u diät Ther 18:153–159

Balfour GW (1870) On the treatment of diabetes mellitus by milk. Edinburgh Med J 15:708–718

Baumgarten O, Grund G (1911) Untersuchungen über die wirksamen Faktoren der Haferkur bei Diabetes mellitus. Dtsch Arch klin Med 104:168–206

Benedict FG, Joslin EP (1912) Metabolism in diabetes mellitus. Trans Assoc Am Physicians 27: 93–95

Berchtold P, Berger M (1983) Therapie mit oralen Antidiabetika 1983. Ther Umsch 40:883–890

Berger A (1900) Über den Einfluß reiner Milchdiät bei Diabetes mellitus. Wien klin Rundsch 14:613–616

Berger M, Granz M, Berchtold P, Krüskemper GM, Zimmermann H (1976) Verlaufsuntersuchungen zum Langzeiteffekt der Nulldiät. Dtsch med Wochenschr 101:601–605

Berger M, Jörgens V (1983) Praxis der Insulintherapie. Springer Verlag, Berlin Heidelberg New York

Bertram F (1932) Die Therapie des Coma diabeticum. Klin Wochenschr 11:1998–2001

Bertram F (1934) Die Zuckerkrankheit – ein Leitfaden für Studierende und Ärzte. Leipzig

Bertram F (1935) Moderne Diabetesprobleme – Bemerkungen zu der gleichnamigen Arbeit von C Brentano. Dtsch med Wochenschr 61:1091

Bertram F (1937) Die Fette in der Ernährung der Zuckerkranken. Zbl inn Med 58:337–343

Bertram F (1947) Die Zuckerkrankheit – ein Leitfaden für Studierende und Ärzte, 3. Aufl. Stuttgart

Bertram F (1949a) Grundsätzliches zur Insulintherapie. Merkblatt über die Behandlung Zuckerkranker (herausgegeben vom Deutschen Insulin-Komittee). Dtsch med Wochenschr 74:816 – Ärztl Wochenschr 4:480

Bertram F (1949b) Stellungnahme zu den kritischen Bemerkungen von Prof Dr E Grafe, Würzburg, zu dem „Merkblatt über die Behandlung Zuckerkranker". Dtsch med Wochenschr 75:1378–1380

Bertram F (1950) Umfrage zu dem „Merkblatt über die Behandlung Zuckerkranker". Schlußwort. Dtsch med Wochenschr 75:432

Bertram F (1951) Der moderne Stand der Therapie des Diabetes mellitus. Ther Ggw 1951:321–326

Bertram F, Otto H (1963) Die Zuckerkrankheit, 5. Aufl. Stuttgart

Blum L (1911a) Über Weizenmehlkuren bei Diabetes mellitus. Münch med Wochenschr 58:1433–1436

Blum L (1911b) Über die Verwendung von Pflanzeneiweiß in der Behandlung des Diabetes mellitus. Berlin klin Wochenschr 48:1413–1415

Blum L (1911c) Über die Haferkur bei Diabetes. Aussprache. Verh Dtsch Ges inn Med 28:246–262

Blum L (1913) Die Diät beim Diabetes gravis. Med Klin 9:702–705

Bondi S, Rudinger C (1906) Über die Beeinflussung der Zuckerausscheidung durch Fettzufuhr. Wien klin Wochenschr 19:1029–1032

Bont AJ de, Baker IA, St Leger AS, Sweetnam PM, Wragg KG, Stephens SM, Hayes TM (1981) A randomised controlled trial of the effect of low fat diet advice on dietary response in insulin dependent diabetic women. Diabetologia 21:529–533

Borchardt L (1912) Über die sogenannten Haferödeme. Dtsch med Wochenschr 38:1761–1762

Bouchardat A (1841) Nouvelles recherches sur le diabète sucré ou glycosurie. Compt rend Acad Sci 942–950

Bouchardat A (1875) De la glycosurie ou diabète sucré. Paris

Brauchle A (1937) Die naturheilkundliche Behandlung des Diabetes. Verh Dtsch Ges inn Med 49: 58–63

Brentano C (1935) Moderne Diabetesprobleme. Dtsch med Wochenschr 61: 365–369, 409–414, 1092–1093

Brentano C (1936) Die Kohlenhydrate, „der Brennstoff des Lebens" – auch für Diabetiker. Dtsch med Wochenschr 62:1409–1414

Brentano C (1937) Die Ernährungsbehandlung der Zuckerkrankheit. Diskussionsvortrag. Verh Dtsch Ges inn Med 49:75–78

Brentano C, Keiser C von (1937) Hunger als Ursache des Coma diabeticum. Dtsch med Wochenschr 63:213–218

Burkitt DP (1969) Related disease-related cause. Lancet II:1229–1231

Bürger M (1937) Die Ernährungsbehandlung der Zuckerkrankheit. Verh Dtsch Ges inn Med 49: 23–54

Bürger M (1950) Umfrage zu dem „Merkblatt über die Behandlung Zuckerkranker". Diskussionsbeitrag. Dtsch med Wochenschr 75:335–336

Cammidge PJ (1918) The importance of regulating the fat-intake in diabetes mellitus. Br Med J 1:393–395

Campbell IK (1934) Jerusalem artichokes in the treatment of diabetes. Arch Int Med 54:82–87

Cantani A (1880) Der Diabetes mellitus (deutsch von S Hahn). Berlin

Carpenter JM, Root F (1928) The utilisation of Jerusalem artichokes by a patient with diabetes. Arch Int Med 42:64–73

Chantelau EA, Bockholt M, Lie KT, Broermann C, Sonnenberg GE, Berger M (1983) Diet and pump-treated diabetes: a long-term follow-up. Diabete Metab 9:277–282

Chantelau E, Berger M (1985a) Neue Aspekte zur Diät bei Typ-I-Diabetes mellitus. Dtsch Med Wochenschr 110:71–75

Chantelau E, Gösseringer G, Sonnenberg GE, Berger M (1985b) Moderate intake of sucrose does not impair metabolic control in pump-treated diabetic out-patients. Diabetologia 28 (im Druck)

Chantelau EA, Schmolke B, Gösseringer G, Hansen I, Berger M (1985c) Liberalisierte Diabetes-diät bei Typ I-Diabetikern unter intensivierter Insulin-Injektionsbehandlung: eine Verlaufs-beobachtung über 2 Jahre. Dtsch Med Wochenschr 110 (im Druck)

Chantelau E, Sonnenberg GE, Stanitzek-Schmidt I, Best F, Altenähr H, Berger M (1982) Diet liberalization and metabolic control in type I diabetic outpatients treated by continuous sub-cutaneous insulin infusion. Diabetes Care 5:612–616

Cole HS, Camerini-Davalos RA (1970) Diet therapy in diabetes mellitus. Med Clin North Am 54:1577–1587

Constam GR (1949) Genügt eine freie Kost zur Behandlung des Zuckerkranken? Schweiz med Wochenschr 79:1103–1105

Constam GR (1950) Therapie des Diabetes mellitus. Basel

Constam GR (1965) Zur Spätprognose des Diabetes mellitus. Helv Med Acta 32:287–306

Constam GR (1975) Die Prognose des Diabetes mellitus. In: Oberdisse K (Hrsg) Handbuch der inneren Medizin. Diabetes mellitus, Bd 7, Teil 2A, 5. Auflage. Springer Verlag, Berlin Heidel-berg New York, S 1067–1090

Constam GR, Reich T (1960) Ist die freie oder normale Kost in der Behandlung Zuckerkranker harmlos? Schweiz med Wochenschr 90:14–17

Crapo PA (1981) Complex carbohydrates in the diabetic diets. The Diabetes Educator

Crapo PA, Insel J, Sperling M, Koltermann OG (1981) Comparison of serum glucose, insulin and glucagon responses to different types of complex carbohydrate in non-insulin—dependent diabetic patients. Am J Clin Nutr 34:184–190

Dennig H (1928) Erfahrungen mit der Petren'schen Diabetesbehandlung. Münch med Wochenschr 75:891–893

Deutsche Diabetes Gesellschaft (1983) Orale Diabetestherapie mit Medikamenten vom Typ der Sulfonylharnstoffe. Dtsch Ärztebl 80:38

Deutsches Insulinkomittee (1949) Merkblatt über die Behandlung Zuckerkranker. Grundsätzliches zur Insulintherapie. Bearbeitet von F Bertram. Ärztl Wochenschr 4:480 – Dtsch med Wochenschr 74:816

Ditschuneit H (1973) Behandlung des adipösen Altersdiabetikers mit einer Nulldiät. In: Otto H, Spaethe R (Hrsg) Diätetik bei Diabetes mellitus. Huber, Bern, S 80–87

Dohan FC, Lukens FDW (1947) Lesions of the pancreatic islets produced in cats by administration of glucose. Science 105:183

Dolger H (1947) Clinical evaluation of vascular damage in diabetes mellitus. JAMA 134:1289–1291

Donkin AS (1869/1870) On a purely milk diet in the treatment of diabetes mellitus, Bright's disease, disease of the supra-renal capsules, fatty degeneration. Lancet 2 (1869) 538–539, 568–570, 735–736, 766–768 – Lancet 1 (1870) 578–579, 613–614

Donkin AS (1871) On the skim-milk treatment of diabetes. Lancet 1:603–605

Drigalski W v (1935) Über den Wert von Zweinährstoffsystemen in der Behandlung des Diabetes. Arch Verdauungskrkh 57:113–119

Düring A v (1875) Ursache und Heilung des Diabetes mellitus, 2. Aufl. Hannover

Dunlop DM (1954) Are diabetic degenerative complications preventable? Br Med J II:383–385

Dyke S (1932) Increased carbohydrate in the treatment of diabetes mellitus. Lancet 1:978–980

Eastwood MA, Passmore R (1983) Dietary fibre. Lancet 2:202–205

Edmunds W (1922) Skim—milk treatment of diabetes. Lancet 1:762

Engleson G (1954) Studies in diabetes mellitus. Acta paediatr [Suppl 97] 43:1–162

Ensinck JW, Biermann L (1979) Dietary mangement of diabetes mellitus. Ann Rev Med 30: 155–170

Ercklentz B (1935) Über zweijährige Erfahrung mit bedingt freier Kost bei der Behandlung des Diabetes mellitus. Dtsch med Wochenschr 61:1911–1916

Falta W (1914a) Über die gemischte Amylazeenkur bei Diabetes mellitus. Münch med Wochenschr 61:1218–1220

Falta W (1914b) Über eine neue Kohlenhydratkur (gemischte Amylazeenkur) bei Diabetes mellitus. Wien med Wochenschr 64:1125–1138

Falta W (1914c) Diabetes: Amylazeen- und Kohlenhydratkuren; vollständige Ausschaltung animalischen Eiweisses (Fleisch-, Milch- und Eiereiweiß). Wien klin Wochenschr 27:727–741

Falta W (1920) Mehlfrüchtekuren bei Diabetes mellitus. Urban and Schwarzenberg, Berlin Wien

Falta W (1921) Über Diabetes. Verh Dtsch Ges inn Med 33:234–239

Falta W (1928) Neue Probleme des Diabetes mellitus. Wien med Wochenschr 36:1131–1134 und 1162–1164

Falta W (1937) Die Ernährungsbehandlung der Zuckerkrankheit. Diskussionsvortrag. Verh Dtsch Ges inn Med 49:54–57

Falta W (1942) Wie behandele ich die Zuckerkrankheit zeitgemäß? Wien klin Wochenschr 55: 152–153

Falta W (1944) Die Zuckerkrankheit, 3. Auflage. Urban und Schwarzenberg, Berlin Wien

Falta W, Gigon A (1907) Über die Empfindlichkeit des Diabetikers gegen Eiweiß und Kohlenhydrat. Verh Dtsch Ges inn Med 24:256–257

Fanconi G (1930) Die Nahrung als Heilmittel und Gift. Schweiz med Wochenschr 60:93–96

Fanconi G (1931) Die nicht diabetischen Glykosurien und Hyperglykämien des älteren Kindes. Jahrb Kinderheilk 133:257–300

Fanconi G (1935) Die eiweißarme Früchte-Gemüse-Dauerkost beim kindlichen Diabetes mellitus. Jahrb Kinderheilk 144:311–333

Fanconi G (1937) Die eiweißarme Früchte-Gemüse-Dauerkost beim kindlichen Diabetes mellitus. Verh Dtsch Ges inn Med 49:64–69

Fanconi G (1955) Die sogenannte freie Kost (besser Normalkost) in der Behandlung des kindlichen Diabetes. Schweiz med Wochenschr 85:75–77

Fanconi G, Botsztejn A, Kousmine C (1948) Die Nephropathie beim kindlichen Diabetes mellitus. Helv Paediatr Acta 3:341–379

Feer E (1929) Moderne Wandlungen in der Ernährung des Gesunden und Kranken. Schweiz med Wochenschr 59:925–932

Feinstein AR, Dole VR, Schwartz IL (1958) The use of a formula diet for weight reduction of obese outpatients. Ann int Med 48:330–343

Felig P (1984) Very-low-calorie protein diets. N Engl J Med 310:589–591

Fetter F, Durkin JK, Duncan GG (1938) Dietary versus insulin treatment of the obese diabetic patient. Am J Med Sci 195:781–787

Feuchtinger O (1943) Die Ernährungsbehandlung der Zuckerkrankheit in Krieg und Frieden. Dtsch Z Verdauungs- u Stoffwkrkh 7:209–232

Flynn JM (1936) A scheme for the treatment of diabetes mellitus with high carbohydrate—low fat diets. N Engl J Med 215:955–959

Forsyth CC, Kinnear TWG, Dunlop DM (1951) Diet in diabetes. Br Med J 1951:1095–1101

Frank R (1933) Moderne Ernährungstherapie. Verlag Vogel, Berlin

Garcia MJ, McNamara PM, Gordon T, Kannel WB (1974) Morbidity and mortality in diabetics in the Framingham population; a 16 years follow-up study. Diabetes 23:105–111

Geyelin HR (1934) The treatment of diabetes with diets normal in carbohydrate and low in fat. Bull NY Acad Med 10:369–376

Ginsberg H, Olefsky J, Kimmerling G, Crapo P, Reaven GM (1976) Introduction of hypertriglyceridemia by a low-fat diet. J Clin Endocrinol Metab 42:729–735

Grafe E (1937a) Neuere diätetische Bestrebungen in der Therapie des Diabetes mellitus. Med Welt 13:77–80

Grafe E (1937b) Die Ernährungsbehandlung der Zuckerkrankheit. Diskussionsvortrag. Verh Dtsch Ges inn Med 49:78–80

Grafe E (1949) Bemerkungen zu dem „Merkblatt über die Behandlung Zuckerkranker". Dtsch med Wochenschr 74:1377–1378

Grafe E (1950) Umfrage zu dem „Merkblatt über die Behandlung Zuckerkranker". Diskussionsbeitrag. Dtsch med Wochenschr 75:431–432

Grafe E (1955) Der Diabetes mellitus beim Menschen. In: Bergmann G v, Frey W, Schwiegk H (Hrsg) Handbuch der inneren Medizin, Bd 7, Teil 2, 4. Auflage. Springer Verlag, Berlin Göttingen Heidelberg, S 102–337

Grafe E (1958) Ernährungs- und Stoffwechselkrankheiten und ihre Behandlung, 2. Auflage. Springer, Berlin Göttingen Heidelberg

Gray PA, Sansum WD (1931) Unusual effect of a carbohydrate-rich, fat-poor diabetic diet; report of a case. Endocrinology 15:234–236

Greiser E (1977) Einige Untersuchungen zur Epidemiologie des Diabetes mellitus. Akt Ernährungsmed [Suppl 2] 2:71–74

Gries FA, Berger M, Berchtold P (1975) Fettsucht und Diabetes mellitus. In: Oberdisse K (Hrsg) Handbuch der inneren Medizin. Diabetes mellitus, Bd 7, Teil 2, 5. Auflage. Springer, Berlin Heidelberg New York, S 1–117

Gries FA, Toeller M (1977) Grundlagen der Diabetes-Diät. Akt Ernährungsmed [Suppl 2] 2:120–127

Grote LR (1933a) Neuzeitliche Diabetesbehandlung. Erg d ges Med 18:301–458

Grote LR (1933b) Einige Ergebnisse der Behandlung kindlicher Diabetiker. Kinderärztl Praxis 4:153–162

Grote LR (1950) Umfrage zu dem „Merkblatt über die Behandlung Zuckerkranker". Diskussionsbeitrag. Dtsch med Wochenschr 75:336–337

Grüneklee D (1977) Indikation und Erfolgskontrolle der Diättherapie. Akt Ernährungsmed [Suppl 2] 2:89–91

Grund G (1911) Über die Haferkur bei Diabetes. Aussprache. Verh Dtsch Ges inn Med 28:246–262

Guest G (1947) „Unrestricted diet" in the treatment of juvenile diabetes. J Am Diet Assoc 23:299–303

Gutsche H (1974) Diabetes mellitus – zwei Jahrzehnte orale Therapie. Ther Ber (Bayer) 46:22–26

Gutzeit K (1944) Erkenntnisse aus dem Kriege und für den Krieg bei der Behandlung des Diabetes mellitus. Münch med Wochenschr 91:271–274

Harris S (1939) Simplified high carbohydrate diet in diabetes mellitus. South Med J 32:467–471

Harrop GA (1934) A milk and banana diet for the treatment of obesity. JAMA 102:2003–2005

Hartmann G, Schmid R (1967) Prolongiertes Fasten als Behandlungsform der Adipositas. Dtsch med Wochenschr 92:1663–1668

Heupke W, Kolb A (1953) Auf welchen Stoffen beruht die Wirkung der Hafertage bei Zuckerkrankheit? Dtsch Z Verdauungs- u Stoffwkrkh 13:111–115

Himsworth HP (1935) The dietetic factor determining the glucose tolerance and sensitivity to insulin of healthy men. Clin Sci Mol Med II:67–148

Himsworth HP (1936) Diabetes mellitus: its differentiation into insulin-sensitive and insulin-insensitive types. Lancet 230:127–130

Hirschfeld F (1895a) Beobachtungen über die Acetonurie und das Coma diabeticum. Z klin Med 28:176–209

Hirschfeld F (1895b) Über das Coma diabeticum. Dtsch med Wochenschr 21:413–416

Hirsch-Kauffmann H (1933) Diabetesbehandlung in der Praxis. Kinderärztl Praxis 4:313–321

Hölzer KH (1964) Diätetische Behandlung des Diabetes mellitus. Internist 5:128–135

Holscher H, Kende R (1971) Diabetes. Aus der Geschichte seiner Erforschung und Behandlung. Chemie Grünenthal GmbH, Stolberg

Hoppe W (1931) Kostvorschriften für die Behandlung Zuckerkranker mit kohlenhydratreichen Zwei-Nährstoff-Diäten. Med Dissertation Leipzig

Hungerland H, Möllering M (1975) Der kindliche Diabetes. In: Oberdisse K (Hrsg) Handbuch der inneren Medizin. Diabetes mellitus, Bd 7, Teil 2A, 5. Auflage. Springer Verlag, Berlin Heidelberg New York, S 821–849

Isner JM, Sours HE, Paris AL, Ferrans VJ, Roberts WC (1979) Sudden, unexpected death in avid dieters using the liquid-protein-modified-fast-diet: observations in 17 patients and the role of the prolonged QT interval. Circulation 60:1401–1412

Jahnke K (1965) Diätbehandlung bei unkompliziertem Diabetes mellitus. Dtsch Ärztebl 62:1005–1011

Jahnke K (1971) Diätbehandlung des Diabetes mellitus. In: Pfeiffer EF (Hrsg) Handbuch des Diabetes mellitus, Bd 2. JF Lehmann, München, S 1019–1067

Jahnke K (1975a) Einteilung und Vorstadien des Diabetes mellitus. In: Oberdisse K (Hrsg) Handbuch der inneren Medizin. Diabetes mellitus, Bd 7, Teil 2A, 5. Auflage. Springer Verlag, Berlin Heidelberg New York, S 753–771

Jahnke K (1975b) Klinik des Diabetes mellitus. In: Oberdisse K (Hrsg) Handbuch der inneren Medizin. Diabetes mellitus, Bd 7, Teil 2A, 5. Auflage. Springer Verlag, Berlin Heidelberg New York, S 773–819

Jahnke K (1977) Wege und Irrwege in der Diäthetik des Diabetes. Akt Ernährungsmed [Suppl 2] 2:128–133

Jahnke K, Englhardt A, Jung GF, Pilger H (1963) Die Behandlung der Fettsucht mit Mischkost und Formuladiät. Dtsch med Wochenschr 88:2130–2137

Jahnke K, Jahnke KA, Reis HE (1976) Über die Regenerationsfähigkeit der B-Zellen − Funktion bei adipösen Diabetikern nach Gewichtsreduktion. Dtsch med Wochenschr 101:73–76

Jahnke K, Miss H, Drost H (1974) Kriterien und Bewertung der Diabeteseinstellung. Dtsch med Wochenschr 99:870–883

Jarrett RJ, Keen H (1975) Die Epidemiologie des Diabetes. In: Oberdisse K (Hrsg) Handbuch der inneren Medizin. Diabetes mellitus, Bd 7, Teil 2A, 5. Auflage. Springer Verlag, Berlin Heidelberg New York, S 679–694

Jarrett RJ (1981) More about carbohydrates. Diabetologia 21:427–428

Jellish WS, Emanuele MA, Abraira C (1985) Graded sucrose/carbohydrate diets in overtly hypertriglyceridemic diabetic patients. Amer J Med 77:1015–1022

Jenkins DJA, Leeds AR, Gassull MA, Wolever TMS, Goff DV, Alberti KG, Hockaday TDR (1976) Unabsorbable carbohydrate and diabetes: decreased postprandial hyperglycemia. Lancet 2:172–174

Jenkins DJA, Wolever TMS, Taylor RH, Barker HM, Fielden H, Gassull MA (1981a) Lack of effect of refining on the glycemic response to cereals. Diabetes Care 4:509–513

Jenkins DJA, Wolever TMS, Taylor RH, Barker H, Fielden H, Baldwin J, Bowling A, Newman H, Jenkins A, Goff, DV (1981b) Glycemic index of foods: a physiological basis for carbohydrate exchange. Am J Clin Nutr 34:362–366

John HJ (1948) A liberal regimen of treatment of diabetes mellitus. Am J Med 5:537–547

Johnson HW, Rynearson EH (1951) Diabetic patient on high fat diet for 29 years without complications. Proc Staff Mayo Clin 26:329–331

Jores A (1950) Umfrage zu dem „Merkblatt über die Behandlung Zuckerkranker". Diskussionsbeitrag. Dtsch med Wochenschr 75:337

Joslin EP (1915) Present-day treatment and prognosis in diabetes. Am J Med Sci 150:485–496

Joslin EP (1917) The treatment of diabetes mellitus, 2nd edn. Lea & Febiger, Philadelphia

Joslin EP (1921) Practical lessons for physicians and patients in diabetes. Med Clin North Am 4:1723–1732

Joslin EP (1924/1928) The treatment of diabetes mellitus, with observations based upon 3.000 cases, 3rd edn. Lea & Febiger, Phildadelphia 1924 − 4th edn. Lea & Febiger, Philadelphia 1928

Joslin EP (1954) A renaissance of the control of diabetes. JAMA 156:1584–1585

Joslin EP, Root HF, White P, Marble A (1937/1946/47/1952) The treatment of diabetes mellitus, 6th edn. Lea & Febiger, Philadelphia 1937 − 8th edn. Lea & Febiger, Philadelphia 1946/47 − 9th edn. Lea & Febiger, Philadelphia 1952

Joslin EP, Root HF, White P, Marble A (1959) The treatment of diabetes mellitus, 10th edn. Lea & Febiger, Philadelphia

Kaeding A, Moeller HC (1952) Über kohlenhydratreiche, kalorienknappe Diabeteskost. Dtsch Z Verdauungs- u Stoffwkrkh 12:219–229

Karell P (1866) De la cure de lait. Arch gén méd 118:513–533 und 694–704

Katsch G (1947) Gegenwärtige Therapie der Zuckerkrankheit. Med Klin 42:705–709

Katsch G (1950) Umfrage zu dem „Merkblatt über die Behandlung Zuckerkranker". Diskussionsbeitrag. Dtsch med Wochenschr 75:303–304

Keiding NR, Root HF, Marble A (1952) Importance of control of diabetes in prevention of vascular complications. JAMA 150:964–969

Kestermann E (1932) Zur Frage der freigewählten Kost beim Diabetes mellitus des Erwachsenen. Z klin Med 119:729–744

Kestermann E (1936) Unsere klinischen Erfahrungen in den letzten 5 Jahren mit kohlenhydratreicher Kost bei erwachsenen Diabetikern. Fortschr Ther 12:454–461

Kiehm TG, Anderson JW, Ward K (1976) Beneficial effects of a high carbohydrate high fiber diet on hyperglycemic men. Am J Clin Nutr 29:895–899

Klemperer G (1911) Die Verwertung des Traubenzuckers bei schwerem Diabetes. Ther Ggw 52:447–452

Klotz M (1911a) Studium über Mehlabbau. I. Experimentelle Untersuchungen am Phlorizinhund, zugleich ein Beitrag zur Theorie der Hafermehlkur bei Diabetes. Z exp Ther u Path 8:601–616

Klotz M (1911b) Über Kohlenhydrat-Kuren bei Diabetes. Med Klin 7:923–924

Knick B (1973a) Zur Geschichte der diätetischen Behandlung der Zuckerkrankheit. Therapiewoche 23:905–911

Knick B (1973b) Kohlenhydrate und Fettsucht. In: Jahnke K, Mehnert H (Hrsg) Metabolische und klinische Aspekte der Kohlenhydrate in der Ernährung. Kirchheim Mainz, S 127–135

Knick B, Knick J (1976) Zur Diätbehandlung des Erwachsenendiabetes. Therap Umschau / Rev thérap 33:612–619

Kötschau K (1942) Zur Behandlung der Zuckerkrankheit. Hippokrates 13:261–268

Kolb A (1953) Auf welchen Stoffen beruht die Wirkung der Hafertage bei Zuckerkranken? Med Dissertation Frankfurt a M

Kolisch R (1899) Lehrbuch der diätetischen Therapie, 1. Auflage. Wien

Kolisch R (1902) Zur Theorie der Diabetesdiät. Wien med Wochenschr 52:945–950 und 1079–1082

Kolisch R (1909) Grundzüge der diätetischen Behandlung des schweren Diabetes. Z phys u diätet Ther 12:69–81, 150–166, 211–227

Kolisch R (1920) Die Reiztheorie und die modernen Behandlungsmethoden des Diabetes. Urban & Schwarzenberg, Berlin Wien

Kolisch R, Schuman-Leclerq F (1903) Zur Frage der Kohlenhydrattoleranz der Diabetiker. Wien klin Wochenschr 16:1321–1323

Krall LP (Hrsg) (1978) Joslin Diabetes Manual, 11th edn. Lea & Febiger, Philadelphia

External Külz E (1874) Beiträge zur Pathologie und Therapie des Diabetes mellitus, Bd 1. Marburg

Külz E (1877) Kann in der schweren Form des Diabetes die Zuckerausfuhr durch die vermehrte Ausfuhr von Albuminaten gesteigert werden? Arch f exp Path u Pharm 6:140–142

Külz E (1899) Klinische Erfahrungen über Diabetes mellitus, bearbeitet von Th Rumpf. Jena

Kunkel W, Haupt E, Fröhlich A, Schöffling K (1972) Der Einfluß einer Gewichtsreduktion auf Verlauf und Behandlung des Erwachsenendiabetes. Med Welt 23:679–682

Labbe M (1913) Die Diät beim Diabetes gravis. Med Klin 9:1973–1978

Labbe M (1914) La cure des légumes secs chez les diabétiques. Bull Acad méd 1914:52–54

Ladd WS, Palmer W (1923) The use of fat in diabetes mellitus and the carbohydrate-fat ratio. Am J Med Sci 166:157–169

Lampe E (1909) Haferkuren bei Diabetes mellitus. Z phys u diätet Ther 13:213–231

Lang S (1911) Über die Einwirkung der Pankreasdiastase auf Stärkearten verschiedener Herkunft. Z exp Ther u Path 8:279–307

Lapp W (1950) Umfrage zu dem „Merkblatt über die Behandlung Zuckerkranker“. Diskussionsbeitrag. Dtsch med Wochenschr 75:337–338

Larson Y, Lichtenstein A, Ploman KG (1952) Degenerative vascular complications in juvenile diabetes mellitus treated with "free diet". Diabetes 1:449–458

Laube H (1973) Die Behandlung des übergewichtigen Altersdiabetikers. Therapiewoche 23:930–935

Lauritzen M (1939) Klinische Untersuchungen über die kohlenhydratreichere Diabetesdiät mit und ohne Insulin. Acta med scand 100:559–588

Lenne EA (1900) Die Eiweisszufuhr in der Diabetesdiät. Verh Dtsch Ges inn Med 18:587–600

Lenne EA (1904) Fetternährung des Diabetikers. Z phys u diätet Ther 8:253–260

Lewis B, Katan M, Merkx I, Miller NE, Hammett F, Kay RM, Nobels A, Swan AV (1981) Towards an improved lipid-lowering diet: additive effects of changes in nutritient intake. Lancet 2:1310–1313

Levine R (1967) Insulin. The biography of a small protein. N Engl J Med 277:1059–1064

Lichtenstein A (1945) Treatment of children's diabetes: ten year's experience without dietetic restrictions. Acta paediatr 32:556–576

Lichtenstein A (1949) The treatment of diabetes in childhood. Arch Dis Child 24:237–244

Lichtwitz L (1926) Diabetes. In: Bergmann G v, Staehelin R (Hrsg) Handbuch der inneren Medizin, Bd 4, Teil 1, 2. Auflage. Springer-Verlag, Berlin, S 671–830

Liebermeister H (1975) Diätetische Therapie. In: Oberdisse K (Hrsg) Handbuch der inneren Medizin. Diabetes mellitus, Bd 7, Teil 2B, 5. Auflage. Springer-Verlag, Berlin Heidelberg New York, S 757–787

Liebermeister H, Daweke H, Gries FA, Schilling H, Grüneklee D, Probst G, Jahnke K (1968) Einfluß der Gewichtsreduktion auf Metabolite des Kohlenhydrat- und Fettstoffwechsels und auf das Verhalten des Seruminsulins bei Adipositas. Diabetologia 4:123–132

Liebermeister H, Jahnke A, Voss HJ, Englhardt A, Probst G (1968) Initial- und Spätergebnisse der Diätbehandlung bei Fettsucht. Dtsch med Wochenschr 93:2149–2155

Lipetz S (1905) Über die Wirkung der von Noorden'schen Haferkur beim Diabetes mellitus. Z klin Med 56:188–197

Lüthje H (1910) Einige Bemerkungen zur Bewertung der Azetonkörperausscheidung beim Diabetiker sowie über den Wert von Haferkuren. Ther Ggw 51:8–16

Lundbaek K (1953) Diabetic angiopathy, a specific vascular disease. Lancet 1:377–379

Lusk G (1921) Physiological effect of undernutrition. Physiol Rev 1:523–552

Magnus-Levy A (1911a) Über die Haferkur bei Diabetes. Verh Dtsch G inn Med 28:246–262

Magnus-Levy A (1911b) Über Haferkuren bei Diabetes mellitus. Berl klin Wochenschr 48:1213–1217

Magnus-Levy A (1913) Diabetes mellitus. In: Kraus F, Brugsch Th (Hrsg) Spezielle Pathologie und Therapie innerer Krankheiten, Bd VI,1. Verlag Urban & Schwarzenberg, Berlin Wien, S 90–172

Magnus-Levy A (1944) Diabetikerdiäten der Vorinsulinära. Bull Hist Med [Suppl 3] 16:161–169

Mann JI (1980) Diet and diabetes. Diabetologia 18:89–95

Marble A (1956) John Rollo. Diabetes 5:325–327

Marble A (1965) Relation of control of diabetes to vascular sequelae. Med Clin North Am 49:1135–1145

Marcuse I (1899) Diätetik im Altertum. Stuttgart

Marsh PL, Newburgh LH, Holly LE (1922) The nitrogen requirement for maintenance in diabetes mellitus. Arch int Med 29:97–130

Martini P (1950) Umfrage zu dem „Merkblatt über die Behandlung Zuckerkranker". Diskussionsbeitrag. Dtsch med Wochenschr 75:304–305

Matthews JD (1954) Vascular disease in diabetes mellitus. Lancet 267:573–575

Mazel J (1981) The Beverly Hills Diet. Macmillan Publishing Co Inc, New York

McCullagh EP, Johnston CRK (1938) Manipulation of glucose tolerance by diet. Am J Med Sci 195:773–781

Mehnert H (1970) Zur parenteralen und oralen Applikation der Zuckeraustauschstoffe Fructose, Sorbit und Xylit bei Diabetikern. Med Ernährung 11:77–81

Mehnert H (1974) Die diätetische Behandlung des Diabetes mellitus. In: Mehnert H, Schöffling K (Hrsg) Diabetologie in Klinik und Praxis. Thieme, Stuttgart, S 181–238

Mehnert H (1975) Diabetes mellitus. In: Mehnert H, Förster H (Hrsg) Stoffwechselkrankheiten; Biochemie und Klinik, 2. Auflage. Thieme, Stuttgart, S 151–279

Mehnert H (1977) Diabetes mellitus – Diskussion der Diät-Therapie. Z Allg Med 53:1815–1822

Mehnert H (1984) Stellungnahme zu einer Leseranfrage. Akt Endokr Stoffw 5:341

Mellinghoff K (1947) Zuckerkrankheit bei Insulinmangel. Ärztl Wochenschr 2:649–655

Mellinghoff K, Schenck EG (1960) Der Diabetes mellitus als Volkskrankheit und seine Beziehung zur Ernährung. Darmstadt

Minkowski O (1911) Die neueren Anschauungen über den Diabetes mellitus. Med Klin 7:1031–1036

Minkowski O (1921) Das Alte und das Neue in der Diabetestherapie. Verh Dtsch Ges inn Med 33:225–233

Mirkin GB, Shore RN (1981) Dangers of the newest weight loss fad. JAMA 246:2235–2237

Mirsky IA (1946) Our challenge for the future. Diabetes Abstracts 5:71–72

Mohr L (1905) Zur Behandlung des Diabetes mellitus. Med Klin 1:383–384

Moritz F (1908) Über Entfettung durch reine Milchkuren. Münch med Wochenschr 55:1569–1573

Morley JE, Levine AS (1983) The central control of appetite. Lancet 1:398–401

Mosse A (1902) L'amélioration des diabètes sucrés par le régime des pommes de terre. J physiol path gén 4:128–138

Müller E (1936) Über Erfahrungen mit kohlenhydratreichen Kostformen beim kindlichen Diabetes. Dtsch med Wochenschr 62:1489–1493

Müller E (1937) Kohlenhydratreiche Ernährung und Kohlenhydrattoleranz beim kindlichen Diabetes. Monatsschr Kinderheilk 68:331–338

Mulholland HB (1955) Management of the diabetic with vascular disease. Diabetes 4:304–312

Naunyn B (1889) Die diätetische Behandlung des Diabetes mellitus. Slg klin Vorträge No 349/50. Leipzig

Naunyn B (1898/1906) Der Diabetes mellitus. 1. Auflage; Hölder, Wien 1898. 2. Auflage; Hölder, Wien 1906

Naunyn B (1908) Notwendigste Angaben für die Kostverordnung Diabetischer. Jena

Newburgh LH (1942) Control of the hyperglycemia of the obese "diabetics" by weight reduction. Ann int Med 17:935–941

Newburgh LH, Marsh PL (1920) The use of high fat diet in the treatment of diabetes mellitus. First paper. Arch int Med 26:647–662

Newburgh LH, Marsh PL (1921) Use of a high fat diet in the treatment of diabetes mellitus. Second paper: blood sugar. Arch int Med 27:699–705

Newburgh LH, Marsh PL (1923) Further observations on the use of a high fat diet in the treatment of diabetes mellitus. Arch int Med 31:455–490

Nicol Dr (1871) A case of diabetes mellitus under milk treatment; death. Br Med J 2:64

Nicol Dr (1872) A case of diabetes mellitus partly under milk treatment; slight improvement. Br Med J 1:101

Nonnenbruch W (1935) Über die Entwicklung schwerer Diabetesfälle. Med Klin 31:1421–1425

Nonnenbruch W (1937) Die Ernährungsbehandlung der Zuckerkrankheit. Diskussionsvortrag. Verh Dtsch Ges inn Med 49:57–58

Nonnenbruch W (1943) Krankenernährung im Kriege. Dtsch Ärztebl 73:180–181

Noorden C v (1895) Die Zuckerkrankheit und ihre Behandlung, 1. Auflage. Berlin

Noorden C v (1903) Haferkur bei schwerem Diabetes. Berl klin Wochenschr 40:817–821

Noorden C v (1904) Ernährungstherapie bei Diabetes mellitus. In: Leyden E van (Hrsg) Handbuch der Ernährungstherapie, Bd 2, 2. Auflage. Leipzig, S 211–263

Noorden C v (1907) Die Zuckerkrankheit und ihre Behandlung, 4. Auflage. Berlin

Noorden C v (1913) Die Diät bei Diabetes gravis. Med Klin 9:611–616

Noorden C v (1917) Die Zuckerkrankheit und ihre Behandlung, 7. Auflage. Hirschwald, Berlin

Noorden C v (1921a) Über den jetzigen Stand der Diabetesbehandlung. Verh Dtsch Ges inn Med 33:187–224

Noorden C v (1921b) Über die Grundlinien der diätetischen Behandlung der Zuckerkrankheit. Ther Ggw 62:202–208

Noorden C v, Isaac S (1927) Die Zuckerkrankheit und ihre Behandlung, 8. Auflage. Springer, Berlin

Oberdisse K, Beuel HH (1944) Weitere Untersuchungen über die Ergebnisse der ambulanten Diabetikerbetreuung im Kriege. Ther Ggw 85:150–154

O'Dea K, Snow P, Nestel P (1981) Rate of starch hydrolysis in vitro as a predictor of metabolic responses to complex carbohydrate in vivo. Am J Clin Nutr 34:1991–1993

Ohlson MA (1976) Diet therapy in the US in the past 200 years. J Am Diet Assoc 69:490–497

Olmstead WH (1920) The use of 5 per cent vegetables in the treatment of diabetes mellitus. Med Clin North Am 4:865–875

Otten JH (1966) Die Geschichte der oralen Diabetestherapie. Med Dissertation Freiburg i Br

Otto H, Bleyer G, Pennartz M, Sabin G, Schauberg G, Spaethe R (1973) Kohlenhydrataustausch nach biologischen Äquivalenten. In: Otto H, Spaethe R (Hrsg) Diätetik bei Diabetes mellitus. Huber, Bern, S 41–50

Palumbo PJ, Elvebach LR, Chu CP, Connolly DC, Kurland LT (1976) Diabetes mellitus: incidence, prevalence, survivorship and causes of deaths in Rochester, Minnesota, 1945–1970. Diabetes 25:566–573

Papaspyros NS (1964) The history of diabetes mellitus, 2. Auflage. Thieme, Stuttgart

Pavy FW (1864) Untersuchungen über Diabetes mellitus (deutsch von L Langenbeck). Göttingen

Pavy FW (1908) On the pathology and treatment of diabetes, viewed by the light of present-day knowledge. Lancet 21:1499–1506, 1577–1584, 1727–1740

Petren K (1920) Zur diätetischen Behandlung schwerer Diabetesfälle. Verh Dtsch Ges inn Med 32:185–188

Petren K (1923) Über Eiweißbeschränkung in der Behandlung des Diabetes gravis. Slg zwangl Abh Verdauungs- u Stoffwkrkh 8:5–55

Petren K (1927) Über die Gründe der diätetischen Behandlung des Diabetes, besonders des Diabetes gravis. Münch med Wochenschr 74:1123–1127

Petrides P (1977) Pathophysiologie des Diabetes mellitus in ihrer Beziehung zur Diättherapie. Akt Ernährungsmed [Suppl 2] 2:75–80

Petrides P, Weiss L, Löffler G, Wieland OH (1976) Diabetes mellitus, 3. Auflage. Urban & Schwarzenberg, Berlin Wien

Pirart J (1978) Diabetes mellitus and its degenerative complications: a prospective study of 4400 patients observed between 1947 and 1973. Diabetes Care 1:168–188 und 252–263

Podolsky S, El-Beheri B (1980) The principles of a diabetic diet. Geriatrics 35:73–78

Podolsky S, L'Esperance FA (1980) Diabetic retinopathy: update on therapeutic advances. Geriatrics 35:67–73

Porges O (1924) Über eine neue Diätbehandlung des Diabetes mellitus. Verh Dtsch Ges inn Med 36:112–115

Porges O, Adlersberg D (1926) Versuche zur Theorie und Praxis der kurativen Behandlung der Zuckerkrankheit. Wien klin Wochenschr 39:345–346

Porges O, Adlersberg D (1929) Die Behandlung der Zuckerkrankheit mit fettarmer Kost. Urban & Schwarzenberg, Berlin Wien

Potter JG, Coffman KP, Reid RL, Krall JM, Albrink MJ (1981) Effect of test meals of varying dietary fiber content on plasma insulin and glucose response. Am J Clin Nutr 34:328–334

Priesel R (1935) Die Prognose der Zuckerkrankheit im Kindesalter. Wien klin Wochenschr 48: 1503–1506

Priesel R, Wagner R (1932) Die Zuckerkrankheit und ihre Behandlung im Kindesalter. Thieme, Leipzig

Prout W (1843) Über das Wesen und die Behandlung der Krankheiten des Magens und der Harnorgane (nach der dritten englischen Ausgabe übersetzt von G Krupp). Verlag Kollmann, Leipzig

Rabinowitch IM (1932) Present status of high-carbohydrate low-caloric diets for treatment of diabetes. Can Med Assoc J 26:141–148

Rabinowitch IM (1935) Experiences with high-carbohydrate, low-caloric diet for treatment of diabetes mellitus. Can Med Assoc J 33:136–144

Rabinowitch IM (1935) Arteriosclerosis in diabetes. I. Relationship between plasma cholesterol and arteriosclerosis. II. Effects of the high-carbohydrate low-caloric diet. Ann int Med 8: 1437–1474

Ray TK, Mansell KM, Knight LC, Malmud LS, Owen OE, Boden G (1983) Long-term effects of dietary fiber on glucose tolerance and gastric emptying in noninsulin-dependent diabetic patients. Am J Clin Nutr 37:376–381

Reaven G (1979) Effects of differences in amount and kind of dietary carbohydrate on plasma glucose and insulin responses in man. Am J Clin Nutr 32:2568–2578

Reckendorf HK (1961) Medizinische Konzeption und Therapie. Die Behandlung des Diabetes mellitus zu Beginn des 19. Jahrhunderts durch John Rollo. Ther Monat 21:17–19

Reinwein H (1950) Umfrage zu dem „Merkblatt über die Behandlung Zuckerkranker". Diskussionsbeitrag. Dtsch med Wochenschr 75:305–306

Renold AE, Marble A (1949) Einige Gesichtspunkte der neueren Diabetes-Forschung in den USA. Schweiz med Wochenschr 79:565–572

Report of the Committee for the Assessment of Biometric Aspects of controlled trials on hypoglycemic agents (1975) JAMA 231:583–608

Riccardi G, Rivellese A, Pacioni D, Genovese S, Mastranzo P, Mancini R (1984) Separate influence of dietary carbohydrate and fibre on the metabolic control in diabetes. Diabetologia 26:116–121

Rollo J (1797) An account of two cases of the diabetes mellitus, with remarks as they arose during the progress of the cure. London

Rollo J (1801) Diabetes mellitus. Wien

Root HF, Baker ML (1925) Inulin and artichokes in the treatment of diabetes. Arch int Med 36:126–134

Rosenbusch H (1945) Prognose und Spätkomplikationen des Diabetes mellitus im Kindesalter. Ann paediatr 164:225–258 und 281–312 − 165:12–26

Rosenfeld G (1895) Die Grundgesetze der Acetonurie und ihre Behandlung. Zbl inn Med 16: 1233–1244

236

Rosenfeld G (1912) Kohlenhydratkuren bei Diabetes. Slg zwangl Abh Verdauungs- u Stoffwkrkh 4:1–64

Rosenfeld G (1916) Wandlungen in der Behandlung des Diabetes. Arch Verdauungskrkh 22: 113–141

Rubner M (1902) Die Gesetze des Energieverbrauchs bei der Ernährung. Verlag Deuticke, Leipzig Wien

Rumpf T (1899) Die Behandlung des Diabetes mellitus. In: Külz E (Hrsg) Klinische Erfahrungen über Diabetes mellitus, bearbeitet von Th Rumpf. Jena

Salomon M (1871) Geschichte der Glycosurie von Hippokrates bis zum Anfang des 19. Jahrhunderts. Ziemssens Deutsches Archiv für klinische Medizin, Band 8. Leipzig

Salomon M (1916) Über Kohlenhydratkuren bei Diabetes. Ther Monatshefte 30:277–284

Sansum WD, Blatherwick NR, Bowden R (1926) The use of high carbohydrate diets in the treatment of diabetes mellitus. JAMA 86:178–181

Savage PJ, Bennion LJ, Bennett PH (1979) Normalization of insulin and glucagon secretion in ketosis-resistant diabetes mellitus with prolonged diet therapy. J Clin Endocrinol Metab 49:830–833

Sauer H, Nassauer L (1976) Diättherapie des Diabetes mellitus (ohne Berücksichtigung des kindlichen Diabetes). Internist 17:502–510

Schade DS, Santiago JV, Skyler JS, Rizza RA (1983) Intensive insulin therapy. Medical Examination Publishing Co, Excerpta Medica, Amsterdam

Schadewald H (1975) Die Geschichte des Diabetes mellitus. In: Oberdisse K (Hrsg) Handbuch der inneren Medizin. Diabetes mellitus, Bd 7, Teil 2A, 5. Auflage. Springer-Verlag, Berlin Heidelberg New York, S 1–44

Schloss J (1932) Über die Bedeutung von Fett und Eiweiß für die Diätbehandlung des Diabetes mellitus. I. Vergleichende Beobachtungen an fettarmen und eiweißarmen Zweinährstoffkombinationen. Dtsch Arch klin Med 173:657–687

Schumacher H, Schumacher J (1956) Einst und jetzt; 100 Jahre Diabetes mellitus. Münch med Wochenschr 98:517–521

Schumacher J (1961) Index zum Diabetes mellitus. Urban & Schwarzenberg, München

Schumacher R (1963) Die Carl v Noorden'sche Haferkur, ihre Weiterentwicklung und ihr Einfuß auf die Diättherapie des Diabetes mellitus unter Berücksichtigung ihrer heutigen Bedeutung. Med Dissertation Freiburg i Br

Seegen J (1861) Beiträge zur Casuistik der Melliturie. Virchows Archiv 21:218–242

Seegen J (1893) Der Diabetes mellitus, 3. Auflage. Berlin

Sehestedt H (1934) Freie Kost und Blutzuckerkurven nach Ölbelastung. Klin Wochenschr 13: 985–986

Shaffer PA (1922) Antiketogenesis. IV. The ketogenic-antiketogenic balance in man and its significance in diabetes. J Biol Chem 54:399–441

Simpson RW, Mann JI, Eaton J, Carter RD, Hockaday TDR (1979) High-carbohydrate diets and insulin-dependent diabetics. Br Med J 2:523–525

Simpson RW, Mann JI, Eaton J, Moore RA, Carter RD, Hockaday TDR (1979) Improved glucose control in maturity-onset diabetes treated with high-carbohydrate-modified-fat diet. Br Med J 1:1753–1756

Sims EAH, Bray GA, Danforth E, Glennon JA, Horton ES, Salans LB (1974) Experimental obesity in man. VI. The effect of variations in intake of carbohydrate on carbohydrate, lipid and cortisol metabolism. In: Levine R, Pfeiffer EF (eds) Lipid metabolism, obesity and diabetes mellitus. Thieme, Stuttgart, pp 70–77

Smith GP (1983) The peripheral control of appetite. Lancet 2:88–89

Socin CA (1894) Lävulose und Milchzucker bei Diabetes. Inaug Dissertation Straßburg

Soederling B (1935) Behandlung der Zuckerkrankheit im Kindesalter ohne Diäteinschränkungen. Acta paediatr [Suppl 2] 18:1–41

Sonnenberg GE, Chantelau E, Altenähr H, Berger M, Bechtold P (1982) Die kontinuierliche subkutane Insulininfusion ermöglicht Normoglykämie bei Diabetes mellitus Typ-I trotz Lockerung der Diätvorschriften. Schweiz med Wochenschr 112:83–85

Soskin S (1950) Theory and practice of the treatment of diabetes. In: Soskin S (ed) Progress in clinical endocrinology. Grune & Stratton, New York, pp 233–245

Soskin S, Binswanger HF, Strouse S (1931) Jerusalem artichokes and liver in the treatment of diabetes mellitus. Am J Med Sci 182:675–682

Sours HE, Frattali VP, Brand CD (1981) Sudden death associated with very low calorie weight reduction regimens. Am J Clin Nutr 34:453–461

Steigerwald F (1946) Die Diagnose und Behandlung des Diabetes mellitus. Stuttgart

Steigerwald F (1950) Umfrage zu dem „Merkblatt über die Behandlung Zuckerkranker". Zusammenfassung der Diskussionsergebnisse. Dtsch med Wochenschr 75:432–433

Stone DB, Connor WB (1963) The prolonged effects of low-cholesterol, high-carbohydrate diet upon the serum lipids in diabetic patients. Diabetes 12:127–132

Stolte K (1931) Freie Diät beim Diabetes. Med Klin 27:831–838

Stolte K (1937) Die Ernährungsbehandlung der Zuckerkrankheit. Diskussionsvortrag. Verh Dtsch Ges inn Med 49:69–74

Stolte K, Wolf J (1939) Die Behandlung der kindlichen Zuckerkrankheit bei freigewählter Kost. Erg inn Med 56:154–193

Strauss H (1911) Zur Verwendung inulinreicher Gemüse bei Diabetikern. Ther Ggw 52:347–351

Strauss H (1912a) Kohlenhydratkuren bei Diabetikern. Dtsch med Wochenschr 38:441–445

Strauss H (1912b) Über Inulinkuren bei Diabetikern. Berl klin Wochenschr 49:1213–1222

Toeller M, Gries FA, Grüneklee D, Koschinsky T (1980) Diät: Basis der Diabetestherapie trotz wechselnder Empfehlungen. Therapiewoche 30:8369–8374

Tolstoi E (1950) Treatment of diabetes with "free diet" during the past ten years. In: Soskin S (ed) Progress in clinical endocrinology. Grune & Stratton, New York, pp 293–302

Tolstoi E, Almy TP, Toscari V (1942) Treatment of diabetes mellitus with protamine insulin: is a persistent glycosuria harmful? A metabolic study of a severe case. Ann int Med 16:893–904

Trowell HC (1976) Definition of dietary fiber and hypothesis that it is a protective factor in certain diseases. Am J Clin Nutr 29:417–427

Trowell HC (1978) Diabetes mellitus and dietary fiber of starchy foods. Am J Clin Nutr 31:53–57

Umber F (1925) Die Stoffwechselkrankheiten in der Praxis. Verlag JF Lehmanns, München

Umber F, Rosenberg M (1925) Moderne Behandlung von Coma diabeticum. Fortschr d Ther 1:6–10

University Group Diabetes Program (1970) A study of the effects of hypoglycemic agents on vascular complications in patients with adult-onset diabetses. II. Mortality results. Diabetes 19:789–830

Warshawsky S (1907) Beitrag zur Hafer- und Kartoffelkur bei Diabetes mellitus. Med Dissertation Berlin

Weinges KF (1972) Ist eine Neuorientierung der oralen Diabetesbehandlung nötig? Med Welt 23:949–952

Weinsier RL, Seeman A, Herrera GM, Assal JP, Soeldner JS, Gleason RE (1974) High- and low-carbohydrate diets in diabetes mellitus. Ann int Med 80:332–341

Weintraud W (1893) Untersuchungen über den Stoffwechsel im Diabetes mellitus und zur diätetischen Therapie der Krankheit. Born G, Flügge K ua (Hrsg) Bibliotheka medica. Hitzig, Kast, Naunyn (Hrsg) Abt D I (innere Medizin), Heft 1. Kassel

Wenderoth H (1953) Zur Indikation eiweißreicher Diät beim Diabetes mellitus. Dtsch med Wochenschr 78:375–377

West KM (1973) Diet therapy of diabetes: an analysis of failure. Ann Int Med 79:425–434

West KM (1980) Recent trends in dietary management. In: Podolsky S (eds) Clinical diabetes: modern management. New York, pp 67–89

White P (1959) Diabetic children and their later lives. In: Joslin EP, Root HF, White P, Marble A (eds) The treatment of diabetes mellitus, 10th edn. Lea & Febiger, Philadelphia New York, pp 655–689

White P, Waskow E (1948) Arteriosclerosis in childhood diabetes. Proc Am Diabetes Assoc 8:139–148

Wilder RM (1921) Types of diabetes mellitus. Med Clin North Am 5:455–467

Wilder RM (1922) Optimal food mixtures for diabetic patient. JAMA 78:1878–1884

Williams JR (1921) An evaluation of the Allen method of treatment of diabetes mellitus. Am J Med Sci 162:62–72

Willms B (1980) Diättherapie des Diabetes mellitus. Pharmakotherapie 3:101–111

Wilson EA, Hadden DR, Merret JD, Montgomery DAD, Weaver JA (1980) Dietary management of maturity-onset diabetes. Br Med J 1:1367–1369

Wilson JL, Root HF, Marble A (1951a) Prevention of degenerative vascular lesions in young patients by control of diabetes. Am J Med Sci 221:479–489

Wilson JL, Root HF, Marble A (1951b) Controlled versus free diet management of diabetes. JAMA 147:1526–1529

Winternitz W, Strasser A (1899) Über strenge Milchcuren bei Diabetes mellitus. Zbl inn Med 20:1137–1139

Woodyatt RT (1921) Objects and method of diet adjustment in diabetes. Arch int Med 28:125–141

Yalow RS, Berson SA (1960) Plasma insulin concentrations in non-diabetic and early diabetic subjects. Determinations by a new sensitive immunoassay technic. Diabetes 9:254–260